JN041206

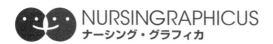

NURSINGRAPHICUS
ナーシング・グラフィカ

成人看護学⑥

緩和ケア

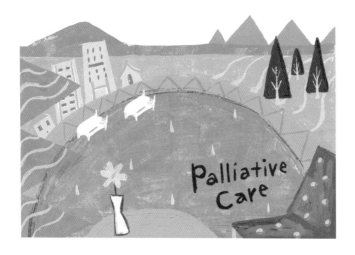

Palliative Care

MC メディカ出版

「メディカAR」の使い方

「メディカ AR」アプリを起動し，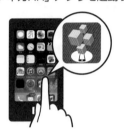マークのある図をスマートフォンやタブレット端末で映すと，飛び出す画像や動画，アニメーションを見ることができます．

アプリのインストール方法

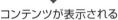 で検索

お手元のスマートフォンやタブレットで，App Store（iOS）もしくは Google Play（Android）から，「メディカ AR」を検索し，インストールしてください（アプリは無料です）．

アプリの使い方

①「メディカAR」アプリを起動する

②カメラモードで，マークがついている 図 を映す

↓

コンテンツが表示される

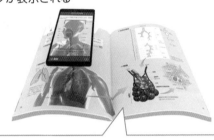

※カメラへのアクセスを求められたら，「許可」または「OK」を選択してください．

○ 正しい例　　✕ 誤った例

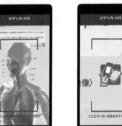

ページが平らになるように本を置き，マークのついた図とカメラが平行になるようにしてください．

マークのついた図を画面に収めてください．マークだけを映しても正しく再生されません．

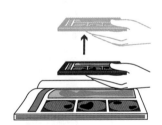

読み取りにくいときは，カメラをマークのついた図に近づけてからゆっくり遠ざけてください．

正しく再生されないときは

・連続してARコンテンツを再生しようとすると，正常に読み取れないことがあります．
・不具合が生じた場合は，一旦アプリを終了してください．
・アプリを終了しても不具合が解消されない場合は，端末を再起動してください．

※アプリを使用する際は，Wi-Fi等，通信環境の整った場所でご利用ください．
※iOS，Android の機種が対象です．動作確認済みのバージョンについては，下記サイトでご確認ください．
※ARコンテンツの提供期間は，奥付にある最新の発行年月日から4年間です．

関連情報やお問い合わせ先等は，以下のサイトをご覧ください．
https://www.medica.co.jp/topcontents/ng_ar/

●ARコンテンツおよび動画の視聴は無料ですが，通信料金はご利用される方のご負担となります．パケット定額サービスに加入されていない方は，高額になる可能性がありますのでご注意ください．●アプリケーションダウンロードに際して，万一お客様に損害が生じたとしても，当社は何ら責任を負うものではありません．●当アプリケーションのコンテンツ等を予告なく変更もしくは削除することがあります．●通信状況，機種，OS のバージョンなどによっては正常に作動しない場合があります．ご了承ください．

はじめに

　緩和ケアは，WHOによって「生命を脅かす疾患による問題に直面している患者とその家族に対して，痛みやその他の身体的問題，心理社会的問題，スピリチュアルな問題を早期に同定し，適切な評価と治療によって，苦痛の予防と緩和を行うことで，クオリティ・オブ・ライフを改善するアプローチである」と定義されている．以前は「ターミナルケア」ともいわれ，終末期に行われるケアが主体であったが，現在では，診断時など早期からの緩和ケアの重要性が叫ばれ，その焦点も，死にゆく患者のケアから苦痛の緩和に移ってきた．

　日本では，緩和ケアはがんを中心に発展してきており，本書の記述も多くが，がん患者の緩和ケアに基づくものであるが，今後は非がん患者への緩和ケアが重要となるであろう．がん患者の緩和ケアに関する知識の多くが，非がん患者にも適用し得る．

　緩和ケアは，基本的緩和ケアと専門的緩和ケアに分けられる．基本的緩和ケアは一般病棟や外来，在宅などで，がんの診断時から看護師を含むすべての医療者によって提供されるべきものである．したがって，がん医療に携わるすべての看護師は基本的な緩和ケアに関する知識をもち，実践できなくてはならない．本書はこの「基本的緩和ケア」を学ぶための教科書である．

　著者らはこれまで，看護学生に対して緩和ケアの教育を行う際，既存の教科書を参考にしてきた．しかし，看護学生に対して用いるには掲載されている内容が多すぎて整理が悪い，文字が多く全体像がつかみにくい，データや情報が最新のものではないなどの理由で，1冊で十分に満足できるものがなかった．「自分たちが自信を持って最新の緩和ケアを教えるための教科書を作ろう！」，これが本書を執筆したきっかけである．

　本書を執筆するにあたり，私たちは以下の点を心掛けた．

1）できるだけ平易な記述とし，幅広い看護学生に対応できるようにした
2）図や表を用いて視覚的にもわかりやすく内容を伝えるようにした
3）講義だけでなく臨床実習でも活用できる内容とした
4）最新のデータやガイドラインなどに基づく情報を掲載した
5）できる限り最新で信頼し得るエビデンスに基づく内容とした

　当初は掲載する内容を厳選するつもりだったが，臨床実習での活用を考えると，病態と治療および看護に関する内容が厚くなった．しかし，その結果，本書は看護師として働き始めてからも十分活用できるものになったと思われる．

　本書の執筆者は全員が，東京大学大学院医学系研究科健康科学・看護学専攻緩和ケア看護学分野で学んだ仲間である．したがって，ある程度の一貫性があり，研究室で学んだ最新の知識や研究成果が反映された内容になっている．もし内容に一貫性に欠ける部

分があれば，それは編者の責任である．

　本書が看護を学ぶ学生および臨床に携わる看護師の緩和ケアへの理解を深め，実践を高めることができれば，さらに，患者・家族への質の高いケアにつながり，患者・家族の苦痛が少しでも軽減することになれば著者にとってこれ以上の喜びはない．

東北大学大学院医学系研究科保健学専攻緩和ケア看護学分野教授　宮下光令

コンテンツが視聴
できます（p.2参照）

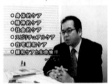

●編者からのメッセージ
〈動画〉

本書の特徴

読者の自己学習を促す構成とし，必要最低限の知識を簡潔明瞭に記述しました．
全ページカラーで図表を多く配置し，視覚的に理解しやすいよう工夫しました．
本書では，癌腫（肺癌，肝癌など上皮細胞にできる腫瘍）を「癌」の漢字で表記し，
それ以外はすべて「がん」と表記しています．
本文中の薬剤の表記は，一般名は有効成分を記載し，「…塩酸塩」「…硫酸塩」「…
ナトリウム」などは略しています．また，「抗がん剤」は「抗がん薬」，「鎮痛剤」
は「鎮痛薬」など，基本的に「…薬」に表記を統一しています．

学習目標

章ごとに，学習目標を簡潔な文章で記載しました．この章で何を学び，学習の結果として
何を目指すのか，授業内容と自己学習範囲を具体的に明示し，主体的な学習をサポートし
ます．

plus α

本文の理解を助ける用語の説明や，知っておくとよい関連事項についてまとめています．

事 例

臨床場面に即して考えられるよう，随所に事例を設けました．

このマークのある図や写真に，「メディカAR」アプリ（無料）をインストールした
スマートフォンやタブレット端末をかざすと，関連する動画や画像を見ることができます．
（詳しくはp.2「メディカAR」の使い方をご覧ください）

重要用語

これだけは覚えておいてほしい用語を記載しました．学内でのテストの前や国家試験にむ
けて，ポイント学習のキーワードとして役立ててください．

◆ 学習参考文献

本書の内容をさらに詳しく調べたい読者のために，読んでほしい文献を紹介しました．

コラム

知っておくと役立つ情報や話題をコラムにまとめました．

看護師国家試験出題基準対照表

看護師国家試験出題基準（令和5年版）と本書の内容の対照表を掲載しました．国家試
験に即した学習に活用してください．

:::: Contents

緩和ケア

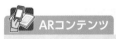

ARコンテンツ

トピックス

編集・執筆

:: **編　集**

宮下　光令　みやした みつのり　東北大学大学院医学系研究科保健学専攻緩和ケア看護学分野教授

:: **医学監修**

森田　達也　もりた たつや　聖隷三方原病院副院長・緩和支持治療科

:: **薬剤監修**

高橋　理智　たかはし りち　国立がん研究センターがん対策研究所がん医療支援部／緩和医療暫定指導薬剤師

:: **執　筆**（掲載順）

宮下　光令　みやした みつのり　東北大学大学院医学系研究科保健学専攻緩和ケア看護学分野教授
　……　1章，2章1・2節，3章5節，10章，コラム

清水　陽一　しみず よういち　国立看護大学校成人看護学講師／がん看護専門看護師
　……　2章3・4・6・7節，8節4，9・11節，コラム

佐藤　一樹　さとう かずき　名古屋大学大学院医学系研究科総合保健学専攻包括ケアサイエンス領域
高度実践看護開発学講座教授
　……　2章5節，8節1・2・3・5，10・12節，8章，11章1・2・4〜5節

笹原　朋代　ささはら ともよ　ファミリー・ホスピス株式会社人材戦略部担当部長／
品質管理部標準化推進Gマネージャー……　3章1〜3節，6節事例1

白井　由紀　しらい ゆき　京都大学大学院医学研究科人間健康科学系専攻先端中核看護科学講座
緩和ケア看護学分野准教授
　……　3章4節，6節事例2，6章，コラム

清水　恵　しみず めぐみ　東北大学大学院医学系研究科保健学専攻老年・在宅看護学分野講師　……　4章

河　正子　かわ まさこ　NPO法人緩和ケアサポートグループ理事長　……　5章

三條真紀子　さんじょう まきこ　国際医療福祉大学大学院医療福祉学研究科看護学分野がん看護学領域・
成人看護学領域准教授　……　6章2・4節，9章，11章3節

石井　容子　いしい ようこ　自治医科大学看護学部基礎看護学分野講師　……　7章

　患者の苦痛を緩和し希望を叶える緩和ケアでは，多職種の協働が必要不可欠である．緩和ケアは緩和ケア病棟だけで行われるものではなく，一般病棟でも行われる．一般病棟の担当医や看護師では苦痛緩和が困難な場合には，院内横断的な専門家による緩和ケアチームにコンサルテーションされる．

| 一般病棟で専門的な緩和ケアを受けたい | 緩和ケアを受けながら積極的な治療も続けたい |

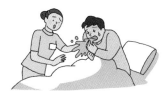

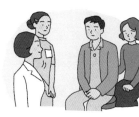

病棟看護師

担当医

緩和ケアチームの
コンサルテーション　→　患者のニーズと課題を整理し，病棟スタッフと緩和ケアチームでケアの目標を決定する

●患者・家族の目標に合わせて多職種が協働する

看護師

緩和ケアに関連する専門看護師や認定看護師などが考えられる．チームメンバーや病棟スタッフと連携して活動する．

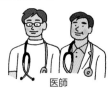

医師

身体症状に対応する医師と精神症状に対応する医師がいる．

薬剤師

薬物療法について，チームや病棟のスタッフへの助言，患者への説明などを行う．

MSW

患者の幅広い心理的・社会的苦痛に対応し，情報提供や意思決定支援，退院支援を行う．

臨床心理士
公認心理師

患者・家族の心理をアセスメントし，支援を行ったり，チームや病棟スタッフに情報共有やケアの提案を行う．医療者の心理的な課題にもアプローチする．

理学療法士
作業療法士
言語聴覚士

患者の ADL に支障を来している場合に，QOL の向上を目指して介入する．患者の自宅の状況や院外の専門職とも連携する．

管理栄養士

薬剤の影響や今後の病状に対応して栄養のバランスや栄養摂取方法の提案を行う．終末期には，患者・家族の思いに寄り添いながら食事を支える．

　患者の希望によってかかわる職種は変化する．スピリチュアルな苦痛に対しては宗教家の力を借りることもある．在宅療養などの希望があれば退院調整看護師や訪問看護師，訪問診療医，介護職，自治体の職員なども連携して，患者・家族の希望を支えるケアを提供する．

からだの状況

- 検査による侵襲（痛み，発熱，悪心）

こころの状況

- 検査の内容がよくわからなかった
- 検査は痛いだろうか
- 悪い結果が出たらどうしよう

コミュニケーションのポイント

- **検査**
- 患者が検査の内容と目的を理解しているか確認する．
- 悪い結果が出る可能性も伝え，結果を聞く心の準備ができるようにする．
- **診断・告知**
- 患者が話を聞く態勢になれるよう環境を整える．もし聞ける状態ではないと判断したときは無理に話を進めない．
- 本人が希望すれば家族も立ち会えるようにする．

こころの状況

衝撃→不安定→適応と推移していく．

医師

薬剤師

管理栄養士

理学療法士
作業療法士
言語聴覚士

からだの状況

疾患そのものによる苦痛と，手術，薬物療法，放射線療法などの治療に伴う苦痛が現れる．

- 対医療者：投薬計画への助言
- 対患者：服薬指導

治療前からの栄養状態評価／予防的援助

- 治療前からの予防的援助
- 治療後の機能回復援助

こころの状況

- 病気であるという不安，治療に関する意思決定を行うプレッシャー，治療そのものに対する恐怖心などのさまざまな葛藤を抱え，治療が必要な精神症状を来す場合もある．
- がん患者の場合，治療が成功してからも再発・転移の不安が残る．

看護師

病棟・外来の看護師や，専門・認定看護師など，さまざまな立場の看護師が関わり，あらゆる場面で患者・家族を支える

臨床心理士
公認心理師

宗教家

精神腫瘍医

精神症状や心理的・スピリチュアルな苦痛をもつ患者への対応

退院支援と在宅移行

入院時から患者と周囲の状況についてアセスメントし，在宅療養の希望があれば連携して患者の希望を支える．

退院調整
看護師

入院時からの情報収集　　アセスメント　　退院指導など

MSW

- 通院・入院に関する不安の相談
- 社会資源の紹介
- 治療状況と就労状況の整理
- 職場との連携
- 経済的支援

退院調整

家族の状況

患者に自覚症状が現れ始めたときから，患者を心配し，その病状に不安を覚える．苦痛の当事者であり，緩和ケアの対象．

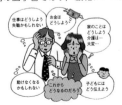

家族の状況

患者への告知の際，患者の安心のために同席を求められることが多い．しかし，家族にとっても患者の病気は大きなできごとであり，その告知に強い衝撃を受ける．

就労の状況

告知のショックで衝動的に退職してしまう場合がある．そうならないように支援する．

就労・経済の状況

体調不良や不安を抱えながら働いている．病気であることそのものや，治療しながら就労することについて，職場からの理解が得られないケースもある．

再発・転移 治癒不能	再発治療 緩和治療	終末期

長期生存（サバイバーへの看護） →

セルフヘルプ
グループ

からだの状況

手術，薬物療法，放射線療法などすべての治療が行われる可能性があり，疾患・治療両方の苦痛が生じる．

からだの状況

全身状態が悪化する．
特に死の1カ月前からは，急激に悪化することが多い．

死後の処置
患者に対するいたわりと家族へのケアを兼ねて，丁寧な対応を行う．

QOLの維持・向上
症状の消失のみを目標とするのではなく，患者が最後まで自分らしく満足のいく時間を過ごすために，必要な援助をチーム全員で考える．

患者の食に対する希望を支える

全身状態が悪化し運動機能が衰えた患者に対する
機能維持・改善．患者が前向きに生きることを支える

こころの状況

- 一般的に，再発・転移の衝撃はがんの告知をされたときより大きい．強い死の不安，「あんなに努力したのに」という失望や怒り，「もう自分は助からない」という気持ちを抱えやすい．
- 再発・転移後も抗がん治療がなされることが多いが，それらの治療が効かなくなり，積極的治療の中止が提案されると，「見捨てられた」「死を待つだけ」という気持ちになることがある．

こころの状況

- 痛みをはじめとした全身状態が悪化し，せん妄を引き起こしやすい状態．
- これまでの闘病生活の中で死と向かい合うことができることもあるが，すべての人が自分の病状を受け入れられているとは限らない．

アドバンス・ケア・プランニング（ACP）
可能であれば治療中から患者・家族・医療者で今後について話し合う．時間経過で患者の感情や状況が変わるため，繰り返し行い，そのプロセスを共有する．

セルフヘルプ
グループ

同じ境遇の人との触れ合いが患者の支えになる

訪問看護師　　**在宅医**

介護職

- 24時間の診療体制
- バックベッドの確保

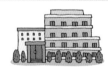

24時間の診療体制
在宅療養では，訪問看護ステーションや在宅医と連携し，患者・家族が困ったときに24時間対応できる診療体制が整っていることが重要である．必要なサービスについては，入院時からアセスメントを行う．

レスパイトケアの提供

- 在宅療養での不安の相談
- 地域での活動支援

レスパイトケア
家族が介護で疲弊しきってしまわないよう，介護負担の軽減となるようなサービスを紹介する．

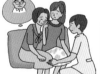

グリーフケア
遺族が患者の喪失を受け入れ，自らの悲嘆を乗り越えられるよう支援する．

自治体の職員

社会福祉に関する
相談

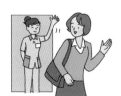

看護師

がん相談室

臨床心理士
公認心理師

精神科医

1 緩和ケア概論

学習目標

◐ がん患者が抱える全人的苦痛とQOLについて述べることができる.

◐ 緩和ケアとは何かを述べることができる.

◐ 緩和ケアにおけるチームアプローチの重要性について述べることができる.

◐ 基本的緩和ケアと専門的緩和ケアについて述べることができる.

◐ 日本における緩和ケアの現状について述べることができる.

◐ 日本の専門的緩和ケアサービスについて述べることができる.

◐ 緩和ケアにおける看護師の役割について述べることができる.

1 生命を脅かす疾患を抱える患者の苦痛とQOL

生命を脅かす疾患とは，がん，心疾患，神経難病，腎疾患など，疾患に罹患した場合に死を意識するような疾患を指す．かぜや高血圧など短期間で治癒したり，生活にあまり支障がなく経過する疾患と異なり，このような疾患では身体的，心理的な苦痛を伴いながら長期にわたり経過し，しばしば増悪や軽快を繰り返しながら死に至ることになる．緩和ケアはこのような生命を脅かす疾患に罹患した患者やその家族に対して提供される治療やケアである．

緩和ケアはがん・非がん疾患を問わずに提供されるものであるが，日本ではがんを中心に発展してきた経緯があるため，本章ではがんに対する緩和ケアを中心に解説する．

1 がん患者が抱える苦痛と緩和ケア

日本におけるがんによる死亡者数は，2021（令和3）年時点で，年間38万人を超えており，生涯で，男性の65.5%，女性の51.2%（それぞれほぼ2人に1人）が，がんに罹患し（2019年），また，男性の26.2%（4人に1人），女性の17.7%（6人に1人）が，がんで死亡すると推定されている（2021年）[1]．

人はがんに罹患すると，図1-1のような臨床経過をたどる．通常は，痛みやなんらかの症状により受診し，検査，がんの診断に至る．がんと診断されれば手術や放射線療法，化学療法（抗がん薬など）などの治療を受ける．近年では，早期発見や治療法の進歩により，長期生存できるがん患者も増えてきた．しかし，がんは再発や転移を起こす可能性があり，再発や転移の場合は完全な

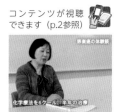

コンテンツが視聴できます（p.2参照）

●がん経験者から看護師へのメッセージ〈動画〉

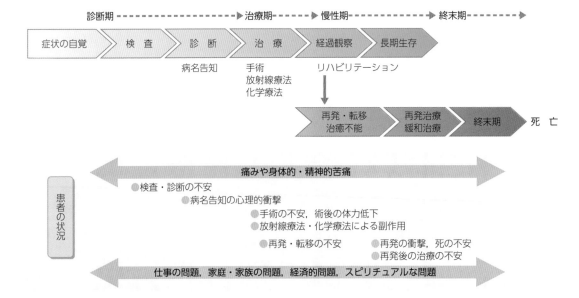

図1-1　がん患者の臨床経過

治癒は難しいことが多く，再発に対する治療や症状を和らげる治療が行われ，最終的には終末期を経て死に至ることになる．

これまで緩和ケアは，終末期のケアと思われてきた．しかし，図1-1に示すように，がん患者は診断時から，痛みなどの身体的苦痛を抱えていることが多い．また，治療や病気の進行により倦怠感（だるさ），食欲不振，呼吸困難，悪心（嘔気）などさまざまな症状が発現する．がんと診断されたときの衝撃から，病気の進行や再発・転移に対する不安，抑うつなどの心理的な苦痛*を抱えることも多い．

医療者は，終末期に限らず，患者のこれらすべての苦痛を和らげ，その人らしい毎日を送ることを支える必要がある．がんと診断された時点からの，このさまざまな苦痛の緩和を目的とした治療あるいはケアを，**緩和ケア**（**緩和医療**）と呼ぶ．

> **用語解説** *
>
> **苦 痛**
>
> 英語ではpain, distress, sufferingなどの語で表現される．緩和ケアは従来，終末期ケアととらえられていたが，現在では患者・家族のあらゆる苦痛を緩和するケアととらえるようになった．

2 全人的苦痛（トータルペイン）とQOL（生活の質）

緩和ケアの基本的な考え方に，患者の苦痛をトータルにとらえる**全人的苦痛**（**トータルペイン**）という概念がある（図1-2）．痛みなどの**身体的苦痛**だけでなく，不安や抑うつなどの**精神的苦痛**，仕事，家庭，経済上の問題などの**社会的苦痛**，なぜ自分はがんになってしまったのだろうか，自分の人生に意味はあったのだろうか，何か悪いことをした罪なのだろうか，といった**スピリチュアルペイン**（**霊的苦痛**）などを全人的苦痛（トータルペイン）としてとらえる．これは，がん患者の症状だけを見るのではなく，一人の人間としてとらえ，すべての苦痛を緩和する必要があるという考え方である．

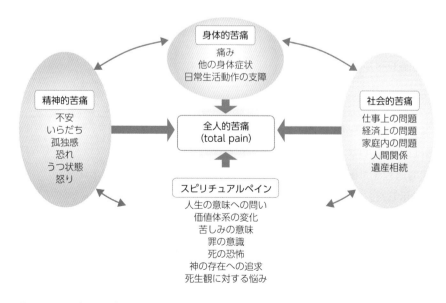

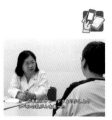

●事例で考える病みの軌跡
〈動画〉

淀川キリスト教病院ホスピス編. 緩和ケアマニュアル. 第5版. 最新医学社, 2007, p.39より一部改変.

図1-2　全人的苦痛（トータルペイン）

がんの治療期，慢性期における**生活の質（QOL）***は，身体的側面，精神的側面，社会的側面における生活の維持向上として定義されることが多く，スピリチュアル（霊的）な側面を加えることもある．これは，全人的苦痛そのものである．がん患者は再発・転移などで死から逃れられないことも多く，そのような場合には生存期間の延長だけでなくQOLをどれくらい維持・向上できるかが問題になる．また，治療中，あるいは治療が奏効した場合でも，患者は治療の副作用による身体的苦痛や不安などの精神的苦痛，仕事や家庭の問題などの社会的苦痛を抱えることが少なくない．この場合もQOLの維持・向上を支えることが緩和ケアの目的である．

3 終末期がん患者の死への過程

がん患者は診断時からさまざまな苦痛を抱えており，すべての治療段階において緩和ケアが必要である．しかし，がんは手術やがん薬物療法などの治療期を除けば，比較的通常どおりの生活を送ることが可能な疾患でもある．がん患者では死亡前6カ月～2週間の終末期に多くの症状が出現し，**日常生活動作**（activities of daily living：**ADL**）も低下する．終末期は緩和ケアによる支援が最も必要となる時期である．

a 痛みや症状

がんは痛みの出現によって診断されることも多く，痛みは最も早期から出現する症状の一つである．しかし，その他の症状は死亡前30日ごろから急速に頻度が高まる．

b 日常生活動作の障害

日常生活動作の障害の出現と生存期間の関係を，**図1-3**に示す．死亡前2週間では，全体の70～80%の患者は移動が可能であり，多くが食事や水分摂取なども可能である．これらの日常生活動作は死亡前10日以内になると急速に障害され，死亡直前には意識レベルの低下や寝たきりとなったりすることが多い．

c 心理

精神面では，キューブラー＝ロス*が死にゆく過程の心理変化を示している（→p.169 **図3-2**，詳細は後述）．ロスは，がん患者が死から逃れられないことを知らされたときの受容過程を，衝撃から，否認*，怒り，取り引き*，抑うつ，受容といった段階で示した．もちろんすべての患者がこのプロセスにあてはまるわけではないが，患者の心理反応を理解する上では参考になる．

用語解説*
QOL

quality of life．生存期間の長さや医学的側面だけでなく，生活の質を高め，その人らしい生活を送ること．身体面，精神面，社会面，スピリチュアルな側面などから多元的にとらえられる．

用語解説*
エリザベス・キューブラー＝ロス

Elisabeth Kübler-Ross（1926-2004）．スイスに生まれ，チューリッヒ大学医学部を卒業した後にアメリカに渡った．精神科医として多くの死にゆく患者と対話し，『死ぬ瞬間』を著した．

用語解説*
否認

自分が死ぬというのは「何かの間違いではないのか」「そんなはずはない」と疑い，それを否定しようとする段階．

用語解説*
取り引き

なんとか死を避けられるように，取り引きをしようと試みる段階．例えば「何でもしますから，死だけは回避させてください」というように，神や何かにすがろうとする心理状態．

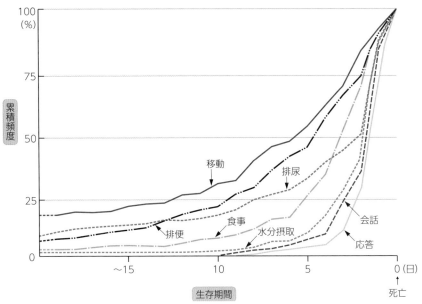

淀川キリスト教病院ホスピス編. 緩和ケアマニュアル. 第5版, 最新医学社, 2007. p.3.

図1-3　日常生活動作の障害の出現と生存期間（淀川キリスト教病院ホスピス）

4 望ましい死とは何か

　2000年ごろから，緩和ケアの目標を再度見直し，**望ましい死**（Good Death*），**質の高い死への過程**（Quality of Death and Dying Process）とは何かを明確にする試みが，世界的になされるようになった[2]. **図1-4**は，日本人における望ましい死のあり方の研究結果である[3]. 日本人における望ましい死は，苦痛の緩和や望ましい療養場所，家族や医療者との関係性，人としての尊厳の維持などの多くの人が共通して大切にしていることと，できる限りの治療を受けることや死への準備をすること，宗教に関することなど，人によって重要さは異なるが大切にしていることの二つの側面に分けられた. これは前述の全人的苦痛（トータルペイン）の解決を，患者の希望という側面から表現したものと考えられる. その人らしく最期まで生きるためには，身体症状や精神症状の緩和だけでなく，他者との関係性などを含め，患者を多面的にとらえる必要のあることがわかるだろう.

　どうすれば目の前の患者が望ましい死を迎えられるように援助できるかは，非常に**個別性**が高い事柄であり，患者の希望に沿って支援を考える必要がある. 二つの側面のうち前者は共通性が高く，ほぼすべての患者に提供されるように準備しておく事柄であり，後者は個々の患者の希望に応じて対応することが望まれる. この「望ましい死」の達成は，緩和ケアの究極的な目標の一つと考えられる.

用語解説 *
Good Death

2000年ごろから，かつて緩和ケアにおける医学的側面の主流であった，痛みなどの身体的症状や抑うつなどの精神的症状への対処だけでなく，緩和ケアの目標を見直し，より全人的に患者をとらえ，支援することをケアの目標にするという考え方が世界に広がった. 全人的側面を医学研究に位置付けたことに意味がある.

plus α
個別性の尊重

死に向かう過程で，患者にとって何が望ましいかは非常に個別性が高い事柄である. 日本人における望ましい死のあり方を念頭に置いた上で，個々の患者・家族の希望を尊重し，その人にとって望ましい死を迎えられるように支援する必要がある.

多くの人が共通して大切にしていること	人によって重要さは異なるが大切にしていること
●身体的・心理的なつらさが和らげられている ・身体に苦痛を感じない ・穏やかな気持ちでいられる ●望んだ場所で過ごす ・自宅や病院など，自分が望んだ場所で過ごす ●希望や楽しみがある ・希望をもって過ごす ・楽しみになることがある ・明るさを失わずに過ごす ●医師や看護師を信頼できる ・信頼できる医師にみてもらえる ・安心できる看護師にみてもらえる ・医師と話し合って診療を決められる ●家族や他人の負担にならない ・家族の負担にならない ・人に迷惑をかけない ・お金の心配がない ●家族や友人とよい関係でいる ・家族や友人と一緒に過ごす ・家族や友人に支えられている ・家族や友人に気持ちを伝えられる ●自立している ・身の回りのことが自分でできる ・意識や思考がしっかりしている ・ものが食べられる ●落ち着いた環境で過ごす ・静かな環境で過ごす ・自由で気兼ねしない環境で過ごす ●人として大切にされる ・「もの」や子ども扱いされない ・生き方や価値観が尊重される ・日常のささいなことに煩わされない ●人生を全うしたと感じる ・振り返って人生を全うしたと思うことができる ・心残りがない ・家族が悔いを残さない	●できるだけの治療を受ける ・やるだけの治療はしたと思える ・最期まで病気とたたかう ・できるだけ長く生きる ●自然な形で過ごす ・自然に近い形で最期を迎える ・機械やチューブにつながれない ●大切な人に伝えたいことを伝えておける ・大切な人にお別れを言う ・会いたい人に会っておく ・周りの人に感謝の気持ちがもてる ●先々のことを自分で決められる ・先々何が起こるかをあらかじめ知っておく ・残された時間を知っておく ・お墓，葬式，遺言などの準備をしておく ●病気や死を意識しないで過ごす ・死を意識せず，普段と同じように毎日を送る ・よくないことは知らないでいられる ・知らないうちに死が訪れる ●他人に弱った姿を見せない ・家族や周りの人に弱った姿を見せない ・他人から同情や哀れみを受けない ・容姿がいままでと変わらない ●生きていることに価値を感じられる ・生きていることに価値を感じられる ・仕事や家族としての役割を果たせる ・人の役に立っていると感じる ●信仰に支えられている ・信仰をもっている ・自分を超えた何かに守られているように感じる

図1-4 　日本人における望ましい死のあり方

2 緩和ケアとは何か

1 緩和ケアの定義

　WHOによる緩和ケアの定義を，表1-1に示す．WHOは1990年に，緩和ケアを「治癒を目指した治療が有効でなくなった患者に対する」ケアであると定義したが，2002年の定義では「**生命を脅かす疾患による問題に直面している患者とその家族に対する**」ケアであると変更し，終末期に限らずより早期から提供されるべきものであるという考えを明確にした．緩和ケアの特徴は以下のようにまとめられる．

- 身体的苦痛だけでなく，精神的苦痛，社会的苦痛，スピリチュアルな苦痛の緩和を目的とする．
- 患者のQOLの維持向上を目的とし，その人らしく最期まで生活することを

表1-1　WHOによる緩和ケアの定義（緩和ケア関連団体会議による定訳）

●緩和ケアとは，生命を脅かす病に関連する問題に直面している患者とその家族のQOLを，痛みやその他の身体的・心理社会的・スピリチュアルな問題を早期に見いだし的確に評価を行い対応することで，苦痛を予防し和らげることを通して向上させるアプローチである．
　緩和ケアは
　・痛みやその他のつらい症状を和らげる
　・生命を肯定し，死にゆくことを自然な過程ととらえる
　・死を早めようとしたり遅らせようとしたりするものではない
　・心理的およびスピリチュアルなケアを含む
　・患者が最期までできる限り能動的に生きられるように支援する体制を提供する
　・患者の病の間も死別後も，家族が対処していけるように支援する体制を提供する
　・患者と家族のニーズに応えるためにチームアプローチを活用し，必要に応じて死別後のカウンセリングも行う
　・QOLを高める．さらに，病の経過にも良い影響を及ぼす可能性がある
　・病の早い時期から化学療法や放射線療法などの生存期間の延長を意図して行われる治療と組み合わせて適応でき，つらい合併症をよりよく理解し対処するための精査も含む

Sepúlveda, C. et al. Palliative Care : the World Health Organization's global perspective. Journal of Pain & Symptom Management. 2002, 24 (2), p.91-96.

支える．
- 患者の抱える困難にチームアプローチで対処する．
- 家族もケアの対象とし，死別後の遺族の悲嘆*にも配慮する．
- がんに対する治療と並行して行われる．

　また，**日本緩和医療学会**は2013（平成25）年に，医療従事者が緩和ケアを患者・家族に説明する際，あるいはメディアや民間企業が緩和ケアについて説明する際に，WHOの定義をわかりやすく，短い言葉として使用できるよう，以下のような新たな説明文を作成した．

　緩和ケアとは，重い病を抱える患者やその家族一人一人の身体や心などの様々なつらさをやわらげ，より豊かな人生を送ることができるように支えていくケア

plus α
チームアプローチ

緩和ケアの基本をなす考えであり，患者・家族を中心とした多職種チームを構成する．医師・精神科医・看護師・薬剤師・メディカルソーシャルワーカー（MSW）・心理職・管理栄養士・介護職・理学療法士・ボランティアなどがメンバーである．

用語解説 *
遺族の悲嘆

人生にとって重要な意味をもつ人や，思い出の品など大切なものを失ったときに経験する，さまざまな感情の反応のこと．

2 早期からの緩和ケア

　従来は，がんの治療による効果が望めなくなった患者が，緩和ケアに移行すると考えられていたが，WHOは1990年に，がん治療と緩和ケアの関係を図1-5のように示した．

　この図では，緩和ケアは**診断時**から治療と並行して行われるべきものとされている．診断時から痛みなどの症状がある場合には鎮痛薬などの処方がなされ，病名告知による気持ちの落ち込みには心理的な支援がなされる．治療期には，抗がん薬や放射線治療の副作用の予防や対処が必要となる．そして終末期に向け，徐々に積極的な治療に

●従来の考え方

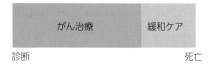

●これからの考え方

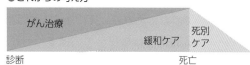

がんの診断時から緩和ケアを並行して行い，がん治療を支えるとともに，常に苦痛の緩和を目指す．

WHO. 1990年

図1-5　がん治療と緩和ケア

対して緩和ケアの占める割合が大きくなり，最終的に患者を看取ることになる．患者の死後も，遺族は悲嘆などの心の苦痛を抱えることがあり，**遺族のケア**も行われる．これらの一つひとつのプロセスが緩和ケアである．

近年の緩和ケアに関する多くの研究により，緩和ケアは患者の生活の質を高め，家族の負担を軽減し，生存期間の延長にも寄与する可能性があることが示された[4,5]．これらを受けて米国臨床腫瘍学会*（American Society of Clinical Oncology：ASCO）は，2012年に，緩和ケアを診断時などのより早期から治療と並行して行うことを推奨する提言を行っている[6]．

3 がんから非がんへ，すべての人へ

WHOは2014年に，小児や非がん患者を含めるすべての生命を脅かす疾患を抱える患者・家族に緩和ケアが提供されるような体制を構築することは国の義務であるとし，**プライマリケア**を含むすべてのケアの場所において緩和ケアを医療制度に統合すること，医療従事者向けの研修を実施すること，鎮痛薬を患者が確実に利用できるようにすることなどを要求する決議を採択した．

日本の緩和ケアはがんを中心に発展してきたため，がん患者・家族のためというイメージが強い．海外でも緩和ケアはがんを中心に発展してきた歴史があるが，現在ではがん・非がんなどの疾患の区別はなく，また小児や**AYA世代**（Adolescent and Young Adult：思春期・若年成人），**認知症**を伴う高齢者など世代や病期を問わず適用すべきものであるという考え方が一般的である．近年，日本でも緩和ケア診療加算の対象疾患に**末期心不全**が追加されるなど，制度的にも非がん患者に対する緩和ケアが広がりつつある．

4 緩和ケアと関連する言葉の定義

現在は緩和ケアという言葉が定着したが，歴史的にはホスピス，あるいはターミナルケアという言葉が使われてきた．ここで言葉の定義について，使われるようになった年代の順に整理する（**表1-2**）[7]．

- **ターミナルケア**　日本語では**終末期ケア**と訳される．1950年代からアメリカやイギリスで提唱された考え方で，治癒や延命を目指した医療のみに焦点を当てるのではなく，死にゆく患者に対して人間的な対応をすることを主張するものである．
- **ホスピスケア**　1960年代からイギリスで始まったホスピスでの実践を踏まえて提唱された考え方で，死にゆく人への全人的ケアの必要性を主張するものである．日本では緩和ケア病棟で行われるケアと誤解されることがあるが，本来は療養場所にかかわらずこのような理念を示すものである．
- **緩和ケア**　1970年代からカナダで提唱された考え方で，ホスピスケアの考え方を受け継ぎ，診断時や治療期などの早期から死にゆく過程まで，全人的で積極的なケアを提供することを主張するものである．1990年にWHOに

用語解説 *

米国臨床腫瘍学会（ASCO）

がん治療に関連する世界最大規模の学会．最新のがん治療が発表されることも多く，がん医療に広く影響力をもつ．

表1-2　緩和ケアと類似する言葉の整理

	ターミナルケア（終末期ケア）	ホスピスケア	緩和ケア	サポーティブケア（支持療法）	エンド・オブ・ライフ・ケア
ポイント	効果がなく苦痛を与えるだけの延命医療を中止し，人間らしく死を迎えることを支える	全人的なケアを行う（その人の身体的・精神的・社会的側面など総合的にとらえてケアを行う）	病気の進行度には関係なく，その人の苦痛を和らげることに焦点を当てる	治療に伴う副作用を軽減する	人生を完成させる時期に，より良く生きることを支える 人生の最終段階における医療・ケアともいわれる
対象疾患	疾患によらない	日本ではがんを中心に発展（国際的にはがん以外でも適用される）	日本ではがんを中心に発展（国際的にはがん以外でも適用される）	主にがん	疾患によらない
対象年齢	やや高齢者を対象にすることが多い	年齢によらない	年齢によらない	年齢によらない	高齢者を対象にすることが多い
病気の進行度	治癒が望めない時期〜終末期	治癒が望めない時期〜終末期	治療中〜終末期まで（近年では診断時から適用される）	治療中のことが多い	病気だけでなく単に高齢などでも「人生を完成させる時期」と自覚した時期から開始される 数年単位でとらえられることも多い

注）左からよく使われるようになった年代の順に並べた．それぞれの説明はわかりやすさや特徴を重視したため，実際にはそれぞれはここに示したより重なり合う概念である．

よって定義が定式化され，2002年に修正された．

:: サポーティブケア　日本語では**支持療法**と訳される．1980年代にアメリカやヨーロッパでがん治療から発展した考え方で，治療に伴う副作用の軽減や，リハビリテーションなど，抗がん治療以外のさまざまな治療を指しており，早期からの緩和ケアと重なる概念である．

:: エンド・オブ・ライフ・ケア　1990年代の欧米において高齢者医療と緩和ケアを統合する考え方として普及してきた．狭義には死亡直前の短い期間を指すこともあるが，一般的には高齢や身体機能の低下などにより，それほど遠くない将来に死が訪れることが意識される状況を指す．死までの時期を1〜2年程度とする場合もあるが，例えば90歳の高齢者であれば健康であっても10年以内に死に至る可能性が高いため，すでにエンド・オブ・ライフであると考えることもある．このように単なる死までに予測される期間で定義することは難しいが，人生の先に死を意識する段階であり，自分の人生を完成させる時期を起点として，最期までその人がより良く生きることを支えるケアである．

　近年，厚生労働省は「終末期」の代わりに「**人生の最終段階**」という言葉を用いているが，この言葉も死亡直前という意味で用いられたり，将来起こりうる死に向けて健康なときから家族と話し合っておくような場面など広い意味で用いられている．

plus α

人生の最終段階における医療・ケア

厚生労働省は，従来用いてきた「ターミナルケア」または「終末期医療」という言葉の適用場面において「人生の最終段階における医療・ケア」という言葉を用いている．「エンド・オブ・ライフ・ケア」に近い考え方で，年単位の人生の一つの段階として終末期医療を位置付けたものである．

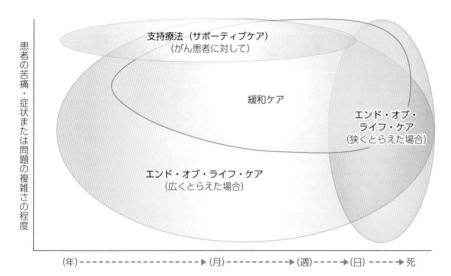

縦軸: 患者の苦痛・症状または問題の複雑さの程度

支持療法（サポーティブケア）
（がん患者に対して）

緩和ケア

エンド・オブ・ライフ・ケア
（狭くとらえた場合）

エンド・オブ・ライフ・ケア
（広くとらえた場合）

（年）--------------▶（月）--------▶（週）----◁（日）----▶死

図1-6　緩和ケア，サポーティブケア，エンド・オブ・ライフ・ケアの概念

　このように，それぞれの語は互いに意味的に重なりをもちながら，時間経過を経て，がん治療やより広い疾患などを対象にして提唱されてきた．これらを図式化すると図1-6のようになる．エンド・オブ・ライフ・ケアは，古くはターミナルケア（終末期ケア）と呼ばれた概念と似ているが，考え方の進歩に基づき修正されたものととらえられる．これらの言葉の厳密な使い分けは困難であり，それほど重要ではない．「緩和ケア」は，これらの中で唯一，国際的に定義が確立した概念である．

3　緩和ケアを患者・家族に提供する方法

1　基本的緩和ケアと専門的緩和ケア

　緩和ケアには，「緩和ケア病棟（ホスピス）で行われるもの」「専門的な医療者によって行われるもの」といった誤解がある．緩和ケアは本来，がんの診断時から，がん患者に関わるすべての医療者によって提供されるべきものである．これを**基本的緩和ケア**と呼ぶ．がん医療に携わるすべての医療者は，基本的な緩和ケアに関する知識・技術をもち，実践できなくてはならない．

　そして，担当の医師・看護師などによる通常の診療・ケアで患者の苦痛の緩和が困難な場合は，緩和ケアの専門家が対応する．これを**専門的緩和ケア**と呼ぶ．日本では，療養生活の場によって，専門的緩和ケアの提供形態が異なる．患者は，病状や家庭の介護の状況などにより，病院，自宅，緩和ケア病棟などの療養場所を移動するが，それぞれの場所において適切な緩和ケアが提供され，ケア内容が**シームレス（継ぎ目のない）に移行***される必要性が叫ばれている（図1-7）．

用語解説*

**療養場所の
シームレスな移行**

一般病棟，緩和ケア病棟，自宅などの療養場所の移行に際し，できる限り待ち時間がなく，患者の情報伝達，行われるケアなどが途切れることなく，自然な形で移行できるようにすること．

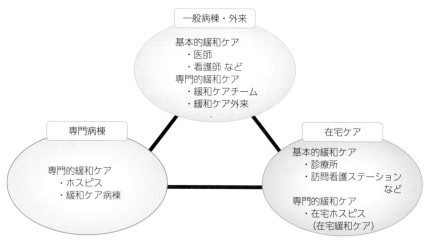

図1-7　基本的緩和ケアと専門的緩和ケアの三角形

2　基本的緩和ケア

1　一般病棟における基本的緩和ケア

　一般病棟に入院したがん患者は，医師・看護師などの病棟スタッフにより，痛みに対する鎮痛薬の投与や，不安に対するケアなどの基本的な緩和ケアを受けることになる．一般病棟のスタッフで対応が困難な苦痛に対しては，専門的緩和ケアとして**緩和ケアチーム***が対応する．緩和ケアチームの活動形態はさまざまであるが，一般病棟の医療者に対するコンサルテーションや直接的な患者・家族ケアを提供する．

　一般病棟において，苦痛を抱える患者を，より早く確実に緩和ケアチームや緩和ケア病棟などの専門家につなぐために，**緩和ケアリンクナース***を病棟に配置することがある．緩和ケアリンクナースは緩和ケアについて病棟で指導的な役割を担い，緩和ケアの専門家との橋渡しを行う．

　また，**がん診療連携拠点病院***では，2014（平成26）年の指定要件改定に伴い，一般病棟においても，すべてのがん患者に対して**苦痛のスクリーニング**を行うことが求められている．スクリーニングで苦痛が強いと判断された患者は，病棟の主治医や看護師が対応するか，緩和ケアチームなどの専門家への紹介がなされる．

2　外来における基本的緩和ケア

　患者がなんらかの症状で受診するときには，まず外来で診療を受けることになる．外来においてがんの告知や病状説明を受ける患者も多く，がんの治療後も外来でフォローアップされる．外来における主治医や看護師は，基本的な緩和ケアの提供者として重要な役割を担っている．

　がん診療連携拠点病院では，一般病棟と同様，外来においてもすべてのがん患者に対して苦痛のスクリーニングを行うことが求められるようになり，苦痛

用語解説 *
緩和ケアチーム

医師，看護師，薬剤師などによって構成される病棟横断型の多職種チーム．

用語解説 *
**緩和ケア
リンクナース**

病棟で薬物療法やケアなど経験が少ない看護師に対して指導を行うとともに，専門性が必要な場合は，緩和ケアチームや緩和ケア病棟などにつなぎ，主治医，在宅ケアへの橋渡しや連携を行う．認定看護師などの有資格者が担うこともあるが，多くがある程度経験を積んだスタッフの看護師である．

用語解説 *
**がん診療連携拠点
病院**

二次医療圏に一つを目標に全国に配置されている，がんの診療体制を強化した病院．都道府県がん診療連携拠点病院と地域がん診療連携拠点病院，国立がん研究センター，特定領域がん診療連携拠点病院，地域がん診療病院に分けられる．2023年4月現在456施設．

plus α
**苦痛の
スクリーニング**

外来や病棟において，院内で一貫した方法を用い，痛みや身体症状，心理的苦痛，社会的苦痛などのスクリーニングを行い，主治医や看護師，緩和ケアの専門家が対応することにより，すべての苦痛を抱える患者に早期からの緩和ケアを提供する．

が強いと判断された患者は，外来の主治医や看護師が対応するか，緩和ケアチームなどの専門家への紹介がなされる．

3 在宅における基本的緩和ケア

在宅医療では，**診療所**や**訪問看護ステーション**が緩和ケアの担い手となる．診療所は外来，もしくは往診によって基本的・専門的緩和ケアを提供する．**在宅療養支援診療所**が制度化され，**24時間訪問看護ステーション**などとの連携も含めて，往診に対応できる診療所が増加した．がん患者の在宅療養においては看護や介護が重要な役割をもつため，訪問看護ステーションや訪問介護事業所，居宅介護支援事業所などと協力し，チームとして緩和ケアを提供することが多い．

在宅における基本的緩和ケアの今後は，地域包括ケアシステムなど国としての高齢者医療体制や地域医療体制にどのように組み込まれていくかが課題の一つである．

plus α
24時間の訪問看護

訪問看護ステーションのうち，24時間対応体制とは，必要時に常時電話などで対応でき訪問することができるもの，24時間連絡体制とは，必要時に常時電話などで対応できるものである．いずれも診療報酬上の加算の算定が可能．

3 専門的緩和ケア

一般病棟の医師・看護師による通常の診療・ケアで患者の苦痛を緩和することが困難な場合，緩和ケアの専門家が対応する場合がある．これを**専門的緩和ケア**，または，**専門的緩和ケアサービス**と呼ぶ．日本の専門的緩和ケアサービスの提供形態としては，**緩和ケア病棟，緩和ケアチーム，緩和ケア外来，在宅ホスピス**が主なものとして挙げられる（**表1-3**）．

1 緩和ケア病棟

緩和ケア病棟*は，狭義には診療報酬で**緩和ケア病棟入院料***を算定する病棟であり，施設基準が設けられている（**表1-4**）．名称としては**緩和ケア病棟，ホスピス，ビハーラ***などが用いられている．緩和ケア病棟は，それ自体が一つの病院である完全独立型，一般病棟とは別に建てられた院内独立型，一般病棟の一部を緩和ケア病棟として運用する院内病棟型に分類される．また，緩和ケア病棟入院料を算定していない緩和ケア専門の病棟や，一般病棟の一部を緩和ケアの専門病床とし（緩和ケア病床などの名称が用いられる），専門的な緩和ケアを提供する施設もある．

緩和ケア病棟は，一般病棟や在宅ケアでは対応困難な心身の苦痛がある患者への対応や，人生の最期のときを穏やかに迎えることを目的とした入院施設である．緩和ケアの専門的な知識・技術をもった医師が配置され，看護師数も一般病棟より多い傾向にある．病棟によっては専属の薬剤師，メディカルソーシャルワーカー，宗教家（チャプレン）などがおり，院内の管理栄養士，理学療法士，作業療法士などと協働して多職種によるチームケアがなされる．ボランティアをケアの提供者として導入している施設が多いことも特徴の一つである．抗がん薬などの積極的治療を行わない場合が多いため，医師や看護師などが患者のベッドサイドに行く時間も比較的とりやすい．病室は多くが個室で，

用語解説 *
緩和ケア病棟

がん，およびAIDSの患者を対象とした専門病棟．ほぼ全室個室の施設が多く，スタッフ数，病床面積，台所や家族室の設置などの施設基準を満たすことにより認可される．入院費は定額制である．

用語解説 *
緩和ケア病棟入院料

緩和ケア病棟に入院した場合の入院料．どのような治療が行われていても1日あたりの入院料は定額であるが，施設の条件などによって変動し，およそ1日あたり3〜5万円程度である．

用語解説 *
ビハーラ

仏教を基盤とした緩和ケア病棟やホスピス．仏教者をビハーラ僧という．サンスクリット語で僧院や安住の場所の意．

表1-3　専門的緩和ケアサービスの提供形態と特徴

	緩和ケア病棟（ホスピス）	緩和ケアチーム	在宅ホスピス・在宅緩和ケア
サービスが提供される場所	専門入院施設（専門病棟）	一般病棟（組織横断型のコンサルテーション）	利用者の自宅
対象患者	主としてがん・後天性免疫不全症候群（AIDS）患者	主としてがん・後天性免疫不全症候群（AIDS）・末期心不全患者	がん患者，高齢者，難病患者など（医療機関によって異なる）
所属する職種	医師・看護師（薬剤師，メディカルソーシャルワーカー，管理栄養士，理学療法士，作業療法士，宗教家，ボランティアなど，他の職種が関わることも多い）	医師・看護師・薬剤師が主体（メディカルソーシャルワーカー，管理栄養士などが関わることも多い）	医師・看護師・介護職が主体．医療機関によって大きく異なる
保険診療上認められた年	1990年	2002年	2006年　在宅療養支援診療所 2012年　機能強化型在宅療養支援診療所 2016年　在宅緩和ケア充実診療所
施設数	463施設（9,579病床）（2022年6月）	510施設（緩和ケア診療加算算定施設，2022年6月） 1,123施設（医療施設静態調査，2020年）	従来型在宅療養支援診療所11,291施設，連携強化型3,005施設，強化型217施設（2021年）
平均在院（利用）日数	27.9日（2021年度）	統計なし	統計なし
患者・家族にとってのメリット	・専門的な医療者の診察・ケアを受けられる ・一般病棟に比べ，自分らしい生活を送ることができる	・療養場所や主治医を変えずに，専門的な医療者に診てもらえる ・積極的な治療と並行して苦痛症状の緩和を図ることができる	・住み慣れた家で過ごすことができる ・家族や友人との時間を多くもつことができる

表1-4　緩和ケア病棟の施設基準（抜粋）

1）がんまたはAIDSの患者を対象とする
2）緩和ケアを担当する常勤の医師が1人以上配置されている
3）入院患者7人に対して1人の看護師が常に看護にあたる
4）夜勤の看護師数は2人以上である
5）病棟・病室面積が規定以上であり，十分な広さの療養環境があること．また，家族室，台所，面談室，談話室などを備えている
6）医師・看護師などにより患者の入院，退院を判定する体制がとられている
7）緩和ケアの内容に関する患者向けの案内が作成され，患者・家族に対する説明が行われている
8）がん診療連携の拠点となる病院であるか，質の評価を保つための認定を受けている
9）連携する保険医療機関の医師・看護師等に対して研修を実施している

厚生労働省．基本診療料の施設基準等の一部を改正する件「緩和ケア病棟入院料の施設基準」（令和2年厚生労働省告示第58号）および基本診療料の施設基準等及びその届出に関する手続きの取扱いについて（通知）「緩和ケア病棟入院料に関する施設基準等」（令和2年3月5日保医発0305第2号）．

病室の中に家族がくつろげるスペースがあるなど，プライバシーに配慮された構造になっている．家族が宿泊できる家族室や家族風呂，家族が調理できるキッチン，談話室などがある（図1-8）．また，病棟では七夕やクリスマスなど季節ごとの行事や，音楽会などのレクリエーションを行っていることも多い．

a 緩和ケア病棟の歴史と役割

　日本では，1981年に聖隷三方原病院に初めて院内独立型のホスピスが，1984年に淀川キリスト教病院に院内病棟型のホスピスが開設された．1990年に緩和ケア病棟入院料が診療報酬として認められ，国内の医療制度に組み入れられることになった．その後，緩和ケア病棟数は年々増加し，2022（令和4）年

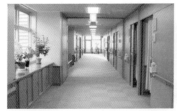
▲病棟風景

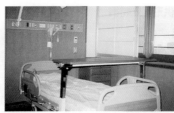
▲病室

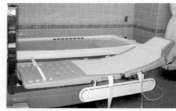
▲介護浴槽

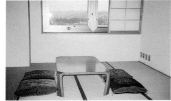
▲家族室

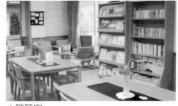
▲談話室

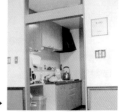
キッチン▶

図1-8　緩和ケア病棟（東北大学病院）

　6月現在，全国で463施設9,579病床が存在する（**図1-9**）．すべてのがん死亡者数に占める緩和ケア病棟で死亡したがん患者の割合は，2022年で16.5％と見積もられている．

　患者にとって，緩和ケア病棟に入院するメリットには，次のような点が挙げられる．

- 苦痛症状を緩和するための専門的なトレーニングを受けた医師・看護師が主治医・受け持ち看護師となり，24時間ケアを受けられる
- 個室の割合が高く，プライバシーが守られた環境で家族や友人と穏やかな時間を過ごせる
- 面会や持ち込み物の制限が少なく，自分の家のようにその人らしい生活を送れる

　かつて緩和ケア病棟は，看取りの場としての役割が大きく，現在でも自宅療養が困難であったり，家族の負担になりたくないなどの理由で緩和ケア病棟に入院する患者は多い．しかし，近年では，痛みなどの症状が強い場合に緩和ケア病棟に入院し，症状が緩和されたら退院して自宅に戻るなどの**急性期型の緩和ケア病棟**も増えてきた．緩和ケア病棟は，一度入院したら退院できない場ではなく，急性期に緩和治療を行い，自宅への退院をスムーズに行うなど，地域や在宅の医療機関と連携することが求められている．また，終末期に自宅で療養していても，自宅での看取りが不安，24時間往診してくれる診療所がないなどの理由で，看取りのために入院する場合もある．

2　緩和ケアチーム

　一般病棟の医師・看護師による基本的な緩和ケアの提供で苦痛が十分に緩和されない場合は，専門家に依頼することになる．一般的に緩和ケアチームは，病院内において特定の病棟をもたず，病棟横断的に活動する**コンサルテーショ**

用語解説 *

コンサルテーション型チーム

病棟の医療者から依頼を受け，患者を診察し治療やケアに対してアドバイスを行うチーム．医師・看護師・薬剤師など多職種によって構成される．

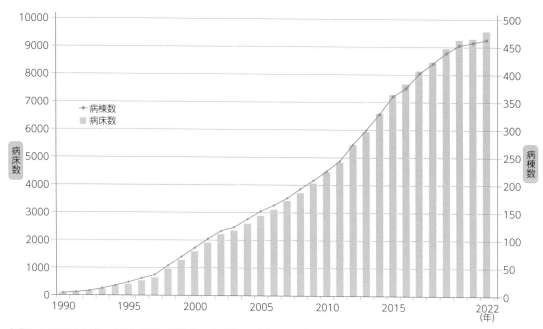

恒藤暁. わが国のホスピス・緩和ケア病棟の実態. ホスピス緩和ケア白書2004. 日本ホスピス・緩和ケア研究振興財団, 2004, p.10-15および『ホスピス緩和ケア白書』2005〜2023に掲載されている「緩和ケア病棟入院料届出受理施設」の数をもとに作成.

図1-9 ホスピス・緩和ケア病棟・病床数の推移

ン型のチーム*である. 通常は, 一般病棟の医師や看護師から依頼を受けて病棟を訪問し, 医師・看護師からの情報収集の後に患者を直接診察し, **一般病棟の医師・看護師に治療やケアのアドバイス**をする. 一般的な医療用麻薬の使用方法などの軽微な相談では, 直接の診療を必要としないこともある.

1 緩和ケアチームの役割

緩和ケアチームのメンバーは**医師, 看護師, 薬剤師**などが中心となるが, 施設の規模や考え方によってメンバー構成や人数は異なる. 緩和ケア病棟と同様に対象はがん患者が中心であるが, 必要に応じて非がん患者にも対応する.

a 患者のメリット

患者にとって緩和ケアチームが関わるメリットは, 療養場所や主治医を変えずに苦痛症状を緩和するための専門的なトレーニングを受けた医師・看護師の診療を受けられることである. 療養場所や主治医・看護師の変更に対し, 患者は「見捨てられた」という認識をもつことがある. また, 緩和ケア病棟では抗がん薬などの積極的な治療が受けられないことが多く, 積極的な治療を希望しながらも緩和ケアのニーズが高い患者にとって, 治療と並行して苦痛の緩和を図れることもメリットである. 近年は, **早期からの緩和ケア**の必要性が強調されており, 一般病棟に入院して抗がん薬や放射線治療を受けながら, 緩和ケアチームによって苦痛の緩和がなされることは, 患者にとって利益が大きい.

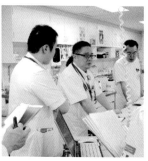

緩和ケアチームの院内での活動：緩和ケア専門医が病棟におもむき, 主治医（左）の相談に応じる（東京大学医学部附属病院）.

また，日本ではがん患者の70％程度が一般病棟で死亡しており，緩和ケアチームは終末期や看取り期のケアに関する専門家としても大きな役割がある．一般病棟では在院日数の制約を受けることや自宅療養を希望する患者・家族のため，緩和ケアチームは**療養場所の調整**の機能を果たすこともある．

b さまざまな緩和ケアチームの在り方

日本の緩和ケアチームは，緩和ケア診療加算を算定する緩和ケアチーム，がん診療連携拠点病院の緩和ケアチーム，その他の緩和ケアチームに大別される．

❶ 緩和ケア診療加算を算定する緩和ケアチーム

所定の基準を満たした場合，その緩和ケアチームは，患者・家族の同意のもとに**緩和ケア診療加算***という診療報酬を算定することができる．緩和ケアチームは，身体症状の緩和を担当する医師，精神症状の緩和を担当する医師，看護師，薬剤師などから構成され，患者の病棟に出向いて診察・ケア，コンサルテーションを行う．

緩和ケア診療加算の算定は2002年に開始され，2004年にがん診療連携拠点病院に緩和ケアチームの設置が必須となり設置数が増加した．2018年度からは末期心不全に適応疾患が拡大した．2022年6月現在，緩和ケア診療加算算定施設は510施設に上っている（**図1-10**）．

❷ がん診療連携拠点病院の緩和ケアチーム

2007年，2014年と，拠点病院の指定要件の改定に伴い，がん診療連携拠点病院の緩和ケアチームの設置要件が強化されてきた．がん診療連携拠点病院では，緩和ケア診療加算を算定する必要はないが，専任の医師，**専従の看護師**などによる緩和ケアチームの設置が義務となっている．がん診療連携拠点病院の緩和ケアチームの役割は緩和ケア診療加算の緩和ケアチームと同様である．全国に拠点病院の数（2022年8月時点451施設）と同数存在する（拠点病院には緩和ケア診療加算を算定している施設もあり，それを含んだ数である）．

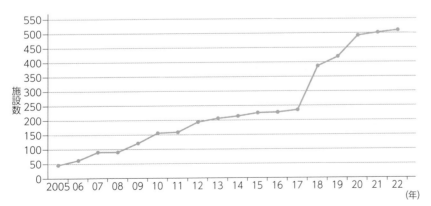

『ホスピス緩和ケア白書』2006〜2023に掲載されている「緩和ケア診療加算届出受理施設」の数．日本ホスピス・緩和ケア研究振興財団．

図1-10　緩和ケア診療加算算定施設数の推移

用語解説 *
緩和ケア診療加算

厚生労働省が定めた「施設基準」を満たし，地方厚生局等に届出を行った医療機関において，緩和ケアを必要とする患者について診療した場合に算定される．2023年現在，390点／日．

plus α
緩和ケア診療加算の末期心不全への拡大

2018年からそれまでがん・AIDSに限られていた緩和ケア診療加算の算定要件が，末期心不全でも算定できるようになった．

plus α
がん診療連携拠点病院の緩和ケアチームの人的要件

身体症状の緩和を担当する医師，精神症状の緩和を担当する医師，専従で緩和ケアまたはがん看護の資格を有する看護師によって構成され，薬剤師や医療心理職，相談支援職に携わる者の配置が望ましいとされている．

plus α
専従と専任

専従とは業務の100％をその仕事（例えば緩和ケアチーム）だけに従事すること．ただし，がん診療連携拠点病院の看護師においては80％で専従とみなされる．専任とは業務の50％以上をその仕事に従事すること．

❸その他の緩和ケアチーム

　診療報酬上のメリットはなくても，がん患者に対する治療やケアの質の向上を目指して自主的に緩和ケアチームを運営している病院は少なくない．このような病院の数は明らかではないが，全国的に着実に増加している．

　❶～❸を含めた国内の緩和ケアチームの総数は，2020（令和2）年で1,123施設と報告されている．また，都道府県拠点病院，地域拠点病院，都道府県独自指定の病院および指定なし病院の緩和ケアチームの年間依頼患者数はそれぞれ325人，172人，97人（2021年度，中央値）という統計がある．

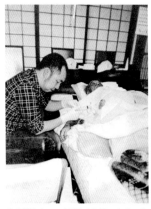

在宅緩和ケア：医師が患者の自宅で腹水を抜いている様子（仙台市岡部医院）．

3　緩和ケア外来

　がん診療連携拠点病院では，緩和ケアを専門とする外来（**緩和ケア外来**）の設置が必須要件となっている．近年，緩和ケアの専門外来は増加しつつあり，外来通院中の患者も緩和ケアの専門家による外来を受診できるようになった．しかし，緩和ケア外来は，診察日が限られていたり，院内や地域で周知されていないなど，外来における専門的緩和ケアの提供は十分とはいえない．

4　在宅ホスピス（在宅緩和ケア）

　在宅緩和ケアは，患者の自宅を訪問して緩和ケアを提供する診療所や**24時間訪問看護ステーション**，**居宅支援事業所**などの医療機関が行っている．心身の苦痛症状の緩和や医療処置を必要としながら通院が困難な患者や，自宅で過ごすことを希望する患者が利用できる．このような在宅緩和ケアを提供する医療機関は全国に多く存在するが，その中でも特に緩和ケアのトレーニングを受けた医師や看護師によって実施され，年間に数十例から100例以上の在宅死を看取る施設を**在宅ホスピス**と呼ぶことがある．

　緩和ケア病棟や緩和ケアチームと異なり，在宅ホスピスは診療報酬に位置付けられていないため，明確な基準はない．つまり「在宅ホスピス」「在宅緩和ケア」とは何かは明確に定義されておらず，在宅緩和ケアサービスの数やケアの内容は明らかになっていないのが現状である．

　在宅での緩和ケアを担う診療所として**在宅療養支援診療所**＊（在支診）が2006年に診療報酬制度に組み込まれた．在支診は当該診療所もしくは他の医療機関と連携し，24時間365日往診および訪問看護の提供が可能な体制を有している診療所である．2012年にはさらに**機能強化型在宅療養支援診療所**＊の制度が開始された．在宅緩和ケアを担う施設の多くが在宅療養支援診療所として届けられているが，2012年7月時点で厚生労働省に届け出があった在宅療養支援診療所13,758施設のうち，実際に在宅で看取りを行ったのは7,259施設であった．このような状況から，厚生労働省はさらなる在宅緩和ケアの発展を目指して，2017（平成29）年より**在宅緩和ケア充実診療所**の認定を開始した．

用語解説＊
在宅療養支援診療所

自らの診療所もしくは他の医療機関と連携し，24時間の往診または訪問看護の体制を有する診療所．

用語解説＊
**機能強化型
在宅療養支援診療所**

在宅療養支援診療所のうち，3名以上の常勤医師の在籍，過去1年間の緊急の往診5件以上，看取り実績2件以上を有する診療所が届け出ることができる．単独型と連携型の2種類がある．

2021年現在，全国で949施設が在宅緩和ケア充実診療所に認定されている．

在宅緩和ケアの基本理念は，基本的な緩和ケア，緩和ケア病棟や緩和ケアチームと同様である．放射線治療などは病院への紹介が必要であるが，鎮痛や酸素吸入，腹水や胸水への対応，患者の精神症状への対応など，病院で実施されている緩和ケアの技術の多くは，在宅でも行うことができる．ただし，これらの実施状況は施設によって大きく異なっている．

患者にとって在宅緩和ケアを受けるメリットは，住み慣れた自宅にいながら症状の緩和を図り，自分らしい生活を維持できること，家族や友人と過ごす時間を多くもてることなどである．在宅医療を推進するという現在の社会情勢を受けて，在宅緩和ケアや地域の緩和ケアネットワークの役割は，今後一層大きくなると考えられる．

4 緩和ケアの歴史と海外における緩和ケアの現状

1 海外における緩和ケアの歴史

海外および日本における緩和ケアの歴史を表1-5に示す．緩和ケアの源流は，中世の修道院などが，十字軍の兵士や巡礼者に食事や宿を提供したホスピスにさかのぼる．

現在の緩和ケア病棟のような近代ホスピスの誕生は，1967年，イギリスの**シシリー・ソンダース**（Saunders,C.）による**セントクリストファー・ホスピス**の設立である．当時は，近代医療が治癒を目的としてめざましい進展を遂げつつあり，セントクリストファー・ホスピスは，その中で見逃されつつあった死にゆく患者のケアに焦点を当てて全人的なケアを行うために設立された．

死にゆく患者のケアに焦点を当てる試みは，**ホスピス運動**（ホスピス・ムーブメント）として世界中に波及した．**エリザベス・キューブラー＝ロス**（Kübler-Ross, E.）の著作"On Death and Dying"（邦訳『**死ぬ瞬間**』）がアメリカで出版されたのも，このころである．その後，ホスピス運動はカナダにも波及した．モントリオールのロイヤル・ビクトリア病院でホスピスを設立しようと考えていたマウント医師は，「ホスピス」という単語が，フランス語圏のモントリオールでは否定的な意味で受け取られることを懸念し，**緩和ケア病棟**（**Palliative Care Unit**）という言葉を用いた．この言葉がWHOを含め世界的に認知され，現在の「緩和ケア」という言葉の起源になった．

1990年にはWHOが『がんの痛みからの解放とパリアティブ・ケア』を刊行し，がん患者の疼痛による苦しみからの解放と，緩和ケアの必要性を示した．これは世界各国で翻訳され，緩和ケアという言葉とその重要性を世界に広めることになった．その後は，国により若干異なった形態で在宅ケア，緩和ケア病棟，緩和ケアチームなどが発展してきた．

plus α
ホスピスの語源

語源はラテン語のホスピティウム（hospitium）であり，人をもてなす，宿泊所を提供するなどの意味をもつ．病院（hospital），ホテル（hotel），ホスピタリティ（hospitality）なども同じ語源である．

表1-5 緩和ケアの歴史

年	日 本	海 外
(中世)		欧州でホスピスの誕生
1879		アイルランド「アワー・レディース・ホスピス」開設
1967		イギリス（ロンドン）「セントクリストファー・ホスピス」開設
1969		キューブラー＝ロス『死ぬ瞬間』を出版
1973	淀川キリスト教病院「末期患者のケア検討会」開始	
1974		アメリカ「コネチカット・ホスピス」開設 アメリカ「セント・ルカ病院」に緩和ケアチーム結成
1975		カナダ「ロイヤル・ビクトリア病院」で世界初の「緩和ケア病棟」設立
1976	「日本安楽死協会」設立	
1977	「日本死の臨床研究会」創立	
1981	聖隷三方原病院に日本初の「院内独立型ホスピス病棟」開設	
1983	日本安楽死協会から「日本尊厳死協会」に会名変更	
1984	淀川キリスト教病院に日本初の「院内病棟型ホスピス病棟」開設	
1986	厚生省「末期医療に関するケアのあり方検討会」設置 「日本サイコオンコロジー学会」創立	『WHO方式がん疼痛治療法』刊行
1987	「日本がん看護学会」創立	イギリスで緩和医療が専門科として認定
1989	厚生省・日本医師会「がん末期医療に関するケアのマニュアル」監修	
1990	「緩和ケア病棟入院料」算定開始	WHO『がんの痛みからの解放とパリアティブ・ケア』刊行
1991	全国ホスピス・緩和ケア病棟連絡協議会（現・日本ホスピス緩和ケア協会）創立	
1992	訪問看護ステーション発足	
1993	ピースハウス病院に日本初の「完全独立型ホスピス」開設	
1994		アメリカ Project on Death in America 開始
1995	「東海大学付属病院事件」横浜地裁判決	
1996	「日本緩和医療学会」創立	
1997		アメリカ・オレゴン州自殺幇助法施行 台湾安寧緩和医療条例法（尊厳死法）施行
2000	介護保険制度開始 「日本ホスピス緩和ケア研究振興財団」設立	
2001		オランダ安楽死法施行 イギリスGSF開始
2002	「緩和ケア診療加算」算定開始 厚生労働省「地域がん診療拠点病院」指定開始	ベルギー安楽死法施行 WHOにおける緩和ケアの定義の修正
2005	「川崎協同病院事件」横浜地裁判決（2007年に東京高裁で減刑判決）	フランス尊厳死法施行
2006	「在宅療養支援診療所」制度開始 「がん対策基本法」成立 厚生労働省「がん診療連携拠点病院」指定開始，「がん診療連携拠点病院の整備に関する指針」を発表 「日本緩和医療薬学会」創立 射水市民病院問題（2009年に不起訴）	
2007	厚生労働省「終末期医療の決定プロセスに関するガイドライン」策定 「がん対策推進基本計画」閣議決定 厚生労働省「がん診療に携わる医師に対する緩和ケア研修会等事業」開始	
2008	厚生労働省「緩和ケア普及のための地域プロジェクト（OPTIM）」開始 後期高齢者医療制度「終末期相談支援料」凍結	
2009		アメリカ・ワシントン州，モンタナ州尊厳死法施行 ルクセンブルグ安楽死法施行
2010	「日本緩和医療学会専門医」認定開始	スイスで海外からの自殺旅行が問題化
2012	「在宅緩和ケア充実診療所」制度開始	
2014		WHOによる緩和ケアの医療制度への統合に関する決議の採択 ベルギー安楽死の年齢制限撤廃（子どもの安楽死を容認）
2016	「在宅緩和ケア充実診療所・病院加算」開始	カナダ安楽死・自殺幇助法施行
2017		オーストラリア自殺幇助法施行 アメリカでオピオイド危機の国家非常事態宣言
2018	緩和ケア診療加算の適応疾患に末期心不全を追加 厚生労働省「人生の最終段階における医療の決定プロセスに関するガイドライン」改訂（2007年のガイドラインから名称変更）	

コラム　　シシリー・ソンダースとホスピス

シシリー・ソンダース

1918-2005．看護師，ソーシャルワーカーを経て
38歳で医師となる．1967年にセントクリストファー・
ホスピスを設立．

セントクリストファー・ホスピス

現代の緩和ケアの基礎となる系統的な疼痛・症状に対
する治療，教育・研究体制，在宅ケアなどの重要な要
素がほとんど含まれ，近代ホスピスのモデルとなった．

ソンダースの言葉

「あなたはあなたのままで大切です．あなたの人生の
最期の瞬間まで大切な人です．ですから，私たちはあ
なたが安らかに死を迎えられるだけでなく，最期まで
生きられるように最善を尽くします（You matter
because you are you. You matter to the last
moment of your life, and we will do all we can
not only to help you die peacefully, but also to
live until you die.)」

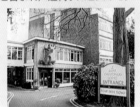

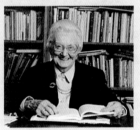

2　日本における緩和ケアの歴史

　ホスピス運動は日本にも波及し，ホスピスケアの考え方が取り入れられた．
1973年には大阪の淀川キリスト教病院で先駆的活動が開始された．

　日本において，緩和ケアが医療制度の中で明確に位置付けられたのは，
1990年の**緩和ケア病棟入院料**の算定開始である．ここで定額制の入院料が算
定され，緩和ケア病棟が制度化された．その後，緩和ケア病棟の数は増加した
が，多くの患者が一般病棟で死亡することには変わりがなく，2002年に一般
病棟を横断的に診療する緩和ケアチームに対する**緩和ケア診療加算**が算定され
た．しかし，算定要件を満たすことは容易ではなく，緩和ケアチームの普及
は，厚生労働省による**がん診療連携拠点病院**の指定を待つことになる．

　時を前後して2006年に**がん対策基本法**が成立し，**がん対策推進基本計画**の
中で緩和ケアの普及が明確に位置付けられた．それを受け，緩和ケアチームの
設置が，がん診療連携拠点病院の指定要件に入れられ，緩和ケアチームは全国
的に広く普及することになった．

　日本における緩和ケアの発展の一つの特徴は，在宅における緩和ケアの遅れ
である．在宅緩和ケアを推進する先駆的な施設はあるものの，全国的に普及し
てはいなかった．現在，病院における緩和ケアの普及に伴い，在宅緩和ケアも
広がりつつある．

3 イギリスにおける緩和ケアの現状

イギリスにおける緩和ケアは，緩和ケア病棟，緩和ケアチーム，地域緩和ケア（在宅ケア，デイホスピス）などを中心に比較的バランスよく発展してきた．イギリスにおける緩和ケアの発展は，NHS*による医療政策といくつかの非営利団体が牽引してきた点が特徴である．イギリスではGP（General Practitioner：家庭医），一般病棟，緩和ケア病棟など，NHSと非営利団体によるさまざまなサービスが存在している．NHSは，2005年から終末期医療にGSF（Gold Standard Framework）という枠組みを導入し，国家戦略として緩和ケアに取り組んでいる．

また，非営利組織による資金提供や人材育成，その他の慈善団体や個人・企業からの寄付などが，緩和ケアの発展に大きく寄与してきたという歴史をもつ．

4 アメリカにおける緩和ケアの現状

アメリカにおける緩和ケアは，在宅ケアを中心に発展した．これは，1982年，アメリカの高齢者医療制度であるメディケア（Medicare）に，ホスピス・プログラムが導入されたことが主な理由である．メディケアのホスピス・プログラムは，がんに限らずすべての疾患の患者を対象にしており，主に在宅ケアで提供されている．このプログラムが導入されてから，それまで下降しつつあったがん患者の在宅死亡率が上昇した．アメリカにおいて，ホスピス・プログラムが患者のQOLを向上させていることは，多くの研究によって示されている．

アメリカでは在宅ケアだけでなく，多くの病院に緩和ケアチームが設置され，また緩和ケア施設や病棟も存在し，近年では緩和ケア施設による死亡数が増加している．

5 日本における緩和ケアの現状

1 死をとりまく状況の変化

日本は現在，世界的にも例がない**超高齢社会**を迎えようとしている（図1-11）．1950（昭和25）年には4.9％だった65歳以上の高齢者人口の割合は，2022（令和4）年には29.0％に増加し，2025年には29.6％，2050年には37.1％になると推計されている．

図1-12，図1-13は主な死因別の粗死亡率および年齢調整死亡率の推移である．2020年現在，がん（悪性新生物）は死因の第一位であり，死亡数は年々増加してきた．検診による早期発見やがん治療の進歩などのがん対策の推進によって，がんの年齢調整死亡率は（2019年）若干低下傾向にあり，死亡数は

用語解説 *
NHS

National Health Service. イギリスの国営医療サービス事業．公平な医療サービスを提供することを目的に，1948年に設立された．医療費は原則として無料である．

plus α
イギリスにおける緩和ケアに関わる非営利団体

マクミラン財団，マリー・キュリー財団などが代表的であり，緩和ケアに携わる医療者の資金提供や人材育成などを行っている．そこで養成あるいは資金援助を受けた看護師はマクミランナース，マリー・キュリーナースと呼ばれ，イギリスの緩和ケアを支えている．

plus α
メディケアのホスピス・プログラム

医療費抑制と患者のQOLの向上を目的としたものであり，ホスピス・プログラムを適用することにより，治癒を目的とした治療は適用されないが，その代わりに多くのサービスが安価で提供される．

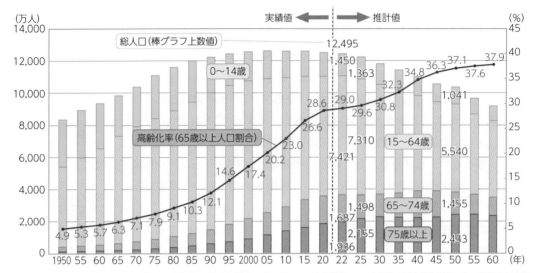

2020年までは総務省「国勢調査」，2022年は総務省「人口推計」［令和4年10月1日（確定値）］，2025年以降は国立社会保障・人口問題研究所「日本の将来推計人口（令和5年推計）」の出生中位・死亡中位仮定による推計結果.

図1-11　高齢化の推移と将来推計

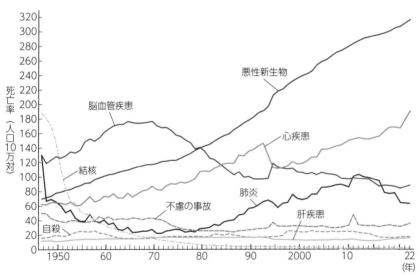

厚生労働省．人口動態統計．

図1-12　主要死因別にみた粗死亡率の推移

減少に転じる可能性があるものの，2位の心疾患との差は大きい．

│1│療養および死亡の場所と看取りの体制

　がん患者が増加すると問題になるのは，その療養場所と死亡場所である．図1-14に全死亡およびがんによる死亡場所の推移を示す．日本では従来，がん患者の死亡場所は，全死亡と比較して病院が多い傾向にある．がん患者の自宅死亡率は1960年には64％であったが，急速に減少し，2005年には5.7％になった．その後はゆるやかに上昇してきたが，新型コロナウイルスの影響によ

plus α

**高齢者を支える
生産年齢人口の変化**

1965年ごろは，65歳以上の高齢者1人の医療福祉を生産年齢人口（15〜64歳）10.8人で支えることができた．しかし少子高齢化により，2015年には2.3人で支えるようになり，さらに2025年には1.9人，2050年には1.4人で支えることになる．このように日本の医療福祉を支える社会基盤は弱体化しつつある．

plus α

年齢調整死亡率

高齢化が進むと，がんによる死亡率は増加する．年齢調整死亡率は異なる年齢構成の集団で，年齢構成の相違を調整して死亡率の年次推移を比較する指標である．ここ50年で，胃癌や子宮癌の年齢調整死亡率は大幅に減少した．

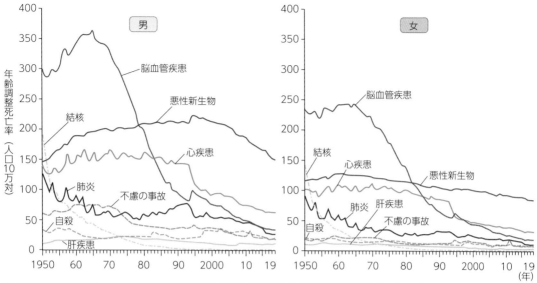

注）年齢調整死亡率の基準人口は「昭和60年モデル人口」である．平成6年までの死亡率は旧分類によるものである．
厚生労働省．人口動態統計．

図1-13　性・主要死因別にみた年齢調整死亡率の年次推移

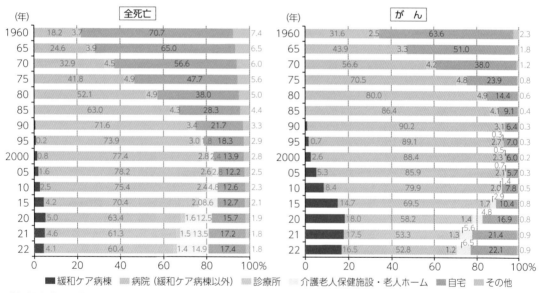

厚生労働省「人口動態統計」および日本ホスピス緩和ケア協会の統計資料を用いた推定値

図1-14　死亡場所の推移

り急上昇し，2022年は22.1％となった．また，2022年の自宅以外の死亡場所の内訳は病院（緩和ケア病棟以外）が52.8％，緩和ケア病棟16.5％，介護老人保健施設・老人ホーム6.5％，診療所1.2％である（日本ホスピス緩和ケア協会の統計資料に基づく推定値）．近年，自宅死が減少したこと，核家族化が進み高齢者と同居する家庭が減少したことなどを受け，死は日本人において非日常的なものとなりつつある．また，高齢者人口の増加により**独居高齢者**も増加すると考えられ，独居高齢者の療養を支えるシステムの構築が不可欠となる．

plus α

介護施設における看取り

日本ではがん患者の介護施設における看取りは1〜2％であるが，アメリカでは相当数が介護施設で死亡している．高齢化による死亡者数の増加により，今後は介護施設での看取りが増加する可能性がある．

2 日本におけるがん対策と緩和ケア

❶ がん対策基本法とがん対策推進基本計画

2006（平成18）年に**がん対策基本法***が成立し，2007年にそれに伴う**がん対策推進基本計画**が閣議決定され，2012年6月，2018年3月に改定された（図1-15）．これらは，日本のがん政策の骨格となるものである．

│1│がん対策基本法

がん対策基本法では，「がん患者の療養生活の質の向上」として，「国及び地方公共団体は，がん患者の状況に応じて緩和ケアが診断の時から適切に提供されるようにすること，がん患者の状況に応じた良質なリハビリテーションの提供が確保されるようにすること，居宅においてがん患者に対しがん医療を提供するための連携協力体制を確保すること，医療従事者に対するがん患者の療養生活（これに係るその家族の生活を含む）の質の維持向上に関する研修の機会を確保することその他のがん患者の療養生活の質の維持向上のために必要な施策を講ずるものとする」と定められている．そして，がん医療の均てん化*を目標とし，全国どこでも水準の高い医療・ケアを受けることができる社会を目

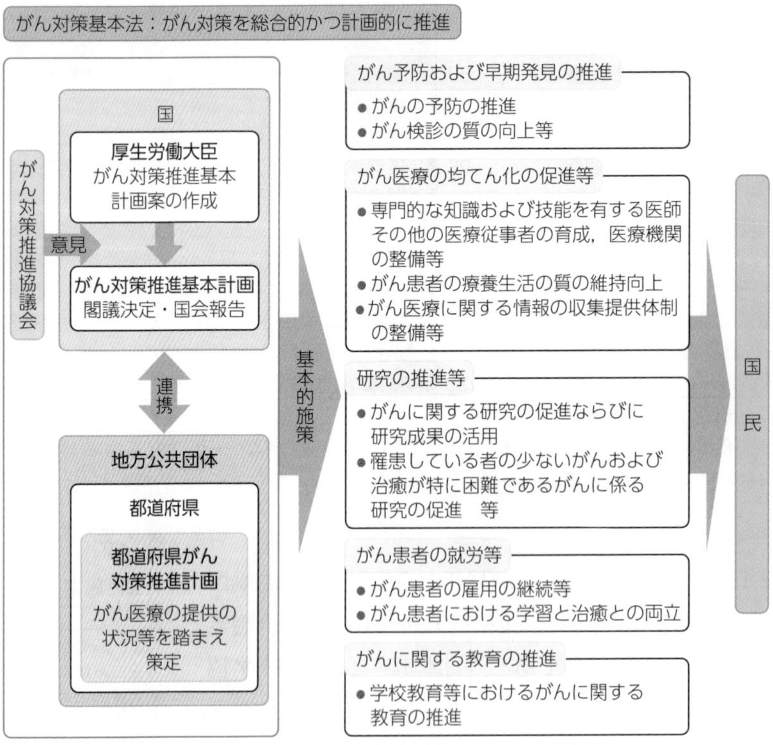

用語解説 *
がん対策基本法

日本で死因の第一位であるがんに対し，がん予防と早期発見の推進，がん医療の均てん化の促進などを目標に，議員立法として2006年に成立した．がん対策基本法は，国が患者を委員に含むがん対策推進協議会を設置することを定めており，がん対策推進協議会と厚生労働省により，具体的な政策目標を盛り込んだ，がん対策推進基本計画が策定される．

用語解説 *
がん医療の均てん化

全国どこでもがんの標準的な専門医療を受けられるよう，医療技術等の格差の是正を図ること．厚生労働省「がん医療水準均てん化の推進に関する検討会」報告書，2005より．

厚生労働省．第3期がん対策推進基本 計画と中間評価の実施について．2020，p.3．https://www.mhlw.go.jp/content/10901000/000683136.pdf，（参照2023-11-15）．

図1-15　がん対策基本法とがん対策推進基本計画

plus α

がん看護関連の専門看護師・認定看護師

日本看護協会が認定しているものは次のとおりである．
専門看護師
・がん看護
認定看護師
・緩和ケア
・がん化学療法看護*
・がん性疼痛看護*
・乳がん看護
・がん放射線療法看護
*2019年2月の認定看護師規程改正に伴い，「がん化学療法看護」は「がん薬物療法看護」に分野名が変更され，「がん性疼痛看護」は「緩和ケア」に統合された．

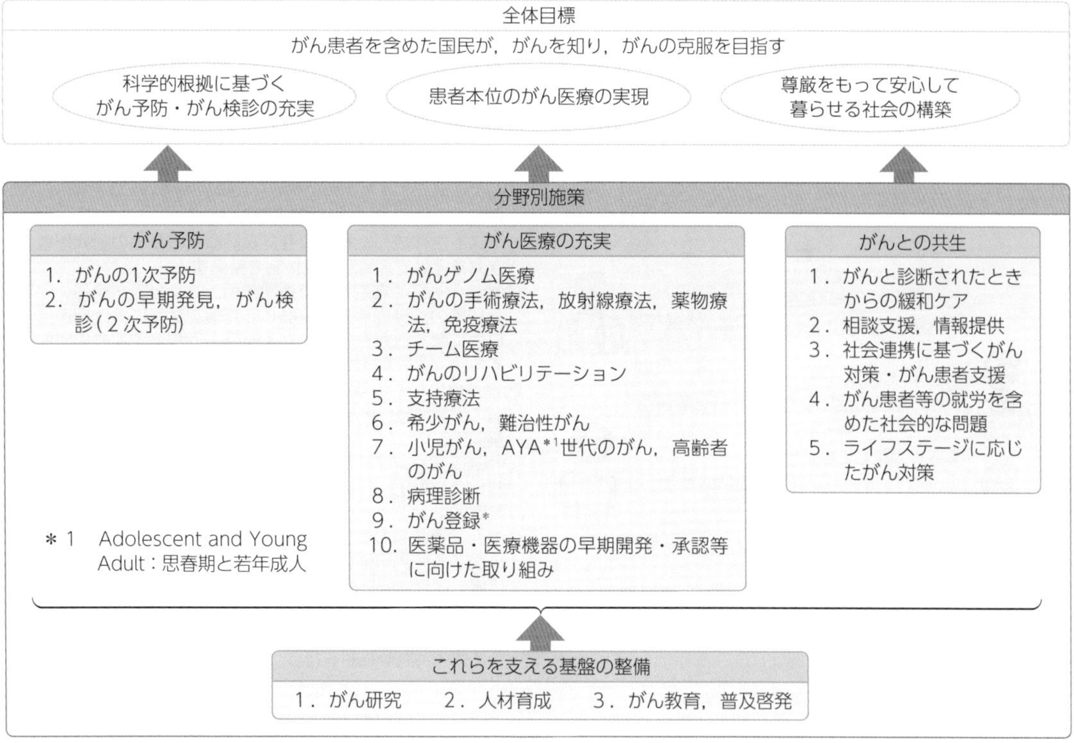

全体目標

がん患者を含めた国民が，がんを知り，がんの克服を目指す

| 科学的根拠に基づく
がん予防・がん検診の充実 | 患者本位のがん医療の実現 | 尊厳をもって安心して
暮らせる社会の構築 |

分野別施策

がん予防
1. がんの1次予防
2. がんの早期発見，がん検診（2次予防）

がん医療の充実
1. がんゲノム医療
2. がんの手術療法，放射線療法，薬物療法，免疫療法
3. チーム医療
4. がんのリハビリテーション
5. 支持療法
6. 希少がん，難治性がん
7. 小児がん，AYA*¹世代のがん，高齢者のがん
8. 病理診断
9. がん登録*
10. 医薬品・医療機器の早期開発・承認等に向けた取り組み

＊1　Adolescent and Young Adult：思春期と若年成人

がんとの共生
1. がんと診断されたときからの緩和ケア
2. 相談支援，情報提供
3. 社会連携に基づくがん対策・がん患者支援
4. がん患者等の就労を含めた社会的な問題
5. ライフステージに応じたがん対策

これらを支える基盤の整備
1. がん研究　　2. 人材育成　　3. がん教育，普及啓発

厚生労働省．第3期がん対策推進基本計画（概要）．2018．をもとに作成．

図1-16　第3期がん対策推進基本計画の概要

指している．

|2| がん対策推進基本計画

　2007（平成19）年に策定された第一期がん対策推進計画では，全体目標として「**がんによる死亡者の減少**」「**すべてのがん患者とその家族の苦痛の軽減と療養生活の維持向上**」の2点が掲げられた．この中で「診断時からの緩和ケアの推進」は重点目標の一つに挙げられ，緩和ケアに関しては緩和ケアチームなどを中心にした制度面の著しい向上が図られた．2021（令和3）年現在，第3期計画に沿って進行しているが，緩和ケアは「がんとの共生」の一部に位置づけられている（図1-16）．

2 がん診療連携拠点病院

　がん医療の均てん化，全国どこでも水準の高い医療・ケアを受けられるようにするための重要な施策が，**がん診療連携拠点病院制度**である．がん診療連携拠点病院は，従来より各都道府県に1～2施設の都道府県がん診療連携拠点病院と，5～10施設程度の地域がん診療連携拠点病院が指定されていたが，2014年から**特定領域がん診療連携拠点病院**，**地域がん診療病院**の指定が開始された．各都道府県では，これらの拠点病院が中心となって県内のすべてのがん患者・家族が適切ながん医療や緩和ケアを受けるための体制を整備する必要がある．がん拠点病院にはこのほかにも，小児・AYA世代の患者やがんゲノ

用語解説 *
がん登録

がん罹患者数・罹患率などの疫学的研究，がん検診や医療の評価に不可欠の制度として，「がん対策基本法」で整備と推進が定められた．医療機関単位で調査・集計する「院内がん登録」，都道府県・市町村レベルの「地域がん登録」，2016年からは「全国がん登録」が始まった．

plus α
診断時からの緩和ケア

がん対策推進基本計画では，2012年から「早期からの緩和ケア」を「診断時からの緩和ケア」と変更した．診断時，病名告知時等の患者のこころのケアから治療に伴う苦痛の緩和等，より早期からの必要性を示している．

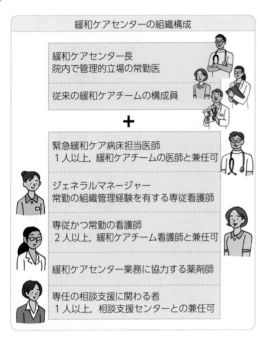

緩和ケアセンターの組織構成	役割

緩和ケアセンター長
院内で管理的立場の常勤医

従来の緩和ケアチームの構成員

＋

緊急緩和ケア病床担当医師
1人以上，緩和ケアチームの医師と兼任可

ジェネラルマネージャー
常勤の組織管理経験を有する専従看護師

専従かつ常勤の看護師
2人以上，緩和ケアチーム看護師と兼任可

緩和ケアセンター業務に協力する薬剤師

専任の相談支援に関わる者
1人以上，相談支援センターとの兼任可

役割

①がん看護専門看護師や緩和ケア認定看護師をはじめとするがん看護関連の認定看護師等による定期的ながん看護カウンセリング（がん看護外来）を行う．
②看護カンファレンスを週1回程度開催し，患者とその家族の苦痛に関する情報を外来や病棟看護師等と共有する．
③緊急緩和ケア病床を確保し，かかりつけ患者や連携協力リストを作成した在宅療養支援診療所等からの紹介患者を対象として，緊急入院体制を整備する．
④地域の病院や在宅療養支援診療所，ホスピス・緩和ケア病棟等の診療従事者と協働して，緩和ケアにおける連携協力に関するカンファレンスを月1回程度定期的に開催する．
⑤連携協力している在宅療養支援診療所等を対象とした患者の診療情報に係る相談等，いつでも連絡をとれる体制を整備する．
⑥相談支援センターとの連携を図り，がん患者とその家族に対して，緩和ケアに関する高次の相談支援を提供する体制を確保する．
⑦がん診療に携わる診療従事者に対して定期的な緩和ケアに関する院内研修会等を開催し，修了者を把握する等，研修の運営体制を構築する．
⑧緩和ケアセンターの構成員が参加するカンファレンスを週1回以上の頻度で開催し，緩和ケアセンターの運営に関する情報共有や検討を行う．

厚生労働省健康局通知（健発0110第7号）平成26年1月10日付をもとに作成．

図1-17　緩和ケアセンターの組織と役割

ム医療に対応すべく，小児がん拠点病院やがんゲノム医療中核拠点病院などがある．

　拠点病院における緩和ケアの役割は，拠点病院の指定要件によって定められている．2014年1月にこの指定要件の新たな改定が行われ，①苦痛スクリーニングの徹底，②苦痛への対応の明確化と診療方針の提示，③緩和ケアチームの看護師による外来看護業務の支援・強化，④迅速な苦痛の緩和（医療用麻薬の処方等），⑤地域連携時の症状緩和などが求められている．

　また2014年1月の指定要件の改定において，都道府県拠点病院では**緩和ケアセンター**を設置することが義務付けられた．緩和ケアセンターの組織と役割を図1-17に示す．

3 緩和ケアに関連する診療報酬体系

　緩和ケアに関する診療報酬体系は，従来算定されている「緩和ケア病棟入院料」「緩和ケア診療加算」などに加え，がん対策基本法の成立以降，新たな算定が進められた（表1-6）．特に2012年度診療報酬改定では，それまで等しく定額であった緩和ケア病棟入院料が，在院日数によって異なるようになった．2014年度の改定ではがん患者指導管理料が新設され，看護師が心理的不安を軽減するために面接を行った場合に，診療報酬が算定できるようになった．2016年度には「外来がん患者在宅連携指導料」が新設され，在宅医療への連携の充実が図られた．2018年度には平均待機期間や在宅への移行実績に関す

plus α

緩和ケア病棟入院料の改定

入院期間にかかわらず1日あたりの定額制であった緩和ケア病棟入院料は，2012年の診療報酬改定で，在院日数別の設定になった．2020年現在の点数は表1-6のとおり．これは緩和ケア病棟が機能分化しつつあり，症状緩和を目的とした急性期型と，看取りまでの療養型の緩和ケアの二つの側面をもつことによる．

表1-6　緩和ケアに関連する診療報酬（抜粋）

項　目	診療報酬の点数
緩和ケア病棟入院料1 * 緩和ケア病棟入院料2	在院期間30日以内5,207点，31日以上60日以内4,654点，61日以上3,450点／日 在院期間30日以内4,970点，31日以上60日以内4,501点，61日以上3,398点／日
緩和ケア診療加算	390点／日
がん性疼痛緩和指導管理料	200点／日
外来緩和ケア管理料	290点／月1回
がん患者指導管理料	500点または200点，遺伝子検査の説明300点
個別栄養食事管理加算	70点
外来がん患者在宅連携指導料	500点（1人につき1回限り）
がん診療連携拠点病院加算	500点，地域がん診療病院300点，小児がん拠点病院750点
小児緩和ケア加算	疼痛50点，緩和ケア診療加算100点，外来150点
有床診療所緩和ケア診療加算	250点／日
有床診療所看取り加算	在宅療養支援診療所2,000点，それ以外1,000点
在宅ターミナルケア加算	6,500〜3,500点，看取り加算3,000点
在宅がん医療総合診療料	1,495〜2,000点
在宅緩和ケア充実診療所・病院加算	75〜1,000点
在宅療養支援診療所または在宅療養支援病院の診療報酬の加算	
機能を強化した在宅療養支援診療所または在宅療養支援病院の診療報酬の加算	

注）1点＝10円　2021（令和3）年6月現在　※入院料2に加えて在宅医療との連携が取れていること，緩和ケア診療加算・外来緩和ケア管理料・在宅がん医療総合診療料のいずれかの届出をしていること．

る要件に応じた緩和ケア病棟入院料の区分が設定された．

4 緩和ケアに関する医療者の教育

　緩和ケアに関する医療者の教育としては，がん診療に携わるすべての医師に対する教育を必須化することが，がん対策推進基本計画で明記されており，厚生労働省と日本緩和医療学会による**緩和ケア研修会**（PEACEプロジェクト）*が全国で実施されている．拠点病院においては，卒後5年目までの研修医の受講が必須である．また，2010年から，日本緩和医療学会による緩和医療専門医の認定が開始された（2023年4月現在335名）．

　看護師に対しては，日本緩和医療学会が**ELNEC-J***の普及を行っている．看護師の専門資格は医師より歴史が長く，2022年12月現在，がん看護専門看護師1,054名，がん性疼痛看護認定看護師739名，緩和ケア認定看護師2,654（A課程・B課程合計）名が登録されており，緩和ケアの専門的な資格をもった看護師が全国で活躍している．

5 緩和ケアの市民や患者・家族への啓発

　「緩和ケアは終末期のケアである」「医療用麻薬は中毒になる，寿命を縮める」といった誤解が一般の人びとの間に広く存在する．このような誤解が緩和ケア専門家への受診を妨げ，医療用麻薬等の適切な緩和ケアを患者に届ける障

plus α

がん患者指導管理料

条件を満たした医師，看護師，薬剤師と患者との相談等に関する診療報酬．②では看護師のみによる面接で算定が可能である．
①医師が看護師と共同して診療方針等について話し合い，その内容を文書により提供した場合500点（1回限り）
②医師または看護師が心理的不安を軽減するための面接を行った場合200点（6回が上限）
③医師または薬剤師が抗悪性腫瘍剤の投薬または注射の必要性等について文書により説明を行った場合200点（6回が上限）
④医師が遺伝子検査の必要性等について文書により説明を行った場合300点（1回限り）

害となっている．現在療養中の患者・家族だけでなく，将来がん患者やその家族になるかもしれない一般市民にも，緩和ケアに関する正しい知識を広めるため，厚生労働省と日本緩和医療学会がオレンジバルーンプロジェクトという事業を展開し，ウェブサイト，パンフレット，講演会等を通じ一般市民・患者・家族・医療者向けの啓発活動を行っている（➡p.217参照）．

3 日本における緩和ケアの課題

1 疼痛をはじめとした苦痛緩和の不十分さ

いくつかの調査が，日本において疼痛をはじめとした苦痛の緩和が不十分であることを示している．苦痛の緩和が不十分な理由は，標準的な治療やケアが普及していないこと，難治性の症状や苦痛が存在することの二つが考えられている．基本的緩和ケアの充実と難治性の症状や苦痛を緩和する治療やケアの開発が課題である．

2 がん医療に携わる一般の医療者の意識と教育

がん医療に携わるすべての医療者は，基本的な緩和ケアの知識・技術を身に付けなければならない．現在，基礎教育の充実や緩和ケア研修会，ELNEC-Jによる卒後教育などが実施されており，徐々にではあるが，状況は改善しているように思われる（図1-18）．

3 専門的緩和ケアシステム

がん対策基本法施行後，がん診療連携拠点病院や緩和ケアチームなど，制度面では大きく進歩した．しかし，現状でも専門的緩和ケアを担う人材の不足は深刻であり，制度が十分に機能していないケースもみられる．学会や教育機関が協力し，専門的緩和ケアを担う医師・看護師・薬剤師等を育成する必要がある．

4 家族ケア・遺族ケア

薬物療法の進歩や制度面の充実により，患者の苦痛はある程度緩和できるようになってきた．しかし，特に多忙な一般病棟では家族の苦痛に対する配慮は

用語解説 *
緩和ケア研修会（PEACEプロジェクト）
厚生労働省と日本緩和医療学会によって実施されており，がん医療に携わるすべての医師が，2日間相当の研修を受ける．

用語解説 *
ELNEC-J
End-of-Life Nursing Education Consortium Japan．アメリカで開発された教育プログラムELNECを，日本版として修正したもの．日本緩和医療学会が普及活動を行っている．

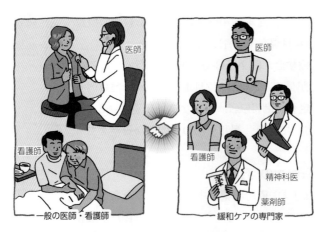

一般の医師・看護師　　　緩和ケアの専門家

図1-18　一般の医師・看護師と緩和ケア専門家の連携

いまだ不十分な面がある.

また，死別後の遺族ケアも現状では一般病棟ではほとんど行われていない．急性期病院で遺族ケアを十分に行う体制を早急に構築することはあまり現実的ではなく，地域や制度などで支えていく必要があると思われる.

5 非がん患者に対する緩和ケア

近年，がん患者に対する緩和ケアは制度面でも充実してきたものの，非がん患者に対する緩和ケアは，まだ始まったばかりである．緩和ケアはがんに対するものであるという認識を捨て，緩和ケアはすべての生命を脅かす疾患を対象とするという認識に立ち，制度面や教育の充実が求められる.

6 緩和ケアの対象の拡大，近年の医学の進歩に基づいて発生した課題

非がん患者に対する緩和ケアと同様に，がん領域でもまだ緩和ケアが十分に行き届いていない対象がいる．たとえば，がんサバイバー，小児，AYA世代，希少がん，高齢者など，一般のがん患者とは異なるニーズをもった患者に対する支援は十分とはいえない．また，近年の免疫チェックポイント阻害薬などの**がん免疫療法**の進歩や**がんゲノム医療**の発展なども新しい問題を引き起こしつつある.

7 在宅ケア，介護施設，地域連携

日本では在宅緩和ケアの遅れが目立つ．すでに高齢社会・多老多死社会が到来しており，療養場所・死亡場所の不足も問題になっている．海外では日本の老人ホーム等に相当するナーシングホームでの死亡が30％を超える国もあるが，日本ではこのような施設での死亡は全死亡で10％程度，がんでは3％程度にとどまっている．誰もが安心して住み慣れた場所で療養し，亡くなっていくことを保証するためには，在宅ケアを担う人材の増加，介護施設における看取り教育，病院や緩和ケア病棟などを含めた地域連携体制の構築が必要である.

8 一般市民への啓発

一般市民への啓発はすでに述べたとおりであるが，日本においても近年，尊厳死や自殺幇助の法制化の議論がなされつつある．これらには賛否があるが，一般市民や患者が自らの死が近くなったときに備え，**リビングウイル***や**事前指示書***（アドバンスディレクティブ）などを作成したり，家族や医療者と今後の医療や生活について早いうちから相談しておくことは有用と考えらえる（アドバンス・ケア・プランニング）.

9 研究

世界的にみても，緩和ケアには未解決のさまざまな問題が残されている．難治性疼痛や他の諸症状の緩和の方法，心理的・スピリチュアルな支援，緩和ケアをどう評価し，政策に反映していくかなどである．日本からの研究発信は近年増えてきたものの，看護師による研究は少ない．今後もさらに発展させる必要がある.

plus α

緩和ケア一般市民向けリーフレット

日本緩和医療学会はオレンジバルーンプロジェクトの一環として，2013年に決定した緩和ケアの新たな説明文を用いた一般市民向けリーフレット（➡p.217参照）を作成した．リーフレットは以下からダウンロードできる．https://www.kanwacare.net/.assets/kanwa_leaflet2107.pdf，(参照2023-11-15).

用語解説 *

リビングウイル・事前指示書

延命治療や自己決定ができなくなったときに，個人が望むことや代理意思決定者などについて，事前に意思を文書などで表明しておくこと．日本では法制化はされていない．より広い概念としてACP（アドバンス・ケア・プランニング）がある.

6 多職種連携と看護

1 チームアプローチ

1 チームアプローチ（チーム医療）の必要性とチームの構成

　緩和ケアを必要とする患者の全人的苦痛に対処するには，医師や看護師だけでなく，専門性を異にする多くの医療者が協働し，チームとして患者に関わることが必要である．

　図1-19に示すように，チームの中心は患者・家族である．これを**患者中心の医療***（patient-centered medicine）と呼ぶ．チームは患者・家族を中心に，通常は，最も患者に接する機会が多い医師・看護師がまとめ役となって構成される．医師がチームのリーダーになることが多いが，患者の抱える問題によって，看護師や他の職種がリーダーとなることもある．例えば，食事がとれないことを苦痛に感じている患者のケアでは，食事の世話をする看護師や管理栄養士がリーダーとなり，医師や薬剤師，他の職種がそれに協力する．この場合は家族もチームのメンバーとなるかもしれない．このように医師以外の職種がリーダーになる場合が多いのが緩和ケアの特徴である．

　また，チームの構成要員は患者によって変化する．孤独感が強くスピリチュアルな問題を抱えている場合は，宗教家を中心に医師，看護師，臨床心理士，ボランティアによってチームが構成されるかもしれない．患者が自宅退院する

plus α

チームの定義

チームとは「共通の目的，達成すべき目標，そのための方法（アプローチ）を共有し，互いに責任をもちながら関わり合うことのできる，専門性をもった人々のこと」と定義される．

用語解説 *

患者中心の医療

医学的知識をもった医療者が，弱い立場にある患者に医療を行使するといったパターナリズム（父権主義）と異なり，患者や家族を中心とし，患者や家族が抱える問題や希望を中心に医療を提供していくという考え方．

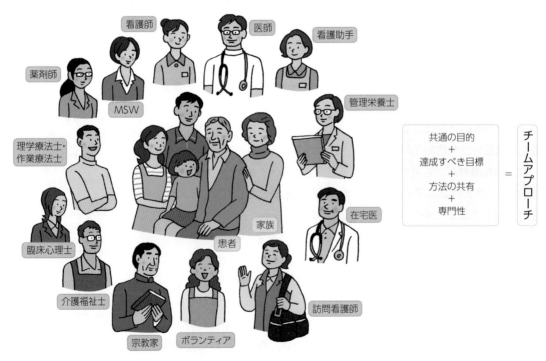

共通の目的
＋
達成すべき目標
＋
方法の共有
＋
専門性
＝
チームアプローチ

図1-19　患者・家族を中心としたチームアプローチ

ことが目標になった場合には，メディカルソーシャルワーカー（MSW）を中心に医師，看護師，薬剤師，退院調整看護師，理学療法士，在宅医，訪問看護師などによるチーム構成となるかもしれない．チームの中心は患者・家族であるが，チームのリーダーや構成員は固定されているものではなく，患者の抱える問題によってダイナミックに変化するのである．緩和ケアにおいて，チームのメンバーになりうる主な職種とその役割について**表1-7**に整理する．

表1-7　緩和ケアのチームアプローチにおける各職種の主な役割

職　種	主な役割
医　師	● チームのリーダー的存在となる ● 診断，治療を通して身体的・精神的症状の苦痛の緩和を担う ● 病状や今後の見込みについて患者・家族に説明する
看護師	● チームの調整役としての役割を担う ● 患者・家族に最も接する時間が長く，詳細なアセスメントを行う ● 直接的なケアを通して身体的・精神的状態を中心に苦痛の緩和を担う ● 患者・家族の意思や気持ちの代弁者となる
がん看護専門看護師	● がん看護に関する専門的知識・技術をもち，看護を提供する ● スタッフの看護師に対するがん看護全般のアドバイスを行う
精神看護専門看護師	● 抑うつ，不安，せん妄，不眠などの精神症状に専門知識・技術をもち，看護を提供する ● チームメンバーの看護師に対する精神看護のアドバイスを行う
緩和ケア認定看護師	● がん疼痛をはじめとした緩和ケア全般に関する専門的知識・技術をもち，看護を提供する ● チームメンバーの看護師に対するがん疼痛や緩和ケア全般のアドバイスを行う
皮膚・排泄ケア認定看護師	● 皮膚・排泄ケア（人工肛門や褥瘡など）に関する専門的知識・技術をもち，看護を提供する ● チームメンバーの看護師に対する皮膚・排泄ケアのアドバイスを行う
がん薬物療法看護認定看護師	● 抗がん薬治療を受ける患者の副作用の緩和やセルフケアを支援する ● チームメンバーの看護師に対する抗がん薬治療のアドバイスを行う
がん放射線療法看護認定看護師	● 放射線療法を受ける患者の副作用の緩和やセルフケアを支援する ● チームメンバーの看護師に対する放射線療法のアドバイスを行う
退院調整看護師	● 患者の自宅への退院や転院をサポートする
薬剤師	● 薬物の専門家として医師に薬物療法に関する助言を行い，看護師やその他スタッフの相談相手となる ● 薬物について患者・家族に説明する
管理栄養士	● 食事の工夫などを行う
メディカルソーシャルワーカー（MSW）	● 患者・家族の抱える社会・経済的な問題に対応する ● 社会資源の利用について患者・家族をサポートする
理学療法士	● リハビリテーションや痛みを最小限にする移動の方法などをサポートし，患者の生きる希望を支える
作業療法士	● 創作活動などによって，患者の日々の楽しみや生きがいを支える
臨床心理士・公認心理師	● 患者・家族の話をよく聴き，心理的なケアを行う
介護福祉士	● 特に在宅医療などでは患者の介護をサポートする
在宅医	● 在宅療養を医師の立場から支える
訪問看護師	● 在宅療養を看護師の立場から支える
宗教家・臨床宗教師	● 患者・家族の話をよく聴き，スピリチュアルペインなどに対応する ● 宗教的ニーズがある患者には宗教的ケアを提供する
ボランティア	● 病院の中で，医療職以外の人として患者・家族と交流し，会話などを通して社会との接点になる ● 花の手入れ，行事の補助など病院で決められた役割を遂行する

表1-8　多職種チームと学際的チーム

	多職種チーム (multidisciplinary team)	学際的チーム (interdisciplinary team)
専門性とチームに関する考え方	専門性が重要である	チームのメンバーであることが重要である
関わり方	専門性により部分的，独立して関わる	共通の目標に沿って，相互依存的に関わる
情報の共有方法	主に記録（カルテ）によって情報共有する	主に話し合いによって情報と目標を共有する
リーダー	最高責任者（通常は医師）	患者の問題や状況によって異なる
チーム内での話し合い	それほど重要視しない	非常に重要視する
その他		合同チームともいわれる

2 多職種チームと学際的チーム

　一般的にチームアプローチ（チーム医療）というと**多職種チーム**（multidisciplinary team）を指すことが多いが，緩和ケアではその一歩進んだ形である**学際的チーム**（interdisciplinary team）のほうが望ましいとされる[8]．多職種チームと学際的チームの違いを**表1-8**に整理する．

　学際的チームでは，患者の問題や状況によってチームリーダーやメンバーが変化し，共有の目標を達成するために，各メンバーが職種の専門を超えて，話し合いなどのコミュニケーションを欠かさず相互依存的に融通をきかせながら患者に関わる．

3 チームアプローチにおける看護師の役割

　看護師は，最も患者・家族の身近にいる職種である．そのため看護師は，チームアプローチにおいて二つの点で非常に重要な役割を担う．

　一つ目は，**患者・家族の気持ちの代弁**（アドボケイト）である．看護師は常に患者・家族のそばにいて，患者・家族の状況や思いを最もよく理解できる立場にあるといえる．そのため，必要に応じて患者・家族の思いや考えを代弁し，他の職種に伝えることができる．つまり，患者の状況や意向を踏まえたチームの意思決定を導くことができる．

　二つ目は，**チーム内の調整**である．看護師は，常に患者・家族のそばにいるため，患者・家族の問題点を把握することができる．そして問題解決に向けて，どの職種がどのように関わればよいのかを判断し，調整することができる．

　チームアプローチがうまくいくかどうかは，看護師にかかっているといっても過言ではない．看護師はこれらの役割を十分に認識し，果たすことが求められる．

4 チームアプローチにおけるコミュニケーション

　チームアプローチにおいては，チーム内でのコミュニケーションが重要である．チームが有効に機能するためには，共通の目的をもち，現時点で達成可能な具体的目標とその方法を共有し，それぞれの専門性が発揮される必要があ

る．まずはチームメンバーが自らの専門性を自覚し，個々が何ができて，どのような周囲の支援が必要なのかを互いに理解していなくてはならない．その上で，それらを把握しているリーダーがそれをまとめあげる．前述の通り，リーダーの職種は患者・家族がもつ個々の問題によって変わりうる．

a アサーティブコミュニケーション

多職種チームであっても，病棟内などの看護師チームであっても，緩和ケアにおいて互いの価値観の相違などから，しばしばメンバー間の意見の不一致や葛藤，衝突が起こる．また，葛藤や衝突を避けるために，話し合いに対して消極的になってしまう場面もある．このような障壁を乗り越えるには，チーム内で互いを尊重したアサーティブなコミュニケーションがとられる必要がある．

アサーティブとは，相手を尊重しながら適切な方法で自己の主張をすることである．異なる意見をもつチームメンバーが存在した場合に，自分の主張が正しいと思ってもそれを強く主張する，もしくは，初めから諦めて主張しないのではなく，相手の意見を聞いた上でそれを否定することなく「自分の考えはこうである」ということを誠実かつ率直に主張し，お互いの主張の妥協点を探る．チームとしてこのようなディスカッションの経験を積み，一緒に困難を乗り越えていくことによってチームの信頼関係も能力も強化されていく．

7 緩和ケアにおける看護師の役割

看護師は24時間患者・家族に関わっており，患者・家族に最も身近で患者・家族の症状や気持ち，希望を知りうる存在である．緩和ケアはチームケアを基本とするが，中でも看護師は医療チームの中心的な役割を担っている．本節では，緩和ケアにおける看護師の役割について簡潔に述べる（**表1-9**）．

1 ケアリング

パトリシア・ベナーは「ケアリングとは人がなんらかの出来事や他者，計画，物事を大事に思うことを意味する」と述べ，キャロル・モンゴメリーは「ケアリングは本質的には一つの生き方であり，他者に対して自然な反応を示す態度である」と述べている．ミルトン・メイヤロフは「一人の人格をケアするとは，最も深い意味で，その人が成長すること，自己実現をすることをたすけることである」と述べている．また，シスター・M・シモーヌローチは「ケアリングの焦点は他者を成長させる点」とし，「ケアリングは人間の存在様式であり，思いやり，知識・技術を伴う能力，信頼，良心，専心に特徴づけられる」と述べている．このようにケアリングを統一して論じることは難しいが，看護の中心的な概念であり，患者を尊重し，理解し，思いやり，病を体験している人の潜在的にもつ力を信じ，患

表1-9 緩和ケアにおける看護師の役割

- ケアリング
- 患者の苦痛のアセスメントと治療的介入
- チームの一員としての看護師
- 傾聴と心理的支援
- 日常生活の支援
- 患者のセルフケア能力を引き出す
- 補完代替療法の提供
- 意思決定への援助
- 療養場所の調整
- 家族ケア，遺族ケア
- 緩和ケアの専門家への橋渡し・連携

者の自己成長を支えることがケアリングの考え方の基本である.

2 アセスメント

身体症状，精神的症状をはじめとして社会的な問題，スピリチュアルな問題なども含めた**全人的なアセスメント**を実施する必要がある．特に疼痛などの身体症状のアセスメントは重要であり，疼痛は第5のバイタルサインといわれている．看護師は的確なアセスメントを行い，それを医療チームに伝え，記録する役割を有する.

3 治療

看護師は患者の状況に応じて，医師の指示のもとに治療的介入にも携わる．疼痛増強時の鎮痛薬の**レスキュー・ドーズ***の投与や排便の管理など，医師の包括的な指示のもとに看護師が判断する機会も多い．そのようなとき，患者の苦痛や苦痛がもたらす生活への影響を十分にアセスメントした上で判断・実施し，治療効果を再評価することが必要である．また，治療と並行した看護ケアの提供も重要である.

4 緩和ケア専門家への橋渡し・連携

一般病棟の看護師は基本的緩和ケアを提供するとともに，基本的緩和ケアでは取りきれない症状があったり専門的なケアが必要な場合には，緩和ケアチームに紹介するなどの専門家への橋渡しや連携の役割がある．専門家（コンサルタント）との連携では適切な患者・家族のアセスメント能力とともに，**コンサルティ***としての役割も理解する必要がある（表1-10）.

5 チームケアおよび調整

看護師は緩和ケアで重要な役割を担うが，チームの中心はあくまで患者・家族であり，看護師は最も長い時間患者に接しているという利点を生かして，アセスメントや看護介入を行う．また，多職種のチーム内での調整を行うことも多い．看護師が自らの役割を効果的に果たすには，他の職種と十分な連携を取ることが必要である.

6 傾聴と心理的支援

不安やスピリチュアルな問題を抱えた患者・家族には，**傾聴**や**共感**，**看護師による心理的支援**が有効である．患者を取り巻く状況を理解し十分に時間をかけて関わることができるのは看護師の利点である．「そばにいること」だけでも重要なケアになりうる．十分な関わりが困難な場合は，精神科医や心理職な

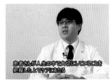

●緩和ケアにおいて看護師に期待すること〈動画〉

用語解説*
レスキュー・ドーズ

定期的な鎮痛薬の使用に加え，疼痛の増強時に臨時的に追加投与する鎮痛薬．頓服と同義だが，がん性疼痛治療ではレスキュー・ドーズと呼ぶことが多い.

用語解説*
コンサルティ

専門家（コンサルタント）に相談する人．通常は一般病棟や外来などの看護師であるが，専門資格をもった看護師が他の領域の専門家に相談することもある.

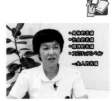

●緩和ケアにおける看護師の役割〈動画〉

表1-10 **緩和ケアにおけるコンサルティに必要とされる能力**

- コンサルティとコンサルタントは，対等なパートナーであり，共に考え，問題を明らかにし，計画，実施していくことを理解している
- コンサルテーションすることで患者・家族の利益になるような問題や事例を選ぶことができる
- 患者・家族の状況を要約して述べることができる
- コンサルタントによるアドバイスの中からその患者・家族に適切なものを選ぶことができる
- コンサルタントによるアドバイスを自らもしくは医療チームに働きかけて実行することができる
- コンサルタントに依存的になりすぎず，実践の責任は自らやプライマリな医療チームにあることを忘れない

どの支援を受けることもある.

7 日常生活の支援

食事，排泄，移動，清潔，口腔ケア，睡眠，環境調整といった**日常生活の支援**を患者・家族の希望に基づき，患者の尊厳を大切にして行う．単なるケアをするだけでなく，食事の工夫，鎮痛薬の予防的使用など，その人の生活に配慮した治療的介入も必要である.

8 患者のセルフケア能力を引き出す

看護師は患者の**セルフケア能力**をアセスメントし，その能力に合わせて必要な症状マネジメントの知識を提供し，さらに，患者が症状マネジメントの活動を行うことを高く評価して，認め，心理的サポートを提供することが必要である．これらはIASM（integrated approach to symptom management：症状マネジメントの統合的アプローチ）として，日本でも実践されつつある[12].

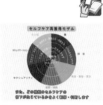

●セルフケア再獲得モデル
〈動画〉

9 看護ケア・補完代替療法の提供

さまざまな研究により，**看護ケア・補完代替療法**が患者のQOLの維持・向上に貢献することが明らかになっている．特に薬剤があまり有効でない症状に対しては，看護ケアの役割は重要であり，すべての治療に並行して適切な看護ケアが提供されるべきである．看護師が行う代替療法としては，マッサージ（アロママッサージ），タッチング，リラクセーションなどがある.

10 意思決定の支援

治療の選択，療養場所の決定，延命治療など，がんに罹患した患者・家族は，短期間に多くの意思決定を迫られる．医師によってインフォームドコンセントが行われることが多いが，看護師は患者の理解度や気持ちを十分にアセスメントし，時に患者の擁護者として意思決定に関わる必要がある．意思決定の際には，患者が十分に事実を理解しているか，患者・家族の希望が考慮されているかを考える必要がある.

11 療養場所の調整

希望する場所での療養は，患者・家族にとって重要である．在宅療養には，家族の介護力や病状の変化に対する不安などの問題がある．そもそも病院から退院できないことも多い．自宅への退院を希望する患者には早期から退院支援を行い，在宅ケアサービスの調整を行う．療養場所として緩和ケア病棟を希望する場合には，緩和ケア病棟について十分に説明し理解してもらう．看護師は，患者がどの療養場所を希望するか，そしてその理由はなぜかを常に念頭に置いて関わる必要がある.

plus α

退院調整看護師

病院で，早期退院もしくは患者・家族が希望する療養場所への移行を目指して，退院支援・療養場所の調整を行うことを専門とする看護師.

12 家族ケア，遺族ケア

患者が病気に罹患したときから，家族は多くの不安や苦痛を経験する．特に終末期になると，家族は愛する人を失う悲しみと，病状の変化への対応や将来の不確かさから，ケアが必要な状況になることが多い．緩和ケアは家族もケアの対象とし，看護師は家族がどのような不安やニーズをもっているかを把握

し，傾聴やサービスの紹介，必要時には医師や他の専門職の紹介などを行う．

■ 引用・参考文献

1) がん情報サービス. がん登録・統計. https://ganjoho.jp/reg_stat/statistics/stat/summary.html, (参照2023-11-15).
2) Steinhauser, K.E. et al. Factors considered important at the end of life by patients, family, physicians, and other care providers. JAMA. 2000, 284 (19), p.2476-2482.
3) Miyashita, M. et al. Good death in cancer care：A nationwide quantitative study. Annals of surgical oncology. 2007, 18 (6), p.1090-1097.
4) Temel, J.S. et al. Early Palliative Care for Patients with Metastatic Non-Small-Cell Lung Cancer. N Engl j med. 2010, 363 (8), p.733-742.
5) Bakitas, M.A. et al. Early Versus Delayed Initiation of Concurrent Palliative Oncology Care：Patient Outcomes in the ENABLE Ⅲ Randomized Controlled Trial. J Clin Oncol. 2015, 33 (13), p.1438-1445.
6) Smith, T.J. et al. American Society of Clinical Oncology Provisional Clinical Opinion：The Integration of Palliative Care into Standard Oncology Care. J clin oncol. 2012, 30 (8), p.880-887.
7) 志真泰夫. 緩和ケアの用語をめぐる国際的な動き. 緩和ケア. 2011, 21 (4), p.374-377.
8) 日本緩和医療学会編. 専門家をめざす人のための緩和医療学. 南江堂, 2014, p.14.

重要用語

緩和ケア（緩和医療）	患者中心の医療	緩和ケア病棟
身体的苦痛	学際的チーム	緩和ケア診療加算
精神的苦痛	基本的緩和ケア	緩和ケア外来
社会的苦痛	専門的緩和ケア	在宅ホスピス
スピリチュアルペイン	緩和ケアチーム	がん対策基本法
全人的苦痛	緩和ケアリンクナース	がん対策推進基本計画
望ましい死	がん診療連携拠点病院	

臨床や実習に役立つ緩和ケアに関するWebサイト①

● **国立がん研究センターがん対策情報センターがん情報サービス　https://ganjoho.jp/**

国立がん研究センターがん対策情報センターが運営する「がん情報サービス」は，患者向け，医療関係者向けの信頼度が高い情報が掲載されている全国最大のWebサイトである．

患者用のサイトでは，それぞれのがんの解説，生活・療養についてだけでなく，各種の冊子や資料などが掲載されている．がんになったときに，ぜひ手にとって欲しい「患者必携」のガイドや，各種がん・がんと療養に関する雑誌，講演会の動画・資料なども入手することができる．患者だけでなく家族や周りの人に向けた情報や音訳・点訳資料も紹介されている．また，がん診療連携拠点病院や緩和ケア病棟などを検索し，それぞれの病院でどのような治療・ケアが提供されているか調べることができる．

医療関係者用サイトでは，診療ガイドラインが検索できるほか，各種診療の手引きや情報データベース，がん告知マニュアル，各種統計資料，がん対策関連リンク集などが掲載されている．

また，がん診療連携拠点病院向けの情報の中にも有用な情報が多く，特に「がん相談支援センター」（**図**）に関しては，全国のがん相談支援センターの相談員をサポートするための資料「がん専門相談員のための学習の手引き：実践に役立つエッセンス」をはじめ，「社会保険労務士との連携のヒント集」「がんサロンの設立と運営のヒント集」「小児がん就学の相談対応の手引き」「小児がん就学の相談対応の手引き」などが多数掲載されている．

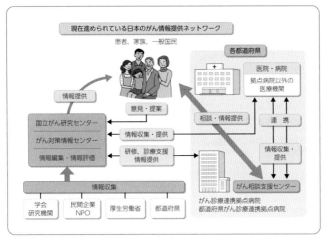

図　がん情報提供ネットワーク

早期からの緩和ケアは生存期間を延長するか

緩和ケアは，抗がん治療の選択肢がなくなった患者に提供されるケアであると考える人は少なくない．

2010年にアメリカのTemelらがNew England Journal of Medicineに発表した論文は，がん治療に関わる医師や看護師を驚かせた[1]．Temelらは，転移を伴う非小細胞性肺癌と診断された151人の患者を，「標準的ケア＋緩和ケア」と「標準的ケアのみ」にランダムに振り分け，「標準的ケア＋緩和ケア」の対象者に，ある基準に従い早期からの緩和ケアを実施した．この研究の当初の目的はQOLと精神症状の改善であったが，それらの改善がみられただけでなく，早期から緩和ケアを受けた群の患者は，終末期に抗がん治療などを受けている割合が少なかったにもかかわらず，生存期間の中央値が統計学的に有意に長かったのである（11.6カ月 vs 8.9カ月, P=0.02. **図1**）．

では，なぜ早期群で生存期間が長かったのか．それを明らかにするためにさまざまな解析が行われたが，最終的に明確なプロセスは明らかにはならなかった．

現在では**図2**に示すように生活の質が向上すること，病状に対する知識や理解が深まりコーピングが促された結果，終末期の過度な抗がん薬治療を控えるようになったことなど，複合的な要因が関わっていると考えられている[2]．

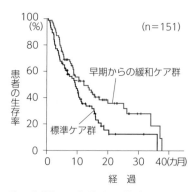

Temel, J.S. et al. Early palliative care for patients with metastatic non-small-cell lung cancer. N Engl J Med. 2010, 363 (8), p.741.

図1　早期からの緩和ケア群と標準ケア群の生存曲線

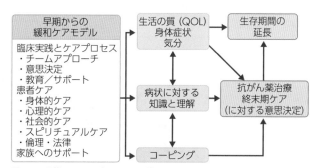

図2　早期からの緩和ケアの効果に関する仮説モデル

早期からの緩和ケアに関しては，この研究の前後に北米でいくつかの研究が行われ，QOLの向上や生存期間への影響などが示されている[3-5]．日本では，終末期の治療や意思決定の状況が異なるため，この結果をそのまま当てはめることはできないが，どのような形で早期からの緩和ケアが実践されるべきか，また，生存期間に影響があるのかは，今後の研究で明らかにすることが期待される．

引用・参考文献

1) Temel, J.S. et al. Early palliative care for patients with metastatic non-small-cell lung cancer. N Engl J Med. 2010, 363 (8), p.733-742.

2) Greer, J.A. et al. Early integration of palliative care services with standard oncology care for patients with advanced cancer. A Cancer Journal for Clinicians. 2013, Available online at cacancerjournal. com.

3) Bakitas, M. et al. Effects of a palliative care intervention on clinical outcomes in patients with advanced cancer：The project ENABLE Ⅱ randomized controlled trial. JAMA. 2009, 302 (7), p.741-749.

4) Zimmermann, C. et al. Early palliative care for patients with advanced cancer：a cluster-randomized controlled trial. Lancet. 2014, 383 (9930), p.1721-1730.

5) Bakitas, M.A. et al. Early versus delayed initiation of concurrent palliative oncology care：Patient outcomes in the ENABLE Ⅲ randomized controlled trial. J Clin Oncol. 2015, 33 (13), p.1438-1445.

2

身体症状と
その治療・看護

学習目標

◉ 身体症状のマネジメントの基本的な考え方について述べることができる.

◉ がん疼痛のアセスメント，治療，看護について述べることができる.

◉ WHO方式がん疼痛治療法と非オピオイド・オピオイド鎮痛薬の使用方法を理解できる.

◉ 全身倦怠感，悪心・嘔吐，食欲不振，嚥下困難，便秘，消化管閉塞，悪性腹水，呼吸困難，リンパ浮腫，泌尿器症状のアセスメントと治療，看護について述べることができる.

◉ がん治療に伴う苦痛のアセスメントと治療，看護について述べることができる.

1 身体症状概論

本章では，がん患者の身体症状の緩和について，概論と症状別のケアを解説する．身体症状の緩和を考えるとき，症状だけに焦点を当てるのではなく，日常生活や患者・家族の心理などを包括的にアセスメントし，患者を症状をもった一人の人間としてとらえることが重要である．そして看護師は，患者の症状を緩和し，日常生活を支えるために，適切な緩和ケアの知識と技術を身に付ける必要がある．

1 身体症状の頻度

図2.1-1は治癒不能ながん患者にみられる主な症状の頻度，図2.1-2は，がん患者の死亡前6カ月間の症状の推移を示したものである．

二つの図からわかるように，**全身倦怠感**（だるさ），**疼痛**，**活力低下**（元気が出ない，以前より体力が落ちたような気がする）は，緩和ケアの対象となるがん患者に，非常に高い頻度でみられる症状である．そのほか**悪心・嘔吐，食欲不振，便秘，腹部膨満感・悪性腹水・嚥下困難などの消化器症状，呼吸困難，咳・痰などの呼吸器症状，リンパ浮腫**などが比較的高い頻度でみられる．これらの身体症状が抑うつ，不眠，せん妄（混乱）などの精神症状を引き起こすことも多い．

がん患者の身体症状の特徴は，死亡前の1カ月～2週間に，多くの症状の

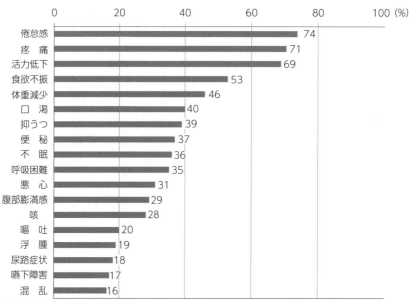

Saskiaらによる44の研究の系統的レビュー.
Teunissen, S.C., et al. Symptom Prevalence in Patients with Incurable Cancer：A Systematic Review. J Pain Symptom Manage. 2007, 34（1）, p.94-104.

図2.1-1　治癒不能ながん患者にみられる主な症状の頻度

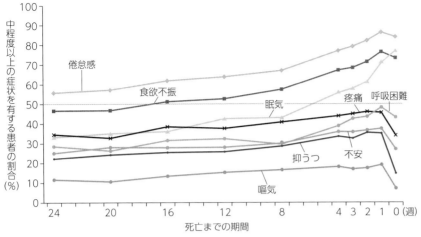

Seow. H. et al. Trajectory of performance status and symptom scores for patients with cancer during the last six months of life. J Clin Oncol. 2011, 29（9）, p.1151-1158.

図2.1-2　死亡前6カ月間の症状の推移

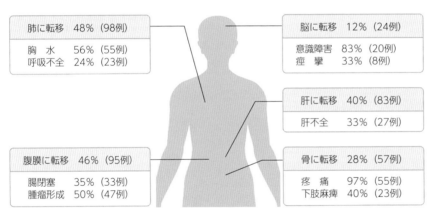

肺に転移　48%（98例）	
胸　水	56%（55例）
呼吸不全	24%（23例）

脳に転移　12%（24例）	
意識障害	83%（20例）
痙　攣	33%（8例）

肝に転移　40%（83例）	
肝不全	33%（27例）

腹膜に転移　46%（95例）	
腸閉塞	35%（33例）
腫瘤形成	50%（47例）

骨に転移　28%（57例）	
疼　痛	97%（55例）
下肢麻痺	40%（23例）

淀川キリスト教病院緩和ケア病棟入院患者206例中のがんの転移先と発現した症状の割合と数を示す.
恒藤暁ほか. 末期がん患者の現状に関する研究. ターミナルケア. 1996, 6（6）, p.482-490.

図2.1-3　がんの転移部位と発現症状

出現割合が急激に上昇することである.

ⓐ がん転移による苦痛

　がんの特徴の一つである遠隔転移は，さまざまな身体的苦痛を引き起こす.
図2.1-3に，がんの転移部位と発現症状を示す. 肺転移では胸水や呼吸不全
（呼吸困難），腹膜転移では腹水や消化管閉塞（イレウス），骨転移では疼痛な
どの発現頻度が高い.

2　身体症状のマネジメントの基本的な考え方

　身体症状のマネジメントの基本的な考え方は，「評価（アセスメント）」→
「治療・ケア」→「再評価（再アセスメント）」→「治療・ケアの修正」というサ
イクルを回すことである（図2.1-4）. それぞれのポイントは，次の通りである.

1 評価（アセスメント）

- 患者の主観的な訴えを重視し，患者の訴えをそのまま受け止める
- 主観的な情報とフィジカルアセスメント，画像診断，血液データなどの客観的な情報をリンクし，適切な評価を行う
- 症状そのものだけでなく，症状による日常生活への影響や症状が患者・家族の心理にもたらす影響，患者・家族の症状の受け止め方などにも気を配る
- 患者には，症状やそれに伴う苦痛を医療者に伝えることの必要性を十分に説明する

2 治療・ケア

- 症状の原因が明らかで，取り除くことが可能であれば，そのための治療を行う
- 症状の原因を除去できない場合には**対症療法***を行う
- 治療やケアは患者に病態や副作用，他の選択肢などを十分に説明し，患者が納得した上で行う
- 対症療法は**薬物療法・非薬物療法**など非侵襲的なものを第一選択とする．痛みに関しては薬物療法が第一選択になることが多いが，呼吸困難などの他の症状では看護ケアをはじめとした非薬物療法が第一選択になることも多い
- 看護ケアなどの非薬物療法は，薬物療法が第一選択となった場合でも常に併用して行われるべきである．非薬物療法は看護師だけでなく，多職種チームによって提供されることも多い
- 予後がある程度見込める場合やQOLの改善など大きな効果が期待される場合は，**緩和的な外科的治療**や**放射線療法，化学療法**が選択される場合もある
- 看護ケアは，単に症状を緩和するだけではなく，患者の安心感や苦痛の閾値を上げる効果があることも考慮に入れる

3 再評価（再アセスメント）

- 治療やケアを行った後，評価のための再アセスメントを必ず行う

4 治療・ケアの修正

- 治療・ケアに効果がみられた場合は，その治療・ケアを継続する
- 治療・ケアに効果がみられない場合や不十分な場合には，治療やケアの変更・追加などの修正を行う
- 治療・ケアがうまくいっている場合は，患者の日常生活を視野に入れながら，できるだけ患者がセルフケアやセルフマネジメントを行えるよう，患者・家族教育を併せて行う

3 包括的な身体症状アセスメント

　患者の身体症状を評価するには，患者の全身状態を包括的にアセスメントすることが重要である．アセスメントツールの一例として，「**生活のしやすさに**

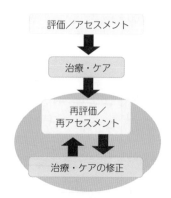

図2.1-4　症状マネジメントの基本的な考え方

用語解説 *
対症療法

患者の症状に対し，原因の除去ではなく，苦痛の緩和を目的として行われる治療．

用語解説 *
ESAS-r, MDASI-J

ESAS-r：Edmonton Symptom Assessment System (revised)．カナダのエドモントンで開発され，世界で最も広く使われている症状評価スケール．
MDASI-J：Japanese version of the M.D. Anderson Symptom Inventory．MDアンダーソンがんセンター版症状評価票（日本語版）．複数の主観的な症状と，その日常生活への影響を同時に評価することができる．

用語解説 *
STAS-J

Japanese version of Support Team Assessment Schedule．イギリスで開発された医療者による症状評価法の日本語版．日常生活への影響，追加治療の必要性という視点で評価を行う．もとは9項目から構成される（➡p.71 図2.2-7の5）．

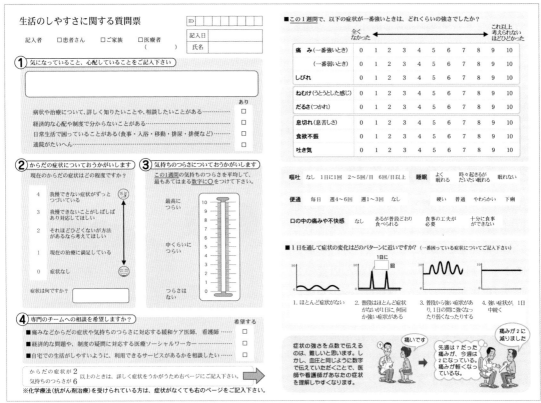

生活のしやすさに関する質問票. 浜松地域改訂版. 緩和ケア普及のための地域プロジェクトホームページ.
http://gankanwa.umin.jp/pdf/hamamatsulife.pdf, （参照2023-11-15）.

図2.1-5　生活のしやすさに関する質問票

関する質問票」を示す（図2.1-5）.

　この質問票では，まず，患者の気掛かり（主訴）を身体症状に限定せずオープンに聞き，次に，身体症状や気持ちのつらさについて，スケールを用いて尋ねる．そして，症状のそれぞれについては，0～10の11段階で患者に示してもらう．このような包括的アセスメントツールを用いることによって，患者の身体症状だけでなく心理状態や困りごと，気掛かりなどを包括的にアセスメントできる．

　このほか，患者の身体症状を包括的にアセスメントするツールとして，主観的な症状のアセスメントに用いるESAS-r[1]，MDASI-J[2]，医療者による症状評価を行うSTAS-J*などがある．日本では長く医療者による評価が行われてきたが，最近では**患者自身による評価**を重視する考え方に変わりつつある．症状だけでなく全人的な評価を行うIPOS-J*などがある．

用語解説*
IPOS

Integrated Palliative Outcome Scale. STASの後継版として開発された．主として10項目からなる尺度，身体・精神症状だけではなく，社会的側面やスピリチュアルな側面も含む．

plus α

患者報告型アウトカム

医療者の評価を介さず，患者から直接記入・聴取した症状などの評価，ESAS-r，IPOS，QOL尺度などがある．

■ 引用・参考文献

1) Yokomichi, N. et al. Validation of the Japanese Version of Edmonton Symptom Assessment Sysytem-Revised. J Pain Symptom Manage. (Epub ahead of print).
2) Okuyama, T. et al. Japanese version of the MD Anderson Symptom Inventory : a validation study. J Pain Symptom Manage. 26 (6), 2003, p.1093-1104.
3) Miyashita, M. et al. Reliability and Validity of the Japanese version of the STAS (STAS-J). Palliat & support care. 2004, 2 (4), p.379-385.
4) Miyashita, M. et al. Inter-rater reliability of proxy simple symptom assessment scale between physician and nurse : A hospital-based palliative care team setting. Eur J Cancer Care. 2010, 19 (1), p.124-130.

2 疼痛の治療と看護

　疼痛（痛み）の治療と看護は，がん患者の症状緩和において最も重要である．痛みを主訴としてがんが発見されることも多く，がんの診断時に2～5割，進行がん・末期がん患者の8割前後に疼痛がみられる．疼痛は，それ自体による苦痛だけではなく，身体的・精神的・社会的なQOLを大きく低下させ，がん治療や生きることへの意欲を喪失させることがある．

　疼痛は**第5のバイタルサイン**ともいわれ，定期的なアセスメントが必要である．通常，患者に接する時間が一番長い職種である看護師が，痛みやそれに伴う患者の気持ちなどを的確

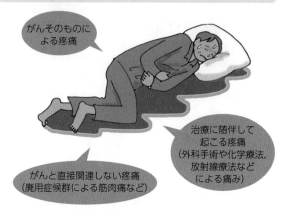

図2.2-1　がん患者の疼痛の種類

にアセスメントし，治療やケアにつなげることによって，患者の苦痛の緩和やその人らしい生活を支えることが可能となる．この意味で，疼痛ケアは看護師としてやりがいのある領域である．

　がん患者の疼痛には，「がん」そのものによる疼痛，外科手術や化学療法，放射線療法などの治療に随伴して起こる疼痛，**廃用症候群***による筋肉痛などのがんとは直接関連しない疼痛がある（**図2.2-1**）．本節では，日本緩和医療学会『がん疼痛の薬物療法に関するガイドライン 2020年版』[1]にできる限り沿いながら，「がん」そのものによる疼痛に焦点を当てて解説する．

1 がん疼痛の機序と分類

1 痛みとは何か

　痛みは人間の生体防御システムの一つであり，自らの体の変化を自覚する徴候である．国際疼痛学会は，痛みを次のように定義している[2]．

> **用語解説** *
> **廃用症候群**
> 安静が長く続くことによって起こる筋力低下，関節拘縮，起立性低血圧など，さまざまな身体機能の低下をいう．ベッド上安静が続くと，背部の筋肉痛などを引き起こすことがある．筋肉痛にはマッサージや理学療法が有効である．

実際の組織損傷もしくは組織損傷が起こりうる状態に付随する，あるいはそれに似た，感覚かつ情動の不快な体験

付記

- 痛みは常に個人的な経験であり，生物学的，心理的，社会的要因によって様々な程度で影響を受けます．
- 痛みと侵害受容は異なる現象です．感覚ニューロンの活動だけから痛みの存在を推測することはできません．
- 個人は人生での経験を通じて，痛みの概念を学びます．
- 痛みを経験しているという人の訴えは重んじられるべきです．
- 痛みは，通常，適応的な役割を果たしますが，その一方で，身体機能や社会的および心理的な健康に悪影響をぼすこともあります．
- 言葉による表出は，痛みを表すいくつかの行動の1つにすぎません．コミュニケーションが不可能であることは，ヒトあるいはヒト以外の動物が痛みを経験している可能性を否定するものではありません．

　痛みは**主観的な感覚**であり，本人の訴えに基づいてアセスメントと治療が行われる．痛みは，体温のように客観的な測定ができないため，患者本人から聴取し，本人の訴えを受け止めることが必要である．患者はしばしば痛みを我慢してしまうことがあるため，看護師は患者が痛みを表出しやすいように**アセスメント**や**患者教育**を行う必要がある．また，痛みはその機序や性質により治療や対処方法が異なるため，正確に痛みをアセスメントし，その情報を医療者間で共有することが重要である．

2 がん疼痛の機序と分類

　がん疼痛は，がんによる炎症や組織の損傷により発痛物質が放出され，それによる侵害受容器の興奮が神経を介して伝達され，大脳皮質で痛みとして認識される．がん疼痛の種類と疼痛の伝達について図2.2-2に，疼痛の神経学的分類を表2.2-1に示す．

　がん疼痛は**侵害受容性疼痛**と**神経障害性疼痛**に大きく分類できる．侵害受容性疼痛は「がん」そのものによる疼痛であり，**体性痛**と**内臓痛**に分類される．神経障害性疼痛は，がんにより神経が直接的に損傷されて生じる疼痛である．

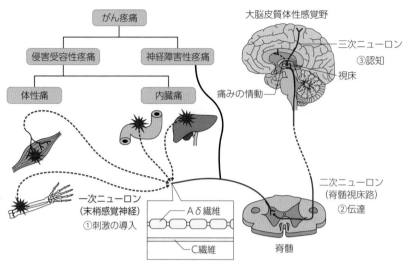

日本緩和医療学会緩和医療ガイドライン委員会編. がん疼痛の薬物療法に関するガイドライン. 2014年版.
金原出版, 2014, p.20を参考に作成.

図2.2-2　がん疼痛の種類と痛みの伝達

表2.2-1　疼痛の神経学的分類

項　目	侵害受容性疼痛		神経障害性疼痛
	内臓痛	体性痛	
障害部位	・食道，胃，小腸，大腸などの管腔臓器 ・肝臓，腎臓などの被膜をもつ固形臓器	皮膚，骨，関節，筋肉，結合組織などの体性組織	末梢神経，脊髄神経，視床，大脳などの痛みの伝達路
痛みを起こす刺激	・管腔臓器の内圧上昇 ・臓器被膜の急激な伸展 ・臓器局所および周囲組織の炎症	切る，刺す，叩くなどの機械的刺激	神経の圧迫，断裂
痛みの例	・がん浸潤による食道，大腸などの通過障害，消化管閉塞 ・肝臓の腫瘍破壊など急激な被膜伸展	・骨転移に伴う骨破壊 ・術後早期の創部痛や創傷 ・筋膜や骨格筋の炎症	・がんの神経根や神経叢といった末梢神経浸潤 ・脊椎転移の硬膜外浸潤，脊髄圧迫 ・化学療法・放射線治療による神経障害 ・パンコースト型肺癌
痛みの特徴	・深く絞られるような，押されるような痛み ・局在が不明瞭	局在が明瞭な持続痛が，体動に伴って増悪する	・障害神経支配領域のしびれ感を伴う痛み ・電気が走るような痛み
痛みの表現	「鈍い」「重苦しい」「しめつけられる」「深く絞られる」「押されるような」	「鋭い」「うずく」「刺し込む」「拍動するような」	「刃物で刺すような」「焼けるような」「電気が走るような」「しびれるような」
随伴症状	・悪心・嘔吐，発汗などを伴うことがある ・病巣から離れた場所に関連痛*を認める	頭蓋骨，脊椎転移では，病巣から離れた場所に特徴的な関連痛*を認める	知覚低下，知覚異常，運動障害を伴う
治療における特徴	オピオイドが有効なことが多い	突出痛に対するレスキュー・ドーズ*の使用が重要	難治性で鎮痛補助薬が必要になることが多い

*p.52 用語解説参照
日本緩和医療学会緩和医療ガイドライン委員会編. がん疼痛の薬物療法に関するガイドライン. 2020年版. 金原出版, 2020, p.23より一部改変.

a 侵害受容性疼痛：体性痛

❶定義

皮膚や骨，筋肉，粘膜などの身体を支持する器官に，動作などの機械的な刺激が起こったことが原因で発生する疼痛.

❷疼痛の特徴

組織への損傷が原因で発生し，がん患者の多くが，急性あるいは慢性的に経験する痛みである．**骨転移痛***も体性痛に含まれる．疼痛が損傷部位に限られ，**圧痛***を伴う．一定の強さの疼痛に加え，一時的に拍動性の疼痛やうずくような疼痛が起こる．さらに体動に伴って痛みが増強する.

❸疼痛の機序

体性痛は末梢神経のAδ線維，C線維の２種類の感覚神経によって脊髄に伝えられる．Aδ線維は，体動などの機械的な刺激に伴って発生する局在が明確で鋭い痛みに関与し，C線維は伝導速度が遅く，局在が不明瞭でうずくような持続痛の発生に関与する.

b 侵害受容性疼痛：内臓痛

❶定義

食道・胃・大腸などの炎症や閉塞，肝臓・腎臓・膵臓などの炎症や腫瘍による圧迫，臓器の被膜が急激に伸ばされることが原因で発生する疼痛.

❷疼痛の特徴

内臓へのがんの浸潤・圧迫が原因で発生する．「深く絞られるような」「押されるような」「鈍い」と表現される疼痛で，局在が不明瞭である.

❸疼痛の機序

内臓痛も体性痛と同様に末梢神経のAδ線維，C線維によって脊髄に伝えられるが，C線維の割合が多い．また，複数の脊髄の受容体に分散して伝わるため，疼痛が広い範囲に放散し，局在が不明瞭に感じられると考えられている.

c 神経障害性疼痛

❶定義

末梢神経，中枢神経の直接的損傷に伴って発生する疼痛.

❷疼痛の特徴

障害された神経の支配領域に，焼けるような痛み（灼熱痛），電気が走るような痛み（電撃痛）などのさまざまな疼痛や感覚異常が，刺激に関係なく発生し，**痛覚過敏***や**アロディニア***などの症状を来すことがある.

❸疼痛の機序

末梢感覚神経の障害による刺激，中枢神経の興奮などが関連している．侵害受容性疼痛と異なり，侵害受容器が刺激されていない状態で疼痛が発生するため，侵害受容器に作用する非ステロイド性抗炎症薬（NSAIDs）の効果が期待できない．また，オピオイド受容体の機能が低下し，疼痛に対する**オピオイド***の効果が乏しく，**鎮痛補助薬**が有効な場合がある.

用語解説*
関連痛

病巣の周囲や病巣から離れた場所に発生する痛み.

用語解説*
骨転移痛

がんの骨への転移に伴う痛み．オピオイドだけでなくNSAIDsも鎮痛に有効である.

用語解説*
圧痛

特定の部位を圧迫したときに生じる痛み.

用語解説*
痛覚過敏

痛覚に対する感受性が亢進した状態．通常では感じない程度の刺激に痛みを感じること.

用語解説*
アロディニア

通常では痛みを起こさない刺激（触るなど）によって引き起こされる痛み.

用語解説*
オピオイド

オピオイド鎮痛薬とも呼ばれる．医療用麻薬とほぼ同義であり，オピオイド受容体に作用し，強力な鎮痛効果を発揮する薬剤の総称.

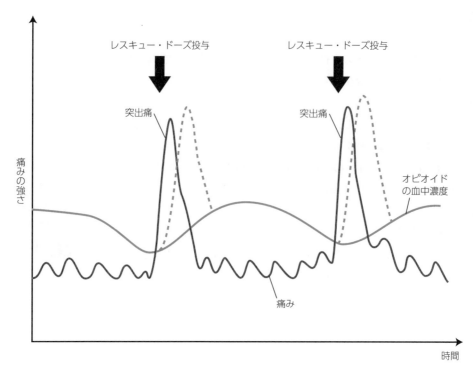

図2.2-3 　突出痛とレスキュー・ドーズの投与

d 突出痛 （breakthrough pain）

　持続痛の有無や程度，鎮痛薬による治療の有無にかかわらず発生する，一過性の疼痛の増強を**突出痛**という（**図2.2-3**）．痛みの発生からピークに達する時間は 3 分程度と短く，平均的な疼痛の持続時間は15～30分で，90％は 1 時間以内に軽減する．

　体動に伴う突出痛があらかじめ予測される場合には，予防的投与も含めた鎮痛薬の**レスキュー・ドーズ**（➡p.52参照）によって対応する．予測できない突出痛に対しては，迅速にレスキュー・ドーズの投与を行う．定時薬の切れ目に突出痛が発生する場合は，定時薬の増量や投与間隔の変更を検討する．

2 疼痛のアセスメント

1 疼痛のアセスメントの基本

　疼痛のアセスメントでは，患者の主観的な表現を大切にしながら，身体所見，画像データなどの客観的な情報と患者の主観的な情報を関連づけることが重要である．

　がん疼痛のアセスメントと，看護師による情報収集に必要な項目を，**表2.2-2**に示す．アセスメントには，**図2.2-4**（➡p.68）に示すようなシートの活用が有効である．

plus α
定時薬の切れ目の突出痛

定期投与される鎮痛薬は，血中濃度が上昇してから緩やかに下降するため，次の定期投与を行う前に血中濃度がやや低下し，痛みが増強する場合がある．

コンテンツが視聴できます（p.2参照）

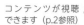

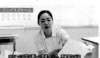

●痛みのアセスメント①
痛みの程度の尋ね方〈動画〉

66

1 身体所見

視診では，まず表情や行動などを観察する．内臓痛の場合は，異常のある臓器から伝達される脊髄レベルの皮膚に色調の異常や立毛筋の収縮，発汗異常などを認めることがあるため，皮膚の脊髄レベル（**デルマトーム***，➡p.69 図2.2-5）を理解しておくとよい．

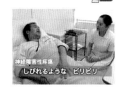

神経障害性疼痛
しびれるような　ビリビリ

●痛みのアセスメント②
痛みの性状の尋ね方〈動画〉

触診では，痛覚過敏は鈍針による刺激で，アロディニアはティッシュなどで皮膚表面を触れることで評価する．また，内臓の関連痛では，腹壁への炎症の波及に伴う圧痛を認めることがある．骨転移痛では転移部位に圧痛や**叩打痛**（こうだ）（部位を軽く叩いて感じる痛み）を認める．

脊髄や神経根の障害に関しては，徒手筋力テストを行うことが有用である．両上肢を挙上する，手の指を広げる，膝を曲げる，などの姿勢をとってもらい，他動的に力を加え，それに抵抗できるかどうかで評価する．

2 画像所見

画像所見では，**X線写真**によって胸水や腹水，イレウス，宿便などを評価する．**CT**や**MRI**によって腫瘍の大きさや位置，**神経叢***との関係などを確認し，腫瘍と疼痛の関連を推測することができる．

 用語解説*
神経叢

神経線維が枝分かれ・集束して網目状の形態を成している部分．

骨転移は，骨塩量が30〜50％低下した場合に，X線写真で初めて所見として検出できるが，**骨シンチグラフィ***を用いて全身の骨転移の評価を行うことができる．

用語解説*
骨シンチグラフィ

放射性同位元素を注射して行う核医学検査．注射した薬剤が骨転移部位に集まる性質を利用し，骨転移を診断する．

3 主観的情報

後述するアセスメントツールなどを用いて，疼痛の強さ，部位，性質，パターン，突出痛，限局性，放散痛の有無などを確認する．これらは前述の神経学的分類と合わせ，疼痛の治療方針の決定に重要である．また，患者それぞれ

表2.2-2　がん疼痛のアセスメント項目

項目	アセスメント項目	項目	アセスメント項目
身体所見	・表情，行動 ・皮膚の状態，皮膚の感覚異常 ・痙攣や筋萎縮，筋力低下 ・圧痛，叩打痛	痛みが生活に及ぼす影響	・睡眠　　　・移動 ・食事　　　・排泄
画像所見	・X線写真，CT，MRI ・骨シンチグラフィ	鎮痛薬の服薬状況と効果	・鎮痛薬の内服状況 ・現在行っている治療への反応 ・レスキュー・ドーズの頻度と効果
主観的情報	・痛みの強さ ・痛みの部位や限局性，放散痛の有無 ・痛みの性質 ・痛みのパターン ・突出痛の有無 ・痛みの増悪因子や軽快因子	鎮痛薬の副作用	・便秘 ・悪心・嘔吐，食欲低下 ・眠気，呼吸抑制 ・せん妄
		疼痛治療に対する患者の希望	・患者にとっての疼痛治療の目標 ・疼痛治療，鎮痛薬への認識 ・生活上の目標

の患者にとってどのような意味をもつかも合わせてアセスメントする必要がある.

|5| 鎮痛薬の副作用と服用状況

鎮痛薬の副作用について，**便秘，悪心・嘔吐，眠気**などを中心にアセスメントする．便秘，悪心・嘔吐には薬物投与で対応する．副作用がひどく患者の疼痛治療がうまく進まない場合には，**オピオイドスイッチング**＊（**オピオイドローテーション**）なども考える（副作用への対処はp.82～83参照）．また，腎機能低下などは副作用を増強するため，血液データも確認する．

そのほか，鎮痛薬の服用状況やレスキュー・ドーズの頻度についてもアセスメントする．飲み忘れなど，何らかの理由で定期的な服用ができていない場合は，看護師による服薬管理や患者教育などの方法で，定期的な服用を支援する．レスキュー・ドーズの頻度が多い場合は，定期的な鎮痛薬の増量を検討する．

2 疼痛アセスメントツール

図2.2-7は，代表的な疼痛アセスメントツールである．

|1| NRS（Numerical Rating Scale）

臨床で最も多用され，最も推奨される疼痛の強さの評価方法である（図2.2-7の1）．痛みの強さを0～10の11段階の点数で表現する．「現在（あるいはこの24時間）にあなたが感じる痛みはどのくらいですか」と患者に尋ね，「0：痛くない」～「10：これ以上の痛みは考えられない」の間で選んでもらう．

|2| フェイススケール（Face Scale）

小児や高齢者，心身ともに弱っている患者など，NRSが使用できない患者に有用である．現在の痛みに一番合う顔を選んでもらうことで痛みの強さを表現する（図2.2-7の2）．Wong-Bakerのフェイススケールが有名であるが，医療者間で統一して用いれば，ほかのフェイススケールも使用できる．痛み以外の気分を反映する可能性，強弱の段階が少なく痛みや治療に対する反応を詳細に評価できない可能性に留意する．

|3| VRS（Verbal Rating Scale）

痛みの強さを，あらかじめ決められた言語により3～5段階程度で表現する（図2.2-7の3）．NRSが理解しにくく使用できない患者でも使用できることが多い．医療者間で統一すれば，用いる言語にルールはないが，段階が少なく痛みや治療に対する反応を詳細に評価できない可能性がある．

|4| VAS（Visual Analogue Scale）

10cmの直線の左端を「痛くない」，右端を「これ以上の痛みは考えられない」とし，現在の痛みの程度に相当する場所に印をつけてもらう方法である（図2.2-7の4）．患者によっては，つけ方を理解しにくいことがある．また，筆記用具と定規による計測が必要なのであまり使用されない．

用語解説 ＊
オピオイドスイッチング

投与中のオピオイドから他のオピオイドに変更すること．オピオイドローテーションともいう．

plus α
腎機能低下による副作用の増強

腎機能の低下は，一般的に薬剤の副作用を増強する．特にモルヒネの投与時には注意が必要である．

plus α
評価スケールの活用

NRS，VRS，VASなどのスケールは，疼痛の評価だけでなく，呼吸困難，悪心・嘔吐など，患者の主観的な情報が重要となる症状のアセスメントに活用できる．

1. NRS（Numerical Rating Scale：数値評価スケール）

痛みの強さを0〜10の11段階で表現してもらう.

0	1	2	3	4	5	6	7	8	9	10

痛くない　　　　　　　　　　　　　　　　　　　　　　　　　　　　　これ以上の痛みは
　　　　　　　　　　　　　　　　　　　　　　　　　　　　　　　　　考えられない

2. フェイススケール（Wong-Baker FACES Pain Rating Scale）

痛みの強さを表す顔の番号を教えてもらう.

0	1	2	3	4	5
まったく 痛みがない	ほんの少し 痛い	もう少し 痛い	もっと 痛い	とっても 痛い	これ以上は ないほど痛い

Hockenberry, MJ., Wilson, D. Wong's Essentials of Pediatric Nursing. 8th ed. Mosby, St. Louis, 2009より許可を得て転載. Copyright Mosby.

3. VRS（Verbal Rating Scale）

痛みの強さをあらかじめ決められた言語で表現する.

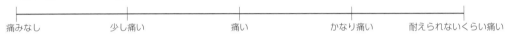

痛みなし　　　　　　少し痛い　　　　　　　痛い　　　　　　かなり痛い　　耐えられないくらい痛い

4. VAS（Visual Analogue Scale：ビジュアルアナログスケール）

痛みの強さが10cmの直線上のどこにあたるか記録する.

0 cm　　　　　　　　　　　　　　　　　　　　　　　　　　　　　　　10 cm

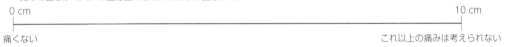

痛くない　　　　　　　　　　　　　　　　　　　　　これ以上の痛みは考えられない

5. STAS-J（Support Team Assessment Schedule日本語版）

医療者が痛みの強さを0〜4の5段階で判断する.
0：なし.
1：時折の, または断続的な単一の痛みで, 患者が今以上の治療を必要としない痛みである（現在の治療に満足している. 介入不要）.
2：中等度の痛み. 時に調子の悪い日もある. 痛みのため, 病状からみると可能なはずの日常生活動作に支障を来す（薬の調節や何らかの処置が必要だが, ひどい症状ではない）.
3：しばしばひどい痛みがある. 痛みによって日常生活動作や物事への集中力に著しく支障を来す（重度, しばしば）.
4：持続的な耐えられない激しい痛み. 他のことを考えることができない（重度, 持続的）.

図2.2-7　がん疼痛のアセスメントツール

│5│ STAS-J

　患者の痛みの強さを, 医療者が0〜4の5段階で評価する方法である（図2.2-7の5, ➡p.60 用語解説）. STAS-Jは, 疼痛が生活に及ぼす影響という視点から, 現在受けている治療にさらなる介入が必要か否かを評価するもので, 患者に負担をかけないことが利点である. 一般に, STAS-Jで2以上の疼痛は臨床上, 介入が必要な問題であり, 治療の追加・変更などの対応を考える必要がある. 主観的な痛みを表現できない患者や, 主観的な痛みの情報に基づき医療者が介入の必要性を考える場合などに有用である.

plus α

**痛みに関する
その他の評価尺度**

臨床ではあまり用いられないが, 研究などで利用される痛みに関する評価尺度として, 疼痛の強さと生活への支障を中心に世界的に広く使われているBPI-J[5] や, 疼痛の性状などを詳細に評価するMcGill Pain Questionnaire[6] などがある.

3 がん疼痛の治療と看護

1 WHOがん疼痛ガイドライン

がん疼痛治療の基本は，1986年に発刊されたWHOによる『がんの痛みからの解放』に掲載された「WHO方式がん疼痛治療法」にさかのぼることができる．これらは専門家の意見をもとに作成されたものであったが，2018年にこれまで蓄積された疼痛治療のエビデンスに基づき，**WHOがん疼痛ガイドライン**が作成された．このガイドラインは七つの基本原則と推奨で構成されており，以下はWHOがん治療ガイドラインの基本原則に筆者が解説を加えたものである[1,4]．

∴原則1：疼痛治療の目標

患者にとって許容可能な生活の質を維持できるレベルまで痛みを軽減する．疼痛治療の第一の目標は睡眠の確保である．そのうえで，安静時や体動時に痛みが生活の支障にならないように管理されるべきである．

∴原則2：包括的な評価

がん疼痛マネジメントの最初のステップは常に，患者を評価することである．詳細な病歴，身体診察，心理的状況の評価，適切な疼痛測定ツールを用いた痛みの重症度の評価などが含まれる．安全かつ適切ながん疼痛治療を維持するためには，定期的に再評価を行う必要がある．

∴原則3：安全性の保障

がん医療におけるオピオイドの適切かつ効果的な管理は，患者の安全の確保と社会の薬物乱用のリスクを減らすために不可欠である．

∴原則4：がん疼痛マネジメントは薬物療法だけでなく心理社会的および精神的ケアも含まれうる

薬物療法ががん疼痛マネジメントの主体である一方で，心理社会的ケアも包括的なケアプランの不可欠な要素である．

∴原則5：オピオイドを含む鎮痛薬はいずれの国でも使用できるべきである

∴原則6：鎮痛薬は，「経口的に」「時間を決めて」「患者ごとに」「細かい配慮をもって」投与する

❶**経口的に（by mouth）** 可能な限り，経口投与で行う．経口投与が難しい場合は貼付薬，坐薬，持続皮下注射*，持続静脈注射などを行う．

❷**時間を決めて（by the clock）** 疼痛治療で鎮痛薬の血中濃度を一定に保つことが重要である．痛みが出てから頓用で投与するのではなく，12時間ごと，4時間ごとなど，適正な決まった時間に投与し，薬の効果がなくなる前に次の投与を行う．

❸**患者ごとに** 患者個々の痛みのマネジメントは，上記の二つの事項とともに，痛みの種類，痛みの場所，最適な治療の決定について，注意深く評価する．非オピオイド鎮痛薬は標準的な投与量があり，ある用量以上では副

用語解説 *

持続皮下注射

持続皮下注射器を用いて皮下から緩徐に薬剤を注入する方法．点滴による身体拘束の程度が少なく，薬剤の血中濃度を一定に保つことができるなどの利点がある．

作用のリスクが高くなる．そのため，非オピオイド鎮痛薬で十分な鎮痛が得られない場合にはオピオイドの使用が検討されるべきである．オピオイドには上限や標準の投与量はなく，適切な投与量とは眠気などの副作用とのバランスのなかで，その患者が納得するレベルまで痛みがとれる量である．オピオイドは十分な鎮痛が得られるまで段階的に増量する（タイトレーション*）．増量の目安は3～5割増（減量は2～3割減）である．

用語解説*
タイトレーション
オピオイドを患者にとって鎮痛が得られる用量まで段階的，速やかに増量すること．

❹**その上で細かい配慮を**　理想的には，患者とその家族が使用できるように，薬剤の名前，使用理由，投与量，投与間隔を含め鎮痛薬の処方内容を患者・家族に伝えるべきである．それぞれの薬の副作用についても患者・家族に注意するように指導する．もちろん，副作用に関しては薬物療法や看護ケアによりその予防や対処を行う．

∴原則7：がん疼痛治療は，がん治療の一部として考えられる

終末期であるかどうかに関係なく，がん治療の計画に統合されるべきである．患者が痛みを感じている場合は，抗がん治療とがん疼痛マネジメントを同時に行う必要がある．

以前のWHO方式がん疼痛治療法では原則6に三段階の除痛ラダー*を含めてWHOの5原則と言った．ガイドラインでは患者ごとに詳細な疼痛の評価を行い，それに基づいて治療法を選択することが重視され，除痛ラダーは削除された．ただし，この除痛ラダーは概略的な指針としてはいまだ有用であるため，本書では図2-2.8に掲載した．

用語解説*
WHOの除痛ラダー
WHO方式がん疼痛治療法の中でも重要な考え方であり，鎮痛薬を三段階で使用する方法．

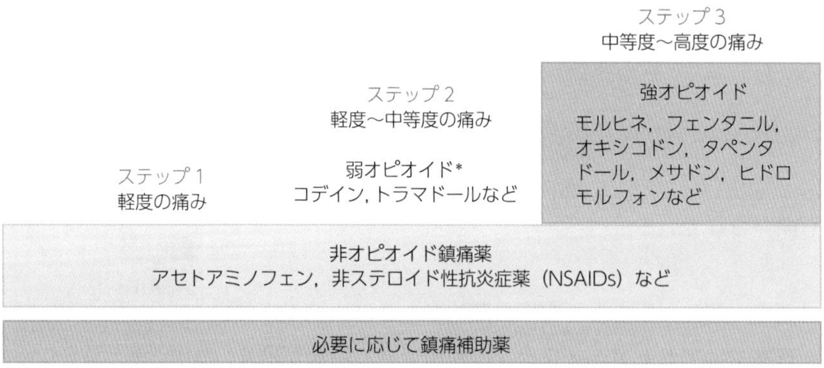

ステップ3
中等度〜高度の痛み

ステップ2
軽度〜中等度の痛み

ステップ1
軽度の痛み

強オピオイド
モルヒネ，フェンタニル，オキシコドン，タペンタドール，メサドン，ヒドロモルフォンなど

弱オピオイド*
コデイン，トラマドールなど

非オピオイド鎮痛薬
アセトアミノフェン，非ステロイド性抗炎症薬（NSAIDs）など

必要に応じて鎮痛補助薬

*弱オピオイドではなく，低用量のモルヒネやオキシコドンを優先する場合がある．

図2.2-8　WHOの三段階除痛ラダー

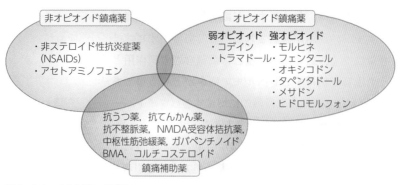

図2.2-9　鎮痛薬の分類

2 鎮痛薬の種類（図2.2-9）

鎮痛薬は**非オピオイド鎮痛薬，オピオイド鎮痛薬，鎮痛補助薬**に分類される．

|1|非オピオイド鎮痛薬（表2.2-3）

a 非ステロイド性抗炎症薬（NSAIDs）*

NSAIDsは，ステロイド構造以外の抗炎症作用，解熱作用，鎮痛作用を有する薬剤の総称で，主な効果は，炎症がある局所におけるプロスタグランジン産生阻害である．がんは炎症を伴うことが多いため，多くのがん疼痛でNSAIDsの効果が期待できる．特に，**骨転移痛**にはNSAIDsが有効である．

NSAIDsの主な副作用は胃腸障害であり，予防のため**プロトンポンプ阻害薬*，H2受容体拮抗薬**，プロスタグランジン製剤などが併用される．また，腎機能障害，肝機能障害への注意も必要である．近年では，選択的COX-2阻害薬（モービック®など）という，胃腸障害が比較的少ないNSAIDsも開発されている．

b アセトアミノフェン

アセトアミノフェンは鎮痛・解熱作用をもつ有用な薬物であるが，抗炎症作用は非常に弱い．従来，日本ではアセトアミノフェンの使用できる用量が低く抑えられてきたが，2011年より1回1,000mg，1日4,000mgに用量拡大がなされ，国際的な標準的治療量で投与することが可能となり，2013年にはアセトアミノフェン静注液の使用も可能となった．NSAIDsによる胃腸障害や腎障害など，副作用のリスクが高い患者に対しては，障害の程度が軽微であれば，アセトアミノフェンの使用が有用である．アセトアミノフェンは一般に，副作用は比較的少ないと考えてよい．

|2|オピオイド

オピオイドとは，オピオイド受容体に作用する薬剤の総称である．非常に強

表2.2-3　代表的な非オピオイド鎮痛薬

項　目	非ステロイド性抗炎症薬（NSAIDs）	アセトアミノフェン
代表的な商品名	ロキソニン® ボルタレン® ナイキサン® モービック®* ハイペン®* ロピオン®（注）	カロナール アセトアミノフェン アセリオ®（注）
主な作用	鎮痛作用 抗炎症作用 解熱作用	鎮痛作用 解熱作用
特に有効な痛み	骨転移痛 炎症を伴った痛み	―
副作用	胃腸障害 腎機能障害 肝機能障害 血小板・心血管系障害	起こりにくい 肝機能障害

＊選択的COX-2阻害薬であり，胃腸障害が比較的少ない．

用語解説＊
NSAIDs
非ステロイド性抗炎症薬（Non-Steroidal Anti-Inflammatory Drugs）．

用語解説＊
プロトンポンプ阻害薬
PPI（Proton Pump Inhibitor）と呼ばれ，強力な胃酸分泌抑制作用を有する．代表的な商品名はタケプロン®，オメプラール®，パリエット®などである．

い鎮痛効果があり，がん疼痛の治療の中心となる薬剤である．日本は，海外に比べてオピオイドの消費量が少ないことが知られており，少なくとも現状よりは積極的に使用されることが望まれている．オピオイドは，**医療用麻薬**とほぼ同義で用いられる．多くのオピオイドが医療用麻薬に分類され，法律に基づく厳しい管理が医療機関に要求されている．

|3| 弱オピオイド鎮痛薬 （表2.2-4）

　過去のWHOガイドラインでは**図2.2-10**に示すように，非オピオイド鎮痛薬で十分に効果が得られない場合は弱オピオイド鎮痛薬を追加し，それでも効果が十分でない場合には強オピオイド鎮痛薬にスイッチすることが推奨されていた．最新の研究では弱オピオイド鎮痛薬を用いずに，低用量の強オピオイド鎮痛薬を使用することが推奨されつつある．しかし，弱オピオイド鎮痛薬には以下に示すような利点もあるため，この選択は患者の状況に応じて行われるべきである．

表2.2-4　代表的な弱オピオイド鎮痛薬

剤　形	コデイン	トラマドール
経口薬	コデインリン酸塩（散／錠）ジヒドロコデインリン酸塩（散）	トラマール® （カプセル）トラムセット®* （錠）ワントラム®** （錠）ツートラム®** （錠）
坐　薬	—	—
注射薬	—	トラマール® （注）
経皮薬	—	—

*　アセトアミノフェンとの配合錠　　**　徐放製剤

> **コラム**　　**医療用麻薬と管理**

✽ 医療用麻薬

　一般にオピオイドは麻薬もしくは医療用麻薬に分類されるが，日本の法律上，麻薬とは「麻薬及び向精神薬取締法」で定められている薬物である．NMDA拮抗薬のように構造上オピオイドとは大きく異なるが麻薬指定されている薬物や，トラマドールのようにオピオイド受容体に作用するものの麻薬指定されていない薬物があるので注意が必要である．

✽ 麻薬及び向精神薬取締法

・疾病の治療目的で麻薬を処方するには，**麻薬施用者**免許を取得する必要がある（医師，歯科医師または獣医師に限る）．
・2人以上の麻薬施用者が従事する診療施設では，**麻薬管理者**を置く（医師，歯科医師，獣医師または薬剤師に限る）．
・麻薬の処方には**麻薬処方せん**を交付する必要がある．
・麻薬使用の際は，診療録（カルテ）に品名，**実際に投与された量を正確に記入**する．
・麻薬管理者は麻薬診療施設に帳簿を備え付け管理する．

・麻薬は2カ所以上で鍵のかかる金庫に保管し，金庫にはその他の医薬品や現金，書類などは入れず，人目につかず関係者以外の出入りがない場所に設置する．
・処方された麻薬は**他人に譲渡してはならない**．
・麻薬の廃棄は麻薬管理者の責任のもと，他の職員の立ち会いのもとに，速やかに回収困難な方法（焼却，放流）で廃棄する（**病棟や自宅の医療用廃棄物等のゴミ箱に捨てたり，下水道に流したりしてはいけない**）．次のような場面が相当する．
①患者死亡や処方せん変更等で施用しなくなった麻薬の廃棄
②施用しようとしてアンプルカットしたが，事情により使わなくなった麻薬注射薬の廃棄
③床に落としたりして服用できなくなった麻薬の廃棄
④麻薬注射薬や点滴に混注した場合の廃棄
⑤経口薬や坐薬を分割して投与したときの残り
・管理している麻薬が滅失，盗取，破損，流失，所在不明など事故が発生した場合は麻薬管理者は麻薬事故届を都道府県知事に提出する必要がある．

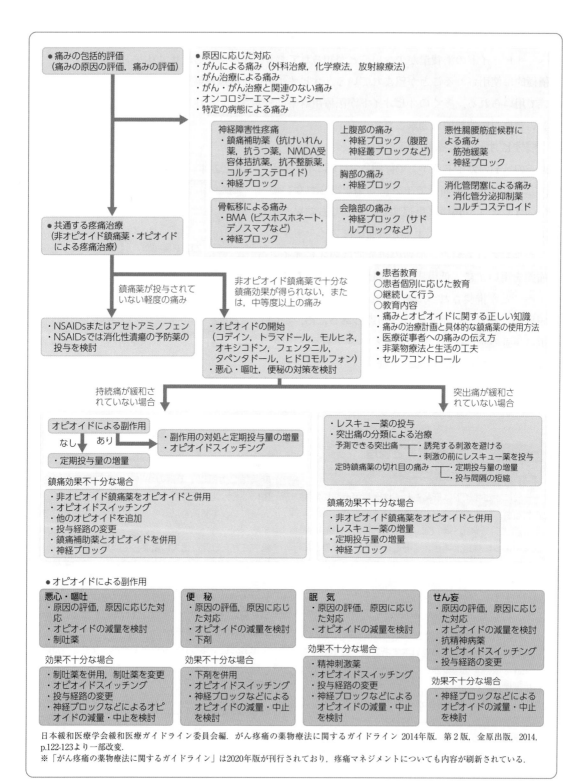

図2.2-10　疼痛マネジメントの概要

a コデイン

コデインは，体内に吸収されると6分の1～10分の1程度がモルヒネに変化し，オピオイドの中では比較的，弱い鎮痛効果を示す．中程度までの疼痛に使用され，副作用は主に悪心・嘔吐，便秘，眠気などである．また，コデインそのものの作用として**鎮咳作用**＊を示す．

b トラマドール

トラマドール〔トラマール®，ワントラム®，ツートラム®，トラムセット®（アセトアミノフェン配合薬）〕はコデイン類似の合成化合物であり，オピオイドの中では比較的，弱い鎮痛効果を示す．トラマドールは，その作用機序から神経障害性疼痛にも効果的であると報告されている．また，便秘，嘔気・嘔吐などの副作用の発生頻度が低いことが知られている．トラマール®，トラムセット®は1日4回投与であり，ワントラム®は1日1回，ツートラム®は1日2回投与の徐放製剤である．2014年の時点では医療用麻薬に分類されていないため，患者にとっても受け入れやすい側面がある．

c ペンタゾシン

ペンタゾシン（ソセゴン®）は**麻薬拮抗性鎮痛薬**＊もしくは**部分作動薬**として作用し，経口または注射薬として投与される．拮抗作用があるため，強オピオイド使用時には併用しない．ペンタゾシンは依存性があるといわれており，大量・頻回に投与されるべきではない．麻薬拮抗性鎮痛薬の大量・頻回投与が必要な場合は，強オピオイドに移行するべきである．

d ブプレノルフィン

ブプレノルフィンも**麻薬拮抗性鎮痛薬**，部分作動薬の一つである．注射薬（レペタン®），坐薬（レペタン®），貼付薬（ノルスパン®）として投与できる．海外では強オピオイドに分類されることもある．

4 強オピオイド鎮痛薬（表2.2-5）

非オピオイド鎮痛薬や弱オピオイド鎮痛薬が無効な場合，中程度以上の疼痛の場合は強オピオイドの使用が推奨されている．強オピオイドには以下のような種類と期待される特徴があるが，どのような病態でどのオピオイドが有効であるかというエビデンスは乏しい．オピオイドの選択は患者のQOLを尊重しつつ，投与経路や患者の状況を考慮して行われるべきである．また，副作用などで継続や増量が困難な場合には積極的にオピオイドスイッチングを検討する．

a モルヒネ

モルヒネは，代表的なオピオイドとして広く使用されてきた．経口，静脈内，直腸内，皮下，硬膜外，くも膜下腔に投与が可能である．モルヒネには鎮咳作用もあり，呼吸困難や咳を伴う患者への使用に適している．主な副作用として悪心・嘔吐，便秘，眠気などがある．副作用を引き起こす代謝産物が腎臓から排泄されるため，**腎機能が低下した患者へのモルヒネの投与は慎重に行う**，または**呼吸抑制**のような重大な副作用がないかを注意深くモニタリングす

用語解説 ＊
鎮咳作用

咳を抑える作用．コデインは咳に対して非常に有効であり，リン酸コデイン100倍（1%）散は医療用麻薬から除外（麻薬ではない扱い）されている．

用語解説 ＊
麻薬拮抗性鎮痛薬

他のオピオイドが存在しない状況ではオピオイドとして作用し，鎮痛効果を呈するが，他のオピオイドが存在すると拮抗し，その効果を弱める鎮痛薬．

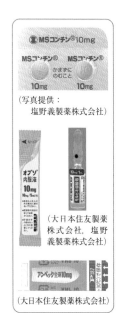

（写真提供：
塩野義製薬株式会社）

（大日本住友製薬株式会社，塩野義製薬株式会社）

（大日本住友製薬株式会社）

表2.2-5 代表的な強オピオイド鎮痛薬

剤　形		モルヒネ	オキシコドン	フェンタニル	タペンタドール	メサドン	ヒドロモルフォン
経口薬	徐放剤	MSコンチン®, MSツワイスロン®, モルペス®, パシーフ®*	オキシコンチン®TR	—	タペンタ®	メサペイン®	ナルサス®
	速放剤	オプソ®（内服液）モルヒネ（散）	オキノーム®（散）オキシコドン（内服液）	イーフェン®バッカル錠 アブストラル®舌下錠	—	—	ナルラピド®
坐　薬		アンペック®（坐）	—	—	—	—	—
注射薬		塩酸モルヒネ（注）	オキファスト®（注）	フェンタニル（注）	—	—	ナルベイン®（注）
経皮薬		—	—	デュロテップ®MT（パッチ）ワンデュロ®（パッチ）フェントス®（テープ）フェンタニル3日用（テープ）フェンタニル1日用（テープ）	—	—	—

＊速放性粒と徐放性粒が配合されたマルチユニットタイプの薬剤

る必要がある.

b オキシコドン

　オキシコドンは経口（オキシコンチン®TR，オキノーム®），静脈内，皮下（オキファスト®）へ投与できるオピオイドである．経口薬は低用量からあるため，中程度の疼痛から使用でき，用量の細かな調節が可能である．近年，モルヒネに代わり多用されるようになった．副作用は，悪心・嘔吐，便秘，眠気など，モルヒネとほぼ同じである．

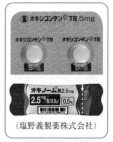

（塩野義製薬株式会社）

c フェンタニル

　フェンタニルには貼付薬（デュロテップ®MT，ワンデュロ®，フェントス®），口腔粘膜吸収薬（イーフェン®バッカル錠），舌下薬（アブストラル®）があり，経口摂取が困難な患者に適している．皮下，静脈内，硬膜外，くも膜下腔へも投与できる．貼付薬の使用にあたっては以下に注意する．①原則として胸部，腹部，上腕部，大腿部などに貼付する，②初回投与時は血中濃度が緩やかに上昇するため，すぐに鎮痛が得られなかったとしても大量の追加投与による過剰投与にならないように注意し，初回貼付後および増量後は少なくとも二日間は増量を行わないこと，③貼付部位の温度が上昇すると吸収量が増加する恐れがあるため，外部熱源への接触や熱い温度での入浴を避ける（入浴は可能である），④皮膚刺激を避けるために，毎回貼付部位を変えることが望ましい，⑤ハサミ等で切って使用しない，⑥貼付面が他者に付着しないように注意する．副作用として悪心・嘔吐，眠気などがあるが，便秘はモルヒネに比較して少ないと考えられている．

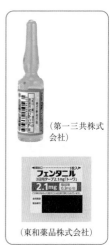

（第一三共株式会社）

（東和薬品株式会社）

d タペンタドール

　タペンタドールは2014年から発売された経口の強オピオイドである（タペンタ®）．タペンタドールはオピオイドとしての強い鎮痛作用だけでなく，ノ

ルアドレナリン再取り込み阻害作用を有し，神経障害性疼痛にも効果が期待されている．タペンタドールは便秘，悪心・嘔吐などの消化器症状の副作用がモルヒネやオキシコドンに比べて少ないことが報告されている．

e ヒドロモルフォン

世界的には長い歴史をもつ薬であるが，日本では2017年に発売された新しい強オピオイドである．徐放剤はナルサス®，速放剤はナルラピド®．効果や副作用はモルヒネ等とほぼ同様であるが，呼吸困難の緩和に有効であることと，代謝物の活性が低いため腎機能が低下した呼吸困難を有する患者でも使いやすいという特徴をもつ．

f メサドン

メサドンは2013年から発売された日本では使用経験が少ない経口の強オピオイドである（メサペイン®）．メサドンはオピオイドとしての強い鎮痛作用だけでなく，NMDA拮抗作用による神経障害性疼痛に対する効果も期待できる．他の強オピオイドで十分に疼痛管理ができないがん患者に適しており，他の強オピオイド鎮痛薬から切り替えて使用する．一方，半減期が長く個人差が大きいこと，心電図上のQT延長や，まれではあるが致死性の心室頻拍などの副作用も報告されており，慎重に効果や副作用をアセスメントする必要がある．メサドンを処方する医師は製造販売業者による講習を受けなくてはならない．

5 鎮痛補助薬 （表2.2-6）

鎮痛補助薬は，主たる薬理作用としては鎮痛作用を有しないが，鎮痛薬と併用することにより鎮痛効果を高め，特定の状況下で鎮痛効果を示す薬物である．一般に鎮痛補助薬は，疼痛の強さに関係なく，疼痛の機序や性質に応じて適したものが用いられる．

鎮痛補助薬としてよく用いられるものに，**抗うつ薬，抗てんかん薬，抗不整脈薬，NMDA受容体拮抗薬，中枢性筋弛緩薬，副腎皮質ステロイド**などがある．神経障害性疼痛，骨転移痛などの場合に鎮痛補助薬の投与が考慮され，十分な副作用対策にもかかわらず副作用のコントロールが困難で，オピオイドの増量が難しい場合などにも使用される．

3 鎮痛薬の投与経路，投与方法

鎮痛薬の投与経路には**経口，直腸内，**

表2.2-6　代表的な鎮痛補助薬

分　類	薬剤名	代表的な商品名
抗うつ薬	アミトリプチリン イミプラミン ノルトリプチリン アモキサピン SSRI* SNRI**	トリプタノール トフラニール® ノリトレン® アモキサン® パキシル® サインバルタ®，トレドミン®
抗てんかん薬	ガバペンチン カルバマゼピン バルプロ酸 フェニトイン クロナゼパム	ガバペン® テグレトール® デパケン® アレビアチン® ランドセン®，リボトリール®
抗不整脈薬	メキシレチン リドカイン	メキシチール® キシロカイン®
NMDA受容体拮抗薬	ケタミン	ケタラール®
中枢性筋弛緩薬	バクロフェン	リオレサール®
副腎皮質ステロイド	ベタメタゾン プレドニゾロン デキサメタゾン	リンデロン® プレドニゾロン，プレドニン® デカドロン®

＊選択的セロトニン再取込み阻害薬
＊＊セロトニン・ノルアドレナリン再取込み阻害薬

表2.2-7　鎮痛薬の投与経路の利点と欠点

投与経路	利　点	欠　点
経口投与	・侵襲がない ・簡便 ・経済的	・口内炎，嚥下障害，消化管閉塞，悪心・嘔吐，せん妄，頭頸部腫瘍などで投与できないことがある
直腸内投与 (坐薬)	・比較的簡便 ・吸収が速い ・経口摂取ができない患者に投与できる	・不快感を伴う場合がある ・下痢・便失禁や直腸病変のある場合，および人工肛門では投与できない
経皮投与 (貼付薬)	・侵襲がない ・簡便であり，貼付薬の種類によっては3日に1回の投与で済む ・経口摂取ができない患者に投与できる	・迅速な投与量変更が難しい ・皮膚の状態が悪い場合や発汗が多い場合，吸収が安定しない
持続皮下注射	・侵襲が比較的少ない ・投与量の変更が迅速に行える ・血中濃度が比較的安定する ・静脈留置の必要がないため，管理が比較的簡便 ・点滴ルートによる活動の制限が，持続静脈注射より少ない ・PCAポンプ*などを用いて，患者自身がレスキュー・ドーズをコントロールできる	・点滴ルートによる若干の活動制限がある ・定期的な刺し替えには痛みが伴う ・浮腫のある部位や皮膚のトラブルがある場合には，吸収が不安定になることがある ・大量のオピオイドの投与が難しい
持続静脈注射	・確実で迅速な効果が得られる ・血中濃度が安定する ・大量のオピオイドが投与可能	・点滴ルートが取れない患者に使いにくい ・点滴ルートによる活動制限がある ・患者自身による管理が難しい
筋肉内投与		・吸収が不安定で投与時の痛みが強いため，通常は使用しない

皮下，**持続皮下注射**，**持続静脈注射**，**硬膜外投与**，**くも膜下腔投与**などがある（一般的に筋肉内投与は推奨されない）．それぞれの投与方法の利点・欠点を表2.2-7に示す．患者の生活様式や利便性，鎮痛の程度（安定性）などを考え，最適な投与経路を選択・推奨することも看護師の重要な役割である．

4 レスキュー・ドーズ

レスキュー・ドーズ（**レスキュー**）とは，**突出痛**などで疼痛が増強した際に用いられる鎮痛薬の臨時追加投与のことである（➡p.66 図2.2-3）．まずは持続痛がオピオイド等により，コントロールされていることが重要である．原則的には，定期投与している鎮痛薬と同じ種類の速放製剤を選択する．経口投与の場合は，1日の合計オピオイド量の**6分の1**もしくは**10～20%**量を処方する（表2.2-8）．持続静脈注射や持続皮下注射では，1～2時間量を早送りで投与する（日本では伝統的に1時間量が使われてきたが1日量の4.1%とかなり少ない可能性があることを認識しておいたほうがよい）．レスキュー・ドーズの投与がほぼ等間隔で，頻回に必要な場合は，オピオイドの定期投与量の増量を検討する．

レスキュー・ドーズが投与されたら，看護師は必ず15～30分，60分後に効果を判定し，必要なら追加投与を行う．入浴，食事，移動などにより疼痛が増強することが事前に予測できる場合には，予防的なレスキュー・ドーズの投与を行ってもよい．

用語解説 *
PCAポンプ

Patient Controlled Analgesia．患者がレスキュー・ドーズなどを自己管理できる輸液ポンプ．持続皮下注射器には，この機能をもったポンプが多い．PCAポンプを利用すれば，疼痛の増強時に，患者自身が迅速にレスキュー・ドーズを投与できる．

plus α
速放製剤と徐放製剤

速放製剤は，服用後一定の時間が経過すると速やかに効果が現れる製剤．徐放製剤は，効果が現れるまでに時間がかかるが，効力が長時間持続する（図2.2-11）．

5 オピオイドスイッチング

オピオイドスイッチング（オピオイドローテーション）とは，副作用が強く十分な鎮痛効果が得られる量のオピオイドを投与できない場合や，鎮痛効果が不十分な場合に，投与中のオピオイドから他のオピオイドに変更することをいう．

代表的なケースとして，副作用で悪心やせん妄が出現した場合に，オキシコドン，フェンタニルに変更する場合などがある．また，オピオイドに対して耐

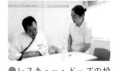

●レスキュー・ドーズの投与方法〈動画〉

plus α

オピオイドに対する耐性

オピオイド投与時に，同じ用量を投与しても効果が減弱したり，投与量を増量しても効果がみられなくなる耐性を生じることがある．

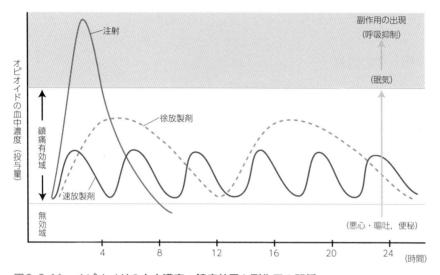

図2.2-11　オピオイドの血中濃度・鎮痛効果と副作用の関係

表2.2-8　オピオイドのレスキュー計算表

●経口投与・坐薬の場合									
定期オピオイド					レスキュー				
モルヒネ	オキシコドン	フェントス	タペンタ	ナルサス	モルヒネ		オキシコドン	ナルラピド®	
					経口	坐薬			
mg／日					mg／回				
－	10	0.5	50	2	5	5	2.5	1	
20	15	－	－	4	5	5	2.5	1	
30	20	1	100	6	5	5	2.5	1	
40	30	－	150	8	5	5	5	1	
60	40	2	200	12	10	5	5	2	
90	60	3	300	18	15	10	10	3	
120	80	4	400	24	20	10	15	4	
180	120	6	－	36	30	20	20	4	
240	160	8	－	48	40	20	30	8	

●皮下・静脈注射の場合

①持続投与の1時間分を早送りする．
②①を行っても十分な効果がなく，かつ，呼吸数10回/分，眠気・悪心がなければ1.5〜2時間分を使用してもよい．

※モルヒネの1日量が60mg/日の場合，レスキュー・ドーズの1回量は経口のモルヒネ速放製剤なら10mg/回，オキシコドンなら5mg/回となる．
聖隷三方原病院. 症状緩和ガイド. http://www.seirei.or.jp/mikatahara/doc_kanwa/contents1/54.html,（参照2023-11-15）を参考に作成.

性が生じ，一定量のオピオイドで得られる鎮痛効果が減弱し，増量による効果が得られないとき，オピオイドスイッチングが有効な場合がある.

オピオイドスイッチングを行う際は，**表2.2-9**の力価表により，同等の鎮痛効果が得られる他のオピオイドを投与する. 比較的大量のオピオイドを投与している場合には，一度に変更せず，数回に分けて段階的にスイッチングしたほうがよい. また，オピオイドの変更により，それまでより少ない用量で同等の鎮痛効果が得られる場合もあるため，スイッチングは慎重に行う. オピオイドスイッチングを行った患者の鎮痛状況や副作用のアセスメントは，看護師の重要な役割である.

6 オピオイドの副作用とその対処

オピオイドの代表的な副作用について，**図2.2-12**に示す. オピオイドは副作用の発生頻度が高いため，そのアセスメントおよび対処は看護師の重要な役割である. 代表的な副作用と治療について以下にまとめる.

|1| 悪心・嘔吐

悪心・嘔吐はオピオイドの投与初期，増量時にみられることが多く，1～2週間で耐性を生じ，症状が治まってくることが多い. 患者にとって不快な症状であり，服薬の中断を余儀なくされることもあるため，積極的な対策が必要である.

オピオイドに伴う悪心対策として，プロクロルペラジン（ノバミン®）がオピオイド開始時から予防投与されることが多かったが，近年の臨床試験結果から，ルチーンでの予防投与は推奨されない傾向にある. そのほか，ハロペリ

表2.2-9　オピオイド力価表

	薬剤	投与量 (mg／日. デュロテップ®MTパッチはmg／3日)				
経口・坐薬・経皮投与	モルヒネ（経口）	30	60	120	240	360
	モルヒネ（坐薬）	20	40	80	160	240
	オキシコンチン®	20	40	80	160	240
	タペンタドール	100	200	400	—	—
	ヒドロモルフォン	6	12	24	36	48
	デュロテップ®MT（パッチ）	2.1	4.2	8.4	16.8	25.2
	フェントス®（テープ）	1	2	4	8	—
	コデイン	180	—	—	—	—
	レペタン®（坐薬）	0.6	1.2	—	—	—
静脈・皮下注射	モルヒネ	1.5	30	60	120	180
	フェンタニル	0.3	0.6	1.2	2.4	3.6
	オキシコドン	15 (1.5A)	30 (3A)	60 (6A)	120 (12A)	180 (18A)

ドール（セレネース®），抗ヒスタミン薬，メトクロプラミド（プリンペラン®），非定型抗精神病薬などを用いる．

|2| 便秘

便秘は，オピオイドが投与された患者に非常に高い頻度で起こり，耐性形成もほとんど起こらないため，緩下剤を継続的に投与するなどの対策が必要である（詳しくはp.105〜107参照）．水分摂取や運動，食物繊維の摂取も有用である．排便がない場合には状態に応じて浣腸や摘便なども行う．

|3| 眠気

オピオイドによる**眠気**は，主に投与開始初期や増量時に出現するが，耐性が生じ，数日以内に自然に軽減・消失することが多い．睡眠薬や向精神薬などによる眠気との鑑別，モルヒネの場合は腎機能低下による代謝産物の蓄積に注意する．眠気が強く患者が不快を訴える場合は，20％程度のオピオイド減量やオピオイドスイッチングを考慮する．

|4| せん妄・幻覚

オピオイドによる**せん妄**[*]や**幻覚**は，投与開始初期や増量時に出現することが多い．がん患者は，オピオイド以外にも，せん妄を来すさまざまな要因が考えられるため，原因を注意深く鑑別する必要がある．オピオイドによるせん妄

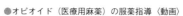
●オピオイド（医療用麻薬）の服薬指導〈動画〉

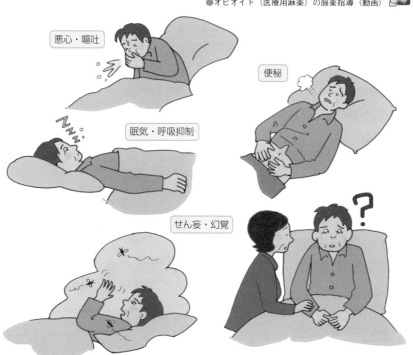

図2.2-12　オピオイドの主な副作用

悪心・嘔吐

便秘

眠気・呼吸抑制

せん妄・幻覚

用語解説[*]
せん妄
意識障害であり，意識混濁に加えて幻覚などがみられる場合がある．興奮を伴う過活動型せん妄，見当識障害などがみられる低活動型せん妄，それらの混合型せん妄などに分類される．

が疑われる場合には，20％程度のオピオイド減量やオピオイドスイッチング
を考慮する．また，せん妄に対する薬物療法を検討する．

│5│呼吸抑制

　疼痛治療のための通常のオピオイド投与で，**呼吸抑制が起こることはまれで**
ある．しかし，フェンタニルの静脈注射など，**急激な血中濃度の上昇**などの際
には，起こりうる危険な副作用であることに違いはない．オピオイドが過剰投
与とならないように，鎮痛効果と副作用を確認しながら増量する必要がある
（p.81 図2.2-11）．また，モルヒネ投与中に急激に腎機能が低下した場合にも
注意が必要である．通常は呼吸抑制の前に眠気が強くなる．また，看護師は呼
吸回数に注意してアセスメントし，呼吸回数が8回以下（または10回以下）
になった場合は呼吸抑制の可能性を考える．重篤な呼吸抑制や縮瞳がみられる
場合には，オピオイド拮抗薬である**ナロキソン**＊の投与を考える．

│6│その他の副作用

　オピオイドは口腔内乾燥，瘙痒感，排尿障害，ミオクローヌス，痛覚過敏な
どの副作用を生じる場合があり，それらのアセスメントや対策も忘れてはなら
ない．副作用への対処としてオピオイドを減量する場合には，**退薬症状**＊の出
現にも注意する．

❼ 鎮痛薬による薬物療法以外の疼痛治療法（図2.2-13）

│1│放射線療法

　放射線療法は骨転移痛に特に有効である．乳癌，前立腺癌，肺癌などは骨転
移痛を生じやすい．疼痛治療の有効率は60〜90％といわれており，鎮痛効果
は照射開始後2週程度から出現し，4〜8週程度で最大になると考えられて
いる．そのため2週間〜1カ月を超える生命予後が期待できない症例は，適
応とならないことがある．骨転移痛に対しては，Sr-89（ストロンチウム89
／メタストロン®）などの放射性同位元素を投与し，体内に入った放射性同位
元素が病巣に集積することで放射線療法を行う方法も開発されている．

　また，放射線療法は骨転移痛だけでなく，局所の腫瘍による疼痛（脳転移に
よる頭痛，神経や軟部組織への腫瘍の浸潤に
伴う痛みなど）にも有効である．

│2│神経ブロック

　神経ブロックとは，神経や神経節，神経叢
に針を刺入し，**局所麻酔薬**または**神経破壊薬**
を注入して，神経の伝達機能を一時的または
永久的に遮断する方法である．神経ブロック
の適応は，大量のオピオイドを使用しても鎮
痛効果が得られない場合，鎮痛薬や鎮痛補助
薬が副作用のため使用できない場合，神経学
的に限局した痛みで神経ブロックにより鎮痛

用語解説＊
ナロキソン
オピオイド拮抗薬であ
り，オピオイドの薬理作
用を解除する．作用持続
時間は30分．ナロキソ
ン投与により急激な疼痛
の悪化を呈する場合があ
るため，少量ずつ注意し
て使用する．

用語解説＊
退薬症状
オピオイドが身体依存を
引き起こしている場合，
減量・中止によってみら
れる症状．あくび，流
涙，鼻漏，振戦，食欲不
振，散瞳，悪寒，嘔吐，
腹痛，下痢などがある．

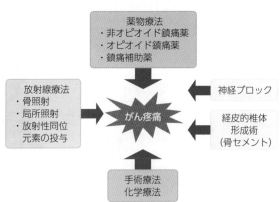

図2.2-13　がん疼痛に対する集学的治療＊

効果が期待される場合などである（膵臓癌などの上腹部腹腔内臓痛に対する腹腔神経叢内臓神経ブロック，大腸癌などに対する下腸間膜動脈神経叢ブロックなど）．薬物療法で起こる副作用がない，鎮痛薬の減量が期待できる，迅速な鎮痛が得られるなどの利点がある半面，適応が限られるなどの欠点もある．

用語解説*

集学的治療

抗がん薬による治療，放射線療法，手術など複数の治療法を組み合わせて行う治療法．

| 3 | 経皮的椎体形成術（骨セメント）

経皮的椎体形成術（骨セメント）は，原発性・転移性腫瘍により弱くなった椎体骨に骨セメント剤を注入して骨を補強し，荷重による椎体骨の変形を抑止し，痛みを緩和する方法である．体動時に出現・増強する痛みで，原因が椎体骨の脆弱化である場合が適応となる．

| 4 | 手術療法

薬物療法や放射線療法では疼痛の緩和が望めず，手術療法による疼痛緩和が期待できる場合，手術療法が選択されることがある．手術療法の適応は，患者の生命予後が比較的長く，全身状態がある程度良好であることに加え，有効である病態が特定される（消化管閉塞による腹部痛に対する狭窄部位の切除・人工肛門造設術・バイパス術，骨転移に対する固定術など）．

| 5 | 化学療法

抗がん薬の投与により腫瘍を縮小させ，腫瘍が圧迫していた組織や神経に起因する疼痛緩和が期待される場合に，化学療法が適応となることがある．また，血液がんでは，治癒を目的とした抗がん薬治療で疼痛緩和の効果が得られることもある．

疼痛緩和のために化学療法を選択する場合には，薬物療法による疼痛緩和の可能性を十分に検討した上で，全身状態や化学療法などの副作用の影響，予後などを十分に勘案して行う必要がある．

4 がん疼痛を有する患者の看護

これまで述べてきた疼痛治療を看護師の役割という観点から振り返り，さらに，看護師が行える代替療法など，疼痛緩和を目的とした看護介入について解説する（表2.2-10）．

■ アセスメントと看護ケア

| 1 | 疼痛のアセスメントの重要性

がん疼痛の治療における看護師の役割としてまず重要となるのが，**疼痛のアセスメント**である．疼痛はその強さ，部位，性状，パターンによって治療方針が決定する．また，レスキュー・ドーズ投与の頻度などにより，鎮痛薬の増量が検討される．

看護師は，患者の最も近くで24時間接する医療者であり，疼痛のアセスメントの重要な役割を担う．痛みについて患者に尋ねるだけでなく，普段と違うところはないかなど患者の様子を観察し，全身清拭のときなどは，貼付薬や皮膚の状態もアセスメントする．オピオイド増量時，オピオイドスイッチング実

施時などは副作用が出現・増悪する可能性があるため，特に注意してアセスメントを行う．また，レスキュー・ドーズ投与時には15〜30分後に患者の状態を必ず観察する．

|2| 疼痛による日常生活への影響への対処

看護師は，疼痛による**日常生活への影響**をアセスメントし，患者を支援していくことが大切である．例えば，移動や食事時に突出痛が出現する患者に対しては，**予防的にレスキュー・ドーズの投与**を行う．あるいは，オピオイドによる眠気で患者が不快を訴えていたら，オピオイドスイッチングを医師に提案したり，患者の希望や生活に最もふさわしい**投与経路**をアドバイスすることも，看護師の役割となる．

|3| オピオイドの副作用のアセスメントと対処

看護師は，オピオイドの**副作用**についてアセスメントし，適切に対処する必要がある．特に，オピオイドの副作用として非常に頻度の高い便秘については，排便の状況や性状などのアセスメントに基づいて，適切な**緩下剤のコントロール**を行う．必要に応じ，浣腸や摘便により不快症状の軽減を図るほか，温罨法_{おんあんぽう}やマッサージなど通常の便秘のケアも有効である．

悪心・嘔吐は服薬の中断につながる可能性があるため，食事量を含めて患者の状態を確認する．また，呼吸抑制のリスクが高い患者に関しては，**呼吸回数**などを定期的に観察する．せん妄に対しては，環境整備などを含めたケアと危険防止に配慮する．

|4| 医療者間での情報共有

患者の疼痛に関する情報は，看護師が最も多くもっていることが多いため，**医療チーム内で情報を共有**し，痛みの強さ，活動制限，治療への反応などを正確に記録する．その際，チーム内で共通の疼痛アセスメントツールを用いることが望ましい．

|5| 退院支援

患者が退院するときには，患者・家族自身が自宅や外来通院で十分に疼痛管理ができるように**患者・家族教育**を行う．看護師は，患者・家族の生活様式に沿った鎮痛薬の選択や投与経路などの相談にのり，最善の方法を患者・家族と一緒に考える．例えば，貼付薬を使うとき，3日に1回交換する方式と毎日交換する方式など，患者・家族の希望に沿って調整し，入浴時の注意など使用

表2.2-10　がん疼痛の治療における看護師の役割

項　目	看護師の役割
アセスメント	・疼痛の強さ，部位，性状，パターン（突出痛）の把握 ・疼痛による日常生活への影響の把握 ・治療に伴う副作用の状況の把握 ・オピオイドに対する認識の把握
疼痛による日常生活への影響への対処	・安楽な日常生活（食事，移動など）の援助 ・予防的レスキュー投与 ・鎮痛薬の投与経路の検討
オピオイドの副作用のアセスメントと対処	・便秘 ・悪心・嘔吐 ・眠気・呼吸抑制 ・せん妄
医療者間での情報共有	・正確な記録，情報伝達 ・チーム医療
退院支援	・患者・家族による疼痛管理 ・生活様式に沿った疼痛管理法の検討
患者・家族教育	・患者・家族のオピオイドに対する不安・誤解の解消
看護介入・代替療法	・マッサージ，タッチング ・温罨法，冷罨法 ・体位や生活動作の工夫 ・装具，補助具の使用 ・鍼灸療法 ・リラクセーション ・アロマセラピー

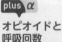

plus α

オピオイドと呼吸回数

呼吸回数が10回／分以下であれば呼吸抑制の可能性を考え，パルスオキシメータで酸素飽和度をモニタリングし，オピオイドを20%程度減量することを検討する．

上の指導も行う.

2 患者・家族教育

|1| 患者・家族のオピオイドに対する不安・誤解

患者・家族のオピオイドに対する不安や誤解を，図2.2-14に示す.

❶精神依存（麻薬中毒）になる

一般に「麻薬＝中毒」というイメージがあり，精神依存*（麻薬中毒）になると考える患者・家族は多い．しかし，健常人とは異なり，疼痛を有する患者が麻薬中毒になることはまれであり，その機序も動物実験などで明らかになりつつある（図2.2-15）.

❷生命予後が短縮する

がん疼痛に積極的にオピオイドが使用される以前は，死亡直前にオピオイドが初めて使用されたり，静脈注射で大量のオピオイドが使用されたりしたため，寿命が縮まるというイメージは，患者だけでなく医療従事者にも散見される．しかし，多くの観察研究の結果，オピオイドの使用や用量が生存期間を短くすることはないと考えられている[7].

❸最後の薬である

寿命が縮む，中毒になるという誤解の影響か，オピオイドは最後に投与される薬であり，死を連想させると考える患者がいる．一般に死は恐怖であり，それを連想させるものを避けたくなるのは当然である.

しかし疼痛は，がんでは早期から出現する症状であり，生命予後には関係がないことを伝える必要がある．一方で，死への不安を念頭に置いた精神的なサポートが必要になる場合もある.

用語解説*
精神依存
自分で制御できずに薬物を使ってしまう，痛みがないにも関わらず薬物を使ってしまうような薬物に対する強度の欲求がある状況．嗜癖（しへき）（addiction）に近い概念であり，法律用語としての麻薬中毒もこれに近い．医学的に「中毒」という言葉は依存性とは関係なく大量投与時や慢性的に投与したときにあらわれる有害事象を言う.

●オピオイド（医療用麻薬）に対する誤解と説明〈動画〉

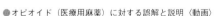

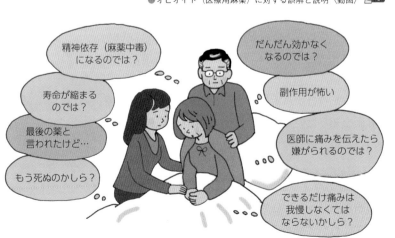

図2.2-14　**患者・家族のオピオイドに対する不安・誤解**

plus α
身体依存
突然の薬物中止，急速な投与量減少，血中濃度低下および拮抗薬投与によりその薬物に特異な離脱症候群が生じることによって明らかにされる，身体の薬物に対する生理的順応反応.

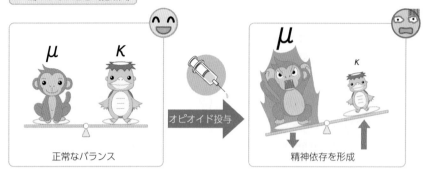

a. 痛みがないとき（健常人）

μ　κ

正常なバランス

オピオイド投与

μ　κ

精神依存を形成

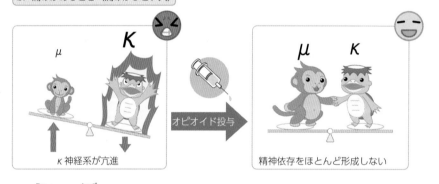

b. 痛みがあるとき（痛みがひどい人）

μ　K

κ神経系が亢進

オピオイド投与

μ　κ

精神依存をほとんど形成しない

通常はμ神経系とκ神経系はバランスがとれており，精神依存はオピオイド受容体のうちμ受容体が過剰に刺激されることにより起こる（a）．強い痛みがある患者はκ神経系が亢進しているところにオピオイドが投与されることで，μ神経系が刺激されバランスがよくなるため精神依存が生じにくいと考えられている（b）．

鈴木勉．"依存性"．を参考に作成．

図2.2-15　疼痛を有する患者が麻薬中毒にならない機序

❹痛みは我慢するべきである

　オピオイドは我慢できないくらい疼痛がひどくなった場合の薬であり，それまでは痛みは我慢するべきと考える患者もいる．これは，痛みを我慢し，簡単には訴えないことが美徳であるとする日本人の価値観によるのかもしれない．また，痛みを訴える患者は「悪い患者」であり，自分は「良い患者でありたい」と考える人もいるかもしれない．

　看護師は，患者は必ずしも痛みを自分から訴えないことを念頭に置き，医療者は患者から正しい疼痛の評価を知りたいと思っており，正確な情報なくしては適切な治療を計画できないことや，痛みの伝え方について教育する．

│**2**│**患者・家族教育**

　これまでの研究結果から，痛みのマネジメントについての教育を行うことで，痛みが緩和されることが明らかになっている．さまざまな介入研究などをもとに，がん疼痛マネジメントにおいて患者・家族教育に含まれるべき教育内容を，**表2.2-11**に示す[8]．看護師はこれらの要素の中から，患者の病態や理

表2.2-11　がん疼痛マネジメントにおいて患者・家族教育に含まれるべき教育内容

項　目	患者教育の内容
痛みとオピオイドに対する正しい知識	●以下のような誤った認識がないかを確認する 　①精神依存になる 　②徐々に効果がなくなる 　③副作用が強い 　④痛みは病気の進行を示す 　⑤注射はこわい 　⑥痛みの治療をしても緩和することができない 　⑦痛みを訴えない患者は「良い患者」であり，良い患者でいたい 　⑧医療従事者は痛みの話をすることを好まない
痛みの治療計画と鎮痛薬の具体的な使用方法	●痛みの原因 ●痛み治療の目標 ●痛みの治療計画（化学療法，薬物療法，神経ブロックなど） ●鎮痛薬の具体的な使用方法 　　定期的な鎮痛薬の服薬方法 　　レスキュー・ドーズの使用方法 ●副作用の出現と対策（悪心・嘔吐，便秘，眠気，精神症状）
医療従事者への痛みの伝え方	●痛みを医療従事者に伝えることの意義 ●痛みを医療従事者に伝える方法（NRS，痛み日記など） ●疼痛マネジメントがうまくいかなかったときの連絡先
非薬物療法と生活の工夫	●現在行っている薬物療法以外の有効な疼痛緩和方法の確認 ●疼痛緩和につながる薬物療法以外の方法を見つけて行うように促す（温める，移動のしかたの工夫など）
セルフコントロール	●自分で痛みを観察し，コントロールするように促す

日本緩和医療学会緩和医療ガイドライン委員会編，がん疼痛の薬物療法に関するガイドライン．
2014年版，金原出版，2014，p.218より一部改変．

解度，生活様式に応じ，個々の患者に応じた教育を行うことが必要である．

　がん疼痛の治療やオピオイドに関しては，家族も患者同様に不安を感じており，家族が患者の鎮痛薬使用の障害になることがあるため，家族にも同様の教育を行うことが望ましい．患者への説明文書としては，OPTIM研究によって作成された患者用パンフレット「がんの痛みが心配なとき」「医療用麻薬（モルヒネなど）を初めて使用するとき」「定期使用の鎮痛薬を使っても痛みがあるとき」などがある．

3　看護介入・補完代替療法

a マッサージ

　がん疼痛緩和に対するマッサージの効果については小規模な試験しかなく，どのようなマッサージが有用か統一した見解は今のところない．しかし，系統的レビューにより短時間の鎮痛効果は期待できるとされている．また，マッサージにより不安が減少し，疼痛の緩和をもたらす可能性も示唆されている．マッサージを行う場合には，患者の病態と好みに沿って行う．

b 温罨法・冷罨法

　温罨法は局所の血行を促進し，発痛物質の排泄を促すとされている．また，冷罨法は血管を収縮させ，発痛物質の産生が抑制されて疼痛緩和の効果があるといわれている．しかし，両者ともエビデンスには乏しく，臨床的には患者の好みに合った方法で試行し，効果があると患者が実感できる場合に継続するの

が望ましい.

c 体位や生活動作の工夫

日常生活では，患者の痛みが増強しない安楽な体位に調整することが必要である．また，移動などに際しても，個々の患者の疼痛の部位や状況によって安楽な方法が異なるため，患者の生活動作をよく観察し，患者と相談しながら痛みがなく移動できる方法を工夫する．

d 装具，補助具の使用

コルセット，頸椎カラー，歩行器，杖など，患者の状態に合った装具を医師や理学療法士などを含めた多職種チームで検討することが，疼痛緩和に有用な場合がある．

e 鍼灸療法*

がん疼痛に対する鍼の効果の報告は散見され，臨床的な有用性が示唆されるが[10]，それを支持するエビデンスは少ない．灸に関しては研究報告がほとんどない．

f リラクセーション

リラクセーション*法が痛みを緩和するというエビデンスは散見されるが，研究対象となっているリラクセーション法は多様であり，統一した見解は得られていない．リラクセーションによって患者の不安が軽減され，間接的に痛みの閾値を上昇させることが期待される．リラクセーション法の実施にあたっては，患者の状態や好みなどによって方法を選択し，照明を落とした静かな部屋を用意して，温度・空気・音楽など環境を整えることが望ましい．

g アロマセラピー

アロマセラピー*の疼痛に対する効果を直接的に示した研究は少ないが，アロマセラピーが不安を軽減し，リラクセーション効果をもたらすことが報告されており，間接的に痛みの閾値を上昇させる効果が期待される．アロマセラピーには，患者の好みやエッセンシャルオイルによるアレルギーがあるため，患者や専門家と相談しながら進める．

用語解説 *
鍼灸療法

物理療法の一種として，金属の細い針を経穴（ツボ）に接触あるいは刺入し，さらに低周波通電を行う方法が，補完代替療法として行われている．

用語解説 *
リラクセーション

筋肉の緊張状態を，一定の訓練方法に従って弛緩させる技法．代表的な技法としてはジェイコブソンの漸進的筋弛緩法，シュルツの自律訓練法，ベンソンのリラックス反応などがある．疼痛緩和の補完代替療法として行われる．

用語解説 *
アロマセラピー

エッセンシャルオイル（精油）を用いてリラクセーション誘導効果を得たり，症状の緩和などを目的とした療法．

引用・参考文献

1) 日本緩和医療学会. がん疼痛の薬物療法に関するガイドライン2020年版. 金原出版, 2020年.
2) Raja, S.N. et al. The revised International Association for the Study of Pain definition of pain：concepts, challenges, and compromises.
3) トワイクロス, R.G. ほか. トワイクロス先生のがん患者の症状マネジメント. 武田文和監訳. 第2版, 医学書院, 2010, p.13.
4) 木澤義之ほか監. WHOガイドライン 成人・青年における薬物療法・放射線治療によるがん疼痛マネジメント. 金原出版, 2021.
5) Uki, J. et al. A brief cancer pain assessment tool in Japanese：the utility of the Japanese Brief Pain Inventory；BPI-J. J Pain Symptom Manage. 1998, 16 (6), p.364-373.
6) Ward, S.E. et al. Patient-related barriers to management of cancer pain. Pain. 1993, 52 (3), p.319-324.
7) Morita, T. et al. Effects of high dose opioids and sedatives on survival in terminally ill cancer patients. J Pain Symptom Manage. 2001, 21 (4), p.282-289.
8) Oliver, J.W. et al. Individualized patient education and coaching to improve pain control among cancer outpatients. J clin Oncol. 2001, 19 (8), p.2206-2212.
9) Cynthia, X. et al. complementary and alternative medicine in the management of pain,dyspnea,and nausea and vomiting near the end of life：A systematic review. J Pain Symptom Manage. 2000, 20 (5), p.374-387.
10) 日本緩和医療学会緩和医療ガイドライン作成委員会. がん補完代替療法ガイドライン. 日本緩和医療学会, 2009, p.22.

がん疼痛
侵害受容性疼痛
神経障害性疼痛
体性痛
内臓痛
骨転移痛
突出痛
デルマトーム
疼痛アセスメントツール
WHO方式がん疼痛治療法

非オピオイド鎮痛薬
非ステロイド性抗炎症薬（NSAIDs）
医療用麻薬
オピオイド鎮痛薬
コデイン
トラマドール
モルヒネ
オキシコドン
フェンタニル
ヒドロモルフォン

鎮痛補助薬
レスキュー・ドーズ
オピオイドスイッチング
オピオイドの副作用
呼吸抑制
放射線療法
神経ブロック
オピオイドに対する不安・誤解
患者・家族教育
看護介入・補完代替療法

3 全身倦怠感の治療と看護

1 全身倦怠感の概念

　全身倦怠感は健常人でも一般的な症状であるが，健常人の倦怠感とがん関連倦怠感はその性質がかなり異なり，がんに関連した全身倦怠感は一般的にみられる慢性疲労症候群に近いといわれている（表2.3-1）．全米総合がん情報ネットワーク（NCCN）は，「最近の活動には合致しない日常生活動作の妨げとなるほどの，がんやがん治療に関連したつらく持続する主観的な感覚で，身体的，心理的かつ／または認知的な疲労感または消耗感」と定義している．また，ICD-10でも表2.3-2のように定義されている．

表2.3-1　健常人の倦怠感とがん関連倦怠感の違い

	健常人の倦怠感	がん関連倦怠感
持続性	一時的	持続的
日常生活の障害	軽　度	重　度
活動との関係	強　い	弱　い
休息による改善	あ　り	な　し

松尾直樹ほか．"倦怠感"．専門家をめざす人のための緩和医療学．日本緩和医療学会編．南江堂，2014，p.89.

　全身倦怠感は，進行がん患者で32〜90％，心不全患者で82％，COPD患者で68〜80％，腎不全患者で73〜87％にみられる頻度の高い症状である[1-3]．

表2.3-2　がん関連倦怠感の診断基準（ICD-10）

A. 重篤なだるさ，エネルギーの減少，休息の必要などが，過去1カ月以内に2週間以上，ほぼ毎日続いた状態であり，かつ以下の10項目のうち5項目以上を満たす．

① 全身衰弱感，あるいは足が重く感じるという愁訴　　⑥ 活動が低下した状態を解消するために努力が必要であると感じる
② 注意力，集中力の低下　　　　　　　　　　　　　　⑦ 倦怠感への著名な感情的反応（悲しみ，挫折感，いらいら）
③ 日常生活を行う上での意欲あるいは関心の低下　　　⑧ 倦怠感のために，日常生活を行う上で困難がある
④ 不眠あるいは睡眠過多　　　　　　　　　　　　　　⑨ 短期的な記憶に支障を感じる
⑤ 睡眠によって，気力や活力が回復しない　　　　　　⑩ 行動後に生じる倦怠感が数時間遷延する

B. 症状が臨床的に重篤な苦痛，あるいは社会的，職業上，その他の重要な活動に重篤な支障をもたらしている．
C. 症状が，がんまたはがん治療によって生じていることを示す既往，身体的検査，血液検査などの所見を認める．
D. 症状は，ただ単に大うつ病，身体化障害，身体表現性障害，あるいはせん妄の一次的結果ではない．

ICD-10：疾病及び関連保健問題の国際統計分類第10版
松尾直樹ほか．"倦怠感"．専門家をめざす人のための緩和医療学．日本緩和医療学会編．南江堂，2014，p.87.

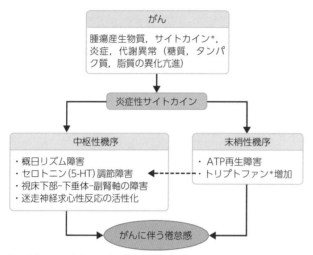

松尾直樹ほか．"倦怠感". 専門家をめざす人のための緩和医療学. 日本緩和医療学会編. 南江堂，2014，p.89を参考に作成.

図2.3-1　一次的倦怠感の病態生理

plus *α*

ICD-11

2018年に発表され，2019年にWHOが承認した最新版の疾病および関連保健問題の国際統計分類．2021年現在，日本では翻訳作業を行っている段階であり，実際の適用には至っていないが，がん関連倦怠感の診断基準については，ICD-11で一部変更が見込まれている．

用語解説 *

サイトカイン

免疫系の細胞が産生するタンパク質であり，それに対するレセプターをもつ細胞に働きかける物質の総称．免疫や炎症反応，細胞の増殖・分化・抑制などに重要な役割を果たす．インターロイキン，インターフェロン，ケモカインなど多種ある．

plus *α*

炎症性サイトカインとセロトニン調節障害

セロトニンは食欲，睡眠，記憶，体温調節などさまざまな機能に関連している．炎症性サイトカインがセロトニンの前駆物質であるトリプトファンの代謝に影響することで，セロトニンの調節障害が生じる可能性が指摘されている．

用語解説 *

トリプトファン

必須アミノ酸の一つで，多様な代謝経路をもつ．その一つとして，セロトニンやメラトニンの前駆物質がある．

特徴は，**だるさ**，**疲れやすさ**，**全身衰弱**（何をするにもおっくうなど），**精神疲労**（集中できない，記憶力が低下する，情緒不安定になるなど）であり，身体活動ばかりでなく心理面や社会面にも影響し，患者のQOLを著しく低下させる．また，治療の選択などの意思決定にも影響を及ぼす可能性がある．

2 全身倦怠感の原因

全身倦怠感にはさまざまな要因が関係しており，メカニズムは十分に解明されていない（**図2.3-1**）．

欧州緩和ケア学会（EAPC）は，がんに関連する倦怠感を病態生理学的に，主に**炎症性サイトカイン**が関連する一次的倦怠感（**表2.3-3**）と，貧血や悪液質，感染，代謝異常，薬剤などが関連する二次的倦怠感（**表2.3-4**）に分類することを提唱している．

3 全身倦怠感のアセスメント

全身倦怠感は主観的な感覚であり，直接，患者に聞くことがアセスメントの基本となる．しかし倦怠感は，患者が「がんだから，だるさがあって当たり前」「治しようがない」「あまり訴えると治療を変更・中止されるかもしれない」「不定愁訴，不平を訴えているように思われる」などと思い込み，症状を訴えなかったり，また，医療者も倦怠感の問題の認識が低いことなどから過小評価されやすい．オランダのがんセンターにおける研究では，看護師が定期的にかつ包括的に身体症状をアセスメントし，医師に原因を確認した上で，ガイドラインに準じた治療，患者教育，薬剤調整，非薬物療法を組み合わせて支援することにより倦怠感が改善したと報告されている[4]．そのため，看護師は，

表2.3-3　一次的倦怠感の主な原因

主な要因	内　容
貧血	貧血
悪液質	悪液質
感染	感染
その他の症状	疼痛，食欲不振，呼吸困難，悪心
筋肉の異常	体力/筋力の低下，廃用性委縮，末梢神経障害，麻痺
治療	がん薬物療法（抗がん薬，分子標的薬，免疫チェックポイント阻害薬），放射線療法，骨髄移植，インターフェロン療法
併存薬剤	オピオイド，抗不安薬，抗うつ薬，睡眠薬，抗ヒスタミン薬
水／電解質異常	脱水，高カルシウム血症，低カリウム血症，低ナトリウム血症
各臓器の機能低下	甲状腺機能低下，副腎機能低下，性腺機能低下，肝機能低下，腎機能低下，心不全／心拍出量低下，呼吸不全
精神的要因	不安，抑うつ，不眠
社会的要因	社会的役割や地位の変化

表2.3-4　二次的倦怠感の主な原因

主な要因	内　容
筋肉の異常	体力／筋力の低下，廃用性萎縮，末梢神経障害，麻痺
治療	化学療法，放射線療法，骨髄移植，インターフェロン療法
併用薬剤	オピオイド，抗不安薬，抗うつ薬，睡眠薬，抗ヒスタミン薬
貧血	貧血
水／電解質異常	脱水，高カルシウム血症，低カリウム血症，低ナトリウム血症
各臓器の機能低下	甲状腺機能低下，副腎機能低下，性腺機能低下，肝機能低下，腎機能低下，心不全／心拍出量低下，呼吸不全
その他の症状	悪液質，疼痛，食欲不振，呼吸困難，悪心
精神的要因	不安，抑うつ，不眠
社会的要因	社会的役割や地位の変化

患者の倦怠感の有無や日常生活への影響，考えられる要因についてアセスメントし，支援することが重要である．アセスメントのポイントを表2.3-5に示す．

　倦怠感の一つの特徴は表現の多様性にある（表2.3-6）．身体的な側面としては易疲労性，活動能力の低下，精神的な側面としては意欲・気分・活気の低下，認知的には集中力の低下などで表現される．一般的にもよくある症状であり「しんどい」「えらい」など地方の方言で表現されることもある．また，これらの表現には抑うつでよくみられるものもあり，抑うつを合併していることも少なくない．

　倦怠感の評価は「強い」「軽度」などと定性的に行われることが多いが，0～10のNRSや倦怠感特異的な評価尺度である**BFI**（Brief Fatigue Inventory）や**CFS**（Cancer Fatigue Scale），**MFI**（Multidimensional Fatigue Inventory）＊などを用いることができる[1,5]．

　倦怠感のアセスメントで重要なことは単なるその強さだけではなく，日常生活への影響，例えば移動や清潔ケア，排泄行為，食事，睡眠，コミュニケーションや楽しみなどへの影響，本人がどのような希望をもち，それが倦怠感によってどれだけ妨げられているかをアセスメントすることである．

表2.3-5　全身倦怠感のアセスメントのポイント

・倦怠感の有無と程度
・倦怠感の表現の多様性
・出現時期と持続期間
・倦怠感を増強／軽減させること
・日常生活への影響の程度
・精神面・社会面への影響の程度

表2.3-6　倦怠感の表現の一例

・だるい／けだるい
　〈方言〉
　こわい（北海道），えらい（東海），しんどい（関西），きつい（九州）
・疲れやすい
・体が重い
・消耗している
・すぐ横になりたくなる
・元気がない
・何もする気がない
・集中力が続かない
・考えるのが遅くなった
・身の置き所がないだるさがある

4 全身倦怠感の治療と看護

1 治療可能な要因の除去

二次的倦怠感の主な原因（表2.3-4）のうち，可能であればその除去のための治療を第一に行う．貧血では，血液がんや化学療法の影響の場合，輸血などで治療を行うことにより倦怠感の改善が期待される場合もあるが，終末期ではヘモグロビン値が低くても貧血以外が倦怠感の原因であることも多い．また，エリスロポエチン製剤は効果が出るまで1カ月以上を要するため，これらの適応は予後や病態を考えて行う．

感染症に関しては，抗菌薬による治療が倦怠感を改善するというエビデンスは明確ではないが，倦怠感以外の影響も考えて個々に検討されるべきである．脱水に関しては，終末期の脱水では補液による倦怠感の改善効果は乏しいと考えられているが，生命予後が長く，全身状態が良好である場合には，補液による改善が期待される．疼痛などの身体症状，抑うつや不眠などの精神症状が原因の場合には，原則としてそれらの症状の治療と看護を行う．

2 薬物療法

全身倦怠感に対し，**副腎皮質ステロイド***の有効性が報告されている．副腎皮質ステロイドは免疫反応を抑制してサイトカインの産生を抑制することや気分高揚作用があること，視床下部の食欲促進因子を活性化し食欲を改善することなどから，全身倦怠感に効果があると考えられている．デキサメタゾンがプラセボ（偽薬）と比較して，がんに関連した倦怠感に対し有効であると報告されている．しかし，デキサメタゾンはQOLや食欲不振の改善に効果があったが，不安や抑うつなどの精神的側面については，有効性が認められなかったとの報告もある[6]．長期使用を避けるため，投与は原則数週間程度とし，生命予後を慎重に評価しながら使用する．

精神刺激薬として，海外ではメチルフェニデートやモダフィニルなどが使用されているが，そのエビデンスは明確でなく，さらに日本ではこれらの薬剤は2007年からナルコレプシーに適応が制限され，がんによる倦怠感では使用できなくなった．2021年現在，がん患者の倦怠感に使用できる精神刺激薬はペモリン（ベタナミン®）のみである（ただし，保険適用はなく適用外使用）．また，近年では，アメリカニンジンがんによる倦怠感に有効であるという報告もある[7]．

3 エクササイズ（運動）

適度なエクササイズによる倦怠感の改善については，多くの研究で指摘されている[2,8,9]．体力や病態に合わせて，個別に計画を立てることが大切である．また，倦怠感そのものがエクササイズを行うことへの阻害要因となりうるため，患者の希望に合わせた対応が必要となる．

用語解説 *
BFI, CFS, MFI

BFIは米国で開発された簡易倦怠感尺度．CFSは日本で開発された尺度．身体的，精神的，認知的という倦怠感の3側面を評価できる．MFIはオランダで開発され，全般的疲労感，身体的疲労感，活動性の低下，意欲の低下，精神的疲労感の五つの簡易尺度からなる．

用語解説 *
副腎皮質ステロイド

副腎皮質で産生される糖質コルチコイド，鉱質コルチコイド，副腎アンドロゲン（男性ホルモン）のうち，糖質コルチコイドのことを副腎皮質ステロイドと呼ぶ．代表的なものとして，短時間作用のヒドロコルチゾン，中間型のプレドニゾロン，長期作用のデキサメタゾンやベタメタゾンなどがある．抗炎症作用，免疫抑制作用をもち，剤形も多様で臨床の使用範囲が広いが，短期・長期のさまざまな副作用がある．

plus α
適度なエクササイズ

適度なエクササイズとしては，次の①と②の組み合わせが推奨されている[2,8]．
①中強度の有酸素運動（汗ばむぐらいのウォーキング，サイクリング，水泳など）を週150分以上
②週2～3回の筋力トレーニング

表2.3-7　活動と休息のバランスを保つための支援

①大切にしたいこと，自分でやりたいと思うことを共有し，活動の優先順位をつける
②1日の中での倦怠感の強さの経時的変化を把握し，それに合わせて活動と休息の計画を立てる
③エネルギーの消耗を防ぐための工夫を行う
　・他者（家族や看護師）に任せてもよいことは任せるように説明する
　・よく使うものを近く（手の届く範囲など）に置くようにする
　・状態や倦怠感の強さに合わせて日常生活動作（移動，排泄，整容，清潔，食事）の援助を行う
　・ほとんど臥床して過ごす患者であれば，安楽な体位を保持できるように工夫する
　・日常生活での工夫の方法（徒歩ではなく交通機関を利用するなど）を説明する
④夜間の睡眠を確保する

4　活動と休息のバランスを保つための支援

　全身倦怠感があると，臥床傾向となり活動量が減少する．一方，活動量の減少は筋力や心拍出量の低下を招き，したいことができなくなることで活動のモチベーションが下がると，さらに倦怠感を強めてしまう．看護師は，患者の1日の体力の配分を考え，**活動と休息のバランスを保つ**ことで，患者にとって優先度の高い活動を行えるように支援する．具体的には，表2.3-7の①〜④を患者と一緒に考え，実施していく．

5　心理社会的支援

　放射線療法や化学療法による倦怠感の場合は，予想される出現時期や持続期間をあらかじめ説明しておく．また，「倦怠感の出現や強さ」が「病気の進行」を必ずしも意味しないと患者に伝えることは，無用の不安や混乱を避けることに役立つ．

　倦怠感に不安や抑うつ，不眠が関係していると思われる場合は，不安や抑うつ，不眠への対処を行う．その際は必要に応じて，緩和ケアチームや精神科医，臨床心理士[*]，精神科リエゾンナース[*]などに紹介し，適切な薬物療法や心理療法を検討する．

6　看護ケア

　倦怠感は薬物療法が効きにくい代わりに看護ケアが有効である．倦怠感に意識が集中すると，症状をより強く感じてしまうことがあるため，患者の気分転換を促し，リラックスできる時間をつくることも支援の一つである．好きな音楽を聴く，散歩をする，などのほかに，マッサージやアロマセラピー，足浴，リフレクソロジーなどの看護ケアも有効である[8]．看護ケアの効果は数時間から1日程度しか持続せず，また，人によって好みや有効性の違いがあるため，個々の患者の反応をみながら毎日や隔日などに実施する．このようなケアは，有効性も高く副作用もないのでもっと活用されてよいと思

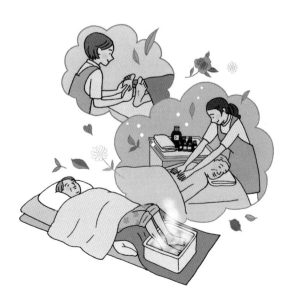

用語解説[*]
臨床心理士

臨床心理学をベースに，相談者の精神疾患や心身症，精神心理的問題などへの援助を行う心理職専門家．日本臨床心理士資格認定協会が認定する民間資格で，活動領域に応じて学校臨床心理士，病院臨床心理士，産業臨床心理士などの名称でも呼ばれる．

用語解説[*]
精神科リエゾンナース

精神看護専門看護師．リエゾン（liaison）とは，橋渡しをする・つなげるという意味．精神科看護の専門知識や技術をもとに，身体的な疾患をもつ患者・家族の心のケアや，患者と看護師の関係改善，ストレスの緩和，看護師のメンタルヘルス支援などを行う．日本看護協会の認定資格．

われる．ヨガ，瞑想法を取り入れるなど，患者と共にできることを相談しながら実施していく．

■ 引用・参考文献

1) 神谷浩平．"倦怠感"．専門家をめざす人のための緩和医療学．日本緩和医療学会編．改訂第2版，南江堂，2020，p.89-95.
2) NCCN Clinical Practice Guidelines in Oncology（NCCN Guidelines®）．Cancer-Related Fatigue Version 2.2024 &#8212— October 30, 2023. https://www.nccn.org/professionals/physician_gls/pdf/fatigue.pdf，（参照2023-11-25）.
3) Radbruch, L. et al. Research Steering Committee of the European Association for Palliative Care（EAPC）. Fatigue in palliative care patients-an EAPC approach. Palliat Med. 2008, 22, p.13-32.
4) De Raaf, P.J. et al. Systematic monitoring and treatment of physical symptoms to alleviate fatigue in patients with advanced cancer：a randomized controlled trial. J Clin. Oncol. 2013, 31（6），p.716-723.
5) 三浦智史．Ⅰ 身体症状の評価とツール 8 倦怠感．緩和ケア・がん看護臨床評価ツール大全．宮下光令編．青海社，2020，p.58-61.
6) Yennurajalingam, S. et al. Reduction of cancer-related fatigue with dexamethasone：a double-blind, randomized, placebo-controlled trial in patients with advanced cancer. J Clin Oncol. 2013, 31（25），p.3076-3082.
7) Barton, D.L. et al. Wisconsin Ginseng（Panax quinquefolius）to improve cancer-related fatigue：randomized, double-blind trial, N07C2. J Natl Cancer Inst. 2013, 105（16），p.1230-1238.
8) Bower, J.E. et al. Screening, Assessment, and Management of Fatigue in Adult Survivors of Cancer：An American Society of Clinical Oncology Clinical Practice Guideline Adaption. J Clin Oncol. 2014, 32（17），p.1840-1850.
9) Mustian, K.M. et al. Comparison of Pharmaceutical, Psychological, and Exercise Treatments for Cancer-Related Fatigue：A Meta-analysis. JAMA Oncol. 2017, 3, p.961-968.
10) 宮内貴子ほか．無作為化クロスオーバー試験による進行期がん患者の倦怠感に対するリフレクソロジーの有用性の検討．がん看護．2013, 18（3），p.395-400.

重要用語

全身倦怠感　　　　　　　　　　副腎皮質ステロイド　　　　　　　エクササイズ
活動と休息のバランス

4 消化器症状の治療と看護

1 悪心・嘔吐の治療と看護

1 悪心・嘔吐の概念と原因

　嘔吐は胃または腸の内容物が口腔より排出されること，悪心（嘔気）は嘔吐が起こりそうな不快な感覚であり，唾液分泌亢進，冷汗，顔面蒼白，めまい，頻脈，徐脈，低血圧などの自律神経症状を伴うことがある．がん患者には一般的な症状であり，その頻度は40～70％と報告されている[1]．

　悪心・嘔吐は，延髄にある嘔吐中枢が何らかの原因で刺激されることで生じる．経路としては，大脳皮質からの入力，第四脳室にある化学受容器引金帯（chemoreceptor trigger zone：CTZ）からの入力，前庭器からの入力，末梢（咽頭，心臓，肝臓，消化管，腹膜，骨盤臓器などの機械的受容体や肝臓と消化管の化学受容体）からの入力がある（図2.4-1）．

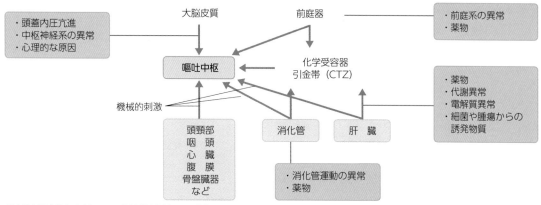

・頭蓋内圧亢進
・中枢神経系の異常
・心理的な原因

大脳皮質　　　　　　前庭器

・前庭系の異常
・薬物

嘔吐中枢

化学受容器
引金帯（CTZ）

・薬物
・代謝異常
・電解質異常
・細菌や腫瘍からの
　誘発物質

機械的刺激

頭頸部
咽頭
心臓
腹膜
骨盤臓器
など

消化管

肝臓

・消化管運動の異常
・薬物

日本緩和医療学会ガイドライン統括委員会編．がん患者の消化器症状の緩和に関するガイドライン．2017年版，金原出版，2017，p.14を参考に作成．

図2.4-1　悪心・嘔吐のメカニズム

2 悪心・嘔吐のアセスメント

1 症状アセスメント

　悪心は主観的な感覚のため，直接，患者に聞くことが基本となる．一方，嘔吐は主観的な苦痛の程度と共に，嘔吐の量や頻度といった客観的な評価が可能である（表2.4-1）．

　主観的な悪心の程度を数量的に評価する方法として，NRSが知られている．NRSは，「0：吐き気がない」～「10：これ以上の吐き気は考えられない」までの11段階で，悪心の強さを評価する方法である（➡p.71 図2.2-7の1参照）．

2 原因のアセスメント

　悪心・嘔吐の原因（表2.4-2）を把握することは，治療方針を決定する上で重要である．そのため，臨床症状や身体所見，嘔吐物の量や性状，血液検査や画像検査などの検査結果，増強因子や軽快因子が何かなど，総合的にアセスメントを行う．

3 悪心・嘔吐の治療と看護

1 悪心・嘔吐の原因に対する治療

　アセスメントをもとに，医師や薬剤師と協働して，考えられる主要な原因，病因を特定し，原因や病因に合わせた治療を進めていく．

∷ 薬物が原因と考えられる場合

　悪心の原因となりうる薬剤で，中止可能なものは中止する．オピオイドが原因で制吐薬を使用しても緩和できない場合は，**オピオイドスイッチング**の検討や**鎮痛補助薬**を使用することで，投与の減量を検討する．また，NSAIDsなど

表2.4-1　悪心・嘔吐のアセスメントのポイント

項　目	主なアセスメント項目
悪心・嘔吐の状況	● 悪心の有無とその程度 ● 最初に悪心・嘔吐が出現した時期 ● 悪心の出現時間，持続時間 ● 嘔吐のタイミング（食事や動作との関連の有無） ● 嘔吐の頻度，嘔吐物の量，色，性状，におい ● 悪心を増強／軽減させること
身体状況や治療内容，既往歴，随伴症状など	● がんの部位，進行状況 ● 治療歴，現在治療している内容 ● 使用している薬剤の内容と使用時間 ● 悪心・嘔吐に関連する既往歴，合併症の有無 ● 随伴症状の有無と程度 ・消化器症状（便秘や下痢の有無，腸蠕動音，腹痛，腹部膨満，黄疸など） ・神経症状（意識障害，頭痛，運動知覚障害，めまい，耳鳴りなど） ・その他（バイタルサイン，顔色，冷汗）
生活状況や心理状態	● 食事の摂取量，飲水量 ● 心理状態 ● 日常生活への影響の程度 ● 心理社会面への影響の程度

表2.4-2　悪心・嘔吐の原因

項　目		悪心・嘔吐の原因として考えられるもの
化学的	薬物による影響	オピオイド，抗てんかん薬，抗菌薬，抗がん薬など
	誘発物質	感染（エンドトキシン），腫瘍からの誘発物質
	代謝・電解質異常	高カルシウム血症，低ナトリウム血症，腎不全，肝不全，ケトアシドーシス
消化器	消化管運動の異常や機械的刺激	消化管閉塞，便秘，下痢，腹水，がん性腹膜炎，肝腫大，腫瘍による圧迫，肝被膜の伸展，消化管潰瘍，尿閉，放射線療法など
	薬物による影響	消化管を刺激する薬剤（アスピリン，非ステロイド性抗炎症薬），抗がん薬，抗菌薬，アルコール，鉄剤など
中枢神経	頭蓋内圧亢進	脳腫瘍，脳浮腫
	中枢神経系の異常	髄膜炎（細菌性，がん性），放射線療法，脳幹の疾患
	心理的な原因	不安，予期反応，恐怖，不快なにおい
前庭系	薬物による影響	オピオイド，アスピリン
	前庭系の異常	頭位変換による誘発（メニエール症候群，前庭炎など），頭蓋底への骨転移，聴神経腫瘍など
その他	原因不明	

日本緩和医療学会緩和医療ガイドライン作成委員会編．がん患者の消化器症状の緩和に関するガイドライン．2017年版．
金原出版，2017，p.17を参考に作成．

による消化管への影響が考えられる場合は，プロトンポンプ阻害薬を使用する．

　化学療法による悪心・嘔吐への対応については，2章8節（➡p.142）で詳述する．

:• **代謝異常，電解質異常が原因と考えられる場合**

　脱水を是正する．高カルシウム血症の場合は，**ビスホスホネート製剤***などを用いて治療を行う．

:• **消化管閉塞，重度の便秘が原因と考えられる場合**（➡p.105，p.108参照）

:• **頭蓋内圧亢進や中枢神経系の異常が原因と考えられる場合**

　副腎皮質ステロイドを使用する．必要に応じて，**浸透圧系利尿薬***の使用や緩和的放射線療法，手術の適応を検討する．

:• **心因性と考えられる場合**

　精神科医や臨床心理士による支援を検討する．**ベンゾジアゼピン***の投与が有用な場合がある．

|2| 制吐薬の使用

　根拠は十分でないが，化学療法や放射線療法が原因ではない悪心・嘔吐に対しては，病態に合わせた制吐薬の選択が推奨されている（**図2.4-2**）[1]．

|3| 環境整備

　においは悪心・嘔吐の増悪因子の一つである．室内の換気をよくする，においの強い食事や芳香剤，香水を避けるなどの配慮が必要である．同室患者の食事のにおいで悪心が増悪するようであれば，食事の時間や場所を調整する．

　また，吐物や吐物の付着した衣服・リネン類は速やかに片付け，嘔吐後は冷水やレモン水でのうがいを促す．悪心・嘔吐にすぐ対応できるように，ガーグ

用語解説*
ビスホスホネート製剤

破骨細胞の活動を阻害し，骨吸収を抑制する作用がある．現在，骨粗鬆症治療の第一選択薬となっているほか，がんの骨転移，多発性骨髄腫，変形性骨炎など，骨の脆弱を特徴とする疾患の予防・治療に用いられる．

用語解説*
浸透圧系利尿薬

糸球体で濾過されると再吸収されず，尿細管内の浸透圧が上昇し，水の再吸収が抑制される．濃グリセリン果糖注射液やD-マンニトールなど．

用語解説*
ベンゾジアゼピン

中枢神経のGABA受容体の作用を亢進し，中枢神経の信号の流れを抑制することによって，不安・興奮・焦燥などを抑える働きをもつ．日本では，抗不安薬，睡眠薬として広く用いられている．

ルベースンや洗面器，ティッシュをそばに置いておく．

│4│食事の工夫

味覚や嗅覚の変化を伴う場合もあるため，患者と話し合い，食べられるもの，食べやすいものを探すことが大切である．経験的にとられている方法をいくつか紹介する．

- 冷たいもの，口当たりの良いもの，軟らかいもの（麺類，果物，茶碗蒸し，豆腐，ゼリー，シャーベットなど）を摂取する
- においの強いものは避ける
- 1回に食べる量を減らし，数回に分けて摂取する
- 無理して食べず，激しい嘔吐がある場合は食事を控える
- 盛り付けや彩り，食器を工夫する．盛り付けは小分けにする

│5│衣服や体位の工夫

安楽な体位を患者と相談しながら探し，保持できるように支援することが大切である．腹部の緊張を和らげ，嘔吐した際に吐物の誤嚥を防ぐという点で，側臥位が好まれる．また，肝腫大により胃の拡張が妨げられて悪心が生じている場合は，右側臥位にすると軽減することがある．胸や腹部を締め付けるような衣服は避ける．

│6│マッサージや指圧，経皮的末梢神経電気刺激

マッサージや指圧，経皮的末梢神経電気刺激については研究段階であり，悪心・嘔吐のあるがん患者に対する効果は現時点では不明である．

指圧や経皮的末梢神経電気刺激では，悪心の軽減に関連するといわれる経穴（ツボ）の「内関」を刺激する．内関は，手関節の掌側中央から指3本分の位置にある（図2.4-3）．

│7│ショウガ

ショウガの悪心に対する効果は研究段階であり，現時点では確立されていない．過去の研究では，ショウガの投与量は1g/日であった[1]．

│8│リラクセーション

化学療法に伴う悪心に関する研究において，漸進的筋弛緩法*，イメージ療法*，音楽療法*といった介入は，患者がリラックスすることによって悪心が軽減され，制吐薬の使用量や回数を減らすことが期待できると報告されている．しかし，緩和ケア領域での効果に関する報告はない．

◆第一選択薬

化学的な原因	ハロペリドール
消化器系の原因	メトクロプラミド，ドンペリドン
前庭系の原因	ヒスタミンH₁受容体拮抗薬，抗コリン薬

◆第二選択薬

上記の制吐薬（第一選択薬）のうち，投与したものと別の作用機序をもつ制吐薬を使用する

ハロペリドール以外の抗精神病薬（フェノチアジン系抗精神病薬，非定型抗精神病薬）に変更する

それでも効果が不十分な場合は，セロトニン5-HT₃受容体拮抗薬の投与を検討してもよい

図2.4-2 制吐薬使用の流れ

用語解説*
漸進的筋弛緩法
体のさまざまな筋肉群を緊張させたり弛緩させたりしながら，体の動きに集中しリラックスを得る方法．

用語解説*
イメージ療法
好ましいイメージを連想することでリラックスする方法．

用語解説*
音楽療法
音楽を用いて，リラックスを得る方法．

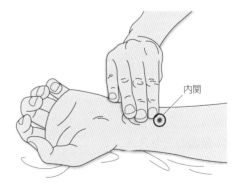

悪心の軽減に効くとされるツボ．
手関節の掌側中央から体幹側へ指3本の位置にある．

図2.4-3 内関の位置

|9| 心理・教育的介入

症状への対処法や投与されている薬剤の使用方法，セルフケアの方法を，患者や家族に対し面談やカウンセリングで説明・教育する．心理・教育的介入についても化学療法に伴う悪心に関する報告であり，緩和ケア領域については研究段階である．

|10| その他

悪心が強いときや嘔吐時に，患者の傍らにいて背中をさすったり声を掛けたりすることで，患者の不安や苦痛の軽減を図る．

2 食欲不振の治療と看護

1 食欲不振の概念

食欲不振は，がんの進行や治療によって生じる一般的な症状である．進行がん患者の75～80％に出現し，胃癌，膵癌，肺癌に多く，終末期にはほぼ全例でみられる[2]．食べることは基本的欲求であり，「食べられないこと」は自身の衰えを自覚させる．また，食事は生活における楽しみでもあるため，食欲不振は著しく患者のQOLを低下させる．

食欲不振のうち悪液質が関連するものは，**食欲不振・悪液質症候群**（Anorexia-Cachexia Syndrome）と呼ばれ，がん，COPD，心不全，腎不全，関節リウマチ，後天性免疫不全症候群（Acquired immunodeficiency syndrome：AIDS）などの慢性疾患で生じる．特にがんの進行に伴う悪液質を**がん悪液質**という．サイトカインやホルモン，腫瘍産生物質等が関連し，体重減少（6カ月で5％以上），食欲不振，倦怠感，全身衰弱などを呈した状態で，骨格筋組織の減少を特徴とした複合的な代謝障害である[2,3]．

2 食欲不振のアセスメント

|1| 症状アセスメント

食欲不振の程度や食事パターンをアセスメントするとともに，食欲不振に対する患者や家族の認識や価値観を理解することが重要である．また，患者の生命予後や病状によって治療目標が変化するため，患者の病態や病状を把握する必要がある．

食欲不振が続くと低栄養状態となる可能性がある．食欲不振のアセスメントとともに栄養状態の評価を合わせて行う．栄養状態は，まずは主観的包括的アセスメント（Subjective Global Assessment：**SGA**）で評価し，その後，客観的データ栄養評価（Objective Data Assessment：**ODA**）で評価する．

|2| 原因のアセスメント

食欲不振は，がんの進行ばかりでなく，治療の副作用や抑うつなどの精神的要因によっても引き起こされる（表2.4-3）．そのため，臨床症状や身体所見，随伴症状の有無，血液検査や画像検査などの検査結果，増強因子や軽快因子が何かなど，総合的にアセスメントを行う（表2.4-4）．

plus α
主観的包括的アセスメントと客観的データ栄養評価

SGAは① 体重の変化，② 食物摂取状況の変化，③ 2週間以上持続する消化器症状，④ 機能状態（活動性），⑤ 疾患および疾患と栄養必要量の関係，の5項目について，問診等で得た情報をもとに看護師等医療者が主観的に評価する．ODAでは，身体計測や血液検査等の検査データをもとに栄養状態を評価する．

表2.4-3　食欲不振の原因

項　目	食欲不振の原因として考えられるもの
身体的要因	がん悪液質，口内炎，食道炎，消化性潰瘍，胃食道逆流，味覚障害，亜鉛欠乏，口腔内乾燥，嚥下障害，嚥下時痛，重度の便秘，便失禁の恐怖，消化管狭窄／閉塞，腹水／肝腫大，腫瘍による胃の圧迫，自律神経障害，悪心・嘔吐，疼痛，呼吸困難，倦怠感，電解質異常（脱水，高カルシウム血症），甲状腺機能障害，性機能低下症，治療（手術／化学療法／放射線療法など）の影響
精神的要因	抑うつ，不安，認知機能障害，摂食障害／身体イメージ
社会的要因	経済的問題，食事環境の変化，食習慣の変化

表2.4-4　食欲不振のアセスメントのポイント

項　目	主なアセスメント項目
食欲不振の状況	・食欲不振の有無と，本人の感じている苦痛の程度 ・発症前後の食事パターン（摂取量，嗜好，食習慣，摂取時間，味覚など）の変化の内容 ・発症時期，症状が出るタイミング，頻度 ・食欲不振を増強／軽減させること
身体状況や既往歴，関連する症状など	・がんの部位，進行状況，予測予後 ・脱水，電解質異常，微量元素不足の有無 ・食欲不振に関連する既往歴，合併症の有無 ・食欲不振に関連する投薬，治療の有無 ・栄養状態 ・腎機能 ・排便の状況 ・口腔内の状況
心理状態や家族のサポート	・患者の心理状態（抑うつや不安などの有無） ・患者や家族の心理社会面への影響の程度 ・食欲不振に対する患者，家族の認識，価値観 ・家族のサポート体制 ・食欲不振に対する患者と家族の対処の内容

3　食欲不振の治療と看護

1　原因に合わせた治療

　アセスメントをもとに，医師や薬剤師と協働し，考えられる主要な原因・病因を特定し，それに合わせた治療を進めていく（表2.4-5）．治療の影響による食欲不振は一時的なものが多く，原因となっている治療に伴う副作用症状が改善すれば，食欲も回復する可能性があるため，副作用症状のコントロールを図る．栄養状態については，医師，看護師，薬剤師，管理栄養士，臨床検査技師等，多職種で協働し，患者の病状や病態，治療方針，選好に合わせて，必要な治療や看護，栄養管理の検討を行う．**栄養サポートチーム（NST）**＊を設置している施設については活用するとよい．

2　薬物による治療

　自律神経障害に伴う胃の内容物停滞や，上部消化管の圧迫による胃拡張不全症候群による悪心・嘔吐，早期腹部膨満感，食欲不振であれば，メトクロプラミド＊（プリンペラン®）の消化管運動促進作用による効果が期待できる．

　がん悪液質による食欲不振（食欲不振悪液質症候群とも呼ばれる）については，**アナモレリン塩酸塩**＊（エドルミズ®），**プロゲステロン製剤（メドロキシプロゲステロン酢酸エステル**＊）と**副腎皮質ステロイド**の有効性が報告されている[4]．しかし，日本ではメドロキシプロゲステロン酢酸エステルは保険適用がなく，致命的な血栓症を生じる可能性があるため，慎重に投与を検討する必要がある．また，副腎皮質ステロイドは易感染性，満月様顔貌，高血糖，消化性潰瘍，副腎不全，骨壊死などの副作用があり，特に長期使用により重篤な副作用を生じる．そのため長期使用は避け，生命予後が1〜2カ月と考えられる時期に投与を開始するのが一般的である．

用語解説 ＊

栄養サポートチーム（Nutrition Support Team：NST）

必要な施設体制を整えた上で，栄養管理に関係する専門的知識をもった多職種チーム（栄養サポートチーム）．栄養障害の状態にある患者，もしくはそのリスクのある患者に評価，診察した場合に，栄養サポートチーム加算（200点　週1回）が算定される．

用語解説 ＊

メトクロプラミド

ドパミン受容体拮抗薬．消化管運動機能の改善作用と制吐作用があり，化学療法などによる悪心・嘔吐の治療に用いられる．

表2.4-5　食欲不振の原因に合わせた治療・対応

	原　因	治療・対応
状況要因	におい，味，量の不都合	環境整備，管理栄養士による食事の工夫
	緩和されていない苦痛（疼痛など）	苦痛の緩和
医学的要因	口内炎	口腔ケア，抗真菌薬（口腔カンジダ症）の使用，歯科衛生士や歯科医による治療
	味覚障害	亜鉛欠乏がある場合は亜鉛の摂取．味覚に合わせた食事の工夫
	感染症	抗菌薬の使用
	高カルシウム血症	ビスホスホネート製剤の使用，輸液投与
	高血糖	血糖補正
	便　秘	下剤の使用
	低栄養	栄養管理
	消化管閉塞	外科的治療，ステント治療，オクトレオチド，副腎皮質ステロイドの使用
	胃・十二指腸潰瘍，胃炎	抗潰瘍薬（プロトンポンプインヒビター，H_2ブロッカー）の使用
	薬物の副作用	薬剤の変更，制吐薬の使用
	胃拡張不全症候群	メトクロプラミドの使用
	頭蓋内圧亢進	放射線療法，副腎皮質ステロイドの使用，浸透圧系利尿薬の使用
精神的要因	抑うつ，不安	精神的ケア，向精神薬の使用

日本緩和医療学会．終末期がん患者の輸液療法に関するガイドライン．2013年版．金原出版を参考に作成．

　海外では，食欲不振に対し魚油（エイコサペンタエン酸：EPA）やサリドマイド，非ステロイド性抗炎症薬（NSAIDs），エリスロポエチンを使用した研究が報告されているが，いずれも現時点でその有用性は確立されていない[4]．

3 食事の工夫

　患者の嗜好に合わせ，食べやすいもの，食べられるものを探す．患者には，無理をせず，食べたい時に食べたいものを食べたい量，摂取するよう伝える．そのほかの工夫として，次のようなことがある．

- 使い慣れた食器を使用する
- 盛り付けを工夫する
- 味覚が変化することがあるため，「おいしい」と感じる好みの味付けを探す
- 消化が良い料理（おかゆ，うどんなど），口当たりの良い料理や食品（豆腐，茶碗蒸し，プリン，ゼリー，アイスクリームなど）が食べやすい
- 生ではなく煮る・蒸す・ゆでるといった調理を行う
- 極端に熱いもの，冷たいもの，脂っこいものは避ける
- 家族に調理してもらい，家庭の味を楽しめるようにする
- 栄養補助食品を利用する

　また，必要に応じて，管理栄養士による栄養相談や栄養サポートチーム（NST）を活用するとよい．進行がん患者・家族を対象とした緩和ケア病棟での調査では，栄養サポートのニーズは患者で76％，家族で73％であったと報

用語解説*
アナモレリン塩酸塩（エドルミズ®）

非小細胞肺癌，胃癌，膵癌，大腸癌に関連した食欲不振・悪液質症候群に対して，2021年1月より承認認可された．グレリン様作用薬で，グレリン受容体である成長ホルモン放出促進因子受容体を活性化することで，成長ホルモンの促進及び食欲の亢進に関与する．

用語解説*
メドロキシプロゲステロン酢酸エステル

エストロゲンの分泌抑制効果をもつホルモン（プロゲステロン）製剤．乳癌，子宮体癌の治療に用いられるが，重篤な肝障害や血栓症を引き起こす恐れがある．

告されている[2].

|4| 環境整備

　親しい人たちと一緒に食べられるようにする，ベッドから離れて食べる環境をつくるなど，食事の環境を調整すると，患者の食欲に良い影響を及ぼすことがある．

|5| 患者・家族の精神面へのケア

　食欲不振が疾患の自然経過であることを説明し，食べなければいけないと患者が頑張って食べていたり，食べてもらいたいという思いから家族が無理に食べさせていたりすることもあるため，無理して食べなくてもよいことを伝える．また，量ばかりに固執せず，食べられる物をおいしく食べることに意識を向けられるように支援する．

　看護師は，食べられないことによる患者・家族の精神的苦痛に寄り添い，共感的に関わることが必要である．

3 嚥下困難の治療と看護

1 嚥下困難の概念

　嚥下困難とは，口腔から胃に食物や液体が円滑に通過しない状態を指す．イギリスのホスピスにおける大規模調査によると，終末期がん患者における嚥下困難の発生頻度は12〜23％となっている．特に頭頸部癌の患者の場合，口腔内の障害では4％だが，輪状後部の障害では必ず発現する症状であったと報告されている[5].

　嚥下困難のアセスメントと支援においては，摂食・嚥下のメカニズムと過程の理解が重要である．摂食・嚥下の過程は先行期，準備期，口腔期，咽頭期，食道期の五つに分類される（**図2.4-4**).

　嚥下困難は患者が「飲み込みづらい」と直接表現することもあれば，食事の際にむせる，せき込む，息苦しくなるといった本人や家族の訴えとして表現される．一方で，誤嚥のある患者のうち15〜40％は全く症状や徴候がないことが知られている[4,5].そのため，検査で肺炎と診断されて初めて疑われる場合や，遷延する微熱や経皮的酸素飽和度（SpO_2）の低下から疑われるような場合もある．

2 嚥下困難のアセスメント

|1| 症状アセスメント

　問診，摂食や服薬場面での観察などによりアセスメントを行う．また，必要に応じて，反復唾液嚥下テスト，**改訂水飲みテスト***，段階的フードテスト，**頸部聴診法***などのベッドサイドでできる検査法や，嚥下内視鏡検査，嚥下造影検査などを実施して，嚥下機能を評価する．

　生命予後や病状によって目標や治療方針が変わるため，病態や病状を把握しておく．

用語解説*
改訂水飲みテスト
　3 mLの水を嚥下してもらい，嚥下反射誘発の有無，むせ，呼吸の変化を評価する．

用語解説*
頸部聴診法
食塊を嚥下する際に生じる咽頭部での嚥下音と嚥下前後の呼吸音を，頸部で聴診し評価する．

●呼吸と嚥下〈アニメーション〉

| a. 先行期（認知期） | b. 準備期 | c. 口腔期 |

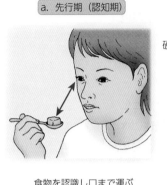

食物を認識し口まで運ぶ

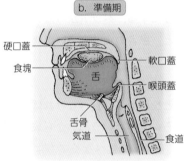

硬口蓋／食塊／軟口蓋／舌／喉頭蓋／舌骨／気道／食道

食物を口に入れ，咀嚼して
食塊を形成する

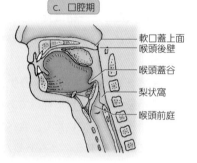

軟口蓋上面／喉頭後壁／喉頭蓋谷／梨状窩／喉頭前庭

食塊を舌と口蓋で挟んで押し
つぶしながら咽頭に送り込む

〈誤嚥の場合〉

食物や水分などが誤って気管・
気管支に入ってしまう

| d. 咽頭期 | e. 食道期 |

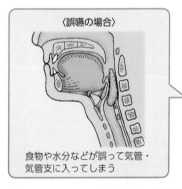

舌口蓋閉鎖／鼻咽腔閉鎖／喉頭閉鎖／喉頭は挙上

食塊を咽頭から食道へ送り込む

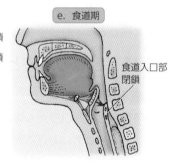

食道入口部閉鎖

食塊を食道から胃へ送り込む

図2.4-4　Leopoldの摂食・嚥下運動の分類

|2| 原因のアセスメント

　嚥下困難の原因として，①疾患そのもの，②治療，③疾患の進行，④合併症，⑤嚥下に影響する因子，が関係していると考えられる．原因をアセスメントし，治療可能なことは何か，治療不可能なことは何かを把握することが，今後の治療計画や目標設定の基本となる．

3 嚥下困難の治療と看護

　嚥下困難に対する治療の方針や目標の設定は，生命予後や病状によって変わることを理解しておく必要がある．緩和ケアにおける嚥下困難への対応方針は，次のような観点から決定される[5]．

- 輸液や経管栄養の必要性があるか
- 消化管閉塞があるか
- 誤嚥によって対処の難しい問題が生じているか
- 粘膜の感染や口腔内乾燥があるか
- 薬剤によって引き起こされた嚥下困難か
- 疼痛が嚥下に影響しているか
- 上記のことに対処した後も嚥下困難が続いているか

plus α

嚥下困難の問診のポイント
・嚥下に関する主訴
・年齢，既往歴
・体重の変化
・薬物の使用
・睡眠状態
・食生活や嗜好の変化
・むせの有無
・介護の状況

|1| 口腔咽頭内の衛生状態の維持

口腔ケアを行い，良好な衛生状態を保つ．口腔ケアを行うことで口腔内の細菌数を減らし，誤嚥性肺炎のリスクを減らす．

|2| 輸液や経管栄養

嚥下困難により食事の摂取が難しい場合，輸液や経管栄養を検討する必要がある．生命予後や病状，患者や家族の価値観によって，輸液や経管栄養を実施するかどうかの意思決定は異なるため，実施する際は慎重な検討が必要である．

|3| 消化管閉塞への対応

後述の「消化管閉塞の治療と看護」の項（p.108〜111）を参照．

|4| 誤嚥への対応

誤嚥に対する治療は，咳，呼吸困難，再発を繰り返す誤嚥性肺炎などの症状がある場合に行う．

対処可能な原因であれば対処する．食事中や食後は座位やファウラー位で過ごす，分食（食事の1回量を減らし回数を増やす）にする，腹圧をかけない，胃酸の分泌を増やすような脂肪の多い食物や柑橘類，コーヒーやアルコール類，たばこの摂取を避ける，などの対応をとる．食道狭窄が原因で患者の苦痛が強いときは，ステント挿入や胃瘻の造設を検討する．

|5| 嚥下訓練

患者の食べたいという気持ちを支え，摂食・嚥下に関する機能を維持し活用できるように支援する．摂食・嚥下訓練には，間接訓練と直接訓練がある．間接訓練は食物を使用しない訓練法で，嚥下で使用する器官の運動訓練，嚥下反射を誘発する感覚受容の向上訓練，呼吸や咳，発声などの関連運動の訓練が含まれる．

可能であれば，摂食・嚥下訓練を行う際には，摂食・嚥下障害看護認定看護師や言語聴覚士に相談するとよい．

|6| 環境整備

食事に集中できるような環境を整える．また，採光や室温を調節したり，音楽を流したりしてリラックスできる環境をつくる．

|7| 精神面へのケア

嚥下困難による精神面への影響は大きく，不安や恐怖，抑うつ，怒りなどを引き起こすことがある．嚥下困難のある患者の心に寄り添い，共感的に関わることが重要である．患者が，食べられる物をおいしく食べることに意識が向くように，コミュニケーションをとりながら支援していく．

4 便秘の治療と看護

■ 便秘の概念

便秘に関する定義はいくつかあるが，ここでは「腸管内容物の通過が遅延・停滞し，排便に困難を伴う状態」と定義する[1]．

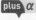

plus α

嚥下困難の観察のポイント

〔身体所見〕
・栄養状態，脱水の有無
・バイタルサイン，呼吸状態
・気管切開の有無
・消化器症状
・口腔，咽頭，粘膜の状態
・嚥下時の咽頭隆起，舌骨の動き

〔神経学的所見〕
・意識レベル
・高次脳機能障害，脳神経障害，構音障害の有無
・頸部，体幹の可動域と動きの制限
・呼吸のコントロール
・知覚障害
・筋萎縮，筋力低下

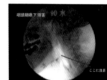

●嚥下障害（嚥下造影検査；VF）〈動画〉

疾患ごとに便秘の頻度は異なり，がん23〜65％，後天性免疫不全症候群（AIDS）34〜35％，心疾患38〜42％，慢性閉塞性肺疾患（COPD）27〜44％，腎疾患29〜70％と報告されている[1].

2 便秘のアセスメント

|1| 症状アセスメント

排便習慣は個々で異なり，また排便の困難感は主観的な感覚であるため，直接，患者に聞くことが重要である（**表2.4-6，図2.4-5**）．便秘の主観的評価ツールとしては，constipation assessment scale（**CAS**）日本語版が使用できる[1].

CASは，①お腹が張った感じ，②排ガス量，③便の回数，④直腸に便が充満している感じ，⑤排便時の肛門の痛み，⑥便の量，⑦便の排泄状況，⑧下痢または水様便，の8項目それぞれに対して，「大いに問題あり」「いくらか問題あり」「全く問題なし」の3段階（0〜2）で評価する．

|2| 原因のアセスメント

個人の生活様式や食生活によっても大きく影響を受けるが，緩和ケアにおける便秘の原因としては，①がんによるもの，②薬剤性，③併存疾患によるものに分けられる（**表2.4-7**）[1]．消化管閉塞がある場合は対応が異なるため，十分にアセスメントを行い鑑別しておく必要がある．

3 便秘の治療と看護

便秘対策の基本は**予防**である．できる限り自然に排便ができるように支援することが必要であり，看護師は，個々の患者の排便習慣や病態，投薬内容や治療内容から便秘のリスクを予測し，予防的に関わる重要な役割をもつ．また，予防には**セルフケア**が大切であり，看護師は患者や家族のセルフケア能力を評価し，効果的なセルフケア行動がとれるように支援する．

表2.4-6 便秘のアセスメントのポイント

項目	主なアセスメント項目
排便と便秘の状況	・排便状況（回数，量，硬さ，大きさ，におい，色） ・排便時の感覚（疼痛，困難感，残便感） ・排ガスの有無と頻度 ・これまでの排便習慣（タイミング，頻度） ・最終排便日時 ・便秘への現在の対処（下剤の使用の有無など） ・排便に関する過去の体験
身体状況や治療内容，既往歴，随伴症状など	・蠕動音の聴取（減弱，亢進，金属音の有無） ・腹部の触診（腹壁の状態，鼓腸・圧痛の有無） ・画像検査（腹部X線写真での腸管ガスや宿便，イレウス，腹水の確認） ・現在の病態と現在までに受けた治療の内容 ・現在使用している薬剤 ・直腸指診（便の有無，狭窄や痔核の有無，肛門括約筋の緊張状態） ・随伴症状の有無（腹部膨満感，悪心・嘔吐，食欲不振，腹痛，下痢，不眠など）
生活状況や心理状態	・水分や食事の摂取状況 ・患者の便秘に関する認識 ・排泄方法（場所，姿勢，用具など）とその希望 ・排便に対する自己管理能力 ・精神状況（不安，いらいら感など） ・排泄行動に介助が必要かどうか

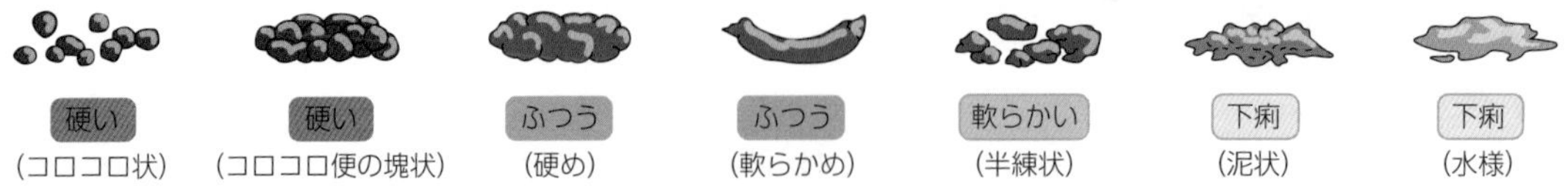

硬い（コロコロ状）　硬い（コロコロ便の塊状）　ふつう（硬め）　ふつう（軟らかめ）　軟らかい（半練状）　下痢（泥状）　下痢（水様）

図2.4-5 便の硬さの表し方

表2.4-7　便秘の原因

分類		原因として考えられるもの
がん	直接の影響	消化管閉塞（腸管内の腫瘍，腹部・骨盤腫瘍からの外部圧迫），骨転移による脊髄損傷，高カルシウム血症
	二次的影響	経口摂取不足，低繊維食，脱水，虚弱，活動性の低下，混乱，抑うつ，排便環境の不整備
薬剤性		オピオイド，スコポラミン臭化水素酸塩，フェノチアジン系抗精神病薬，三環系抗うつ薬，制酸剤（カルシウム，アルミニウム含有），利尿薬，抗てんかん薬，鉄剤，降圧薬，抗がん薬
併存疾患		糖尿病，甲状腺機能障害，低カリウム血症，腸炎，腸ヘルニア，憩室，直腸ヘルニア，裂肛，肛門狭窄，脱肛，痔核

Sykes, N.P. et al. "Constipation and diarrhea". Oxford textbook of Palliative Medicine. Cherny NI et al. eds. 5th ed, Oxford University Press, 2015, p.833-850を参考に作成.

|1| 薬物療法

　便秘の治療薬は，便を軟らかくする**浸透圧性緩下剤**〔酸化マグネシウム製剤（酸化マグネシウム），ラクツロース製剤（ラクツロース，モニラック®）など〕と，腸の蠕動運動を促進させる**大腸刺激性緩下剤**〔センノシド（プルゼニド®），センナ（アローゼン®），ピコスルファートナトリウム（ラキソベロン®）など〕に大別される（**表2.4-8**）．特定の薬物の有効性を示す質の高い研究は今のところないが，便が硬い場合は浸透圧性緩下剤，蠕動が低下している場合は大腸刺激性緩下剤の使用が推奨されている[1]．効果が不十分な場合は，作用機序の違う薬物を併用する．また，腸管蠕動の改善のために，消化管運動賦活薬であるモサプリド，漢方薬の大建中湯を使用することもある．

|2| 腸への物理的な刺激

　蠕動を促すために，大腸の走行に沿って「の」の字を描くように**腹部マッサージ**を行う（**図2.4-6**）[6]．また，腹部や腰背部への**温罨法**が効果的と経験的にいわれている．入浴も効果的である．

|3| 食事の工夫

　可能な範囲で水分や**食物繊維**の多い食品の摂取を促す．患者の嗜好に合わせて，摂取しやすいものを食べられるように支援する．食物繊維の多い食品には，豆類（大豆，納豆），野菜類（根菜，タケノコ），果物類（バナナ，リンゴなど），きのこ類，海藻類などがある．

|4| 精神面への配慮

　排泄行為は**自尊感情**や**羞恥心**に影響するため，患者や家族と十分にコミュニケーションを図り，自尊感情を保てるように支援し，羞恥心に配慮する．また，便失禁を経験することは自尊感情を損ね，再び便失禁をするのではないかという恐怖心を招く．下剤を使用するときは，便失禁をしないように十分に配慮することが必要である．

|5| セルフケアの支援

　便秘を予防するには患者や家族の**セルフケア**が重要である．患者や家族のセルフケア能力を評価し，能力に合わせた教育を行う．患者や家族が積極的にセ

plus α

カマ
酸化マグネシウムのことを，臨床では「カマ」と呼ぶことがある．

107

表2.4-8　緩下剤の種類

種類		一般名	商品名	用量・用法	作用機序	効果発現時間	副作用
経口薬	浸透圧性緩下剤	ラクツロース	ラクツロース・シロップ モニラック®・シロップ	30〜60mL（2〜3回分服）	腸管内水分移行，蠕動亢進	1〜2日	腹部不快感，鼓腸，腹痛
		酸化マグネシウム	酸化マグネシウム	1.0〜2.0g（2〜3回分服）	腸管内水分移行，軟化作用	8〜10時間	下痢
		クエン酸マグネシウム	マグコロール®	34g	腸管内水分移行	8〜10時間	腹部膨満感，腹痛，悪心
		マクロゴール4000	モビコール®配合内用剤	1回2包（1日1〜3回）	腸管内水分移行		下痢，腹痛
	大腸刺激性緩下剤	センナ	アローゼン®	1〜3g（2〜3回分服）	腸管筋神経への刺激	8〜12時間	腹部不快感，下痢，腹痛
		センノシド	プルゼニド®	12〜48mg（1〜2回分服）		8〜12時間	
		ピコスルファートナトリウム	ラキソベロン®	2.5〜15mg（頓用）		6〜10時間	
	経口末梢性μオピオイド受容体拮抗薬	ナルデメジントシル酸塩*	スインプロイク®	0.2mg（1回）	腸管でオピオイドμ受容体を拮抗	5時間	下痢，腹痛
	上皮機能変容薬	ルビプロストン	アミティーザ®カプセル	24μg（1日2回）	小腸内輸送改善，腸液分泌促進	24時間	下痢，悪心
		リナクロチド	リンゼス®	0.5mg（1回食前）	小腸内輸送改善，腸液分泌促進	24時間	下痢
	胆汁酸トランスポーター阻害剤	エロビキシバット	グーフィス®	10mg（1回食前）	胆汁酸再吸収抑制，大腸内胆汁酸増加	24〜48時間	腹痛，下痢
経直腸薬	大腸刺激性緩下剤	ビサコジル（坐）	テレミンソフト®	10〜20mg（頓用）	腸管筋神経への刺激	15〜60分	腹部不快感，下痢，腹痛
		炭酸水素ナトリウム・無水リン酸二水素ナトリウム配合（坐）	新レシカルボン®	1回1〜2個			
	その他	グリセリン（浣腸）	グリセリン浣腸	10〜150mL（頓用）	便の滑剤，軟化作用	直後	

関本剛．"便秘"．専門家をめざす人のための緩和医療学．日本緩和医療学会編．改訂第2版，南江堂，2019，p.116-123を参考に作成．

ルフケアに参加できるような環境を整えることが必要である．具体的には，①排便がしやすいようなプライバシーと快適さの確保，②水分や食物繊維の積極的な摂取，③身体活動の促進，④オピオイドなどの薬剤による便秘の予測と予防的な緩下剤の使用，などである[1]．

5　消化管閉塞の治療と看護

1　消化管閉塞の概念

　消化管閉塞は口腔から肛門に至る消化管の正常な流れが妨げられることを指

用語解説 *

ナルデメジントシル（スインプロイク®）

2017年に販売が開始されたオピオイド誘発性便秘に特化した初の薬．脳内のオピオイド受容体には作用せず，腸管のオピオイド受容体に拮抗するため，オピオイドの効果を減じることなく，副作用である便秘を緩和することができる．

腹部全体を，臍を中心に時計回りにマッサージする．親指の付け根と四指を使い，手をずらしながら押していく．

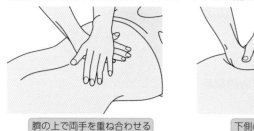
臍の上で両手を重ね合わせる

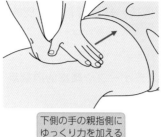
**下側の手の親指側に
ゆっくり力を加える**

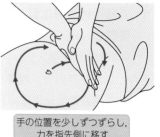
**手の位置を少しずつずらし，
力を指先側に移す**

「の」の字を描くように押していき，元の位置に戻る．これを連続して行う．
排便時の努責を避けたい場合にも用いることができる．気持ちの良い強さで行う．

図2.4-6　便秘に対する腹部のマッサージ

し，**機械的閉塞**と**機能的閉塞**がある（**表2.4-9**）．特に，悪性腫瘍が原因で発生するものを**悪性消化管閉塞**（Malignant Bowel Obstructions：**MBO**）という．口腔から十二指腸までの閉塞が上部消化管閉塞，回腸から肛門までの閉塞が下部消化管閉塞である．

進行期の卵巣癌で5.5～42％，大腸癌で4.4～24％，乳癌と肺癌，悪性黒色腫で3～15％に，悪性消化管閉塞が生じたという報告がある[8]．

2　消化管閉塞のアセスメント

消化管閉塞の臨床症状として，**疝痛性の腹痛，悪心・嘔吐，腹部膨満感，排便・排ガスの停止**があるが，閉塞部位や病態によって臨床所見が異なる（**表2.4-10**）．そのため，臨床所見（随伴症状の有無など）や腹部所見（腹部膨隆，圧痛，腸音の亢進・減退・消失，**金属性雑音**の聴取），腹部単純X線検査〔多量の腸管ガス像と立位像での鏡面像（**ニボー像**＊）を認める〕，腹部CT検査，造影検査などの画像検査所見から総合的に判断し，消化管閉塞の原因と部位，程度を把握する．

表2.4-9　がん患者における消化管閉塞の原因

分　類		主な原因
機械的閉塞	内腔閉塞	腫瘍，便秘・宿便，食物塊
	腸管外性	がん性腹膜炎，腹腔内腫瘍，腸管癒着
	絞扼性	腸間膜血管閉塞（まれ）
機能的閉塞		脊椎損傷，薬剤による麻痺性（オピオイド，抗コリン作動薬），後腹膜神経叢への浸潤による麻痺性，腹膜炎

恒藤暁．最新緩和医療学．最新医学社，1999，p.98を参考に作成．

用語解説＊
ニボー像

腹部X線写真で，立位のとき，腸管内容物のうち液性成分が下，気体成分が上に移動し，水平に液面像が見られるもの．消化管閉塞を疑う場合に，重要な所見である．

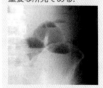

表2.4-10　消化管閉塞の部位と臨床所見の違い

症　状	上部消化管閉塞	下部消化管閉塞	麻痺性イレウス
痛　み	心窩部に強い疝痛	下腹部に弱い疝痛	疝痛は消失
嘔　吐	初期に出現	後期に出現	頻　回
吐　物	大量，胆汁や粘液を含む	食物残渣，便汁	少量，胃内容物や胆汁
腹部膨隆	な　し	著　明	なし～軽度
腸　音	正常～水泡音	腸音は亢進，グル音亢進	減退する

恒藤暁．最新緩和医療学．最新医学社，1999，p.98を参考に作成．

3 消化管閉塞の治療と看護

|1| 外科手術，消化管ステント留置術，経鼻胃管や経皮的内視鏡下胃瘻造設術（PEG）

外科手術，消化管ステント留置術の適応を専門家と相談する．また，減圧を目的とした**経鼻胃管，経鼻イレウスチューブ**や**経皮的内視鏡下胃瘻造設術（PEG），経皮的食道胃管挿入術（PTEG）**の適応を検討する[1,9]．

医師と看護師は，①患者や家族が病気をどのように理解しているか，②患者や家族が治療に何を期待しているかを把握し，③治療を行うことで期待される利益について明瞭に説明して，④治療はケアのゴールと一致するかについて十分に検討し，患者や家族が意思決定できるように支援する．

|2| 薬物療法

薬物療法としては，**副腎皮質ステロイド，オクトレオチド***（サンドスタチン®），ブチルスコポラミン臭化物（ブスコパン®），ヒスタミンH2受容体拮抗薬，プロトンポンプ阻害薬に加えて，随伴症状である悪心・嘔吐に対する制吐薬が選択肢となる[1,9]．ブチルスコポラミン（ブスコパン®）は，麻痺性イレウスでは禁忌となる．病態，症状による苦痛の程度，投与後の効果や副作用の程度を評価しながら投与を行う．副腎皮質ステロイドは長期投与により不利益が生じるため，継続の必要性について利益と不利益のバランスを評価し判断する必要がある．制吐薬については，メトクロプラミド（プリンペラン®），セロトニン5-HT3受容体拮抗薬，抗精神病薬，ヒスタミンH1受容体拮抗薬のいずれかを投与する．なお，メトクロプラミドは不完全閉塞または麻痺性で，かつ疝痛がないときのみ使用し，随伴症状（痛み，悪心・嘔吐）が増悪する場合は速やかに中止する[1,9]．

その他，患者の症状や病状に合わせて，鎮痛薬の使用や輸液の調整について検討する[1,9]．輸液の調整については，予後や病状，患者や家族の価値観を踏まえた慎重な検討が必要である．

|3| 食事の工夫

患者の食事に関する価値観や希望を確認し，それに合わせて対応する．治療により食事が一時的に摂取可能となった場合も，消化管閉塞の再発を予防するため，消化管に負担の少ない低残渣・低刺激の食物を選択する．消化管に完全閉塞がある患者が食べることを望んだ場合は，ガムやグミ，塩コンブなどを噛んで味わう方法などの工夫をする[1,9]．

また，胃管や胃瘻（PEG等）が入っている場合は，液体の食物や胃管・胃瘻を通過できるぐらい細かくなるもの（ゼリー，かき氷，コンソメスープ，アイスクリームなど）であれば摂取できる．その場合，食物を飲み込んだ後に水を多めに注入し，その後，胃管・胃瘻から吸引することで胃管・胃瘻の閉塞を予防する[1,9]．その他にも，以下のことに留意する．

• 胃管や胃瘻による消化管ドレナージを実施している場合，においに対する配

用語解説 *

オクトレオチド

視床下部から分泌されるホルモンであるソマトスタチンの合成類似物質．ソマトスタチンは胃から直腸までの全消化管に分泌細胞が存在し，腸管壁からの電解質や水の分泌抑制・吸収促進の働きをもつ．

慮が必要となる．ドレナージバックにカバーをつける，消臭機器や消臭スプレーを使用する等の工夫ができる

- 特に経鼻胃管を実施している場合，容姿への影響が大きいため，テープの固定の工夫やマスクの着用等で対応する
- 胃管や胃瘻は医療関連機器圧迫損傷の要因となりうるため，十分な観察と固定位置の修正，瘻孔のケアをこまめに行う
- 食事摂取ができないことやそれに伴う体重減少は患者にとっても家族にとっても心理的に苦痛を伴う．相互理解の支援，つらさに関する共感的に傾聴，適切な情報提供，前述のリフレッシュやリラクゼーション等，心理的なサポートを提供する

6 悪性腹水の治療と看護

1 悪性腹水の概念

腹腔内には通常，20～50mLの液体が存在する．何かしらの理由で通常より多く貯留した腹腔内の液体のことを**腹水**といい，うち悪性腫瘍の影響によって生じたものを**悪性腹水**という[1,10]．悪性腹水は，**腹膜播種**＊（53％），肝転移や肝硬変（13％），リンパ節転移による門脈圧亢進（13％），肝機能低下や悪液質による低栄養による低アルブミン血症等によって生じ，緩和ケア病棟に入院される患者を対象とした調査では3～6％に生じていたと報告されている[10]．原発癌種は卵巣癌が最も多く，子宮体癌，乳癌，大腸癌，胃癌，膵臓癌，原発不明がんでも生じる[1,10]．

腹水は，成分の違いから**滲出性腹水**＊，**漏出性腹水**＊，腹水の性状から血性，**乳び性**＊などに分類される．

2 悪性腹水のアセスメント

腹水が1,000～1,500mL程度になると，身体所見や随伴症状が現れる．身体所見として，体重増加，腹囲増加，腹部の状態の変化（腹部膨隆，波動，濁音移動，脇腹の膨隆，臍の突出，皮膚の伸展），随伴症状［腹部膨満感，食欲不振，悪心・嘔吐，胸やけ，便秘，呼吸困難，浮腫（下半身），倦怠感，抑うつ，不眠，筋緊張性疼痛など］の有無，日常生活への影響，腹部膨満感といった随伴症状を増強させる要因等についてアセスメントする．

3 悪性腹水の治療と看護

|1|食事療法

一般に，肝硬変による腹水に対しては減塩食が勧められている．悪性腹水に対する減塩の効果を検討した研究は今のところないが，血清−腹水アルブミン濃度差が高値の場合は，病態生理の観点から，減塩が腹水の減少・増悪予防に有効な可能性はある[9]．腹水貯留による腹部膨満感により食欲が低下することがあるため，食べやすいもの，食べられる物を少量ずつ摂取するようにする．

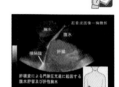

●腹水〈動画〉

用語解説＊
腹膜播種

がんのできている部位から，がん細胞が周囲にまき散らされ，腹壁や横隔膜，腸管・腸間膜の表面など腹膜に転移したもの．原因となる癌腫は胃癌，大腸癌，卵巣癌などが多い．手術中にがん細胞の混じった血液やリンパ液が腹腔内にこぼれ落ち，再発がんとして起こる場合もある．

用語解説＊
滲出性腹水

炎症を起こした漿膜の表面や腫瘍の表面からの滲出液が貯留したもの．

用語解説＊
漏出性腹水

血管の組織透過性の亢進により，血漿成分が血管外に漏出して貯留したもの．

用語解説＊
乳び（乳び性）腹水

混濁した体液が漏れて貯留した，白く濁った腹水．小児では先天性のリンパ管形成異常，成人ではがんによる胸管の閉塞が原因となることが多い．

|2| 輸液の調整

腹水のある患者では，過剰な輸液により腹水を増悪させる可能性があり，輸液を減量することで腹水が減少する場合もある．したがって，輸液については生命予後や病状，患者や家族の価値観を踏まえ，慎重に検討することが必要である．

|3| 薬物療法

悪性腹水に対する**利尿薬**の効果を検討した比較試験はないが，観察研究などの結果から，利尿薬の効果は約40％と報告されている．また，過去の研究から，血清－腹水アルブミン濃度差が高値の場合や，血漿レニン活性が高値の場合は薬物療法が有効な傾向にあり，腹膜播種や乳び腹水の場合は効果が低いことが知られている[1,10]．

一部の癌腫（卵巣癌，乳癌，リンパ腫等）では抗がん薬による腹水減少の効果が期待できるため，治療方針に合わせて考慮する[1,10]．

|4| 腹水穿刺

腹水穿刺*については，観察研究の結果から，94％で効果が認められているという報告がある．排液時間や量に関して合意の得られた標準的な方法はないが，1回の穿刺量が2〜3L未満であれば比較的安全だといわれている．腹水穿刺により血圧低下や腎機能障害の可能性があるため，注意して観察していく．また，腹腔穿刺に伴う苦痛や合併症を避けるため，**腹腔内カテーテル***を留置して腹水を排液する方法もある[9]．

|5| 腹腔－静脈シャント

腹腔－静脈シャント*（P－Vシャント）は，腹腔穿刺による苦痛やタンパク・水分の喪失を避けるために行われる．腹腔－静脈シャントの効果を検討した比較試験はないが，観察研究等の結果から，約80％で効果が認められている．血性腹水や総タンパクが4.5g/dLより多い腹水の場合はシャントの閉塞が起こりやすく，適応外となる[1,10]．また，DIC（播種性血管内凝固症候群）や心不全のリスクもある．

|6| その他

- 便秘により腹部膨満感が増強する可能性があるため，下剤などを使用して排便のコントロールを図る
- 腹水の貯留により動作が制限され，日常生活動作にも影響する．看護師は本人の動きたい気持ちを尊重しながら，日常生活動作に関するアセスメントと必要な支援を行う
- ベッド上での動きも制限されるため，安楽な姿勢を保持できるように体位を調整する
- 腹部膨隆による皮膚の伸展や浮腫により皮膚が脆弱になるため，皮膚の保湿と保護を目的にスキンケアを行う
- 腹水貯留によりボディイメージが損なわれ，腹部膨満感や倦怠感の苦痛が持

用語解説*

腹水穿刺

針を刺して腹腔内へ管を入れ，腹水を直接抜く穿刺排液は，症状の緩和に即効性はあるが，原因が取り除かれない限り，腹水は再び貯留する．腹水穿刺による血漿タンパクの喪失を防ぐため，抜いた腹水を濃縮して再び腹腔や静脈に戻す腹水濾過濃縮再静注法（CART）もある．

用語解説*

腹腔内カテーテル

手術により腹腔内から皮下にカテーテルを留置し，腹水を抜いたり，腹腔内への抗がん薬の直接注入を行う．

用語解説*

腹腔－静脈シャント

手術により，逆流防止弁の付いたチューブを入れて腹腔と静脈をつなぎ，腹水を静脈に流す方法．デンバーシャントがよく知られる．

続することで，精神面にも影響する．患者や家族が腹水貯留に対してどのように認識し，感じているかを聞き，共感的に関わっていく

7 その他の消化器症状の治療と看護

その他の消化器症状として，**下痢**と**黄疸**への対応を**表2.4-11**に示す.

表2.4-11　その他の消化器症状とその対応

	特　徴	対　応
下痢	・軟便が頻回（1日に4回以上）に排泄されること[1] ・便秘に比べると頻度が少ない（ホスピスに入院中のがん患者で7～10％，同様の状況で病院にいるがん患者で6％と報告） ・患者の苦痛は強く，失禁や頻回の排便など，日常生活に影響するため，迅速な対応が必要[6] ・終末期がん患者では，下痢の原因として，宿便，腸閉塞，直腸腫瘍，下剤や他の薬剤の副作用に留意する[6]	・下痢についてアセスメントする ・原因が宿便や腸閉塞ではないかをアセスメントする．宿便や腸閉塞であった場合は，それぞれの対応を行う ・原因となっている薬剤（緩下剤など）があれば中止する ・薬物療法（腸管運動抑制薬，整腸剤，収斂薬など）を行う ・感染が疑われる場合は，感染症に対する治療を行う ・必要に応じて，栄養状態の改善，脱水や電解質の補正のために輸液を行う ・腸管への負担を最小限にするため，食事の内容を見直す ・環境整備と排泄方法を検討する ・肛門周囲や陰部の皮膚の保護とスキンケアを行う ・精神面に配慮する
黄疸	・胆汁の成分であるビリルビンが血液中や組織内に増加し，皮膚や粘膜が黄染した状態 ・赤血球の破壊が亢進して起こる肝前性黄疸，肝機能障害による肝性黄疸，胆道の閉塞による閉塞性黄疸の三つに分けられる	・黄疸についてアセスメントする ・閉塞性黄疸の場合は，胆道ステント留置や経皮経肝胆管ドレナージ，内視鏡的逆行性胆管ドレナージなどの適応を検討する ・皮膚の清潔を保持し，瘙痒感の増強を防ぐための対処を行う 　皮膚を傷つけないようにする（爪を切る，入浴時にゴシゴシこすらない，など） 　体温上昇を防ぐため，通気性，吸湿性の良い着衣にする 　室温はやや低めに設定する 　メントールや2％重曹水，ヨモギ液などを用いて清拭する 　アルコールやコーヒーの摂取を避ける ・肝庇護のため安静を保ち，食事内容を見直す（高タンパク，低脂肪） ・便秘にならないように排便コントロールを行う ・ボディイメージの変化に伴う苦痛や，瘙痒感による集中力の低下，いらいら，不眠といった精神面への影響があるため，精神面のケアも行う

■ 引用・参考文献

1) 日本緩和医療学会ガイドライン統括委員会編. がん患者の消化器症状の緩和に関するガイドライン. 2017年版. 金原出版, 2017.
2) 天野晃滋. "食欲不振・悪液質症候群". 専門家をめざす人のための緩和医療学. 日本緩和医療学会編. 改訂第2版, 南江堂, 2019, p.96-102.
3) Baracos, V.E. et al. "Aetiology, classification, assessment, and treatment of anorexia-cachexia syndrome". Oxford textbook of Palliative Medicine. Cherny, N.I. et al. eds. 5th ed, Oxford University Press, 2015, p.702-712.
4) Clark, K. et al. "Dysphagia, dyspepsia, and hiccup". Oxford textbook of Palliative Medicine. Cherny, N.I. et al. eds. 5th ed, Oxford University Press, 2015, p649-659.
5) 石木寛人. "嚥下障害・吃逆". 専門家をめざす人のための緩和医療学. 日本緩和医療学会編. 改訂第2版, 南江堂, 2020, p.138-146.
6) Sykes, N.P. et al. "Constipation and diarrhea". Oxford textbook of Palliative Medicine. Cherny, N.I. et al. eds. 5th ed, Oxford University Press, 2015, p.670-686.
7) 関本剛. "便秘". 専門家をめざす人のための緩和医療学. 日本緩和医療学会編. 改訂第2版, 南江堂, 2020, p.116-123.
8) Ripamonti, C.I. et al. "Bowel obstruction". Oxford textbook of Palliative Medicine. Cherny, N.I. et al. eds. 5th ed, Oxford University Press, 2015, p.919-929.
9) 本間秀之. "消化管閉塞". 専門家をめざす人のための緩和医療学. 日本緩和医療学会編. 改訂第2版, 南江堂, 2020, p.109-115.
10) Keen, J. et al. "Jaundice, ascites, and encephalopathy". Oxford textbook of Palliative Medicine. Cherny, N.I. et al. eds. 5th ed, Oxford University Press, 2015, p.687-701.

重要用語

悪心・嘔吐
制吐薬
環境調整
食欲不振
メトクロプラミド
がん悪液質
食事の工夫

嚥下困難
誤嚥
嚥下訓練
便秘
浸透圧性緩下剤
大腸刺激性緩下剤
腸閉塞

オクトレオチド
悪性腹水
腹膜播種
下痢
黄疸

5 呼吸困難の治療と看護

1 呼吸困難の概念

呼吸困難は，「呼吸時の不快な感覚」という主観的な体験で定義され，「息苦しい」「息が切れる」などと表現される．呼吸困難は主観的な症状であり，**血液中の酸素濃度にかかわらず患者が苦しいと感じれば呼吸困難は存在する**ことになる．

呼吸困難はがん患者によくみられる症状である．カナダのがん患者のべ約1万人を対象とした外来調査では，中程度以上の呼吸困難の有症率は，死亡6カ月前では約25％，死亡1カ月前では約40％であった[2]．

呼吸困難はそれ自体が不快な症状であることに加え，息苦しさによる日常生活の制限や生命の危機を感じることによる精神的苦痛を生じる可能性があり，重要な症状である．看護師は医師と協力して呼吸困難に対して予測的に対応し，患者の自覚症状の緩和，不安の軽減，日常生活の援助を総合的に行う必要がある．

|1| 呼吸困難のメカニズム

呼吸困難の発生，認知，表出のメカニズムを**図2.5-1**に示す．呼吸困難は，血液中のO_2，CO_2，pHといった呼吸に関する化学的刺激の異常や，気道・肺・胸郭・呼吸筋の機械的刺激の異常を末梢や中枢の受容器が感受して発生する．異常な刺激は，薬物，不安・抑うつ，身体化（精神的な問題を身体症状のかたちで訴えること）といった影響因子により影響を受け，苦痛の強さを増大・減少させ認知される．また，その苦痛の表出にも個人差がある．同じように呼吸困難が発生しても，多くの因子により苦痛の感じ方や訴えが異なるため，患者の主観的な症状の評価が大切となる．

|2| 呼吸困難と呼吸不全

呼吸不全とは，呼吸機能の障害のために動脈血の酸素分圧や二酸化炭素分圧に異常値を示す状態であり，**動脈血ガス検査***により客観的に診断される．

呼吸困難は主観的な症状であり，**呼吸不全を伴わない場合でも呼吸困難が生**

用語解説*

動脈血ガス検査

肺のガス交換機能を調べるため，手首の橈骨動脈，鼠径部の大腿動脈，腕の上腕動脈などから血液を採取し，血液ガス自動分析装置で分析する．
主な基準値
PaO_2　80〜100Torr
（動脈血酸素分圧）
SaO_2　95％以上
（動脈血酸素飽和度）
$PaCO_2$　35〜45Torr
（動脈血二酸化炭素分圧）
pH　7.35〜7.45

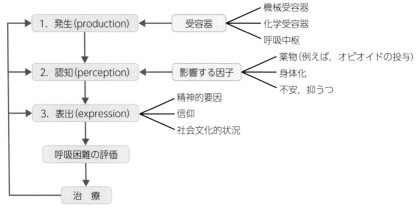

Bruera, E. et al. Management of Dyspnea. Principles and Practice of Palliative Care and Supportive Oncology, 2nd ed, Lippincott Williams & Wilkins, 2002, p.357-371.

図2.5-1 呼吸困難の発生，認知，表出のメカニズム

表2.5-1　呼吸困難の原因

	局所における原因	全身状態による原因
がんに直接関連した原因	肺実質への浸潤（肺癌，肺転移） 胸壁への浸潤（胸壁腫瘍，中皮腫，悪性胸水） 心嚢（悪性心嚢水） 主要気道閉塞〈MAO〉 　（気管の圧迫，上気道での圧迫） 血管性（上大静脈症候群，腫瘍塞栓） リンパ管性（がん性リンパ管症） 気胸 肺炎（閉塞性肺炎，気管食道瘻による肺炎， 　日和見感染）	全身衰弱に伴う呼吸筋疲労 　（がん悪液質症候群，腫瘍随伴症候群） 血液（貧血，過粘稠症候群） 横隔膜の挙上 　（横隔膜麻痺，大量腹水，肝腫大） 発熱
がん治療に関連した原因	外科治療（片肺切除，肺葉切除） 化学療法（薬剤性肺障害，心毒性） 放射線療法 　（放射線肺臓炎，放射線性心膜炎）	貧血 ステロイドミオパチー〈筋症〉
がんとは直接関連しない原因	基礎肺疾患 　（COPD，気管支喘息，間質性肺炎） 心疾患 　（うっ血性心不全，不整脈，肺塞栓）	不安，抑うつ，精神的ストレス パニック発作 神経筋疾患

日本緩和医療学会緩和医療ガイドライン作成委員会編. がん患者の呼吸器症状の緩和に関するガイドライン2016年版. 金原出版, 2016, p.24より抜粋.

> **用語解説***
> **心嚢水貯留**
> **（心タンポナーデ）**
>
> 心臓を覆う心嚢と心臓との間に心嚢水が貯留することにより心臓の拍動が阻害された状態．心不全に移行して致死的となる可能性が高いため，心腔穿刺により排液する必要がある．

> **用語解説***
> **上大静脈症候群**
>
> 上半身の血液を集めて心臓へ流し込む上大静脈が腫瘍により閉塞し，顔面や上肢の浮腫，チアノーゼ，呼吸困難などの症状が現れた状態．上大静脈の閉塞時には，奇静脈や内胸静脈が側副血行路として発達する．

> **用語解説***
> **がん性リンパ管症**
>
> 肺内のリンパ管が腫瘍により閉塞し，肺の間質や肺胞腔に漏出液が貯留して肺水腫を来した状態．重度の呼吸困難を伴い，急速に病状が悪化することがある．

じることに注意が必要である．

2 呼吸困難の原因

　がん患者の呼吸困難の原因は多様である（表2.5-1）．

　がんに関連した原因では，局所では，肺内腫瘍，胸壁腫瘍，胸水，心嚢水*，**上大静脈症候群***，主要気道閉塞（MAO），肺塞栓，**がん性リンパ管症***，気道感染症などがあり，全身状態では，貧血，腹水，呼吸筋疲労，発熱

などがある.

がん治療に関連した原因では，放射線療法では**放射線肺臓炎***があり，化学療法に関しては薬剤性肺障害がある．がんとは関連しない原因としては，慢性閉塞性肺疾患（COPD），気管支喘息などの基礎肺疾患によるものが多い．また，不安・抑うつ・精神的ストレスなどによるものもある.

用語解説*

放射線肺臓炎

がんに対する放射線療法による肺の間質の炎症および線維化を来す疾患であり，治療中～終了後6カ月以内に起こりやすい．肺全体に線維化が進行すると重度の呼吸困難を伴う.

3 呼吸困難のアセスメント

がん患者の呼吸困難への対応については日本緩和医療学会によるガイドラインが示されており，呼吸困難のアセスメント，治療と看護はガイドラインに準拠して解説する．ガイドラインでの推奨の概略を**図2.5-2**に示す.

1 呼吸困難の評価

呼吸困難の評価では，患者・家族への問診による主観的な評価と身体所見による客観的評価を行い，検査所見を医師に確認し，呼吸困難の原因となりうる病態をアセスメントする.

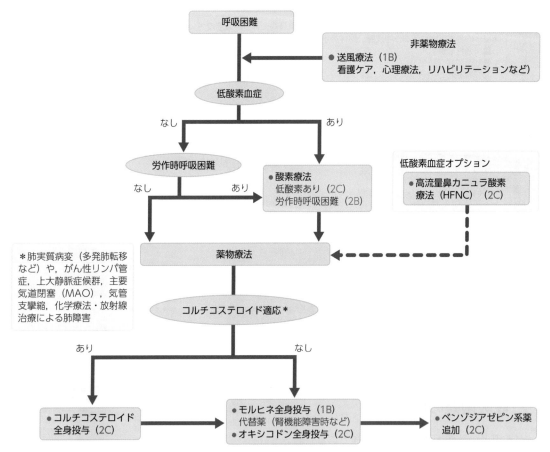

括弧内の青字は推奨の強さ（1，2）とエビデンスの確実性（A〜D）を示す.

日本緩和医療学会緩和医療ガイドライン統括委員会編．進行性疾患患者の呼吸困難の緩和に関する診療ガイドライン2023年版．金原出版，2023，p.96.

図2.5-2　呼吸困難の対応方法の概略

呼吸困難は主観的な症状であるので，患者による自覚症状の評価が基本となる．その際には，呼吸困難の変動，増悪因子，緩和因子，心理要因などにも注意してアセスメントすることが重要である．

患者による呼吸困難の程度の主観的評価として，NRSがよく使用される（→p.71 図2.2-7）．NRSは，「0：苦しくない」～「10：これ以上の息苦しさは考えられない」の11段階の数字から呼吸困難の程度を示して回答する．数字だけでは回答しにくい場合には，症状の目安が付記された修正ボルグスケールも利用できる（図2.5-3）．ただし，修正ボルグスケールは緩和ケアでの使用経験が少ないこと，NRSとは数字の意味が異なり単純に比較できないことに注意が必要である．

患者の主観的評価のほかには，呼吸困難以外の症状（咳・痰など），不安，既往歴・喫煙歴，身体所見（呼吸数，酸素飽和度，聴診，口唇チアノーゼ，呼吸補助筋の活動，呼吸のリズムなど），検査（採血，血液ガス分析，胸部X線，心エコーなど）を確認する．

│1│問診

問診では，呼吸困難の量，質，生活への影響，軽快・増悪因子を患者や家族に尋ねて同定する．呼吸困難は通常では徐々に出現し，突然の発症は気道閉塞，気胸，肺塞栓などの可能性がある．既往歴では気管支喘息やCOPD，心不全を確認し，生活歴では喫煙歴を確認する．増悪因子では体動，食事，排泄，夜間などを，軽快因子では安静，体位，酸素，付き添い，呼吸理学療法などを確認する．

│2│身体所見

身体所見では，バイタルサイン（特に，呼吸数・酸素飽和度）を確認し，視診や聴診などを行う．視診では呼吸回数と深さ，呼吸のリズム，**チアノーゼ***，呼吸補助筋の収縮（肩呼吸や下顎呼吸など努力様呼吸）などを確認する．呼吸は通常1分間に14～20回で規則的である．呼吸回数の減少時は，オピオイドの過剰投与やミダゾラムなど睡眠薬の影響による呼吸抑制に注意する．胸部の聴診では，正常呼吸音の聴取範囲と**副雑音***に注意する．正常な呼吸音の左右差を聴き比べ，呼吸音の減弱や消失があれば閉塞や胸水貯留などによる無気肺を疑う．また，病的な副雑音の有無を確認し，気道の狭窄や分泌物貯留をアセスメントする．努力様呼吸は臨終が近いときに出現することが多い．

│3│検査所見

検査所見では，**動脈血ガス分析／経皮的酸素飽和度**，血液検査，画像検査を確認する．動脈血ガス検査により呼吸不全を評価するが，侵襲的な検査であるため日常的な評価には経皮的酸素飽和度（SpO$_2$）*を参考にする．SpO$_2$は，パルスオキシメータを用いて経皮的に測定される．SpO$_2$を用いて動脈血中の酸素分圧PaO$_2$を推定できる．ただし，SpO$_2$は呼吸不全の診断にはなるが，呼吸困難とはあまり関連しないことに注意する．血液検査では貧血（赤血球数

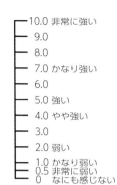

```
┌─ 10.0 非常に強い
├─ 9.0
├─ 8.0
├─ 7.0 かなり強い
├─ 6.0
├─ 5.0 強い
├─ 4.0 やや強い
├─ 3.0
├─ 2.0 弱い
├─ 1.0 かなり弱い
├─ 0.5 非常に弱い
└─ 0　なにも感じない
```

図2.5-3　修正ボルグスケール

用語解説*
チアノーゼ

皮膚や粘膜が青紫色にみえる状態で，口唇や指爪に現れやすい．動脈血酸素飽和度の低下を伴う中心性チアノーゼや末梢での血流低下による末梢性チアノーゼなどのタイプがある．

用語解説*
副雑音（肺雑音）

呼吸音の異常であり，連続性ラ音（乾性ラ音），断続性ラ音（湿性ラ音），摩擦音に大別できる．連続性ラ音には，いびき様音，笛様音など，断続性ラ音には，水泡音，捻髪音などがある．摩擦音は胸膜の摩擦により生じる「ぎしぎし」ときしむような音である．

用語解説*
経皮的酸素飽和度（SpO$_2$）

パルスオキシメータにより経皮的に侵襲なく測定された，動脈血中のヘモグロビン酸素飽和度（SaO$_2$）の近似値．SaO$_2$は動脈血中のヘモグロビンのうち酸素と結合したヘモグロビンの割合（%）を示し，SaO$_2$により酸素分圧PaO$_2$を推定することができる．SaO$_2$とPaO$_2$の換算は，体温やpHによって異なるが概ね，SaO$_2$=90%はPaO$_2$=60Torr，SaO$_2$=95%はPaO$_2$=80Torr，SaO$_2$=98%はPaO$_2$=100Torrに相当する．

やヘモグロビン値など）や炎症反応（白血球数やCRPなど）を確認する．画像検査では胸部単純X線検査などを確認する．肺野の評価により肺炎，間質性肺炎などの所見を確認する．肺野以外では，心拡大，胸水貯留，気胸などの所見を確認する．

4 呼吸困難の治療と看護

1 原因・病態に応じた対応

呼吸困難を生じる原因や病態に応じた治療・対応を行う（**表2.5-2**）．

呼吸困難の原因となる，がん，呼吸器系基礎疾患，呼吸器系合併症に対する治療を検討する．呼吸困難の原因が，がん性リンパ管症・上大静脈症候群・主要気道閉塞の場合は副腎皮質ステロイドの全身投与，悪性胸水の場合は胸腔穿刺ドレナージ・**胸膜癒着術***を検討する．また，悪性胸水，咳嗽，死前喘鳴などの特定の病態であれば，その病態に応じた治療を行う．

2 呼吸困難に対する治療・看護

呼吸困難の原因や関連する特定の病態に対する治療・対応を行った上で，なお呼吸困難の症状がある場合は，低酸素血症（SpO$_2$<90%）があれば**酸素療法**をまず検討する．低酸素血症がない場合や酸素療法で呼吸困難の十分な緩和が得られない場合は，**モルヒネ投与**や他の薬剤の使用，環境調整や呼吸リハビリテーションなどの非薬物療法を検討する．

なお，酸素療法は低酸素血症を有する患者が適応となるが，低酸素血症がない場合でも症状の緩和を自覚できれば行うことも多い．その際には，酸素療法でなく送風でも症状緩和が得られることもあわせて検討したほうがよい．

用語解説 *
胸膜癒着術
胸水貯留と肺の虚脱の予防を目的に，胸腔内に薬剤を注入して故意に炎症を起こして臓側胸膜と壁側胸膜を癒着させる治療．胸腔ドレナージにより十分に胸水を排液した後に，胸腔ドレナージチューブから癒着剤を注入する．癒着剤の副作用として発熱と疼痛を伴うため，解熱鎮痛薬を使用して対応する．

表2.5-2　**呼吸困難の原因・病態に応じた対応**

原因・病態	対応
腫瘍による気道狭窄・無気肺	化学療法や放射線療法，ステント挿入，副腎皮質ステロイドや抗菌薬の投与
胸水貯留	ドレナージ，胸膜癒着術，利尿薬の投与
心嚢水貯留	ドレナージ，心膜癒着術，利尿薬の投与
上大静脈症候群	化学療法や放射線療法，副腎皮質ステロイドの投与
がん性リンパ管症	副腎皮質ステロイドの投与
腹水貯留	ドレナージ，利尿薬の投与
心不全	利尿薬，強心薬の投与
咳　嗽	コデイン，去痰薬，吸入薬の投与
肺　炎	抗菌薬の投与，呼吸理学療法
貧　血	輸血，鉄剤やエリスロポエチン製剤の投与
発　熱	解熱薬の投与
死前喘鳴	輸液減量

|1| 酸素療法

酸素療法の目的は低酸素血症の改善であり，低酸素血症を伴う呼吸困難に対して最も基本的な対応となる．通常の酸素投与で効果が不十分な場合には，**高流量鼻カニュラ酸素療法（HFNC）***や**非侵襲的陽圧換気（NPPV）***といった選択肢もある．また，低酸素血症を伴わない呼吸困難に対しても患者が症状の緩和を自覚できるなら酸素療法を実施することもある．ただし，酸素療法によって鼻腔カニューレや酸素マスクによる不快感や日常生活の制限が生じるため，酸素療法のメリット（低酸素血症の改善，安心感，主観的な苦痛の改善）とデメリット（煩わしさ，日常生活の制限，鼻腔の乾燥，CO_2ナルコーシス）や患者の希望を総合的に評価して必要性を判断し，呼吸困難＝酸素療法のようにルチーンで使用しないように注意する．

歩行や入浴などの労作時には酸素消費量が増加するため，安静時と労作時で酸素の流量を調整する．特に，鼻腔カニューレの使用時に患者が口呼吸を行っている場合や，**リザーバー付きマスク***を適切に使用できていない場合には，酸素流量を上げる前に正しい酸素吸入の方法を確認する．COPDなど換気障害を生じる疾患を合併する場合は，酸素療法により**CO_2ナルコーシス***を合併することがあり，高濃度の酸素投与は慎重に行う必要がある．

酸素療法を行う場合は，患者の日常生活の援助も重要である．検査への移動，トイレ歩行，入浴などでの酸素療法の調整が必要である．酸素療法のチューブが濡れることはあまり問題ではないが，チューブを圧迫して閉塞してしまわないよう注意する．酸素療法を行いながらの喫煙は厳禁である．また，酸素療法による乾燥やにおいにも配慮する．在宅で酸素療法を行う場合は，**在宅酸素療法**（home oxygen therapy：**HOT***）を導入して行う．酸素療法を開始した後でも，酸素療法によるメリット（呼吸困難の改善）とデメリット（煩わしさ，日常生活の行動制限，乾燥）を定期的に評価することは，看護師の重要な役割である．

|2| 薬物療法：モルヒネ，コデイン

オピオイドの中でモルヒネは，呼吸困難の緩和に特に有効である．モルヒネの全身投与により，呼吸中枢での呼吸困難の感受性低下，呼吸回数の減少による換気運動での酸素消費量減少，気道内分泌や咳嗽の誘発抑制などの効果が期待できる．腎機能障害がある場合は，モルヒネの過剰投与となり呼吸抑制が生じる可能性があるため，呼吸回数に注意する．モルヒネは定時投与のほかに，呼吸困難の増悪時のレスキュー投与も積極的に行っていく．

モルヒネ以外のオピオイドでは，コデインが呼吸困難の緩和に有効である．経口投与されたコデインは，消化管から吸収され一部がモルヒネに代謝されるため，モルヒネと類似の効果が期待できる．

|3| 薬物療法：ベンゾジアゼピン系薬剤

呼吸は生命に直結するため呼吸困難により**不安**を合併し，夜間の不眠やパ

用語解説*
高流量鼻カニュラ酸素療法（HFNC）

加温・加湿した一定濃度の酸素を高流量で経鼻的に投与する新しい酸素療法．高流量であるため室内気を吸入せず，高濃度の酸素を吸入することができる．

用語解説*
非侵襲的陽圧換気（NPPV）

気管内挿管や気管切開をせずマスク装着で換気を補助する人工呼吸．鼻のみを覆うマスクや口と鼻を覆うマスクを顔面に固定して行う．換気不全による高CO_2血症も改善できる．マスク装着や陽圧換気による圧迫感で呼吸困難が増悪する場合もある．

plus α
酸素投与量と吸入酸素濃度（FiO_2）の関係

鼻カニューレでは酸素投与量1L/分で酸素濃度4％上昇し，最大5L/分で40％まで投与可能．マスクでは最大7〜8L/分で60％程度まで投与可能．

用語解説*
リザーバー付きマスク

通常の酸素マスクにリザーバーバッグという袋が付属したマスクであり，リザーバーバッグに高濃度酸素を貯留することができる．呼気時にリザーバーバッグ内に酸素を貯留し，吸気時にリザーバーバッグ内の酸素を吸入して使用することによって，吸入酸素濃度（FiO_2）が60％以上の高濃度酸素を吸入することができる．

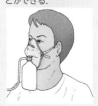

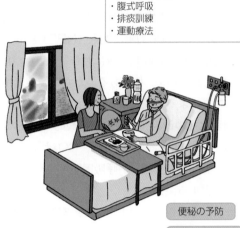

環境調整
・室温低め, 加湿
・送風や換気による空気の流れ
 (うちわ, 扇風機, 窓の開閉)
・電動ベッド
・トイレ近くのベッド配置
・ナースコール, 薬などを
 手元に置く

呼吸リハビリテーション
・口すぼめ呼吸
・腹式呼吸
・排痰訓練
・運動療法

酸素療法中の配慮
・においなどの不快感に対処
・乾燥しやすいので, いつでも
 水分をとれるようにする
・酸素チューブの長さ
・口腔ケア

姿勢の工夫
起座位, 半座位 (ファウラー位)
・患者の楽な姿勢
・クッションや枕の使用
・褥瘡の予防 (除圧や体位変換)

便秘の予防

補完代替療法

精神面への対応
そばにいる
・タッチング
・十分な説明
・リラクセーション
・精神療法

図2.5-4　呼吸困難に対する非薬物療法

ニックを起こす場合がある. 不安や不眠を合併する場合には, **ベンゾジアゼピン系薬剤** (デパス®, セルシン®など) が有効な可能性がある. 眠気の副作用に注意する.

4 患者に応じた対応, 非薬物療法

酸素療法や薬物療法のほかに, 患者の病態や好みに応じて**非薬物療法** (図2.5-4) を取り入れる. **日常生活や環境の調整**, **呼吸リハビリテーション**, **精神面への対応**などを検討する. これらの有効性に関するエビデンスは十分に検討されていないことが多いが, 必要に応じて提供していくのがよい.

5 日常生活や環境の調整

高い温度は呼吸困難を増悪させ, 乾燥は咳嗽を誘発するため, 患者の好みを聞きながら室温は低めに調整し, 十分な加湿を行う. 顔への**送風による呼吸困難の緩和**はがん患者で有効性を示した臨床試験がいくつかある. **うちわや扇風機の使用**, **窓の開閉**により患者の周りに緩やかな空気の流れをつくるとよい. また, 酸素療法を行っている場合は, 酸素吸入をしながら動けるように酸素チューブの長さ, ベッドや机・棚の配置に配慮するとともに, 酸素療法によるにおいや乾燥に対する対処も必要である.

6 呼吸リハビリテーション

呼吸法のトレーニングや排痰訓練, 姿勢の工夫, 運動療法を行う. 呼吸法では, **口すぼめ呼吸**＊や腹式呼吸を練習する. また, ゆっくり呼吸を行うことで副交感神経が優位となり, リラックスし不安の軽減に有効である可能性がある. 腹式呼吸は, 大きい換気量かつ少ない酸素消費量での呼吸法であり効率が良い. 腹部に手を当て, ゆっくりと深呼吸し練習すると良い. 効果的な排痰方法として, 咳や**ハフィング**＊の指導, 体位排痰法, **スクイージング**＊などを行

用語解説＊

CO₂ナルコーシス

炭酸ガスの蓄積により呼吸性アシドーシスとなり意識障害を来す病態. 炭酸ガス蓄積の原因は肺胞低換気であり, 血液中の酸素分圧の低下と炭酸ガス分圧の上昇を来す. 肺胞低換気を伴う低酸素血症の改善に高濃度の酸素吸入を行うと, 急激に炭酸ガス分圧が上昇してアシドーシスが進行し, 意識障害を来してしまう. COPDなど肺胞低換気を伴う呼吸不全患者に対しての酸素療法は慎重に行う必要がある.

用語解説＊

HOT

自宅に酸素供給器を設置し, 24時間あるいは必要時に酸素吸入を行う. 健康保険の適用基準は, 高度慢性呼吸不全の場合, 動脈血酸素分圧 (PaO_2) が55Torr以下の者, およびPaO_2が60Torr以下で睡眠時または運動負荷時に著しい低酸素血症を来す者で, 医師が在宅酸素療法を必要であると認めた場合である.

う．姿勢は，上半身を挙上したほうが横隔膜が下降し呼吸の質が向上するため，半座位（**ファウラー位**＊やセミファウラー位）や起座位が安楽である．有酸素運動による適度な運動療法は運動耐容能を増大させ呼吸困難の改善に有効である．病的骨折につながる骨転移や倦怠感などを評価し，患者の希望と負担を考慮しながら適応を評価する．

| 7 | 精神面への対応

不安の軽減のためにそばにいる，タッチング，十分な説明などの対応のほか，**リラクセーション**や**精神療法**が有効な可能性がある．リラクセーションには，イメージ療法や漸進的筋弛緩法，リフレクソロジーなどがある．精神療法には，支持的精神療法，認知療法，問題解決療法，マインドフルネス認知療法（瞑想の技法を取り入れ，あるがままの自分を受け入れる）などがある．

| 8 | 薬物療法の副作用である便秘の対応

排便時の努責を軽減し排便リズムを整えるため，下剤による排便コントロールを図る．また，マッサージや鍼灸などの補完代替療法を患者の希望によって検討していく．

| 9 | 治療抵抗性の呼吸困難への対応

これまでに述べたすべての治療が無効で，生命予後が短いと考えられる場合，治療抵抗性の呼吸困難と評価する．治療抵抗性の評価は個人で行うのではなく，医療チームの討議により判断する．医療チームが治療抵抗性の呼吸困難と判断した場合は，苦痛緩和を目的とした**鎮静**の適応を検討する（鎮静については8章4節p.290参照）．

5 その他の呼吸器関連の症状

1 咳嗽

咳嗽は，肺癌に限らず，がん患者の約3割にみられる頻度の高い症状の一つである．咳嗽は，気道内分泌貯留を伴う**湿性咳嗽**と痰を伴わない**乾性咳嗽**に区別できる．乾性咳嗽は気道内や胸膜の刺激により生じる．咳嗽の原因には，がんに関連した原因（がんの浸潤による気道や胸膜の刺激，がん性心膜炎，がん性リンパ管症，肺炎，がん治療による肺線維化など）とがんに関連しない原因（喫煙歴による気道の炎症と分泌亢進など）がある．

| 1 | 咳嗽のアセスメント

咳嗽のアセスメントでは，咳嗽の頻度と程度，喀痰の有無，増悪因子，日常生活への影響などを評価し，医師と協力して咳嗽の原因を同定する．鎮咳発作は呼吸困難や疲労感，精神的な苦痛につながるため，日常生活への影響では関連する症状も評価する．

| 2 | 咳嗽の対応

咳嗽の対応は，咳嗽の原因の同定と治療，痰や気道内分泌物の排出の援助，痰や気道内分泌物がない場合は鎮咳のための薬物療法と非薬物療法から成る．

用語解説＊
口すぼめ呼吸
「う」の発音をするときのように口をすぼめてゆっくり行う呼吸法で，無気肺の予防に有効．

用語解説＊
ハフィング
ゆっくり息を吸い込んだ後に，声を出さずに「ハッハッ」を強く速く息を吐いてから咳払いをして痰を喀出する方法のこと．咳嗽より気道が閉塞しにくい．

用語解説＊
スクイージング
痰が貯留していると思われる部位に手を当て，呼気時に胸郭を圧迫し吸気時に圧迫を緩める手技のこと．貯留した痰を中枢気道に移動させる．

用語解説＊
ファウラー位（半座位）
ファウラー位は上半身を45度程度起こした体位，セミファウラー位は上半身を30度程度起こした体位である．上半身を起こすことによって胸郭の拡張や横隔膜の動きが容易になり，呼吸が楽になる．

湿性咳嗽の場合は，効率良く気道内分泌や痰が喀出できるよう，必要に応じてネブライザー吸入や去痰薬により痰の粘稠度を低下させ，呼吸リハビリテーションで痰喀出を促す．乾性咳嗽の場合は，目的をもたない病的な咳嗽であるため鎮咳を行う．薬物療法ではコデインやモルヒネが最も使用される．非薬物療法では，咳嗽刺激を誘発しないよう，低めの室温設定や加湿，室外に出るなど温度差のある場所に移動する際のマスク着用，口腔内の清潔保持と保湿が有用である．また，薬物療法の副作用である分泌の対応も考慮する．

2 喘鳴（気道分泌過多）

喘鳴（ぜんめい）は，気道の部分的な狭窄により，呼吸の際に鳴る音である．ここでは気管支喘息によるヒューヒューという喘鳴ではなく，上気道部に蓄積した気道分泌物が，呼吸に応じ振動してゴロゴロと鳴ることで生じる喘鳴について扱う．死期が迫った患者では特に**死前喘鳴**と呼ばれる．死期が迫っていない場合でも，感染症，腫瘍，体液貯留，誤嚥などにより気道分泌物が貯留し，有効な咳嗽と喀出が行えないために蓄積することで喘鳴は生じる．

|1| 喘鳴のアセスメント

喘鳴のアセスメントは，喘鳴の原因，予後（死前喘鳴かどうか），苦痛の種類と程度，喘鳴の改善可能性を総合的に評価する．

|2| 喘鳴の対応

喘鳴の対応は，死前喘鳴であるかどうかにより異なる．死前喘鳴の場合は苦痛緩和とともに臨死期の特徴的な徴候として家族ケアが重要になる（8章参照）．死前喘鳴でない場合は，気道分泌物の貯留の予防と貯留した分泌物の喀出の援助を行う．薬物療法としては，気道内分泌の抑制のため輸液量の減量，肺炎に対する抗菌薬，肺水腫に対する利尿薬といった気道分泌過多の原因に対する治療を行う．非薬物療法では，呼吸リハビリテーションや体位ドレナージによる痰喀出の援助を行う．吸引は無効な場合も多く，患者の苦痛が強く家族への精神的負担にもなるため，積極的には勧められない．また，喘鳴の苦痛の種類（呼吸困難，胸部圧迫感，不安など）をアセスメントし，苦痛の種類に応じた対応を行う．

■ 引用・参考文献

1) 日本緩和医療学会ガイドライン統括委員会編. 進行性疾患患者の呼吸困難の緩和に関する診療ガイドライン. https://www.jspm.ne.jp/publication/guidelines/individual.html?entry_id=1390, （参照2023-11-25）.

2) Seow, H. Barbera, L. Sutradhar, R. et al. Trajectory of performance status and symptom scores for patients with cancer during the last six months of life. J Clin Oncol. 2011, 29 (9), p.1151-1158.

 重要用語

呼吸困難	酸素療法，酸素吸入	呼吸不全
在宅酸素療法（HOT）	送風	非薬物療法
副雑音	モルヒネ	環境調整
経皮的酸素飽和度	不安	呼吸リハビリテーション

6 リンパ浮腫の治療と看護

1 リンパ浮腫の概念

浮腫とは，なんらかの原因で身体の水分量のバランスが崩れ，組織間液が細胞や組織の間隙に過剰に貯留している状態であり，大きく**全身性浮腫**と**局所性浮腫**に分けられる.

リンパ浮腫（lymphedema）は，リンパの輸送障害に，組織間質内の細胞性タンパク処理能力不全が加わって，高タンパク性の組織間液が貯留した結果起こる臓器や組織の腫脹である[1].リンパ浮腫は，発症原因がはっきりしているかどうかで，**原発性（一次性）**と**続発性（二次性）**に分類される（**図2.6-1**）.

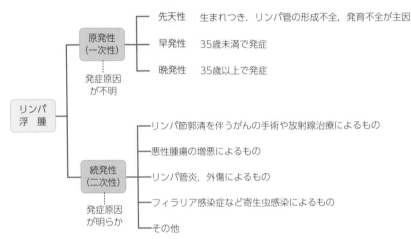

Kinmonth, J.B. The lymphoedemas. General considerations, In lymphatics. surgery, lymphography and diseases of the chyle and lymphatic systems, 2nd ed, Edward Arnold, London, 1982, p.83-104を参考に作成.

図2.6-1　原発性リンパ浮腫と続発性リンパ浮腫

2 リンパ浮腫のアセスメント

終末期にある患者の浮腫には多様な要因が絡み合っていることが多いため，浮腫の発生部位や要因の十分なアセスメントが必要である.リンパ浮腫の症状には，左右差がみられる場合が多いなど特徴があり（**図2.6-2**，**表2.6-1**），問診，視診，触診によるアセスメントを行う（**表2.6-2**）.また，必要に応じて画像所見（エコー，MRI，CTなど）や検査所見から浮腫の状態や原因を精査する.

リンパ浮腫は，機能障害，日常生活動作への影響，自尊心低下，ボディイメージの変容，精神面（不安や抑うつ），社会面（家族関係，社会関係，性的関係など）にも影響する.また，リンパ浮腫の合併症として，**蜂窩織炎***，急性皮膚炎，**リンパ小疱***，リンパ漏，**象皮症***，リンパ管肉腫などがある.こ

用語解説*
蜂窩織炎

皮下組織に好発する皮膚感染症.発赤，蚊に刺されたような発疹，熱感，38〜39℃の発熱，血液検査でWBC，CRPの上昇がみられる.抗菌薬が投与される.リンパドレナージや圧迫療法は中止し，患部を冷却する.

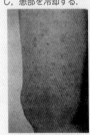

用語解説*
リンパ小疱

皮膚直下のリンパ管が拡張して水疱状になった状態.腋窩や陰部など皮膚の柔らかい部分に発症しやすい.破れるとリンパ漏となり，感染の原因となりやすいため，水疱を破らないようにガーゼで保護する.

用語解説*
象皮症

皮膚の線維化が進み，角化・硬化・変形が著明になった状態.保湿・保護に努め，リンパドレナージ後に圧迫療法を行う.

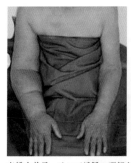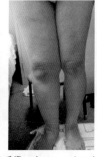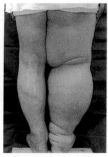

高橋由美子. リンパ浮腫の理解と看護. プロフェッショナルがんナーシング. 2011, 1（6）, p.13.

図2.6-2　リンパ浮腫（上肢と下肢の左右差）

表2.6-1　浮腫の特徴

	全身性浮腫	リンパ浮腫
出現部位	・両側性で，下肢が上肢に先立つ ・体位の一番低い部位に出現しやすい	・片側性であることが多い ・両側性である場合も，左右差があることが多い
症状の特徴	圧迫痕のできるソフトな浮腫	・圧迫痕の残る浮腫から圧迫痕の残らない硬い浮腫へ進行 ・慢性化で線維化を起こす
Stemmer's sign*	陰　性	陽　性
皮膚の外観	ピンと張りつめて滑らか	皮膚が肥厚し浅黒い
進行の様子	出現が比較的急性	・ゆっくりと発症して進行 ・原因リンパ節の周囲から発症し，末梢側へ進行

＊陽性では，表皮層・真皮層に間質液が貯留して，皮膚をつまみ上げにくくなる.

表2.6-2　リンパ浮腫のアセスメントのポイント

	項　目	主なアセスメント項目
問診	現病歴・既往歴	原発部位（乳癌や婦人科のがんが多い），再発転移の有無と場所
	手術歴・治療歴	手術，放射線療法，化学療法
	浮腫の進行	発症までの期間，浮腫が進行した期間
	随伴症状の有無	疼痛自覚症状の有無（リンパ浮腫では疼痛は少ない）
視診	浮腫の左右差の有無	リンパ浮腫では左右差があることが多い
	表在静脈の見え方	浮腫があると表在静脈が見えにくくなる
	皮膚の状態	発赤・熱感・発疹の有無，リンパ漏・リンパ小疱・皮膚の乾燥の有無など
	静脈疾患との鑑別	患肢を下垂し，皮膚の色調変化を見る（リンパ浮腫では変化しないが，静脈疾患では赤紫色に変色することが多い）
	手指・足趾の状態	浮腫が進行すると，足趾同士が圧迫されて四角く変形することがある
触診	Stemmer's signの有無	浮腫の程度や範囲を確認するために皮膚をつまみ上げる手法（リンパ浮腫の場合は表皮層と真皮層に高タンパク性の間質液が貯留するため，皮膚をつまみにくくなる） ・つまみにくく，しわが寄らない場合を陽性とする ・つまむ場所：手では中指と第2指，足では第2趾の甲の部分
	圧迫痕テスト	浮腫がある部位を指の腹で深部に向けてゆっくり沈ませる 　Ⅰ期：へこむ，Ⅱ期：へこんでもすぐ戻る，　Ⅲ期：押しても〜こまない
	皮膚の温度差	患側と健側に触れ，皮膚温度の違いがないかをみる

高橋由美子. "リンパ浮腫に関わる解剖生理と疾患への知識". 病棟・外来から始めるリンパ浮腫予防指導. 増島麻里子編. 医学書院, 2012, p.50より一部改変.

れらの合併症を早期に発見して適切に対処し，悪化を防ぐことが重要である．

3 リンパ浮腫の治療と看護

患者の病態や病状に合わせた目標を設定し，患者や家族の価値観に即した支援を行うことが重要である．

リンパ節郭清*を伴う手術を受けた場合，治療直後から生涯にわたってリンパ浮腫が生じるリスクがある．また，放射線療法後も治療に伴う炎症反応によりリンパ浮腫が生じる可能性があるため，予防と早期発見に努める．

一方，リンパ節転移やリンパ管へのがんの進展によりリンパ管が閉塞し，リンパの輸送が障害されている場合，リンパ浮腫の改善は困難である．

がんの進行に伴って生じたリンパ浮腫については，患者の苦痛を緩和し，安楽に過ごせるように支援することが最優先される．また，可能な範囲で機能の維持を図り，日常生活への影響を最小限にし，苦痛を悪化させる可能性のある運動障害や合併症を予防することが重要である．

1 複合的治療

複合的治療とは，**スキンケア**，**用手的リンパドレナージ**，**弾性包帯や弾性着衣による圧迫療法**，**排液効果を促す運動療法**から構成される**複合的理学療法**に，**日常生活指導**を加えた治療のことである[2]．

リンパ浮腫の診療ガイドラインでは，用手的リンパドレナージ，弾性包帯や弾性着衣（スリーブ，ストッキング，マスクなど）による圧迫療法は，有効性を示す根拠は少ないが，ある程度の臨床的合意があると考えられるため，患者の意向に一致し，効果が評価される場合，行うことを推奨し得るとしている．また，排液効果を促す運動療法は，有効性を示す根拠はなく，臨床的合意も不十分であるため，患者の意向を十分に検討し，効果がしっかりと評価される場合に限って行うことが推奨されている[3]．

そのため，患者や家族と十分にコミュニケーションをとり，患者の病態や病状を踏まえて現実的な目標を設定し，ケア計画を立てる．また，必要に応じてリンパドレナージのセラピストの資格を有する者に相談する．

2 スキンケア

リンパ浮腫が生じている皮膚は，傷ができやすく感染を起こしやすい．皮膚に損傷や感染が生じるとリンパ浮腫が悪化する可能性があるため，日々の**スキンケア**が重要となる．スキンケアでは，皮膚の洗浄（保清），水分調整（保湿），被覆（保護）を行う（**表2.6-3**）．強い刺激や摩擦に注意し，瘙痒感を招く乾燥を防止するため十分な保湿に努める．

3 用手的リンパドレナージ

用手的リンパドレナージとは，「適切に流れる方向に向かって，うっ滞している組織間液やリンパ液の排出を促すこと」を指し，水分の移動に加えて，タンパク質の再吸収を刺激するという役割がある[2]．リンパドレナージは体内の

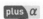

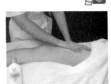

●リンパ浮腫のスキンケア〈動画〉

用語解説 *
リンパ節郭清

がんのリンパ行性転移を防ぐため，転移の可能性があるリンパ節（所属リンパ節）を予防的に切除すること．乳癌や婦人科癌（子宮癌，卵巣癌），泌尿器癌（前立腺癌，膀胱癌など）の手術でリンパ節郭清を行った場合，リンパ浮腫が発生しやすい．

plus α
リンパ浮腫複合的治療料リンパ浮腫指導管理料

リンパ浮腫の重症化等の抑制のための指導に対するリンパ浮腫指導管理料（2008年に新設）に加えて，2016年の診療報酬改定で，腫瘍に対する手術等の後に出現する続発性リンパ浮腫に対する複合的治療料が算定された．

表2.6-3 スキンケアのポイント

スキンケアの内容	ポイント
①皮膚の洗浄（保清） ★強い刺激や摩擦に注意し，汚れと水分をしっかり除去する	・洗浄する際は，タオルやスポンジ，たわし，ガーゼ等でこすらない ・洗浄剤は以下の特徴をもつような低刺激性のものを選択する 　　皮膚のpHに近い（弱酸性である） 　　界面活性剤が皮膚に対して低刺激である 　　添加物が少ない 　　脱脂力が制限されている 　　すすぎ落ちに優れる ・洗浄剤をよく泡立てて皮膚にのせ，余計な摩擦がかからないように手で優しく広げ，微温湯（創傷がある場合は人肌程度に温めた生理食塩水）で丁寧に洗い流す ・洗浄後は柔らかいタオルやガーゼで，強くこすらないように優しく押さえて水分を除去する ・関節や指趾間，腋窩，鼠径部，陰部など皮膚面同士が接触する箇所は汚れや水分が残りやすいため，丁寧に洗浄し，水分を十分に除去する
②皮膚の水分調整（保湿） ★皮膚の乾燥は瘙痒感を誘発するので，保湿は重要である	・皮膚の乾燥を防ぐためこまめに保湿剤を塗布する．特に保清後（入浴や手洗いを含む）は，洗浄により汚れとともに皮脂も落ちてしまうため，必ず保湿剤を塗布する必要がある ・保湿剤にはクリーム，軟膏，ローションがある．低刺激性のものを選択する ・感染が疑われる場合や皮膚に損傷がある場合は，医師の診察を受け，適切な軟膏を使用する．感染がある場合は必要に応じて抗菌薬を使用する
③皮膚の被覆（保護） ★浮腫がある皮膚は損傷しやすく治癒しにくい	・必要に応じてノンアルコール性の皮膚被覆材を使用する 　例：テープ類を皮膚に張る前に塗布して剝離刺激を避ける 　　　失禁や瘻孔からの滲出液などで汚染される恐れのある皮膚を保護する，など ・皮膚の損傷予防・保護（➡p.130 図2.6-6）を患者と共に実践する

用語解説*

禁忌

医療上の禁忌としては，絶対禁忌：その医療行為によって患者が死，もしくは不可逆的な障害を招くもの．
相対禁忌：それほどの危険性はないものの，医療上通常行ってはならないこと．
リンパドレナージにおいて一般禁忌，局所禁忌とされる疾患・症状などの中には，絶対禁忌または相対禁忌のものが存在する．

plus α

リンパドレナージの禁忌

一般禁忌：対象となる疾患・症状などの患者には，リンパドレナージを行わない．
・感染症による急性炎症
・心性浮腫，心不全
・下肢静脈の急性疾患（深部静脈血栓症，急性静脈炎など）
局所禁忌：対象となる疾患・症状などの患者には，その部位へのリンパドレナージを行わない．
・頸部の急性疾患
・血圧昇降やホルモン分泌の急激な変化のおそれがある場合
・腹部の急性・慢性疾患
・妊娠中
・腹腔内の手術や放射線療法後
・高齢者など

水分移動を促すため，循環器系の障害や炎症などに対して**禁忌***がある．

　リンパドレナージを行うためには，リンパの流れを十分に理解することが必要である．リンパ管は皮膚の浅いところから，毛細リンパ管，集合リンパ管へと段階的に太くなる（**図2.6-3**）．皮膚の浅い所にある毛細リンパ管は弁を持たないため，皮膚をずらすようにドレナージ（組織間液やリンパ液を適切な方向に誘導）する．うっ滞している組織間液やリンパ液を，最短距離でどこに向かって流せばいいかを考えるために，体液区分線（**図2.6-4**）を理解しておく．

　終末期で全身状態が悪化している患者は，リンパドレナージの適応においては相対禁忌にあたり，実施する前に病状を踏まえて，手技に伴う身体的影響を十分に考慮することが必要である．手技に伴い心負荷がかかり循環動態に変化が生じたり，腹水などの増悪につながったりすることがあることを十分に理解しておく．

　一方で，リンパドレナージは，じかに手を触れることによるタッチング効果や，症状に対応してもらえているという感覚を得ることが期待される．そのため，臨床実践においては患者の希望に合わせて，リンパ液の誘導を目的とせずに，患者の快適度や満足感を高めることを目標に手技を応用することが多い．

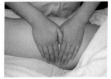
●リンパ浮腫のリンパドレナージ〈動画〉

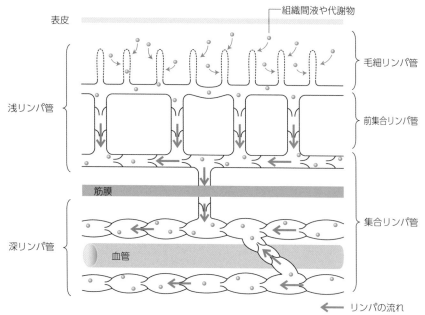

宇津木久仁子. 患者説明に使える浮腫のメカニズムと治療のしくみ.
プロフェッショナルがんナーシング. 2011, 1（6）, p.5より一部改変.

図2.6-3　リンパの産生と流れ

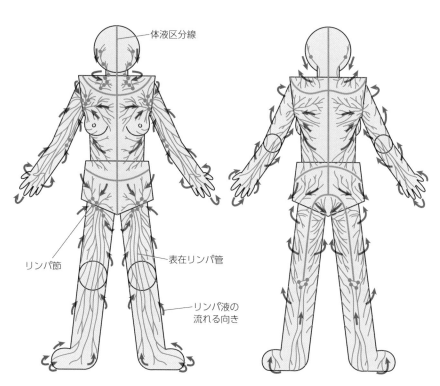

体液区分線で区切られた各領域のリンパ液は，その領域の主要リンパ節へ流れる.

図2.6-4　表在リンパ管と体液区分線

4 圧迫療法

　圧迫療法には，低収縮性の**弾性包帯**を用いる多層包帯法と，**弾性着衣**を装着する方法がある．圧迫療法は，用手的リンパドレナージとの連携が重要である．リンパドレナージでタンパク質の再吸収を促し，線維化部分をほぐした後に圧迫療法を行い，さまざまな動作によって筋肉の収縮を起こすと，うっ滞している組織間液やリンパ液が，逃げ場を探すようにドレナージした方向に流れていく[2]．

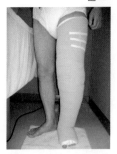
●リンパ浮腫の圧迫療法
〈動画〉

|1| 弾性着衣

　弾性着衣には，上肢用の弾性スリーブと下肢用の弾性ストッキングがある．圧迫圧によってライト（20mmHg未満），クラスⅠ（20～30mmHg），クラスⅡ（30～40mmHg），クラスⅢ（40～50mmHg），クラスⅣ（50～60mmHg）の5種類がある．圧迫圧を判断する場合は，病態を理解した上で医師と相談し，適切な圧と形状，サイズを選定する．

圧迫療法の禁忌

〔一般禁忌〕
・心性浮腫，心不全
・動脈閉塞性疾患
・強皮症
・ズデック症候群（反射性交感神経性ジストロフィ）
〔相対禁忌〕
高血圧，狭心症，不整脈，関節リウマチ，糖尿病，感覚障害，乳幼児など

|2| 弾性包帯

　弾性包帯は身体への圧迫感が強く，慣れるまで動きにくい．そのため，弾性包帯を巻いた後，患者がどの程度動けるかを確認するとともに，その状態で身体を動かすと効果が得られることを説明し，理解してもらう．弾性包帯を巻く際の注意点は，末梢から中枢に向けて段階的に弱くなるように圧に差をつけること，循環障害の有無に注意し，爪や末梢皮膚のチアノーゼ，痛みやしびれの有無を確認することである．

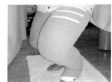
●リンパ浮腫の運動療法
〈動画〉

5 運動療法

　弾性包帯や弾性着衣を装着して動くことによる排液効果の促進を目的として行う．過度の運動は逆に症状を悪化させることがあるため，注意が必要である．運動療法のポイントは，疲れや痛みが出ない程度の運動を継続することであり，日常生活の中に運動をうまく組み込むことが大切である．

6 日常生活指導

　リンパ浮腫の予防および合併症の早期発見と予防のために，患者や家族に対して日常生活上のアドバイスを行う．具体的な内容としては，早期発見のためのリンパ浮腫のセルフチェックに関する情報（図2.6-5），リンパ浮腫の予防に関する情報（図2.6-6），スキンケア（➡p.126 表2.6-3）やセルフリンパドレナージの方法，合併症に関する情報，そして，リンパ浮腫が悪化してきた場合の連絡方法である．

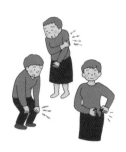

自覚症状のチェック

● 上肢の場合
・腕が疲れやすい
・手術した側の肩が凝りやすい
・手の感覚が鈍くなり，物を落としやすい
・腫れぼったく，しびれる感じがする
・腕や肩がだるく，重苦しい
・手を握ったり開いたりするときに違和感がある

● 下肢の場合
・靴が履きにくくなった
・靴下の跡がつきやすい
・太っていないのにスカートやズボンがきつい
・下着のゴムがきつい
・腰・腹周りが太ってきた
・しゃがむときに膝を曲げにくい
・長時間歩けない
・立っているとすぐに脚がだるくなる

皮膚のチェック

皮膚を見て触って左右差を観察
・つまんでも皮膚にしわができにくくなる．左右の同部位で厚みに差がある
・皮膚が乾燥しやすくなり，皮膚の色が白っぽくなる．左右に温度差が出る
・手首の内側の血管が見えづらくなる

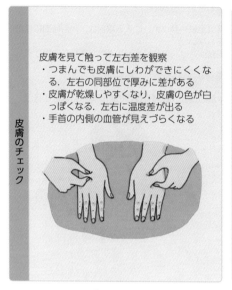

手足の太さのチェック

測る場所を決めておき，定期的に測定し，左右差や経時的変化を観察

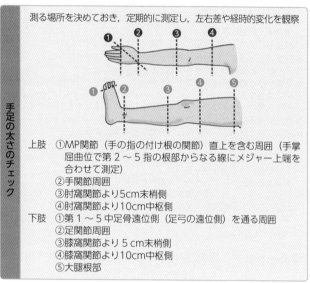

上肢　①MP関節（手の指の付け根の関節）直上を含む周囲（手掌屈曲位で第2～5指の根部からなる線にメジャー上端を合わせて測定）
②手関節周囲
③肘窩関節より5cm末梢側
④肘窩関節より10cm中枢側
下肢　①第1～5中足骨遠位側（足弓の遠位側）を通る周囲
②足関節周囲
③膝窩関節より5cm末梢側
④膝窩関節より10cm中枢側
⑤大腿根部

図2.6-5　リンパ浮腫のセルフチェック

皮膚の損傷予防・保護

- ●爪の手入れ
- ・深爪をしないように注意し，爪は切り清潔に保つ
- ・知覚が鈍くなっている場合は，他の人に介助してもらう
- ・場合によっては，爪切りを使わず爪ヤスリで手入れする
- ・爪用の保護クリームなどを使用するのもよい
- ●ひげ剃りやむだ毛処理
- ・皮膚を傷つけたり刺激を与えたりしないように，カミソリや脱毛剤は避け，電気シェーバーなどを使用する
- ●手荒れや切り傷，靴ずれの防止
- ・手袋や靴下で皮膚を保護する
- ・サイズの合った靴を選ぶ
- ・ガーデニングや農作業の際は手袋，水仕事の際はゴム手袋で手や腕を保護する
- ・ペットによる引っかき傷に注意する
- ●日焼けを避ける．皮膚が熱をもったときは軽く冷やす
- ●汗をかくと皮膚が傷つきやすくなるため注意する
- ●低温やけどの可能性のあるホットカーペットやカイロの扱いに注意する
- ●長袖を着用し虫よけを使用するなど虫刺されに注意する
- ●水虫や湿疹などがあれば治療を受ける
- ●創傷がある場合は，洗浄後にガーゼなどで保護する
- ●患肢での採血，点滴などを避ける
- ●テープ類や湿布を使用するときは，剝離刺激に注意する
- ・同一部位への貼付を避ける
- ・張るときは端から引っ張らず，中央から押さえて張る
- ・剝がすときは，周囲の皮膚を指で押さえてそっと剝がす
- ・必要に応じて皮膚被覆材を使用する

リンパの流れを妨げない

- ●標準体重を維持するように心掛ける
- ●部分的に締め付けられるような着衣は避ける
- ・ゴムのきつい下着や靴下などは避ける
- ・綿など皮膚への刺激が少なく柔らかい素材の下着を選ぶ
- ・外した後に跡が付くような指輪や時計の着用は避ける
- ・ヒールの高い靴は避け，はきやすい靴を選ぶ
- ●長時間の正座など同一体位で長時間過ごさない
- ・飛行機の中は，気圧の関係でむくみやすいため注意する
- ●長時間，重い荷物や子どもを抱えない

リンパの流れを増やさない

- ●熱い風呂（温泉やサウナ）に入る場合は，入浴時間に注意し長湯をしない
- ●激しい運動は避け，自分に合った適度な運動を心掛ける

リンパの流れを助ける

- ●肩回しや首の運動，足首やひざの曲げ伸ばしなどを行う

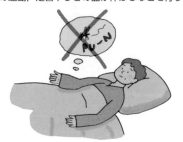

図2.6-6　リンパ浮腫に配慮した日常生活のポイント

📕 **引用・参考文献**

1) Bernas, M.J. et al. The diagnosis and treatment of peripheral lymphedema：2009 consensus document of the International Society of Lymphology. Lymphology. 2009, 42, p.51-60.
2) 増島麻里子編. 病棟・外来から始めるリンパ浮腫予防指導. 医学書院, 2012.
3) 日本リンパ浮腫学会編. リンパ浮腫診療ガイドライン2018年版. 金原出版, 2018.
4) 佐藤佳代子編. リンパ浮腫の治療とケア. 第2版. 医学書院, 2010.
5) 宇津木久仁子. 患者説明に使える浮腫のメカニズムと治療のしくみ. プロフェッショナルがんナーシング. 2011, 1（6）, p.4-11.

 重要用語

全身性浮腫	複合的治療	圧迫療法
局所性浮腫	スキンケア	運動療法
リンパ浮腫	用手的リンパドレナージ	日常生活指導

7 泌尿器症状の治療と看護

1 下部尿路症状の治療と看護

1 下部尿路症状の概念と原因

　尿路は，腎臓から尿管までの上部尿路と，膀胱から尿道までの下部尿路に分けられる．膀胱，尿道は一定量の尿を貯蓄し保持する機能（**蓄尿**）と，これを自律的に排出する機能（**排尿**）をもち，複雑な神経学的機序によってコントロールされている（図2.7-1）．

　下部尿路症状とは，下部尿路の機能が障害されることで引き起こされる排尿に伴うさまざまな症状と定義され，①**蓄尿症状**（頻尿，尿意切迫感，失禁など），②**排尿症状**（尿閉，遷延性排尿や腹圧排尿などの排尿困難，尿線途絶，排尿時痛など），③**排尿後症状**（残尿感，排尿後痛など），④性交渉に伴う症状，⑤骨盤内臓器脱に伴う症状，⑥下部尿路生殖器痛，⑦排尿異常に伴う泌尿生殖器症候群に分類される．

　40歳以上の男女を対象とした日本排尿機能学会の調査によると，日中頻尿は男性約52％，女性約49％，夜間頻尿は男性約17％，女性約11％，尿失禁は男性約18％，女性約44％であり，尿失禁で女性の頻度が高くなっている[1]．**過活動膀胱***の人では約53％が生活に何らかの影響があったと回答しており，下部尿路症状の存在はQOLに大きく影響する．

　蓄尿症状，排尿症状，下部尿路生殖器痛の原因を**表2.7-1**に示す．

2 下部尿路症状のアセスメント

　排尿記録をとり，排尿パターンを確認しながらアセスメントを行う（**表2.7-2**）．

用語解説*
過活動膀胱

１日８回以上の頻尿および週１回以上の尿意切迫感があるもの．

plus α
台湾のがん患者の調査

台湾のがん患者対象の調査では約74％が何らかの下部尿路症状を有し，症状のない患者と比べQOLは低い傾向で，特に身体機能と役割の制限に差があった[2]．また，下部尿路症状患者の約45％が日常生活に不都合を感じているにもかかわらず医療者に報告したのは約17％にとどまっており，羞恥心から隠匿（いんとく）しやすい症状といえる．

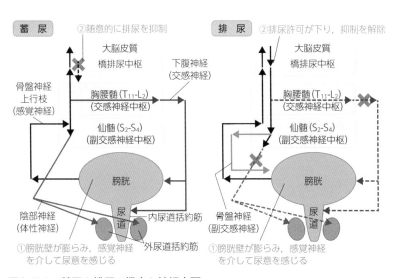

蓄尿　②随意的に排尿を抑制

大脳皮質
橋排尿中枢

下腹神経
（交感神経）

骨盤神経
上行枝
（感覚神経）

胸腰髄（T11-L2）
（交感神経中枢）

仙髄（S2-S4）
（副交感神経中枢）

膀胱

陰部神経
（体性神経）

尿道

内尿道括約筋

外尿道括約筋

①膀胱壁が膨らみ，感覚神経を介して尿意を感じる

排尿　②排尿許可が下り，抑制を解除

大脳皮質
橋排尿中枢

胸腰髄（T11-L2）
（交感神経中枢）

仙髄（S2-S4）
（副交感神経中枢）

膀胱

骨盤神経
（副交感神経）

尿道

①膀胱壁が膨らみ，感覚神経を介して尿意を感じる

　蓄尿時は，大脳皮質が橋排尿中枢からの伝達を抑制することで，胸腰髄の交感神経中枢が興奮し，その刺激が下腹神経を経由して膀胱壁を弛緩，内尿道括約筋を収縮させる．また，陰部神経を介して外尿道括約筋を随意的に収縮させることで尿道の閉鎖が維持される．

　排尿時は，橋排尿中枢からの興奮が仙髄に伝わり，骨盤神経を介して膀胱を収縮させるとともに，交感神経中枢と陰部神経核にも伝わり，蓄尿の維持作用を抑制し排尿が持続する．

図2.7-1　蓄尿と排尿の機序と神経支配

表2.7-1　下部尿路症状の原因

症　状	原　因
蓄尿症状	①膀胱の異常：膀胱容量の減少，膀胱感覚の過敏，排尿筋の過活動（大脳皮質障害，仙髄より上位の脊髄損傷） ②尿道の異常：外尿道括約筋の機能低下（前立腺全摘手術後，女性の閉経後） ③薬物の影響：蓄尿障害を引き起こす薬物（コリンエステラーゼ阻害薬，β遮断薬，神経節刺激薬，α_1遮断薬など，図2.7-2） ④その他：精神的要因，全身衰弱（機能性尿失禁*），膀胱腟瘻などの尿道外からの尿失禁，多尿
排尿症状	①膀胱の異常（膀胱収縮障害）：排尿筋の低活動（仙髄排尿中枢より末梢の障害） ②尿道の通過障害（尿道抵抗の増加（骨盤内腫瘍による圧排，浸潤），仙髄より上位の脊髄損傷，宿便による圧排，前立腺肥大・腫瘍） ③薬物の影響：排尿症状を引き起こす薬物（カルシウム拮抗薬，抗コリン薬，モルヒネなど，図2.7-2） ④その他：高度な血尿における凝血塊による閉塞，結石性疾患による閉塞，全身衰弱
下部尿路生殖器痛	①腫瘍の浸潤，増大に伴うがん性疼痛：膀胱壁への浸潤による膀胱部痛（恥骨上部に限局し下腹部痛として表現され，膀胱充満時や排尿に関連して生じることが多い），尿道・陰茎海綿体や尿道粘膜への浸潤による尿道痛，骨盤内に存在する神経叢への浸潤による神経因性疼痛 ②その他：膀胱炎や尿道炎による疼痛，膀胱留置カテーテル挿入に伴う疼痛，膀胱疝痛*

| A　蓄尿症状を起こす可能性のある薬剤 | B　排尿障害を起こす可能性のある薬剤 |

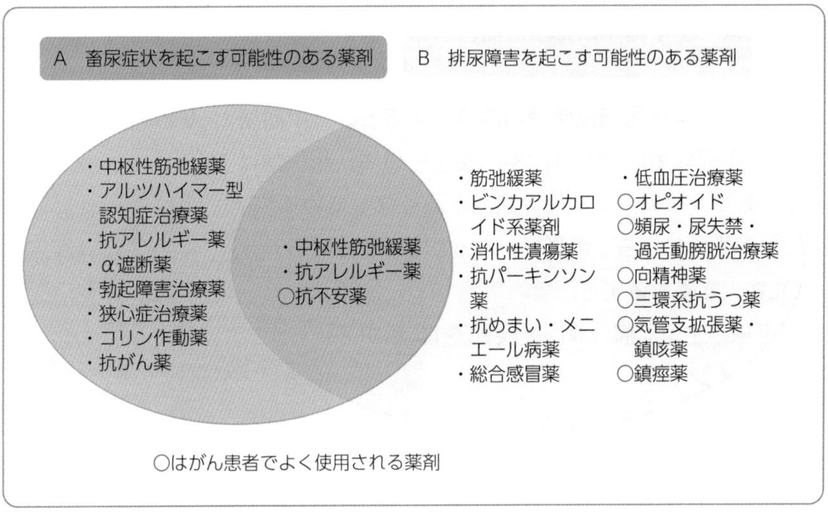

・中枢性筋弛緩薬
・アルツハイマー型認知症治療薬
・抗アレルギー薬
・α遮断薬
・勃起障害治療薬
・狭心症治療薬
・コリン作動薬
・抗がん薬

・中枢性筋弛緩薬
・抗アレルギー薬
○抗不安薬

・筋弛緩薬
・ビンカアルカロイド系薬剤
・消化性潰瘍薬
・抗パーキンソン薬
・抗めまい・メニエール病薬
・総合感冒薬

・低血圧治療薬
○オピオイド
○頻尿・尿失禁・過活動膀胱治療薬
○向精神薬
○三環系抗うつ薬
○気管支拡張薬・鎮咳薬
○鎮痙薬

○はがん患者でよく使用される薬剤

図2.7-2　排尿など下部尿路に影響を及ぼす薬剤

表2.7-2　下部尿路症状のアセスメントのポイント

項　目	主なアセスメント項目
排尿状態の把握	・排尿回数や時刻，所要時間，尿量，性状，尿線の程度，尿意の有無など
症状の種類と程度	・蓄尿症状：頻尿，尿意切迫感，失禁など ・排尿症状：尿閉，遷延性排尿や腹圧排尿などの排尿困難，尿線途絶など ・排尿後症状：残尿感，残尿，排尿後痛など ・その他の症状：下部尿路生殖器痛など
随伴症状や心理状態，既往歴など	・不安や不眠，集中力の低下，いらいら感など ・苦痛や心理面への影響の程度，日常生活への影響 ・下部尿路症状に関連する既往歴，治療歴
症状の原因・誘因の有無	・原因となる病態や治療の有無 ・診察（問診，視診，触診，バイタルサイン）や検査（尿検査，尿細菌培養検査，X線，超音波検査，CT，MRI）による病態評価 ・下部尿路症状に影響する薬剤の内服の有無 ・その他の関連因子の有無（水分摂取量や飲食の内容，年齢や環境，排尿行動に関わる能力，便秘の有無，発汗の程度）

plus α

膀胱容量の減少

骨盤内腫瘍（子宮癌，膀胱癌）や多量の腹水，宿便による膀胱外部からの圧排，膀胱壁に浸潤した腫瘍による排尿筋の弛緩抑制，化学療法や放射線療法に伴う間質性／出血性膀胱炎などが影響している．

用語解説*

機能性尿失禁

尿意を感じてからトイレにたどり着くまでに我慢できず失禁してしまうこと．終末期では全身が衰弱し，体力・意識レベルの低下，眠気等により体動が困難となるため，注意が必要である．

用語解説*

膀胱疝痛

排尿筋のけいれんによって生じる恥骨上部に現れる強い痛みで，強い尿意を伴うことが多い．原因としては，膀胱内凝血や膀胱タンポナーデ等による急性尿閉，膀胱炎や膀胱壁への腫瘍浸潤による刺激などが考えられる．

❸ 頻尿の治療と看護

頻尿*の場合は薬剤の影響を評価し，影響のある薬剤の中止や変更を考慮する．

排尿記録より，多尿（3,000 mL/日以上）かどうかを判断する．多尿の場合，原因となる病態や要因の有無を確認し，尿崩症や高血糖，高カルシウム血症がある場合はその治療を行う．水分の多量摂取などが要因と考えられる場合は，生活指導を行う．輸液による影響が考えられる場合は輸液量を調整する．

多尿以外の場合は検尿を行い，尿路感染が疑われる場合はその治療を行う．尿所見で異常がない場合は，排尿後の導尿または超音波検査で残尿を測定（図2.7-3）し，100 mL未満で残尿がない場合は抗コリン薬の投与，膀胱訓練*や骨盤底筋訓練*等の行動療法を実施する．残尿の増加がみられる場合は，α_1遮断薬と抗コリン薬を併用する．改善がない場合や残尿が100 mL以上の場合は，泌尿器の専門医に相談し排尿障害の機序と原因に合わせて対処する．頻尿を有する患者の看護を表2.7-3に

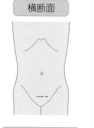
横断面

長径
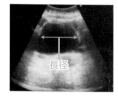
長径

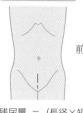
矢状面（縦断面）

短径
前後径
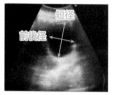
短径
前後径

（画像提供：赤井畑秀則先生）

$$残尿量（mL） = （長径 \times 短径 \times 前後径） \times \frac{\pi}{6}$$

$$\fallingdotseq \frac{長径 \times 短径 \times 前後径}{2}$$

図2.7-3　超音波測定による残尿量測定

用語解説 *
頻尿
日中8回，夜間2回を超える排尿と定義されている．

表2.7-3　頻尿を有する患者の看護

項　目	看護のポイント
環境調整	・トイレに行く回数が多いと疲労につながるため，トイレまでの動線が短くなるように部屋やベッドの場所に配慮する．ADLや動作時の疲労感によっては，尿器やポータブルトイレの使用を考慮する ・頻尿は転倒のリスク因子となるため，トイレまでの動線付近に物を置かない，手すりを設置するなど，転倒予防対策を行う
生活指導	・寝る前は利尿作用のある飲料摂取や多量の飲水を控え，トイレを済ませるように伝える ・飲水量が多く頻尿の要因となっている場合は飲水を制限する ・頻尿を理由に飲水を過度に控えている場合は，脱水や尿路感染予防のため，とりすぎない程度に水分を摂取するよう伝える
皮膚，粘膜の清潔	・排尿回数が多いと陰部の粘膜，周囲の皮膚が尿に汚染される機会が多くなり，バリア機能が低下し皮膚炎や感染，褥瘡が発生するリスクが高まるため，排尿後に洗浄便座で毎回きれいに洗うように伝える ・全身状態（PS，p.161 用語解説参照）が低下し，セルフケアが不可能な場合は清潔を保持する必要性を説明し，同意の上で陰部洗浄を実施する
輸液量の調整	・輸液の必要性や輸液量について適切かアセスメントする ・夜間の滴下量を減らす，日中のみの投与とするなど輸液の量やタイミングを調整する
便秘，腹部膨満感の軽減	・便秘や腹水貯留などによる膀胱の圧迫は頻尿の原因となるため，便秘や腹部膨満，腹水への対応を行う（詳しくはp.105～113参照）
夜間睡眠の確保	・夜間頻尿で何度も覚醒する場合は睡眠不足となり本人の苦痛につながるため，必要時は睡眠薬の使用を検討する ・尿が漏れるのではないかと不安で眠れない場合は，尿パッドの使用を勧めて安心感が得られるように支援する
精神的苦痛の緩和	・環境の変化や不安によって尿意切迫感や残尿感が強くなり頻尿となる場合や，尿漏れを気にして頻尿となる場合など，精神的な理由が頻尿の要因となりうるため，安心できる環境を整え不安を軽減する支援を行う ・何度もトイレに行く，排尿しても爽快感を得られない，失禁への不安，不眠による苦痛など，頻尿そのものが精神的苦痛となるため，患者の苦痛を傾聴し共感的に対応する

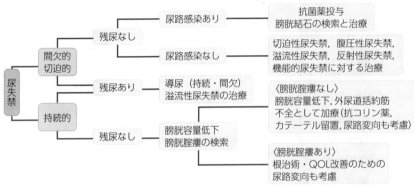

日本緩和医療学会. 終末期がん患者の泌尿器症状対応マニュアル. 2008, p.5を参考に作成.

図2.7-4　尿失禁の治療

表2.7-4　尿失禁を有する患者の看護

項　目	看護のポイント
環境調整	・ADLの低下と呼吸困難に伴い移動による苦痛が強い場合や，度重なるおむつ交換による苦痛，尿失禁による湿潤環境で褥瘡の悪化が考えられる場合は，装着型採尿器や膀胱留置カテーテルの使用を検討する ・カテーテル挿入に伴う不快感や感染のリスクといったデメリットもあるため，適応には十分に配慮する ・消臭や消音等を工夫しプライバシーが保たれるように配慮する
排尿誘導	・排尿パターンを把握し，定期的にトイレに行くことで失禁予防となる場合は排尿誘導を行う
皮膚，粘膜の清潔	・失禁後はできる限り速やかに洗浄もしくは清拭し，清潔を保ち，乾燥させる ・患者のADLやPS，セルフケア能力に合わせた失禁用品（尿パッド，おむつ，リハビリ用パンツなど）を選択する ・陰部粘膜や皮膚汚染による皮膚炎には，保護膜形成剤や撥水効果のあるクリーム，ローションの使用を検討する ・皮膚・排泄ケア認定看護師に相談し，適切なケア方法，失禁用品の選択などの助言を受ける
精神的苦痛の緩和	・失禁を余儀なくされる場合は，うつ病の頻度が高いといわれているため，抑うつがある場合は精神科医や心理士への相談など適切な支援が受けられるように調整する ・尿失禁は羞恥心や精神的苦痛が生じやすく，自尊感情を傷つける可能性があるため，精神面に十分に配慮する
膀胱腟瘻，膀胱直腸瘻，皮膚瘻のケア	・腟や直腸，皮膚瘻を通して尿が持続的に流出し，皮膚炎や褥瘡が発生するリスクが高まるため，適切なケアを提供する（失禁用品やストーマパウチ，ドレーンパウチの活用） ・患者への負担に配慮したケア方法を選択する ・便や分泌物を含む尿が流出することで悪臭が問題となるため，換気，汚染した寝具や失禁用品のこまめな交換，脱臭・消臭機，空気清浄機の設置など消臭対策を行う

示す.

4　尿失禁の治療と看護

　尿失禁*が間欠的か切迫的か，または持続的であるか否か，さらに残尿の有無により分類し対応を決める（図2.7-4）. 頻尿における看護に準じ，さらに表2.7-4のような看護を提供する.

用語解説*
膀胱訓練

尿意が起こってからも5〜10分我慢してから排尿することで，排尿間隔の延長を図る. 最初は1日1回，5分ぐらいから開始し少しずつ回数や我慢する時間を5分，10分，15分と延ばしていく.

用語解説*
骨盤底筋訓練

肛門挙筋，肛門括約筋，尿道括約筋に加えて，尿道，直腸，腟（女性）の周囲にあるハンモック状の横紋筋からなる骨盤底筋を意識的に収縮させて行うトレーニングである.

用語解説*
尿失禁

「不随意に尿が漏れる状態」であり，国際禁制学会では，病的な尿失禁は「社会的，衛生的に問題となるような客観的な漏れを認める状態」[3]とされている.

表2.7-5　排尿困難・尿閉を有する患者の看護

項　目	看護のポイント
環境調整	・排尿に時間がかかることがあるため，周りの人に気を遣わずに安心して排尿できる環境を整え，消臭や消音を工夫しプライバシーが保たれるように配慮する
便秘の予防	・宿便の存在など便秘が悪化すると便塊が下部尿路を圧迫し，排尿困難の誘因の一つとなるため，便秘対策を行う
排尿誘導	・腹圧をかけやすい姿勢をとれるように援助する ・恥骨上部を下部に向けて手で圧迫する用手排尿法で膀胱壁の収縮を促す ・陰部に洗浄便座で温水をかけて温度刺激で排尿を促す方法や，流水音を聞くことで排尿を促す方法などが経験的に行われることがある
導尿や膀胱留置カテーテル	・自然排尿で十分な排尿が得られず多量の残尿を認める場合は，間欠的導尿もしくは膀胱留置カテーテルの留置を行う ・患者・家族の意向やセルフケア能力をアセスメントし，必要性を十分に考慮して，間欠的自己導尿法を患者や主介護者となる家族に指導する ・間欠的導尿による苦痛や負担が強い場合，セルフケア能力低下などの理由から自己導尿が難しい場合は，膀胱留置カテーテルを検討する

5　排尿困難・尿閉の治療と看護

　排尿が全くない場合は残尿測定を行い，残尿がない場合は無尿，残尿がある場合は尿閉と判断する．排尿困難と尿閉＊の原因には機能的なものと気質的なものがあり，機能的な場合は薬物治療により改善の可能性があるが，器質的な場合は泌尿器科専門医による対応が必要となる[4]．

　薬剤の影響を評価し，影響のある薬剤の中止や変更を考慮する．尿検査により尿路感染症があれば抗菌薬を投与し，それ以外の場合は泌尿器科専門医に相談し診断・治療を行う．排尿困難・尿閉を有する患者の看護を表2.7-5に示す．

2　血尿の治療と看護

1　血尿の概念と原因

　血尿とは，腎実質ないし尿路の各部分から出血して尿に血液が混入する異常な状態であり，顕微鏡的血尿と肉眼的血尿に大別できる．

|1|疾病に伴うもの

❶悪性腫瘍　尿路系に発症する悪性腫瘍（膀胱癌，腎癌，腎盂尿管癌，前立腺癌など），骨盤内悪性腫瘍（直腸癌，子宮癌など）の膀胱浸潤や尿道浸潤，尿路系への転移性腫瘍

❷尿路感染症　感染に伴う出血性膀胱炎の原因となる病原体（ウイルス，細菌等）

❸その他　尿路結石，腎炎や腎盂腎炎，全身性エリテマトーデスなどの自己免疫疾患，播種性血管内凝固症候群（DIC）による出血傾向

|2|治療・処置に伴うもの

❶放射線性膀胱炎　前立腺癌や子宮頸癌など，骨盤内の悪性腫瘍に対する放射線療法の合併症

❷薬剤性膀胱炎　アルキル化剤ナイトロジェンマスタード類（シクロホスファミド，イホスファミド，ブスルファン），免疫抑制薬，ペニシリン系抗菌薬，抗アレルギー薬のトラニラスト，漢方薬（柴苓湯，小柴胡湯，柴朴

用語解説＊
排尿困難・尿閉

排尿困難：排尿に努力を要する状態であり，遷延性排尿（排尿開始までに時間がかかる）や腹圧排尿（排尿するのにおなかに力を入れる必要がある）などが含まれる．
尿閉：膀胱に尿が100mL以上貯留しているにもかかわらず，尿が出ない状態を指す．

放射線性膀胱炎の出現頻度

照射後6カ月〜10年の間に，子宮頸癌で6.5％，前立腺癌で3〜5％の患者において生じている[7]．

plus α
シクロホスファミドの毒性

使用開始当初の出血性膀胱炎の発症頻度は40〜68％とされていたが，代謝産物であるアクロレインの中和剤であるメスナを併用するようになってからは，5％程度まで減少している．

湯（とう）などの使用

❸**尿道損傷**　カテーテル挿入の際の手技や，留置中の不用意な牽引による損傷

2　血尿のアセスメント

❶**血尿の観察**　量，頻度，性状（色調や凝血の有無，臭気等），血尿となるタイミング（排尿初期，終末時，全血尿），血尿の出現時期と経過

❷**随伴症状の有無と程度**　排尿痛，残尿感，膀胱刺激症状，下腹部の緊満や疼痛，男性の亀頭部の放散痛，発熱，貧血，精神的苦痛など

❸**貧血や腎機能の評価**

3　血尿の治療

❶**放射線療法**　腫瘍浸潤による出血に対し，止血目的で腫瘍に放射線療法を行う．

❷**膀胱持続灌流**　20Fr程度の多孔式の尿道カテーテルを膀胱に挿入し，生理食塩水で洗浄する．必要に応じて生理食塩水で持続灌流を行う．

❸**膀胱内注入による薬物療法**　硝酸銀やホルマリンを注入する．

❹**膀胱鏡下の熱凝固による止血**　膀胱以下の下部尿路からの出血の診断には内視鏡検査が有用である．出血点が特定された場合，内視鏡下で電気焼却（熱凝固）が可能となる．検査に伴う尿道痛と精神的苦痛が強いため，適応は十分に考慮する．

❺**動脈塞栓術**　前立腺や膀胱，腎の出血において，膀胱の支配動脈や腎動脈に対し血管造影下で塞栓療法を行う．

❻**手術療法**　肉眼的血尿の症状緩和を目的に膀胱全摘出術が行われることがある．膀胱タンポナーデは時に療養を困難にするため，経皮的腎瘻造設術など尿路変向術の適応を検討する場合もある．

❼**高圧酸素療法**　放射線性の出血性膀胱炎に対して行われる．シクロホスファミドによる出血性膀胱炎に対しても有用であったという報告がある[8]．

4　血尿を有する患者の看護

　膀胱留置カテーテルの留置や腎瘻の造設，膀胱持続灌流の実施の際には，適切なカテーテル・ドレーン管理を行い，逆行性感染や損傷に注意する．挿入したまま退院する場合は，患者や家族への指導，訪問看護や在宅医との連携，調整を行う．

　肉眼的血尿がある場合は，患者や家族が不安を感じることがあるため，適切な説明と声掛けを行い精神的苦痛の緩和を図る．また，カテーテルや腎瘻の挿入時は，蓄尿バッグにカバーをするなど配慮する．

　腹圧をかけることで出血が助長される場合があるため，病態によるリスクを医師とともに評価し，適切な安静が保たれるように支援する．排便時の過度な努責は出血を助長するため，排便コントロールを行う．また，尿の濃縮を防ぎ，血尿を薄めることで凝血を予防するため，水分摂取量や経口摂取に制限がなければ水分補給を促す．

plus α

膀胱持続灌流に用いる薬剤

ミョウバン，トロンビン，過酸化水素水，マーロックス®，プロスタグランジンなど．

plus α

動脈塞栓術の効果と合併症

膀胱の出血に対して，内腸骨動脈の分枝への選択的塞栓療法を実施することで82％の患者が約10.5カ月間肉眼的血尿を抑制することができ，合併症としては塞栓術後症候群（発熱27％，殿部痛14％，悪心2％）が報告されている．

3 乏尿・無尿の治療と看護

1 乏尿・無尿の概念と原因

乏尿とは，成人における1日の尿排出量が400 mL以下の場合を指し，100 mL以下の場合を無尿という．原因となる病態は，**表2.7-6**に示す三つのタイプに大別される．

2 乏尿・無尿のアセスメント

❶**基礎疾患や既往歴の確認** 高血圧，糖尿病，腎障害に影響する疾患の有無，高尿酸血症，前立腺肥大，結石

❷**原疾患の病態，治療歴** 泌尿器系悪性腫瘍・骨盤内悪性腫瘍・悪性リンパ腫，手術歴・放射線療法歴・化学療法歴

❸**服薬歴** 腎障害を起こしうる薬剤（抗がん薬，NSAIDs，造影剤），抗コリン作用を有する薬剤（抗うつ薬，スコポラミン）

❹**検査による病態評価** 血液検査（腎機能，肝機能，貧血，脱水所見，電解質，感染症の有無），尿検査，尿培養検査，クレアチニンクリアランス（CCr）

3 乏尿・無尿の治療

a 腎前性，腎性の乏尿・無尿の場合（腎前性，腎性腎不全の治療）

患者の全身状態や治療方針を考慮し，原因となっている病態の治療を行うことが基本となる．併せて，他の腎毒性の影響を避ける必要がある．

高度な腎障害があるが，原疾患であるがんの治療が可能な場合，腎不全*を避けることで予測予後が長いと判断されれば，透析が行われることもある．有効ながん治療が行えず，腎不全にかかわらず予測予後が短い場合は透析を行わずに治療することが検討される．予後が数日から週単位と予想されるタイミングで腎不全の状態で無尿や乏尿になったとしても，呼吸困難や疼痛などの症状の悪化に関与していない場合は検査や治療の必要性はない．

腎不全では薬物動態が変化する薬剤があり，毒性を避けるために投与量の減

用語解説 *
腎不全
腎臓機能が正常時の30％を下回り，それに伴い体内に異常を呈している状態．

表2.7-6 **がん患者における乏尿・無尿の原因**

タイプ	原因
腎前性	水分摂取不良，嘔吐，下痢，出血，敗血症，肝疾患（肝腎症候群），腹水や腸閉塞および大静脈閉塞などサードスペースへの液体貯留，心膜炎による心タンポナーデ，心不全
腎性	腫瘍浸潤，腫瘍関連糸球体疾患，高カルシウム血症／高尿酸血症／腫瘍溶解症候群等の代謝性，パラプロテイン血症／多血症／白血球増加症等の過粘稠性，アミロイドーシス，汎発性血管内凝固症，腎静脈血栓症，放射線，X線造影剤，抗がん薬（シスプラチン，メトトレキサート，イホスファミド，シクロホスファミドなど），抗菌薬（アミノグリコシド製剤，アムホテリシンB，ペニシリンなど），その他の薬剤（アロプリノール，NSAIDs，シクロスポリンなど），腎盂腎炎
腎後性	上部尿路閉塞（腎盂，尿管閉塞） 腫瘍の浸潤や圧排，手術や放射線治療の影響による狭窄症，結石，血液凝塊，後腹膜線維症など

Woodruff, R. Genitourinary. Palliative Medicine : Evidence-Based Symptomatic and Supportive Care for Patients with Advanced Cancer, 4th ed, Oxford University Press, p.278-298より一部改変．

量や薬剤の変更を検討する.

b 腎後性の乏尿・無尿の場合（上部尿路閉塞の治療）

上部尿路閉塞の治療方針は，原疾患の病期や病態，予後予測，有効な治療の有無について考慮し検討する.

両側の水腎症*の場合は，下部尿路閉塞（尿閉）との鑑別のため残尿の確認が必要である．残尿がある場合は排尿困難・尿閉として対応する．水腎症が両側の場合や片側であってももう片方の腎臓が機能していない場合は，腎機能を保持するために緊急的な介入が必要となるため，泌尿器科の専門医に相談の上で尿管ステント挿入，腎瘻造設，尿路変向術などを検討する．尿路閉塞が解除されると閉塞後性利尿となる場合があるため，尿量や電解質バランス異常の有無を確認し，適切な管理を行う.

用語解説 *

水腎症

尿の通過障害や過度の膀胱充満により，腎盂や腎杯，尿管が拡張した状態.

4 乏尿・無尿を有する患者の看護

血尿における看護と同様に，腎瘻造設時は適切にカテーテルを管理し逆行性感染に注意する．必要に応じて食事や運動の生活指導を行う．腎機能障害により食事制限や安静の保持が必要な場合は，制限内容に応じて日常生活を調整できるよう支援する.

予後数日での乏尿・無尿においては，それによる患者の苦痛（浮腫や呼吸困難など）があれば苦痛の緩和を優先する．家族の予期悲嘆や看取りの準備への対応が重要となる.

引用・参考文献

1) 本間之夫ほか．排尿に関する疫学的研究．日本排尿機能学会誌，2003，14（2），p.266-277.
2) Hsieh, C.I. et al. Prevalence, associated factors, and relationship to quality of life of lower urinary tract symptoms：a cross-sectional, questionnaire survey of cancer patients. Int J Clin Pract, 2013, 67（6），p.566-575.
3) 泌尿器科領域の治療標準化に関する研究班．EBMに基づく尿失禁診療ガイドライン．じほう，2004.
4) 日本緩和医療学会．がん患者の泌尿器症状の緩和に関するガイドライン2016年版，2016.
5) 日本緩和医療学会，終末期がん患者の泌尿器症状対応マニュアル．2008.
6) Bates, A.W. et al. Secondary neoplasms of the bladder are histological mimics of nontransitional cell primary tumours：clinicopathological and histological features of 282 cases. Histopathology, 2000, 36（1），p.32-40.
7) Corman, J.M. et al. Treatment of radiation induced hemorrhagic cystitis with hyperbaric oxygen. J Urol, 2003, 169（6），p.2200-2202.
8) Ajith Kumar, S. et al. Hyperbaric oxygen-A new horizon in treating cyclophosphamide-induced hemorrhagic cystitis. Indian J Urol, 2011, 27（2），p.272-273.
9) 塩井康一．"17. 下部泌尿器症状"．専門家をめざす人のための緩和医療学．日本緩和医療学会編．改訂第2版，南江堂，2020，p.189-195.
10) 河原貴史．"18. 上部尿路閉塞・腎不全"．専門家をめざす人のための緩和医療学．日本緩和医療学会編．改訂第2版，南江堂，2020，p.196-202.

📎 重要用語

蓄尿	乏尿・無尿	尿閉	上部尿路閉塞
排尿	下部尿路／上部尿路	尿失禁	水腎症
血尿	頻尿	腎不全	

8 がん治療に伴う苦痛の緩和

1 がん治療の種類

　がんの治療は，がん薬物療法，放射線療法，手術が主である．がん薬物療法や放射線療法では，副作用はほぼ必ず発現し，副作用には**悪心・嘔吐**や痛みのように主観的なものと，**骨髄抑制**のように採血データでわかるものがある．手術では，出血や創感染，肺炎，心不全など生命にかかわる重大な合併症だけでなく，疼痛も患者にとっては大きな問題である．ここでは，がん薬物療法や放射線療法で頻度の高い副作用や，手術に伴う身体的な苦痛症状の緩和を中心に，概要を説明する．

2 がん薬物療法に伴う苦痛の緩和

■1 がん薬物療法の主な副作用

　がん薬物療法とは，**細胞障害性（殺細胞性）抗がん薬**，内分泌療法薬，分子標的治療薬，免疫チェックポイント阻害薬などを用いた治療の総称である．

|1| 細胞障害性の抗がん薬の副作用

　細胞障害性の抗がん薬は，従来用いられている抗がん薬であり，がん細胞の細胞分裂の阻害や細胞死の誘導などにより抗腫瘍効果を発揮する．細胞障害性の抗がん薬は，効果が現れる投与量と副作用が現れる投与量が近接しており，十分な抗腫瘍効果を得るためには副作用の出現が避けられない（図2.8-1）．

　抗がん薬の主な副作用の出現の経過を図2.8-2に示す．細胞分裂は腫瘍細胞で活発であるため抗腫瘍効果が得られるが，同様に，細胞分裂が活発な骨髄細胞も傷害されて**骨髄抑制**が生じ，口腔粘膜や腸管粘膜の細胞が傷害されて**口内**

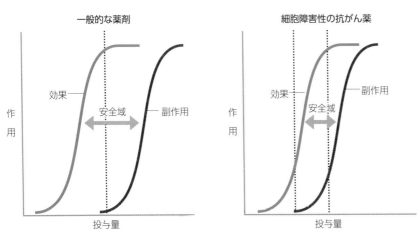

細胞障害性の抗がん薬は投与量の増加とともに効果が増加するが，効果と副作用が近接して安全域が狭いため，十分な効果を得るためには副作用も生じてしまう．

図2.8-1　一般的な薬剤と殺細胞性の抗がん薬の用量─作用曲線

139

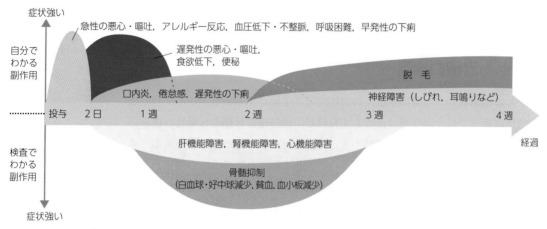

抗がん薬による主な副作用の出現時期の例. 抗がん薬の種類や組み合わせにより副作用は異なる.

図2.8-2 細胞障害性の抗がん薬による主な副作用の出現時期

炎や**下痢**が生じる（数日後～）．また，中枢神経や副交感神経などの刺激により**悪心・嘔吐**や**下痢**を生じる（当日～）．そのほか，抗がん薬投与当日はアレルギーや抗がん薬の血管外漏出に注意し，その後は心機能・肝機能・腎機能の障害に注意していく．**脱毛**は抗がん薬投与後2週間ほどから現れる副作用である．細胞障害性の抗がん薬は多種あり，現れる副作用は薬剤により特徴があることに加え，副作用の出現には個人差が大きい.

|2| 分子標的治療薬の副作用

分子標的治療薬は，がん細胞のもつ増殖因子受容体や増殖因子の働きを阻害することなどにより抗腫瘍効果を発揮する．分子標的治療薬の標的として，上皮成長因子受容体（**EGFR***），上皮成長因子受容体2型（**HER2***），血管内皮成長因子受容体（**VEGFR***）などがある．分子標的治療薬が標的とする分子は，がん細胞に特異的なものではなく正常な細胞にも存在することがあり，細胞障害性の抗がん薬ほどではないが副作用を生じる．分子標的治療薬の副作用として，**皮膚症状**，**急性肺障害・間質性肺炎**，高血圧，下痢などがある.

がん薬物療法は，副作用がほぼ必ず発症する．副作用への適切な対応は，患者のつらい症状を緩和することによるQOLの維持・向上のみならず，計画された治療をやり遂げる支援となり，生命予後にもかかわる重要なケアである．抗がん薬の種類と特徴，副作用の発現時期に注意し，予測的に対応することが重要である.

2 骨髄抑制への対応

骨髄抑制は細胞障害性の抗がん薬によるがん薬物療法を受けた患者のほぼ全員に起こる副作用であり，白血球・好中球減少時の**感染症**，血小板減少時の**出血**，赤血球減少時の**貧血症状**に注意する．いずれも採血データを注意して観察し，検査所見がみられた場合には感染症予防，出血予防，貧血による呼吸状態や転倒リスクへの注意が必要である.

用語解説*
EGFR
epidermal growth factor receptor. 上皮細胞に存在し，上皮細胞由来のがん細胞で過剰発現している．EGFR阻害薬は非小細胞肺癌や大腸癌に有効で，皮膚症状の副作用がある.

用語解説*
HER2
human epidermal growth factor receptor type2. 一部の乳癌，胃癌で過剰発現しており，HER2阻害薬が有効となる.

用語解説*
VEGFR
vascular endothelial growth factor recepter. がん細胞は血管内皮成長因子（VEGF）を分泌し，自己の栄養のために血管新生を促進している．血管新生阻害薬は大腸癌，非小細胞肺癌，腎細胞癌，肝細胞癌などで有効性が示されている.

| 1 | 好中球減少症

白血球（好中球*）数は，抗がん薬投与後7～14日に最も低くなることが多いが，自覚症状はなく，採血でしかわからない副作用である．好中球が減少すると易感染となる．目安としては，好中球数が1,500/μL未満で感染症に対する注意が必要，1,000/μL未満で感染症に対する十分な注意が必要，500/μL未満で感染症に対する厳重な注意が必要となる．好中球数が減少し免疫能が低下している場合は，他者からの感染だけでなく患者自身の常在菌による**日和見感染症***も起こり得る．

抗がん薬投与の1週間後ごろから採血データに注意し，採血を行っていない場合も好中球減少が生じていることを想定して予防的に対応する．好中球減少症の対応は**感染予防行動**が第一であり，抗がん薬投与前に十分に患者に説明する．具体的な対応について**表2.8-1**に示す[2]．

また，感染症の徴候を患者自身がセルフチェックできるように指導し，発熱，咳・痰，鼻汁，頭痛，腹痛・下痢・悪心，皮膚の発赤や腫脹などがみられた場合には，医療者に報告してもらう．感染症に対しては抗菌薬による治療を行い，抗菌薬は発熱などの症状が消失した後も，医師に指示された日数は投薬治療を継続するよう指導する．

表2.8-1　好中球減少症の対応の目安

感染症予防の対応
● 手洗いやアルコールによる手指消毒の励行
● うがい・歯磨きでの口腔内の清潔の保持
● 入浴・シャワー浴などでの皮膚の清潔の保持
● 細菌やウイルスの曝露を予防する． 人ごみ避ける，外出時や他人と接触する際はマスク着用，インフル罹患者・ワクチン接種直後の人との接触は避ける，ペットとの接触を避ける（特に，口移しや糞尿の世話は行わない）
● 経口摂取に注意する 生の果実や野菜は十分に洗浄，食材は加熱されたものが望ましい．魚，肉，卵などの生食は避ける． 料理後時間の経過したものは食べない，調理器具や食器の清潔，生食や発酵食品（チーズ，納豆など）は医師と相談
● 傷を作らないよう注意 ひげ剃りや炊事で傷をつくらない，にきびや吹き出物はつぶさない 爪は短く切り引っかき傷をつくらない，皮膚を保湿し乾燥させない 水分を摂取し便秘を予防する
● 部屋に植物，生花，ドライフラワーをおかない．ペットとの同居も推奨されない．
● 医療者は感染の標準予防策を行う
● 好中球減少時に37.5℃以上の発熱がある場合，血液培養等の検査を行い，抗菌薬療法を開始する．
● 発熱性好中球減少症のリスクが高いがん薬物療法の場合はG-CSF*の予防投与を行う

【用語解説】*

好中球

白血球の約45～65%を占め，貪食作用により体外から侵入した細菌や異物を排除する．

【用語解説】*

日和見感染症

免疫能が低下した際に，通常ではほとんど問題にならないような常在菌によって引き起こされる感染症．がん患者では，細菌性肺炎や真菌感染症（カンジダ症，アスペルギルス症など）が多い．

【用語解説】*

G-CSF

Granulocyte-Colony Stimulating Factor. 顆粒球コロニー刺激因子（G-CSF）はサイトカインの一種で，好中球を増やし，作用を強める働きがある．皮下注射により投与され，骨痛などの副作用を生じることがある．

|2| 血小板減少症

　血小板数は，抗がん薬投与後7～14日に最も低くなることが多いが，自覚症状はなく，採血でしかわからない副作用である．血小板が減少すると出血傾向となる．目安としては，血小板数が5万/μL未満で出血に対する十分な注意が必要，2.5万/μL未満で出血に対する厳重な注意が必要で，血小板輸血を検討する．血小板減少症の対応は出血の予防行動と早期発見が第一である．歯磨きなどでの口腔内の出血，鼻をかんだときの出血，打ち身による皮下出血，硬便による肛門の出血，採血や留置針抜去後の出血などに対する予防行動，出血の観察方法と出血時の医療者への報告と止血方法を指導する．

❸ 悪心・嘔吐への対応

　悪心・嘔吐は，がん薬物療法の副作用の中で，患者の自覚的に最もつらい症状の一つである．がん薬物療法の副作用の悪心・嘔吐は，**急性**，**遅発性**，**予期性**の三つに大別される．**急性**の悪心・嘔吐は，投薬から数分～数時間以内に生じ，投与後5～6時間でピークとなり，24時間以内に消失することが多い．**遅発性**の悪心・嘔吐は，抗がん薬投与後24時間以降に生じ，投与後48～72時間後にピークに達して6～7日間持続する．**予期性**の悪心・嘔吐は，以前のがん薬物療法での悪心・嘔吐の経験からくる，不安などの精神的要因による悪心・嘔吐である．

　がん薬物療法の副作用による悪心・嘔吐への薬物療法は，『制吐薬適正使用ガイドライン』に示されている[3]．抗がん薬の催吐性リスクに応じて制吐薬を予防的に投与し，さらに突発性の悪心・嘔吐が生じた際には，作用機序の異なる他の制吐薬を追加投与する（**表2.8-2**）．

表2.8-2　悪心・嘔吐への薬物療法

抗がん薬の催吐性リスクの分類	抗がん薬治療時に予防的に投与する制吐薬（投与日）	突発性の悪心・嘔吐への対応
高度催吐性	アプレピタント*（1～3日目）またはホスアプレピタント（1日目）5-HT₃受容体拮抗薬*（1日目）デキサメタゾン（1～5日目）	化学療法以外の原因の評価 作用機序の異なる他の制吐薬の投与 ●ドパミン受容体拮抗薬 　・メトクロプラミド（プリンペラン） 　・ハロペリドール（セレネース） ●副腎皮質ステロイド 　・デキサメタゾン（デカドロン） 　・ベンゾジアゼピン系抗不安薬 　・ロラゼパム（ワイパックス） ●非定型抗精神病薬 　・オランザピン（ジプレキサ）
中等度催吐性	5-HT₃受容体拮抗薬（1日目）デキサメタゾン（1～4日目）カルボプラチン使用時はアプレピタント（1-3日）またはホスアプレピタント（1日目）	
軽度催吐性	デキサメタゾン（1日目）	
最小度催吐性	なし	

日本癌治療学会編．制吐薬適正使用ガイドライン．ver.2.2，2018を参考に作成．

> **用語解説** *
> ### アプレピタント
> NK1受容体拮抗薬であり，抗がん薬により誘発される神経伝達物質サブスタンスPと，NK1受容体との結合を阻害することにより，中枢性の制吐作用を有する．商品名はイメンド®．

> **用語解説** *
> ### 5-HT₃受容体拮抗薬
> 抗がん薬により誘発される神経伝達物質セロトニンと，5-HT₃受容体との結合を阻害することにより，中枢性の制吐作用を有する．商品名はカイトリル®，アロキシ®など．

薬物療法と並行し，環境や食事に関する対応も行う．環境面では，できるだけ静かで安静に過ごせるよう落ち着いた環境を提供する．また，悪心・嘔吐の増悪時にすぐ対応できるよう，ガーグルベースンやごみ箱を患者の手元に準備し，嘔吐してもすぐ片付けられるようにビニール袋をかけたりトイレットペーパーなどを敷いたりしておく．

また，においで悪心・嘔吐が誘発されることがあるため，同室者の食事時などに配慮する（➡p.99参照）．

患者の食事では，腎障害の予防の側面からも適度な水分摂取を心掛け，消化によい食事とする．ただし，必要時は輸液療法を行うため，水分摂取は無理して行う必要はない．また，悪心・嘔吐は一過性の症状で必ず軽減することを患者に保証し，無理して食べなくてもよいことを伝え，食事に関して患者がストレスを感じないよう配慮する．

4 下痢への対応

下痢は患者にとってつらい症状であるばかりでなく，高度の脱水，腎不全，電解質異常，循環不全，重症感染症などを引き起こす可能性がある．特に，好中球減少症と下痢を合併すると敗血症など重篤な副作用となりうるため，重症化を予防する適切な対応が必要となる．

がん薬物療法の副作用の下痢には，早発性と遅発性がある．早発性の下痢は抗がん薬投与当日に生じることが多く，腸蠕動の亢進によって起こるため，抗コリン薬（硫酸アトロピンやブスコパン®など）が有効である．遅発性の下痢は，消化管粘膜の傷害により，抗がん薬投与後，数日〜2週間ほどで発症する．時期的に好中球減少症を合併しやすいため，遅発性の下痢は感染に注意が必要である．特にフルオロウラシル（5-FU）やイリノテカン（CPT-11／トポテシン®，カンプト®）の投与時に注意が必要である．

がん薬物療法による下痢への対応の第一は，排便の回数，性状（軟便，水様便など），量などを医療者が把握することである．下痢の際の食事は温かく消化吸収の良いものを少量ずつ摂取してもらうが，下痢症状が強い場合は，腸管の安静のため絶食とする．脱水予防のため水分摂取の励行や輸液療法を行い，特に高齢者は脱水に注意する．また，排便後は温水洗浄便座を使用し，清潔を保つ．頻回にトイレを使用するため，他の患者とのトイレ使用の調整に配慮する．下痢が続く場合は，止瀉薬である塩酸ロペラミド（ロペミン®）を定期的に投与する．腹痛に対しては，ホットパックなどによる温罨法のほか，症状が強い場合はブスコパン®などの抗コリン薬を用いる．

5 口内炎への対応

口内炎も発生頻度が高く，患者の苦痛が大きい副作用である．

口内炎は，抗がん薬による口腔粘膜の傷害と，好中球減少に伴う二次的な口腔内感染が要因となるため，治療前からの積極的な**口腔ケア**が効果的である．特に，歯科受診でのう歯や歯周病の治療，歯科衛生士による専門的な口腔ケア

便秘への対応

抗がん薬治療中の便秘は，経口摂取・水分摂取低下や運動量の減少，前投薬された制吐薬の5-HT₃受容体拮抗薬の副作用がリスクとなる．予防的な排便コントロールが求められる．

といった, **多職種によるケア**の提供が望ましい. 基本は口腔内の清潔と感染症予防であり, 抗がん薬投与後は毎食後歯磨きをし, ハチアズレ®などを用いた含嗽を7～8回／日を目安に行う. 口唇の保湿や口腔内の乾燥予防のためにガムを噛んだり, 保湿剤のジェル (オーラルバランス®) やスプレー (ウェットケア®) を併用することも有効である. また, 抗がん薬投与中に口に氷片を含む**クライオセラピー**＊(冷却療法) を行うこともある.

口内炎ができた場合の疼痛への対応は, **局所麻酔薬のうがい**が効果的であり, 5～10分程度, 薬を口腔内にとどめる. 局所麻酔薬のうがいで効果が不十分な場合は, 鎮痛薬の全身投与を検討する. 食事は刺激の少ないものにし, 口腔内の清潔と保湿のためにセルフケアは継続して行う.

6 しびれへの対応

抗がん薬による**末梢神経障害**＊(chemotherapy induced peripheral neuropathy：CIPN) の症状として**しびれ**がある. オキサリプラチン (エルプラット®) など白金製剤やパクリタキセル (タキソール®) などタキサン製剤, ビンクリスチン (オンコビン®) などビンカアルカロイド製剤で多くみられる. 症状が出現すると回復まで長期間かかるため, 早期発見と早期対策が必要である. しびれや痛みの症状が中程度以上の場合は, 薬物療法として抗うつ薬 (デュロキセチンなど), ガバペンチノイド (プレガバリン, ミロガバリン), 非ステロイド性抗炎症薬 (NSAIDs), ビタミン製剤, 抗痙攣薬 (ガバペンチンなど) などが用いられ, 痛みが強い場合は強オピオイド鎮痛薬も用いられる. 手指の運動や温罨法による末梢循環の改善, マッサージが症状緩和に効果的である可能性がある[4].

7 血管外漏出への対応

静脈内に投与した抗がん薬が血管外に漏出し, 周囲の軟部組織に浸潤することを**血管外漏出**といい, 抗がん薬の種類によっては強い炎症反応を生じる. 抗がん薬投与時に, 0.1～6.5％ほどの頻度で生じているとの報告がある[2]. 起壊死性抗がん薬は少量の漏出でも発赤, 腫脹, 紅斑, 水疱性皮膚壊死, 強い疼痛を生じ, 難治性の潰瘍を形成することもある. ドキソルビシン (アドリアシン®) やダウノルビシン (ダウノマイシン®) などでは漏出後2～3カ月経過してから皮膚障害が顕著になるため, 慎重な観察が必要である.

血管外漏出は予防 (適切な血管の確保) と早期発見が第一である. 抗がん薬投与中に血管外漏出を認めた際は, 直ちに抗がん薬注入を中止し, 医師に連絡して迅速に対応する. 医師は可能な限り薬剤を吸引除去し, 副腎皮質ステロイドなどの局所注射を行う. アントラサイクリン系抗がん薬の血管外漏出がわかったときには, 症状に合わせて解毒薬デクスラゾキサン (サビーン®) の点滴静注を行うことがある. 処置が終了後, 看護師は医師の指示のもとに患部の冷罨法や温罨法を行い, 注意深く経過を観察する.

用語解説＊
クライオセラピー

口内炎を生じやすい抗がん薬の投与中に, 氷片を口に含んで口内炎を予防する方法. 冷却による血管収縮により, 口腔粘膜への抗がん薬移行が減少することを期待している.

用語解説＊
末梢神経障害

しびれや痛みの出現, 痛みなどの知覚が低下する感覚神経障害のほか, 細かい作業ができない, 手足に力が入らないなどの運動神経障害, 末梢冷感や発汗異常, 立ちくらみや排尿障害などの自律神経障害の症状がある.

8　脱毛への対応

　がん薬物療法による**脱毛**は，生命予後に影響を与える副作用ではないが，患者にとってはつらい症状である．ほとんどの抗がん薬が脱毛の副作用を生じ，抗がん薬の投与後2週間ごろから脱毛が始まり，3～4週ごろから目立つようになる．抗がん薬投与終了後3～10カ月から，再び毛髪が生えてくる．脱毛は**ボディイメージの変容**を生じ，精神的につらい症状であるが，現状では予防は難しい．したがって，脱毛に備え，かつらなどの情報提供や帽子，バンダナなどの使い方の工夫とともに，がん薬物療法終了後には毛髪が必ず生えてくることを説明する．がん薬物療法の必要性の理解や受け入れ状況をアセスメントし，治療に拒否的になり治療継続の障害とならないよう支援する．

9　皮膚症状への対応

　分子標的治療薬の副作用として，さまざまな**皮膚症状**が高頻度でみられる．**ざ瘡様皮疹***，**脂漏性皮膚炎***，**皮膚乾燥***，**爪囲炎***は，EGFR阻害薬であるゲフィチニブ（イレッサ®），エルロチニブ（タルセバ®），セツキシマブ（アービタックス®），パニツムマブ（ベクティビックス®）で多く，**手足症候群***はキナーゼ阻害薬であるソラフェニブ（ネクサバール®），スニチニブ（スーテント®）で多くみられる．

　皮膚症状に対するケアは，**スキンケア**を中心とした患者のセルフケア支援が重要となる．皮膚症状について十分に説明し，皮膚症状の観察やスキンケアの方法を患者に指導する（表2.8-3）．皮膚症状により生命の危機に陥ることは少ないが，ボディイメージの変化や痛みなどを生じるため，患者にとっては大きな問題となりうる．抗がん薬治療の中止につながらないよう，患者の訴えを傾聴し，治療を前向きにとらえられるよう，精神的に支援することも必要である．

10　がん薬物療法の長期合併症

　がん治療の向上により長期生存するがん患者が増加し，**がん薬物療法の長期合併症**への対応の重要性が増している．長期合併症は局所の機能障害と二次性

用語解説*　ざ瘡様皮疹

毛包に一致した，にきびのような紅色丘疹や膿疱で，頭部，顔面，前胸部，下腹部，背部，大腿などに生じる．

用語解説*　脂漏性皮膚炎

皮脂腺の発達した部分にみられる湿疹で，紅斑や鱗屑（ふけ，粉がふく），瘙痒感がある．鼻翼の外側，頬，眉毛部，前額部，耳介，耳周囲，頭皮（生え際に多い），前胸部，背部などに生じる．

用語解説*　皮膚乾燥

皮膚が乾燥した状態で，皮脂の欠乏により起こる．鱗屑やひび割れ，瘙痒感を認める．

用語解説*　爪囲炎

爪の周囲や爪下に生じる紅斑や色素沈着，腫脹，爪の亀裂や疼痛を伴う．液体窒素などで冷却し，組織を損傷することによって治療する凍結療法が行われる．

用語解説*　手足症候群

抗がん薬治療中，副作用として手や足の皮膚にみられる発赤・紅斑，むくみ，しびれ，痛み，感覚の異常，角化，水ぶくれや爪の変形，色素沈着などの症状．重篤になると強い痛みや歩行障害などにより，日常生活に支障を来す．

表2.8-3　皮膚症状への対応

項　目	対応のポイント
外的刺激を避ける	・むやみに触らない，搔かない，こすらない ・手袋を着用する（特に炊事の際など） ・日焼け止めを使用し，日焼けを避ける ・締め付けの強い服，靴，指輪などを避け，皮膚を圧迫しない ・足底に負担をかける過度な運動や長時間の正座などを避ける
清潔と保湿	・刺激の少ない洗浄剤を用い泡立ててこすらずに洗い，十分に洗い流す ・入浴やシャワー浴はぬるめの温度で毎日行う ・こまめに保湿剤を使用し，乾燥や傷を予防する ・必要時，加湿器を使用する
皮膚症状の治療	・皮膚症状が生じた際には，速やかに医師の診断を受ける ・医師の指示に従って，抗菌薬や副腎皮質ステロイドの外用薬の塗布や内用薬の内服を行う ・爪囲炎については，テーピングや凍結療法，外科的処置を行うことがある ・瘙痒感が強い場合は，高ヒスタミン薬や抗アレルギー薬を使用する

発がんに大別できる．局所の機能障害は半年から年単位で生じ，がんの原発部位や抗がん薬の種類によって異なる．がん薬物療法を受けたがん患者は，認知機能低下，心機能低下，呼吸機能低下，腎機能低下，視力・聴力の低下，免疫機能低下，倦怠感，神経障害やしびれ，筋力低下，早期閉経などを生じる可能性や妊孕性*に問題を生じる可能性がある．また，がん薬物療法誘発の二次性発がんは，骨髄移植後の患者で高リスクとなる．

　長期合併症はがん患者のQOLを低下させる症状が多いため，早期発見と適切な対処が必要である．これらは治療後の対応がほとんどであるが，妊孕性については治療前からの対応が必要である．がん薬物療法により，卵巣や精巣などの性腺機能不全や早期閉経などを生じる可能性があるため，将来的に子をもつことを希望する小児・若年がん患者では妊孕性温存療法を受けることができる．妊孕性温存療法には，未受精卵（卵子）凍結，胚（受精卵）凍結，精子凍結などがある．妊孕性はとても重要な問題であり，かつ女性の場合は月経周期のタイミングにより妊孕性温存療法に時間を要するため，できるだけ早期に十分な説明を提供し，必要であれば専門外来でのカウンセリングを調整する．

3 放射線療法に伴う苦痛の緩和

　放射線療法は，X線やガンマ線などの放射線により細胞内のDNAを損傷することで抗腫瘍効果を得る治療である．このDNA損傷は，がん細胞だけでなく正常細胞に対してもみられるため，副作用が生じる．しかし，細胞分裂の盛んな細胞ほど**放射線感受性***が強いため，がん細胞への効果が期待できる．X線やガンマ線は体表面から数cmで最大線量となるのに対し，より深い部位で最大線量となる**陽子線**や**重イオン線**を用いた**粒子線治療***は，病巣への線量集中性が高く，正常細胞への影響が少ない治療法である．また，多方向から放射線を照射することで病巣のみに高線量を集中する**定位放射線治療***（リニアックナイフ，ガンマナイフ）も副作用の少ない治療法であるが，腫瘍のサイズや個数に制限がある．

　放射線療法の副作用は治療期間中〜3カ月以内に発症する**急性期有害事象**と，治療終了後3カ月以降に発症する**晩期有害事象**に大別できる．主な副作用を**表2.8-4**に示す．放射線療法の副作用は，放射線を照射する部位，線量，照射方法や患者の年齢や影響状態などによっても異なる．急性期有害事象は，放射線照射により一過性に発症するやむを得ない症状であり，できる限り苦痛の緩和に努め，治療を継続・完遂できるよう支援する．ここでは，放射線療法の副作用のうちでも発生頻度の高い放射線宿酔，放射線皮膚炎，放射線粘膜炎，唾液分泌・味覚障害について述べる．

用語解説 *
妊孕性
妊娠のしやすさのこと．若いがん患者のがん治療では，その内容によって卵巣や精巣などの性腺機能不全や生殖臓器の喪失により，将来子どもをもつことが困難になることがある．

用語解説 *
放射線感受性
放射線による細胞への影響の大きさのこと．細胞分裂・増殖が盛んな組織や未分化な細胞（造血組織，生殖腺，皮膚など）は放射線感受性が強く，影響を受けやすい．

用語解説 *
粒子線治療
陽子線や重粒子線などの粒子放射線によるがん治療法．体表面から深部にある病巣に対しても線量集中性が高く，また治療効果もより期待できる．治療を受けられる施設数が少ないことや，保険適用が限られることが問題である．

用語解説 *
定位放射線治療
病巣に対し多方向から放射線を集中させる治療法．通常の放射線治療と比較し，周囲の正常細胞に当たる線量が少ない．

表2.8-4　放射線療法の副作用

副作用の種類		考えられる有害事象
急性期	全身的な有害事象	・放射線宿酔 ・骨髄機能抑制（全身照射）
	局所的な有害事象	・急性浮腫 ・放射線皮膚炎 ・放射線粘膜炎 ・放射線肺臓炎 ・唾液分泌障害・味覚障害
晩期有害事象		・局所の機能障害 ・二次性発がん

1　放射線宿酔

放射線宿酔は照射開始日～数日間の治療初期に発症することが多く，悪心・嘔吐，食欲不振，倦怠感，頭痛などの症状がみられる．全身照射や頭部・腹部・骨盤照射などで起こりやすい．

放射線宿酔に対しては，一過性の症状であり食事を無理に摂取する必要はないこと，症状が強ければ薬剤で対応できることなどを説明し，悪心が強ければ患者の希望により制吐薬を使用する．全身照射や上腹部照射など悪心・嘔吐リスクの高い放射線療法の場合は，5-HT3受容体拮抗薬（カイトリル®）やデキサメタゾンが予防的に投与される．治療初期の症状であるため，治療に対する不安が増悪しないよう不安の軽減に努める．

2　放射線皮膚炎

放射線照射野と一致した領域の皮膚炎で，急性期（早期）有害事象は発赤，発汗低下，脱毛，色素沈着などとして現われる．20Gy*ころから発赤が出現し，40Gyほどで褐色化し，照射終了後1週～1カ月程度で落屑する．50～60Gyの高線量となる場合は，水疱やびらんを生じる．首や肩，会陰部や殿部など，照射ビームが斜めに当たる部位や摩擦しやすい部位で症状が強くなる．初期には皮膚のほてり，かゆみ，ヒリヒリ感を感じ，高線量では疼痛を訴える場合がある．がん薬物療法を併用すると症状が重くなる．

放射線皮膚炎への対応は，照射部位に機械的刺激を与えないこと，そして清潔を保つことである．衣服はゆったりしたものを選び，下着を表返しに着る工夫で縫い目の刺激を避けられる．入浴時は低刺激の石けんを用い，強くこすらずシャワーで洗い流すのみとする．症状の軽減が自覚でき，患者が希望する場合には，氷嚢やアイスノン®などで冷罨法を行ってもよい．強い皮膚炎を発症した場合には，アズノール®軟膏などを塗布したガーゼで保護する．その際，照射野の皮膚に機械的刺激が加わらないよう軟膏を十分に塗布し，テープが照射野にかからないよう注意する．放射線照射前には，十分な治療効果を得るため軟膏を洗い流す．かゆみが強い場合は副腎皮質ステロイド入りの軟膏，**びらん***がある場合は抗菌薬入りの軟膏を使用することがある．

放射線皮膚炎の晩期有害事象として，難治性の潰瘍形成がある．潰瘍形成時は感染の合併を予防し，皮膚科による治療を受ける．

3　放射線粘膜炎

放射線粘膜炎は照射野に粘膜が含まれる場合に発症し，高頻度に発生する部位は，口腔内，咽頭，食道，直腸，肛門，膀胱である．20Gyごろから症状が出現し，放射線皮膚炎より低い線量で症状が強くなるが，放射線照射終了後，数日～2週間程度で改善傾向を示す．口腔粘膜炎や食道粘膜炎では食事摂取時に疼痛が増強し，肛門粘膜炎では排便時に疼痛が増強する．がん薬物治療を併用すると症状が重くなる．

放射線粘膜炎への対応は，清潔の保持と，無用な刺激を避け安静に努めるこ

用語解説 *
Gy（グレイ）

放射線の線量の単位．放射線エネルギーが物質にどれだけ吸収されたかを示す（1 Gyは物体1 kg当たり1ジュールのエネルギー吸収があるときの線量）．

用語解説 *
びらん

皮膚の上皮が破壊され，皮下の組織が露出した状態．例えば，水疱が破れた状態はびらんである．

とである．口腔粘膜炎は歯槽膿漏や歯肉炎が増悪因子となるので，治療前から口腔ケアを積極的に行う．嚥下時に痛みがある場合は，食事形態の調整と薬物療法を行う．粘膜保護剤のシロップ（アルロイドGなど）を食事の直前に内服し，食事は低刺激食，軟食に変更し，塩分の高い食事や香辛料は控えるよう指導する．排便時に痛みがある場合は，便秘を避け清潔の保持に留意する．排便後は温水洗浄便座で洗浄し，機械的刺激を避けるためトイレットペーパーの使用は避け，温風乾燥やノンアルコールのおしりふきで押し拭きする．

　痛みが強い場合は鎮痛薬の使用を検討する．食事や排便といった痛みを誘発する要因にあわせて，予防的に使用すると効果的である．例えば，嚥下時の痛みが強い場合は，NSAIDsのシロップ（ポンタール®など）や強オピオイドを早期から導入し，食事摂取時に鎮痛効果が得られるようなタイミングで内服する．低栄養では治癒が遅くなるため栄養管理は重要であり，高カロリー輸液や胃瘻の造設を適宜検討する．

　放射線粘膜炎の晩期有害事象として，口腔内の潰瘍・瘻孔形成，食道狭窄，腸閉塞，放射線直腸炎（狭窄，出血，瘻孔形成など）がある．症状が強くみられる場合は専門的な治療が必要になるため，必ず専門医の受診を勧める．

❹ 唾液分泌障害・味覚障害

　照射野に大唾液腺（耳下腺，顎下腺，舌下腺）や小唾液腺（口腔咽頭粘膜に存在）が含まれていた場合，**唾液分泌機能の低下**が起こる．味覚障害は，照射野に舌が含まれる場合に発症する．いずれも20Gyごろより生じ，照射終了後数カ月で改善傾向を示すことが多いが，高線量の照射では不可逆的な変化となる．唾液分泌障害に対しては，十分な水分摂取を指導し，水分摂取で改善せず患者の希望がある場合には，人工唾液（サリベート®）や唾液分泌促進薬（サラジェン®）の使用を検討する．また，口腔内の細菌感染やう歯が生じやすいため，口腔ケアも重要である．研磨剤等の少ない，低刺激の歯磨き剤やスポンジブラシを使用し，機械的刺激を避ける．

❺ 放射線療法の晩期有害事象

　がん治療の向上により，長期生存するがん患者（がんサバイバー*）が増加し，**放射線療法の晩期有害事象**への対応の重要性が増している．晩期有害事象は局所の機能障害と二次性発がんに大別できる．局所の機能障害は，半年から年単位で組織の線維化や肥厚が進み出現する．照射部位により出現する晩期有害事象を表2.8-5にまとめた．放射線誘発の二次性発がんは治療後10年以上経過してから発生することがあるが，まれである．

　晩期有害事象は急性期の障害より頻度は少ないものの，不可逆的で難治性であるため早期発見と

用語解説 *

がんサバイバー

がん体験者，がん経験者．がんが治癒した人のみではなく，がんと診断された直後から治療中や治療後の患者も含めた，がんを経験したすべての人を指す言葉として用いられる．米国がんサバイバーシップ連合（NCCS）の定義では患者だけでなくその家族や友人なども含むとされているが，一般的には患者本人に対して用いられる．

表2.8-5　局所別の放射線療法の晩期有害事象

部　位	晩期有害事象
頭　部	脳神経障害，ホルモン分泌障害
頭頸部	白内障，視機能障害，ドライアイ，聴覚障害
咽喉頭部	唾液腺障害，味覚障害，顎骨障害，粘膜壊死，声帯浮腫
胸　部	放射線肺炎，食道潰瘍・狭窄
腹　部	胃潰瘍，膵炎，腸閉塞
骨　盤	腸閉塞，直腸潰瘍，膀胱潰瘍，下肢浮腫，不妊，更年期症状
脊　髄	脊髄障害

コラム　　医療スタッフの抗がん薬曝露

　抗がん薬を投与された患者で長期合併症が生じるのと同様に，医療者にも抗がん薬の職業性曝露によって長期的な影響を受ける可能性がある．実際に，抗がん薬を取り扱う医療者での染色体異常や流産発生率の増加が示唆されている．そのため，抗がん薬を取り扱う医療者は自身への抗がん薬曝露の防止対策を行う必要がある．

　医療者の抗がん薬の職業性曝露の機会を**表**に示す．看護師では，抗がん薬の調剤，運搬，与薬の際や，抗がん薬を投与された患者の血液，他液，分泌物，排泄物の処理の際にリスクが高いと考えられる．安全キャビネット以外での抗がん薬の調剤は行わず，抗がん薬や排泄物等を扱う際の手袋・ゴーグル等の適切な着用や針刺し事故の予防，薬剤や体液等の付いたリネン類との接触予防（洗濯スタッフの曝露予防のためにも）等の対策が必要となる．

表　医療者の抗がん薬の職業性曝露の機会とその経路

業務	抗がん薬曝露の経路
・調剤，投薬準備 ・運搬・保管 ・与薬（点滴・注射・内服など） ・こぼれた薬剤の処理 ・付着物の廃棄 ・排泄物（尿・便・嘔吐物）の処理 ・患者の衣類やシーツなどリネン類の取り扱い	・エアロゾル（気化した薬剤）の吸入 ・皮膚への付着 ・目への飛び散り ・薬剤の付着した手からの経口摂取 ・針刺し ・排泄物の接触 ・薬剤付着リネン類への接触

児玉佳之．がん化学療法におけるメディカルスタッフの職業性曝露とその予防について．を参考に作成．

参考文献

日本看護協会．看護職の働き方改革の推進：抗がん剤に対するばく露防止対策．https://www.nurse.or.jp/nursing/shuroanzen/safety/koganzai/index.html，（参照 2023-11-15）．

適切な対処が必要である．治療終了後数年後に出現する可能性があるため，文書など振り返りのできる形式で説明する必要がある．治療時の患者は目の前の治療が最優先事項であり，晩期障害まで十分に理解することは難しい．急性期障害から回復した治療後の外来受診時など，適切なタイミングで患者に再度晩期障害について説明し，早期発見につなげていくことが必要である．

　また，不妊に対しては治療前に妊孕性温存療法を受けることができる．将来的に子をもつことを希望する小児・若年がん患者では，卵巣位置移動術や卵巣遮断，卵子・受精卵凍結などの方法がある．

4　造血幹細胞移植の看護

　白血病や悪性リンパ腫などの造血器腫瘍は，抗がん薬や放射線療法の感受性が高く，使用する量を増やすことで強い抗腫瘍効果が期待できる．使用量が増加すれば骨髄抑制などの毒性も強くなるため，安全性を考慮した治療の限界量が存在するが，この限界量を超えた治療を行うことで悪性腫瘍を壊滅に導くことができる．その結果として破壊された骨髄の造血機能を補うために行うの

表2.8-6　造血幹細胞移植の適応疾患

造血器悪性腫瘍	白血病，悪性リンパ腫，多発性骨髄腫，骨髄異形成症候群など
悪性腫瘍以外の血液・造血器疾患	再生不良性貧血，先天性免疫不全症候群など
自己免疫疾患	重度の関節リウマチ，全身性エリテマトーデスなど
造血器悪性腫瘍以外の一部の悪性腫瘍	胚細胞腫瘍，一部の肉腫，小児神経芽細胞腫など

詳細な適応については，日本造血細胞移植学会「造血幹細胞移植の適応ガイドライン」，2002を参照.

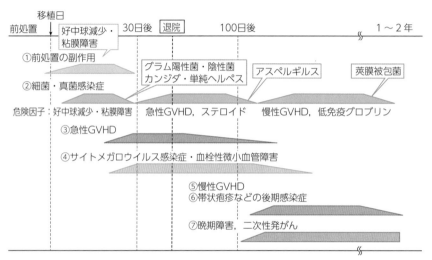

豊嶋崇徳編. GVHD（移植片対宿主病）と造血細胞移植. 医薬ジャーナル社，2014，p.96，
（インフォームドコンセントのための図説シリーズ）.

図2.8-3　同種移植経過中の感染症・合併症リスク

が，**造血幹細胞移植**である．適応疾患については**表2.8-6**に示す．移植の適応となるかどうかは，病期や治療反応性，年齢，PSなどの全身状態，心肺機能や肝機能，腎機能などの臓器の状態，感染症の有無，ドナーの状況によって総合的に判断される．

　移植方法には，自身の造血幹細胞を移植する**自家移植**，ドナーから提供を受ける**同種移植**，一卵性双生児のドナーから提供される**同系移植**がある．移植する幹細胞の種類としては，骨髄移植，末梢血幹細胞移植，臍帯血移植があり，生着までに要す時間はそれぞれ2～3週間，1～2週間，3～4週間で，骨髄移植は末梢血幹細胞移植と比較して**移植片対宿主病**（graft-versus-host disease：**GVHD**，p.151参照）の発症が少ないといわれている[6]．

　造血幹細胞移植が治療の選択肢となる場合，患者と家族に対して移植のメリットとデメリット，他の選択肢，目的や方法，経過などを十分に説明し，意思決定を支援することが重要である．移植後に起こり得る長期合併症や晩期障害についても情報を提供し，セルフケアに対する理解を促していく．副作用，合併症としては，移植前処置による副作用・合併症，感染症，さらに同種移植においては，免疫抑制薬の副作用，同種免疫反応によるGVHD症状，晩期障

plus α

自家移植の特徴

同種免疫反応や拒絶のリスクはないが，造血幹細胞を採取する際に腫瘍が混入している可能性があること，同種免疫反応により抗腫瘍効果が期待できないというデメリットもある．

害がある．おおまかな発現時期を**図2.8-3**に示す．

1 移植前処置による副作用・合併症

移植前処置[*]は，大量化学療法（シクロホスファミドやシタラビン，エトポシドなどを使用）と，全身放射線照射（total body irradiation：TBI）を用いて行われる．通常，骨髄の最大耐容量を超えて行う骨髄破壊的前処置を行うが，55歳以上の患者，および臓器障害や合併症のリスクが高い患者に対しては，治療関連毒性を弱める目的で，骨髄非破壊的前処置による同種移植（ミニ移植）を実施する場合もある．

前処置に用いられる抗がん薬や放射線療法の組み合わせによって，投与上の管理で注意が必要な点，出現する急性症状や副作用症状は異なるため，使用するレジメン（治療計画）に合わせてアセスメントを行う．起こりやすい副作用には，悪心・嘔吐，発熱性好中球減少症，下痢，倦怠感，放射線宿酔，皮膚炎，粘膜炎・粘膜障害，脱毛，味覚障害，食欲不振などがある．薬剤によっては，腎機能障害，心筋障害，過敏反応，肝機能障害，中枢神経症状，出血性膀胱炎（シクロホスファミド，ブスルファン）などが出現する．粘膜炎は口腔内，咽頭，食道，直腸，肛門，膀胱といったあらゆる粘膜において生じる．口内炎は適切な口腔ケアを行い重症化を防ぐ．一方で，その他の部位の粘膜炎については予防や軽症化は困難であり，適切な疼痛コントロールが重要となる．疼痛の緩和方法はがん性疼痛の考え方が適用でき，急速に増悪するため早期に疼痛に対する薬物療法を開始し対処する．

また，抗がん薬投与（特にブスルファン，シクロホスファミド）や全身への放射線照射の影響で，**肝中心静脈閉塞症**[*]が引き起こされる場合があり，肝腫大による右上腹部痛が生じるため疼痛緩和が重要となる．

2 感染症

移植前処置が終了し，造血幹細胞の輸注後から生着するまでは強い骨髄抑制状態が続く．白血球数の中の好中球数が500/μLを超える日が2～3日以上続いた場合，その最初の日が生着日となる．生着すると造血幹細胞が機能し始め，感染のリスクは減少するがまだ不完全であり，またGVHD予防のために免疫抑制薬の投与も継続されるため，さまざまな感染症にかかる可能性がある（**図2.8-4**）．症状が出た場合は原因検索をしながら，抗菌薬，抗真菌薬，抗ウイルス薬などを投与する．

移植病室在室中の患者の援助として，感染の予防・早期発見が重要となる．医療者はスタンダードプリコーション（標準予防策）を徹底するとともに，感染原因となるような部位の観察とケアを適切に行う．また，患者と家族に対して感染予防行動と感染症の徴候を指導し，適切に管理できるようにセルフケア支援を行う．

3 免疫抑制薬の副作用

免疫抑制薬は，同種移植後のGVHDを引き起こすドナー由来リンパ球の機能を阻害することで，GVHDの予防と治療に効果を発揮する．幹細胞輸注の

用語解説[*]
移植前処置
移植の約1週間前から，体内にある悪性腫瘍を壊滅させる．また，ドナーの細胞を受け入れられるよう患者自身の免疫力を低下させるために行われる．

→ それぞれの症状への対処については，各症状および化学療法，放射線療法に伴う苦痛の緩和のページを参照．

用語解説[*]
肝中心静脈閉塞症
移植後1～20日ごろまでに現れ，黄疸，肝腫大，右上腹部痛，腹水貯留を伴う体重増加，血小板減少といった所見がみられる．確立した治療がなく重症化した場合は生命に関わることもある．

plus α
移植後の感染予防行動
具体的な感染対策については，日本造血細胞移植学会「造血細胞移植ガイドライン：造血細胞移植後の感染管理 第4版」を，また，造血幹細胞移植後に受けることが推奨されている予防接種については，同ガイドラインの予防接種を参照．

plus α
GVHDの治療
急性GVHDの治療の基本は副腎皮質ステロイドである．それ以外にエビデンスとして確立していないが，ステロイドパルス療法，抗ヒト胸腺細胞ウサギ免疫グロブリン，ミコフェノール酸モフェチルなどの使用が試みられている[7]．慢性GVHDの治療は，限局した軽い症状の場合は臓器別の局所療法が基本となり，皮膚であればステロイド軟膏やタクロリムス軟膏，眼であればシクロスポリン点眼，消化器病変への膵酵素補充療法などである．複数の臓器で出現，また症状が重い場合は，全身療法として免疫抑制薬を投与する．

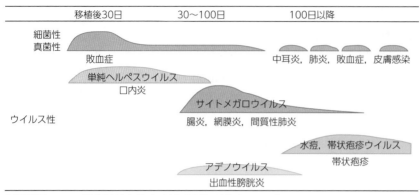

豊嶋崇徳編．GVHD（移植片対宿主病）と造血細胞移植．医薬ジャーナル社，2014，p.19，
（インフォームドコンセントのための図説シリーズ）．

図2.8-4　造血幹細胞移植後の感染と時期

表2.8-7　主な免疫抑制薬とその副作用

シクロスポリン	腎機能障害，肝機能障害，高血圧，脳症，血管障害，頭痛，悪心，食欲不振，手指のふるえ，多毛，歯肉の腫脹，ほてり
タクロリムス	腎機能障害，肝機能障害，高血圧，高血糖，心筋肥大，脳症，血管障害，頭痛，悪心，食欲不振，手指のふるえ，ほてり
メトトレキサート	口内炎，咽頭炎，粘膜障害，皮膚障害，悪心・嘔吐，骨髄抑制，肝機能障害
副腎皮質ステロイド	高血糖，消化性潰瘍，浮腫（ムーンフェイス），骨変化（骨粗鬆症，骨頭壊死），精神症状（不安，興奮，抑うつ，多幸，不眠）

前日から開始し，GVHDの発症がなければ半年程度で中止となる．リンパ球の機能を抑制するため，感染症にかかりやすくなる．主な免疫抑制薬とその副作用を表2.8-7に示す．内服時間や量を間違えたり，内服忘れがあると有効な血中濃度を保てなくなり，GVHDが悪化したり副作用が強く出ることがあるため，確実に内服できるようにする．飲み忘れた場合や吐いてしまった場合の対応について，患者と家族に伝えておく．

4　同種免疫反応によるGVHD症状

　GVHDは生着後に起こるドナーリンパ球による免疫反応で，臨床所見のタイプによって急性と慢性に分けられる．急性GVHDは幹細胞が生着する移植後2～4週ごろに好発し，主に皮膚症状（手足や腹部，背部に瘙痒感を伴う斑状丘疹），消化管症状（緑色の水溶性の下痢，血性の下痢），肝機能障害がみられる．慢性GVHDは，急性GVHDよりも多くの臓器が障害を受け（表2.8-8），自己免疫疾患に類似した症状を示す．

　起こり得るGVHD症状を観察し，適切なケアの提供，

表2.8-8　慢性GVHDの臨床症状

眼	眼球乾燥，角結膜炎，眼痛，眼球周囲の色素沈着
頭皮・毛髪	脱毛，鱗屑，丘疹性角化病変
口腔	口腔内乾燥，口唇・口内炎，歯肉炎
皮膚	皮膚炎，皮疹，紅斑，瘙痒感，色素沈着，脱色，皮膚硬化
爪	爪形成異常，爪剥離
肺	閉塞性細気管支炎，器質化肺炎
肝臓	肝機能異常
造血器／免疫	血小板減少，好酸球増多，高・低免疫グロブリン血症，自己免疫疾患
筋・筋膜・関節	関節拘縮，筋炎，筋膜炎，重症筋無力症
消化管	嚥下困難，食道狭窄，食欲不振，悪心・嘔吐，体重減少，膵機能低下，肛門狭窄，痔
生殖器	腟狭窄，びらん，潰瘍
その他	心嚢水，胸水，腹水，ネフローゼ症候群，末梢神経障害，心筋症

表2.8-9　GVHD症状のケアのポイント

項　目	ケアのポイント
皮膚病変	● 保湿，保護，保清を基本とし，皮膚の状態を観察することが重要であることを伝える ● 化学的刺激，物理的刺激の除去方法を伝える 　　過度な日光曝露を避け，日焼け止めの使用や衣服の選択により防御する 　　手袋や靴下，履き物などの摩擦や刺激を避けられる素材を工夫する 　　掻爬による皮膚損傷を避けるため，鎮痒（ちんよう）薬による止痒に努め，なるべくかかないように伝える 　　入浴の際は低刺激性の石けんやシャンプーを使用し，泡立てた泡で優しく洗う 　　入浴やシャワー，炊事の際には熱い湯を避け，ぬるめにする 　　皮膚剝離やびらんができた際には非固着性の被覆材を使用し，水疱ができてもつぶさない ● 硬化性病変が生じた場合は関節などを動かしにくくなるため，伸展運動やマッサージなどのリハビリテーションを取り入れる
口腔内病変	● 口腔ケアを促し，歯牙や歯肉の清潔を保ち，虫歯や歯槽膿漏の発症を予防する ● アルコール成分やラウリル硫酸ナトリウム入りの含嗽薬や歯磨き粉は避け，低刺激のものを使用する ● 辛い物や熱い物など刺激の強い飲食物，喫煙を避ける ● 口腔粘膜障害などで疼痛がある場合は，積極的な疼痛緩和を図る ● 必要に応じて，歯科受診や栄養サポートチーム（NST）などの専門的ケアの導入を検討する
眼病変	● 眼の粘膜が乾燥するため，人工涙液を点眼して角膜を保護する ● 角膜が傷つくことがあるため，眼をこすらないように伝える ● 網膜疾患や白内障，感染症などの眼疾患を合併することがあるため，必要に応じて眼科受診を検討する
消化管病変	● 下痢（回数，量，性状）と脱水症状（水分出納，尿量，体重，皮膚の乾燥，口渇）の有無を確認する ● 下痢に対して止痢薬，抗コリン薬を投与する ● 腹痛の有無を確認し，疼痛緩和に努める（オピオイドの使用，温罨法） ● 下痢が続くと肛門周囲の皮膚，粘膜が荒れやすいため，温水洗浄便座の洗浄機能を使用するなど，清潔を保持するように伝える ● 肛門周囲の皮膚，粘膜を保護するため，必要に応じて撥水性軟膏の使用を検討する ● 食事を工夫する 　　水分や電解質（カリウム，ナトリウムなど）を補給する 　　脂質を控え消化の良いものを中心に摂取する 　　腸蠕動を促す不溶性食物繊維を多く含む食品や，腸内で発酵しやすい食材は避ける ● 栄養吸収障害や代謝賦活などが起こるため，必要に応じて，栄養サポートチームの介入を検討する

苦痛の緩和に努めるとともに，患者や家族へのセルフケア支援を行うことが重要である．慢性GVHDの発症はQOLの低下と強く関連している[8]．代表的なGVHD症状のケアについて表2.8-9に示す．

5　晩期障害

　晩期合併症として，骨関節障害，角膜炎・結膜炎，白内障，口内炎，肝障害，性腺障害・不妊，内分泌障害などがある．ここでは筋・骨格系合併症と性腺機能障害について簡単に述べる．

|1| 筋・骨格系合併症

　慢性GVHDの一つとして，移植後2～5年ごろに筋炎が生じ，下肢近位筋の筋力低下や筋肉痛が生じることがある[9]．また，長期のステロイド使用により下肢筋力低下が起こる．移植後は食欲不振や消化管障害等の影響で低栄養状態になっていたり，倦怠感や長期入院の影響で身体活動量が低下することでも筋力低下を来す．運動療法を中心としたリハビリテーションの効果は多くの研究で報告されており，身体機能やQOLの改善効果などが期待される[10]．

　慢性GVHDによる皮膚硬化に伴い拘縮のリスクもあるため，関節可動域や筋力を維持するためのリハビリテーションも必要となる．

　移植後6～12カ月の間は，骨量低下が起こるといわれている[7]．骨壊死を起

こす患者は移植後1～2年の間に4～10％で，好発部位は大腿骨頭である[11]．骨量低下予防のための運動，ビタミンDやカルシウムの補充，卵巣機能低下による卵巣ホルモン低下がみられる女性の場合は，ホルモン補充療法などが行われる．

|2| 性腺機能障害

米国臨床腫瘍学会（ASCO）によると，全身放射線治療と大量化学療法（特にブスルファンやシクロホスファミド）を受ける造血幹細胞移植は，80％以上の高い頻度で性腺機能障害を引き起こすとされ[12]，治療法によって異なるが，男性で92％，女性で99％が一時的もしくは永続的に性腺機能障害を経験するといわれている[7]．必要に応じて卵子や精子の凍結保存が検討される．前処置に際して，病態や年齢，希望に応じて妊孕性を温存するための対策が考慮される．

男性の場合は，生殖細胞が不可逆的な障害を受けてもテストステロンの分泌は保たれることが多い．一方で女性の場合は，卵巣機能障害が持続すると卵巣ホルモンは生成されなくなるため，更年期症状（ホットフラッシュ，発汗，焦燥感，不安，不眠，性器萎縮，性交時痛など）に類似した症状が出現し，骨粗鬆症や心筋梗塞などのリスクが高くなる．そのため，ホルモン補充療法の実施が検討される．ホルモン補充療法により子宮内膜の状態が良好に保たれるため，凍結した卵子を使用して妊娠を希望する場合にも行われる．

性生活にも影響が出る．男性の場合は性欲の減退，テストステロンの分泌量の低下による勃起障害が生じることがある．女性の場合，エストロゲンの分泌量の減少により腟の潤いの減少や腟の萎縮などが生じ，性交時に疼痛が出現することがある．水溶性の腟潤滑ゼリーを使用するなどの工夫が必要となる．放射線の影響で腟の粘膜が線維化することによって腟粘膜の癒着が生じることがある．

5 手術に伴う苦痛の緩和

手術に伴う苦痛の代表的なものとして，ここでは術後の痛みについて解説する．

■ 術後の痛みの種類と原因

術後の痛みは体性痛と内臓痛に大別される．体性痛には，皮膚・皮下組織・筋膜・筋肉など組織の損傷による痛み，幻肢痛などの断端痛，術中や術後の姿勢の固定による筋肉痛がある．内臓痛には，内臓組織の損傷による痛みのほかに，術後の内臓の運動抑制により消化液などが貯留し，胆道や消化管が腫脹することによる痛みがある．術後の痛みの感じ方は個人差が大きいので注意する．

■ 術後の痛みの影響

術後の痛みは患者にとって苦痛であるばかりでなく，生命に関わる重篤な合併症につながる可能性があるため，十分に緩和する必要がある（表2.8-10）．

❸ 術後の痛みの緩和

術後の痛みに対する鎮痛薬の投与は，強オピオイド鎮痛薬や局所麻酔薬の硬膜外投与と，鎮痛薬の経口，経直腸，静脈注射，筋肉注射による投与が一般的である．鎮痛薬は強オピオイド鎮痛薬，その他のオピオイド鎮痛薬，NSAIDsがよく用いられる．

硬膜外麻酔は，術中の痛み緩和を目的として，全身麻酔と併用または硬膜外麻酔単独で実施されるもので，側臥位で両膝を抱えて背中を丸めた体位で脊椎の硬膜外まで穿刺し，カテーテルを留置して行う．このとき留置された硬膜外カテーテルを術後にも利用し，**携帯型ディスポーザブル注入ポンプ***を用いて局所麻酔薬や強オピオイド鎮痛薬を持続投与する．携帯型ディスポーザブル注入ポンプは，袋に入れて首にかけるなどで携帯できる．

術後の持続的硬膜外麻酔は鎮痛効果が高いが，血圧低下や徐脈，悪心・嘔吐，頭痛，感染などの副作用を生じることがある．強オピオイド鎮痛薬を用いる場合は，薬剤の副作用や持続的硬膜外麻酔の終了後の退薬症状として，悪心・嘔吐を生じることがある．持続的硬膜外麻酔のほか，経口摂取が可能な場合は経口薬の内服，経口摂取できない場合は坐薬や注射薬による鎮痛薬の使用が一般的である．痛みの程度に応じて，定期と頓用を使い分ける．薬剤としては，オピオイド，NSAIDsなどが使用される．

表2.8-10　術後の痛みの影響

	術後の痛みの影響
呼吸	術後の痛みのため離床や痰の喀出が抑制され，肺炎などの呼吸器合併症につながる可能性がある
循環	術後の痛みにより交感神経が緊張し，頻脈や血圧上昇を引き起こす．術後のリフィリング期*に重なると不整脈のリスクが増加する
認知	痛みは術後せん妄のリスクとなる．特に，高齢患者，内臓機能障害，不眠がある場合，せん妄には要注意である

＊手術の侵襲により，微小血管から間質（いわゆるサードスペース）へ漏出した血漿成分が，術後，血管内へ戻ってくる時期．尿量の増加や血圧の上昇などがみられる．

用語解説 ＊
携帯型ディスポーザブル注入ポンプ

バルーン内に薬液を注入すると，バルーンの収縮により一定速度で薬液を持続注入できる携帯型のポンプ．シュアフューザーAやバクスターインフューザーなどの商品がある．

📖 引用・参考文献

1) 国立がん研究センター内科レジデント編．がん診療レジデントマニュアル．第9版，医学書院，2022.

2) 日本臨床腫瘍学会編．発熱性好中球減少症（FN）診療ガイドライン：がん薬物療法時の感染対策．改訂第2版，南江堂，2017.

3) 日本癌治療学会編．制吐薬適正使用ガイドライン．2015年10月（第2版）一部改訂ver.2.2，2018，http://www.jsco-cpg.jp/item/29/index.html，（参照 2023-11-15）.

4) 日本がんサポーティブケア学会編．がん薬物療法に伴う末梢神経障害マネジメントの手引き．2017年版，金原出版，2017.

5) 日本臨床腫瘍研究グループ．有害事象共通用語規準v5.0 日本語 訳JCOG版．JCOGホームページ．https://jcog.jp/doctor/tool/ctcaev5/，（参照 2023-11-15）.

6) Flowers, M.E.D. et al. Comparison of chronic graft-versus-host disease after transplantation of peripheral blood stem cells versus bone marrow in allogeneic recipients：long-term follow-up of a randomized trial. Blood. 2002, 100（2），p.415-419.

7) 神田善伸．移植後合併症の管理．造血幹細胞移植診療実践マニュアル．南江堂，2015，p.128-204.

8) Pidala, J. et al. Quality of life after allogeneic hematopoietic cell transplantation. Blood. 2009, 114（1），p.7-19.

9) Oda, K. et al. Fasciitis and myositis：an analysis of muscle-related complications caused by chronic GVHD after allo-SCT. Bone Marrow Transplant. 2009, 43, p.159-167.

10) 日本リハビリテーション医学会．がんのリハビリテーション診療ガイドライン．第2版．金原出版，2019，p.202-210.

11) Socie, G. et al. Nonmalignant late effects after allogeneic stem cell transplantation. Blood. 2003, 101（9），p.3373-3385.

12) Lee, S.J. et al. American Society of Clinical Oncology recommendations on fertility preservation in cancer patients. J Clin Oncol. 2006, 24（18），p.2917-2931.

重要用語

がん薬物療法	悪心・嘔吐	手足症候群
放射線療法	下痢	放射線宿酔
骨髄抑制	口内炎（口腔粘膜炎）	放射線皮膚炎
細胞障害性の抗がん薬	しびれ（末梢神経障害）	放射線粘膜炎
分子標的治療薬	血管外漏出	唾液分泌障害
間質性肺炎	脱毛	GVHD
感染予防行動	皮膚症状	術後疼痛

9 事例 1：大腸癌が骨転移した患者の疼痛緩和

事 例

　Aさん（61歳，男性）は，2年前に大腸癌で右結腸切除術を受けたが，1年前に腹部リンパ節転移と肝転移が見つかり，化学療法を実施していた．数日前より肩甲骨から肩にかけてうずくような疼痛が出現したため，外来でロキソプロフェンナトリウム（ロキソニン®）1日3錠の内服を開始した．CTの結果，頸椎（C6）に骨転移が見つかり，疼痛緩和と骨折予防のため，放射線療法を行う目的で入院となった．

【設問1】

　ロキソプロフェンナトリウムの服薬により，安静時の疼痛は緩和された．しかし，起き上がったり長時間座っていたりすると疼痛が増強するため，ほとんどベッド上で横になって過ごしていた．食事は座位でとっていたが，数分で疼痛が増悪するため，中断を繰り返しながらであった．本人に痛みについて尋ねると，「動かなければ痛くないので大丈夫です．なんとか工夫しながらやっています」との回答であった．

　Aさんの疼痛への対応として適切なものはどれか．

①安静を保つことで疼痛が緩和されているため，現状の疼痛コントロールを続ける．
②現在の方法では疼痛コントロールが不十分のため，ロキソプロフェンナトリウムに加えてオピオイドを導入する．
③放射線療法による除痛効果が期待されるため，放射線療法が効いてくるまで現状を維持し経過を観察する．
④現在の方法では疼痛コントロールが不十分のため，ロキソプロフェンナトリウムをやめてオピオイドに変更する．

【解答】②

【解説】疼痛コントロールの目標は，夜間に疼痛がなく十分に眠れること，昼間の安静時に痛みがないこと，動作時に痛みがないこと，の3段階に分けて考えられ，個々の疼痛に対する認識を確認しながら実現可能な目標を立てることが重要である．骨転移による疼痛や神経障害性疼痛の場合，動作時痛を完全に除去することは難しいが，日常生活への影響をなるべく小さくできるように除痛を図る必要がある．

　Aさんの事例では，骨転移による疼痛であるため，非ステロイド性抗炎症薬（NSAIDs）である

ロキソプロフェンナトリウムは効果があるようだが，疼痛が残存し食事動作や移動に影響している．オピオイドの使用でさらに疼痛が緩和され，疼痛による日常生活への影響をより小さくすることが期待される．そのため，WHOの除痛ラダー（➡p.73 図2.2-8）に従い，NSAIDsに加えてオピオイドの使用を検討する．

　放射線療法による除痛効果は，照射開始後2週程度で出現し，4〜8週で最大となる[1]．また，放射線療法開始後，一時的に疼痛が増悪する**疼痛フレア***と呼ばれる症状が出ることがあるため注意が必要である．

【設問2】

　疼痛の増強に伴い，オキシコドンを導入することとなった．オキシコドンの服薬を開始する際の対応として正しいものをすべて選びなさい．

①便秘になることが予想されるため，予防的に下剤の内服を開始した．
②徐放製剤の効果をみるため，速放製剤はあまり使わないように説明した．
③Aさんから「放射線療法で痛みが軽くなったらどうするの？　一度始めたら飲み続けなきゃダメなんだろ」と質問されたため，治療の効果が出て疼痛が和らいだら減量，中止できることを伝えた．
④化学療法のときに使用していたCVポートがあるため，オキシコドンは静脈から持続で投与した．

> **用語解説***
> **疼痛フレア（ペインフレア）**
> 治療後に一時的に痛みが増強する現象．一過性の疼痛増悪であり，通常は数日で痛みが消失するため，患者への事前の説明と鎮痛薬の調整が必要である．

【解答】①・③

【解説】オキシコドンの副作用として代表的なものには，便秘，悪心・嘔吐，眠気がある．悪心・嘔吐と眠気については，投与開始から1〜2週間で耐性ができることが多い．便秘は耐性が形成されないため，オキシコドンを使用している間は便秘対策が必要である．対策の基本は予防であり，オキシコドンの内服開始とともに便秘対策を始める．よって①は正しい．

　②は，痛みがある場合，速放製剤は1時間空けて何度でも使用できる．速放製剤内服後の痛みの緩和，眠気の出現の有無で効果を評価する．徐放製剤の効果や必要量は，速放製剤の使用頻度や時間，本人の訴えで判断する．そのため②は誤り．また，投与経路は経口投与が基本であるため，④も誤りである．薬剤は疼痛の程度に合わせて調整していくため，放射線療法で疼痛が緩和されれば減量や中止はありうる．したがって③は正しい．

【設問3】

　左上肢外側にしびれを伴う疼痛が出現し，左側の上腕三角筋，肘と前腕の伸筋群に麻痺が生じた．また，このころから呼吸困難が出現した．疼痛に対してオキシコドンの増量を行ったが疼痛の緩和を得られず，かわりに眠気が生じた．また，夜間になると痛みや苦痛を訴え，姿勢を変えてほしい，そばにいてほしいなど，ナースコールが頻回となった．会話や意思疎通は問題なく行われている．対応として正しいものをすべて選びなさい．

①神経障害性疼痛を疑い，副腎皮質ステロイドやプレガバリンの追加投与を行った．
②本人に安楽な姿勢を確認し，体位の調整を行った．
③せん妄が疑われたためオピオイドスイッチングを行った．
④麻痺や呼吸困難に対するAさんの認識を確認し，精神面への影響をアセスメントし支援を行った．

【解答】①・②・④

【解説】頸椎（C6）に骨転移があり，左上肢外側にしびれ，左側の上腕三角筋，肘と前腕の伸筋群の麻痺という症状は，デルマトーム（➡p.69 図2.2-5）のC6の支配領域と一致する．そのため，神経障害性疼痛である可能性が高い．神経障害性疼痛でオピオイドだけで除痛できない場合は，鎮痛補助薬である抗不安薬，抗てんかん薬，抗うつ薬，副腎皮質ステロイドの使用を検討する必要がある．したがって①は正しい．

　そして，疼痛を緩和する要因と増強する要因を，Aさんとコミュニケーションをとりながら確認し，なるべく患者の疼痛に対する閾値を上げるよう関わることが必要である（➡p.69 図2.2-6）．Aさんの場合，左側の上腕三角筋，肘と前腕の伸筋群の麻痺があるため，一度，肘関節，手関節が屈曲すると自力では元に戻すことができない．そのため，上腕や肩，背中の筋肉が疲労し筋肉痛が生じ

やすい状況であった．安楽な姿勢，体位を見つけ工夫することが大切であり，②は正しい．

　せん妄による意識障害がある場合，疼痛の評価が難しくなる．そのため，せん妄の有無をアセスメントすることは重要である．せん妄がある場合は原因を特定し，それを取り除くことによって改善を図る必要がある．オピオイドの服用が原因として疑わしい場合は，オピオイドスイッチングを行う．この時点では，Aさんにせん妄を疑う所見はみられないため，③は誤りである．

　夜間にナースコールの頻度が高くなっており，あまり眠れていない．また，「そばにいてほしい」という発言から，孤独感があるように思われる．また，麻痺や呼吸困難は病気の進行や死を意識させている可能性があり，精神面への影響が予想される．不眠，孤独感，恐怖，抑うつといった精神的苦痛は，身体的苦痛の閾値を下げる（➡p.69 図2.2-6）．したがって④は正しい．

■ 引用・参考文献

1) 恒藤暁. "がん性疼痛". 最新緩和医療学. 最新医学社, 1999, p.47-74.
2) トワイクロス，R.G. ほか. トワイクロス先生のがん患者の症状マネジメント. 第2版. 武田文和監訳. 医学書院, 2010.

10 事例2：呼吸困難の緩和

事例

　Aさん（60歳，男性，元建設業）は，妻（57歳）と2人暮らし．2年前に悪性胸膜中皮腫と診断され，化学療法を受けたが効果がみられず，外来通院していた．2週間前から，胸痛，息苦しさ，倦怠感が増強したため，症状コントロール目的で入院した．

バイタルサイン：体温36.0℃，呼吸数24/分，脈拍92/分，血圧126/88mmHg，経皮的動脈血酸素飽和度（SpO$_2$）86～90％（room air）．

身体所見：両側下肺野で呼吸音が減弱しており，軽度の副雑音が聴取される．

血液所見：赤血球370万/μL,Hb8.8g/dL，白血球6,700/μL，総蛋白5.2g/dL，アルブミン3.8g/dL,CRP1.5mg/dL.

動脈血液ガス分析（room air）：pH7.31，動脈血二酸化炭素分圧（PaCO$_2$）40Torr，動脈血酸素分圧（PaO$_2$）63Torr.

胸部X線写真：胸膜肥厚と肋骨横隔膜角の鈍化が認められる．肺虚脱なし．

（第109回看護師国家試験 午前91問）

【設問1】

Aさんの呼吸困難の原因で考えられるのはどれか．二つ選べ．

① 胸水
② 気胸
③ 貧血
④ CO$_2$ナルコーシス
⑤ 呼吸性アルカローシス

【解答】①，③

【解説】バイタルサインから経皮的動脈血酸素飽和度が86～90％と基準値未満で，動脈血酸素分圧（PaO$_2$）が63Torr（mmHg）と低く，動脈血中の酸素濃度が低下している．

　身体所見から両側下肺野で呼吸音が減弱し副雑音もみられ，胸部X線写真で肋骨横隔膜角の鈍化が認められ，胸水貯留による肺活量減少に伴う酸素供給不足が示唆される．なお，肋骨横隔膜角の鈍化とは，胸部X線写真で肺の下側の横隔膜が凸の形が平坦になっている所見で胸水貯留を示唆す

る（①）．

　また，血液所見で赤血球370万/μL,Hb8.8g/dLと基準値未満であり，貧血による全身への酸素供給不足が示唆される（③）．

　気胸については呼吸音に左右差がないこと，胸部X線写真で肺虚脱所見がないことから否定される．

　CO$_2$ナルコーシスや呼吸性アルカローシスは動脈血液ガス分析の動脈血二酸化炭素分圧やpHから否定される．

【設問 2】

　入院後，症状緩和のためモルヒネの内服と経鼻カニューレによる酸素療法2L/分が開始された．経皮的動脈血酸素飽和度（SpO₂）は95％前後で維持されるようになったが，Aさんは夜間の息苦しさを訴えている．

　Aさんの呼吸困難を緩和するための体位で適切なのはどれか．

①半腹臥位
②右側臥位
③左側臥位
④セミファウラー位

【解答】④

【解説】呼吸困難に対してはセミファウラー位が安楽な体位である．

　心不全や肺水腫による呼吸困難の場合は，静脈還流の減少が呼吸困難緩和につながるため座位が安楽な体位であるが，今回はあてはまらない．

　側臥位は痰の喀出を促すことができるが，全身状態がベッド上臥床でない今回はあてはまらない．

11 事例３：膵臓癌の転移による消化器症状の緩和

事　例

　Cさん（54歳，女性）は，半年前に心窩部痛と背部痛が出現したために受診し，膵臓癌の診断を受けた．局所浸潤ならびに腹部リンパ節と肝臓に転移があったため手術はできず，外来で化学療法を受けていた．心窩部痛と背部痛は，診断時からオキシコドンの内服を開始しコントロールされていた．1カ月ほど前から腹水の貯留と背部痛の増悪が認められ，CTで原発巣と肝転移の増大，腹膜播種の疑いが確認されたため，化学療法は中止となった．1週間ほど前から悪心・嘔吐がみられ，食事をとることができなくなったため入院となった．

【設問 1】

　悪心・嘔吐の原因とアセスメントや検査結果の組み合わせで正しいものはどれか．

①上部消化管閉塞————食物残渣や便汁様のものを嘔吐．腸音は亢進し金属性雑音あり．腹部X線で鏡面像（ニボー像）あり．

②肝腫大—————————食事の摂取と関係なく悪心・嘔吐が出現する．

③下部消化管閉塞————胃内容物や胆汁様のものを大量に嘔吐．腸音は正常．腹部膨満感なし．腹部X線で胃の膨張あり．

④麻痺性イレウス————胃内容物や胆汁様のものを少量ずつ頻回に嘔吐．腸音は減退．排便なし．腹部X線で小腸と結腸に拡張あり．

160

【解答】④

【解説】考えられる原因をアセスメントすることは，悪心・嘔吐への対応の方針を決める上で重要である．そのため，臨床症状や身体所見，嘔吐物の量や性状，検査結果などから総合的にアセスメントを行う．腸閉塞は，閉塞部位や病態によって臨床所見や画像所見が異なる（➡p.109 表2.4-10）．

【設問2】

症状を緩和する目的で，高カロリー輸液，オクトレオチド，副腎皮質ステロイド，制吐薬（メトクロプラミド）の投与，フェンタニルへのオピオイドスイッチングを行った．その結果，症状が緩和し経口摂取が可能になった．Cさんへのケアとして誤っているものはどれか．

なお，予測される生命予後は1～2カ月で，全身状態は軽作業が可能な状態（PS*：1）とする．

①Cさんより「食べていないから歯磨きはしていません」と言われたが，口内炎や口腔内の乾燥を予防するために口腔ケアの実施を促した．

②経口摂取が可能となったため，Cさんの生命予後を考慮し，好きなものを好きなだけ食べていいと伝えた．

③食事や水分の摂取状況を見ながら，1日の必要量の不足分を補充するように，輸液の投与量（カロリー量，水分量）を減量した．

④経口摂取が可能となったが，悪心・嘔吐症状の再発を防ぐため，腸管への負担の少ない低残渣，低刺激の食事について説明し，一緒に食べやすいものを探した．

用語解説*

PS（全身状態）

performance status. 患者の活動の程度を0～4の5段階で表す．

0：無症状．生活や社会活動に制限なし．

1：軽度の症状あり．歩行や軽作業はできる．

2：歩行や身の回りのことはできるが，時に介助が必要．日中の50％以上起居．

3：身の回りのことはある程度できるが，しばしば介助が必要．日中の50％以上は就床．

4：常に介助が必要で終日就床．

【解答】②

【解説】食事摂取をしていない場合でも，口腔内乾燥や口内炎予防のために口腔ケアを行うことが大切であり，①は正しい．また，1日に必要な水分量やエネルギー量を計算し，経口での摂取では不足している量を輸液から投与する．よって，③は正しい．治療により腸閉塞が改善した場合，再閉塞を防ぐために低残渣，低刺激の食物を選択することになる．そのため，④は正しい．

②は，Cさんの希望に合わせて対応することは重要であるが，再閉塞した場合の苦痛を考慮し，再閉塞のリスクを踏まえた対応をとることが必要となる．

【設問3】

約1カ月後，腹水の貯留が著明となり腹部膨満感と呼吸困難を訴えるようになった．また，下肢を中心に浮腫が出現し，全身状態が悪化して，身の回りのことにしばしば介助が必要となり，日中の50％以上臥床して過ごすようになった（PS：3）．また，十二指腸が腫瘍によって閉塞し，大量の嘔吐を繰り返すようになった．

Cさんへの対応として正しいものをすべて選びなさい.

① 嘔吐による苦痛を緩和するため，胃管の挿入を検討し，Cさんとその家族の価値観や希望を確認し，意思決定できるように支援した.

② 胃管を挿入したが，管の閉塞を防ぐため水分以外の摂取を禁止した.

③ 食事，水分が全く摂取できていないため，約1,500mL／日の高カロリー輸液を継続した.

④ 輸液によるデメリットを説明した上で，Cさんと家族から「点滴をしないということは何も栄養を摂らないということですよね．それは餓死を待っているようで…」と訴えがあり，500mL／日の維持輸液に変更し輸液を継続した.

【解答】①・④

【解説】Cさんの状態から，生命予後が週単位であることが予測される.

胃管を挿入することで，嘔吐を繰り返すことによる苦痛は緩和されるが，胃管の挿入そのものに苦痛とリスクを伴うため，慎重に検討する必要がある．Cさんや家族の価値観や希望に合わせて対応することが必要である．よって，①は正しい.

胃管を挿入した場合，胃にたまる食物残渣や水分を吸引して取り除くことが可能である．そのため，胃管を通過するものであれば摂取してもよい．よって，②は誤り.

過剰な輸液は腹水による苦痛を悪化させる可能性があるため，終末期がん患者の場合は輸液量を1,000mL／日以下に減量することがガイドラインで推奨されている[1,2]．よって，③は誤り．Cさんと家族の価値観や希望に合わせて対応することは重要であり，輸液量を減量して続ける④は正しい.

■ 引用・参考文献
1) 日本緩和医療学会 緩和医療ガイドライン委員会. 終末期がん患者の輸液療法に関するガイドライン. 2013年版, 金原出版. https://www.jspm.ne.jp/files/guideline/glhyd2013.pdf, (参照2023-11-15).
2) 森田達也. 消化器症状の医学的治療：終末期における輸液治療. がん看護. 2008, 1月増刊号, p.261-271.

12 事例4：化学放射線療法の副作用による苦痛の緩和

事例

Dさん（68歳，男性）は上部食道癌のⅣA期で，頸部リンパ節に転移がある．外科手術の適応外であり，化学放射線療法（抗がん薬治療と放射線療法）目的で入院した．治療は，FP療法（抗がん薬フルオロウラシルとシスプラチンの併用療法），放射線療法は1日1回2Gyの照射（計60Gy）を予定している.

入院時のDさんは，体温36.2℃，脈拍80回／分，血圧128/72mmHgであった．嚥下時のつかえ感があり，家ではおかゆなど軟らかい食事をとっていた．飲酒は日本酒1.5合／日，喫煙は10年前に禁煙するまで，毎日30本のたばこを吸っていた.

【設問１】

　化学療法が開始されて２日が経過した．Ａさんは嘔吐はないが悪心が出現し，食事はほとんど摂れていない．

　Ａさんへの看護師の対応で適切なのはどれか．

①吐き気があるのは薬が効いている証拠だと話す．
②無理して食べなくてもよいと話す．
③嘔吐後の口腔ケアは控える．
④経管栄養を検討する．

【解答】②
【解説】抗がん薬による悪心は一時的な症状であるが（急性１〜２日，遅発性１週間程度），つらい症状である．制吐薬の投与を検討し，もし嘔吐があった場合は口腔ケアを心掛ける．シスプラチンは腎障害の有害事象があるため可能であれば水分摂取は促すが，心理的に落ち着いて過ごせるよう食事摂取は無理に促す必要はない．

【設問２】

　化学療法が開始されて５日が経過した．Ｄさんの血液検査の結果は，白血球2,100/μL（好中球50％）である．

　看護師が行うＤさんへの感染予防の対策で適切なのはどれか．

①加熱食に変更する．
②マスクの着用を促す．
③面会者の入室を禁止する．
④クリーンルームに入室とする．

【解答】②
【解説】白血球2,100/μL（好中球50％）ということは好中球は2100×50％＝1050/μLである．中等度の好中球減少であり，５日目での検査値であることから今後さらに好中球が減少する可能性がある（一般的に10〜14日目に最低値となることが多い）．標準的な感染予防策をより徹底して継続してもらう必要がある．しかしながら，低値ではあるが極めて低いというわけではなく，加熱食への変更（生食禁）や面会禁止，クリーンルーム入室までの対応は不要と考えられる．

【設問３】

　放射線療法は４週間で40Gy/20fr照射され，照射野に一致した皮膚の発赤，軽度のヒリヒリ感と瘙痒感，嚥下時の疼痛がNRS　１〜２/10程度みられるようになった．

放射線療法の副作用である皮膚症状への対応として，適切なものを選びなさい．

①軟膏の塗布は禁忌である．
②入浴時は照射野をぬらさないようにする．
③アイスノン®などで冷罨法を行う．
④ぴったりした服装を選ぶ．

【解答】③
【解説】放射線皮膚炎については，1．外的刺激を避けること，2．清潔を保つこと，3．炎症症状や瘙痒感に対し薬剤を使用することにより対応する．
　薬剤は副腎皮質ステロイドの噴霧薬（トプシム®スプレー）やアズノール®軟膏，副腎皮質ステロイドや抗生物質入りのアズノール®軟膏が用いられる．軟膏を直接塗布すると皮膚への刺激となるため，柔らかいガーゼなどに多めに塗布して患部に貼り，放射線照射前に優しく洗い流して軟膏を除去する．患者が症状軽減への効果を自覚できる場合は，冷罨法を行ってもよい．軟膏や入浴は禁忌ではないので，①，②，④は正しくない対応である．

【設問4】

放射線療法の副作用である嚥下時の疼痛への対応として，<u>適切でないもの</u>を選びなさい．

①常食から全粥食に変更する．
②胃瘻を造設する．
③医療用麻薬は使用しない．
④飲酒を控える．

【解答】③
【解説】食道癌治療による放射線粘膜炎では経口摂取，直腸癌治療による放射線粘膜炎では排便が刺激となって，強い疼痛を生じる．放射線療法による咽頭炎や食道炎に対しては，外的刺激を避けることと，粘膜保護剤や鎮痛薬の使用により対応する．
　飲酒・喫煙を控える，香辛料などの刺激物や熱い・冷たい食物の摂取を避ける，食事は軟らかい形態とする，食事や水分は少量ずつ飲みこむ，などにより外的刺激を避ける．疼痛が強度の場合は絶食とし，高カロリー輸液や胃瘻などからの経管栄養を行うこともある．粘膜保護剤は，アルロイドGなどを食事の直前に内服する．鎮痛薬は，ポンタール®シロップなどのNSAIDsから開始し，疼痛が強くなった場合には強オピオイド鎮痛薬を使用する．今後，放射線照射が50Gyを超えると，さらに副作用による症状が悪化し，疼痛は増悪するため，早期からの予防的な対応が求められる．
　以上から，①と④は対応として正しく，②の胃瘻の造設も実際に検討されることがあり，適切でないとまでは言えない．③の医療用麻薬は，今後痛みが増強すればモルヒネなどの強オピオイド鎮痛薬を使用することがあり，使用しないのは不適切である．

緩和ケアに関する診療ガイドライン

　診療ガイドラインには，その分野に関する最先端の治療・ケアの方針がまとめられている．一般に，文献検索に基づいてそれまでに出版されている論文などの情報をまとめ，その分野を専門とする多職種の医療者によって作成される．診療ガイドラインはその時点の最先端の知識をまとめたものであり，原則として治療やケアは，診療ガイドラインをもとに個別性を考慮して進められる．この教科書も，最新のガイドラインをもとに執筆されている．しかし，ガイドラインの記述がすべてというわけではなく，あくまで基本方針であり，実際の治療やケアは，患者ごとの個別性を十分に考慮して行われるべきものである．緩和ケアに関するガイドラインには，**表**に示すようなものがあり，インターネットを通じて閲覧可能なものもある．新たに作成・改訂が行われるため，常に最新のガイドラインを参照するようにしよう（診療ガイドラインはMindsのウェブサイト〈https://minds.jcqhc.or.jp/，（参照2023-11-15）〉にもまとめられている）．

表　緩和ケアに関する診療ガイドライン

作成者	発行年	名称	概要
日本緩和医療学会	2020	がん疼痛の薬物療法に関するガイドライン	がん患者の疼痛に対する診断やオピオイドなどの薬物療法，副作用のマネジメントなど
	2017	患者さんと家族のためのがんの痛み治療ガイド	がん疼痛の薬物治療に関するガイドラインの患者・家族版
	2016	がん患者の呼吸器症状の緩和に関するガイドライン	呼吸困難を中心にしたがん患者の呼吸器症状に対する診断や治療，ケア
	2017	がん患者の消化器症状の緩和に関するガイドライン	悪心・嘔吐を中心としたがん患者の消化器症状に対する診断や治療，ケア．腹水，消化管閉塞，便秘なども含む
	2018	がん患者の治療抵抗性の苦痛と鎮静に関する基本的な考え方の手引き	苦痛緩和のための鎮静の方法，意思決定のプロセス，倫理
	2013	終末期がん患者の輸液療法に関するガイドライン	終末期がん患者に対する輸液治療の有効性と適切なケアを，水分量を中心とした投与量，投与方法などから検討
	2016	がんの補完代替療法クリニカル・エビデンス	健康食品やマッサージなどの補完代替療法の有効性
	2016	がん患者の泌尿器症状の緩和に関するガイドライン	頻度の高い泌尿器症状への対応のフローチャート
厚生労働省	2018	人生の最終段階における医療・ケアの決定プロセスに関するガイドライン	終末期医療に関する一般的な意思決定
		認知症の人の日常生活・社会生活における意思決定支援ガイドライン	認知症患者の意思決定支援
		慢性疼痛治療ガイドライン	慢性疼痛の評価，治療，心理的アプローチ，リハビリテーション
日本医師会	2020	人生の最終段階における医療・ケアに関するガイドライン	
日本救急医学会	2007	救急医療における終末期医療に関する提言	救急医療における終末期医療と意思決定

	年	ガイドライン名	内容
日本集中治療医学会	2011	集中治療領域における終末期患者家族のこころのケア指針	集中治療領域における終末期の患者家族やその関係者などへの対応について
	2016	Do Not Attempt Resuscitation (DNAR) 指示のあり方についての勧告	DNARの正しい理解に基づいた実践のため勧告
日本救急医学会, 日本集中治療医学会, 日本循環器学会	2014	救急・集中治療における終末期医療に関するガイドライン ～3学会からの提言～	救急・集中治療における終末期の判断や生命維持装置などの延命措置差し控えなどの意思決定
日本循環器学会	2010	循環器疾患における末期医療に関する提言	心不全などの循環器疾患の終末期医療, ケア
日本心不全学会	2016	高齢心不全患者の治療に関するステートメント	高齢心不全患者に対する終末期医療の指針など
日本循環器学会, 日本心不全学会など	2017	急性・慢性心不全診療ガイドライン	心不全の緩和ケア
日本老年医学会	2012	高齢者ケアの意思決定プロセスに関するガイドライン：人工的水分・栄養補給の導入を中心として	人工的水分・栄養補給法の導入
日本老年医学会, 日本在宅医学会, 国立長寿医療研究センター	2019	高齢者在宅医療・介護サービスガイドライン	高齢者在宅医療における治療やケア, 在宅緩和ケア
日本神経学会	2013	筋萎縮性側索硬化症診療ガイドライン	筋萎縮性側索硬化症の終末期医療, ケア
日本透析医学会	2013	慢性血液透析療法の導入と終末期患者に対する見合わせに関する提言（案）	血液透析療法の導入と差し控え
	2019	透析の開始と継続に関する意思決定プロセスについての提言	透析の開始, 差し控え, 継続および継続中止に関する意思決定
日本呼吸器学会	2018	COPD（慢性閉塞性肺疾患）診断と治療のためのガイドライン第5版	COPDの諸症状の緩和, 末期状態への対応, 在宅ケア, 意思決定など
日本呼吸器学会, 日本呼吸ケア・リハビリテーション学会	2021	非がん性呼吸器疾患緩和ケア指針	
日本神経学会	2017	認知症疾患診療ガイドライン2017	認知症の終末期医療, ケア
全日本病院協会	2016	終末期医療に関するガイドライン	終末期における治療の開始・継続・中止
日本リハビリテーション医学会	2019	がんのリハビリテーション診療ガイドライン	治療期から進行期, 終末期までのがん患者に対するリハビリテーション
日本がんサポーティブケア学会	2017	がん薬物療法に伴う末梢神経障害マネジメントの手引き	がん薬物療法に伴う末梢神経障害マネジメント
	2020	高齢者がん医療Q&A 総論・臓器別編	高齢者がん医療, 支持・緩和医療
	2019	がん悪液質ハンドブック	がん悪液質の評価, 治療
日本サイコオンコロジー学会, 日本がんサポーティブケア学会	2019	がん患者におけるせん妄ガイドライン	

3 精神症状と
その治療・看護

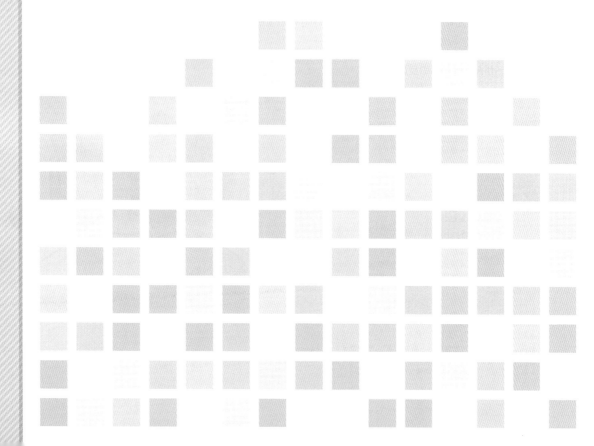

学習目標

◖ がん患者の心の反応について述べることができる.

◖ がん患者の不安のアセスメントと治療，看護について述べることがで
きる.

◖ がん患者の抑うつのアセスメントと治療，看護について述べることが
できる.

◖ がん患者のせん妄のアセスメントと治療，看護について述べることが
できる.

◖ がん患者の不眠のアセスメントと治療，看護について述べることがで
きる.

1 がんに対する心の反応

　がんに罹患すると，人はさまざまなストレスを体験する．例えば，がんの診断や再発など病気に関する悪い知らせを聞くことによるストレス，検査結果や入院を待つ間のストレス，痛みや吐き気などのつらい症状によるストレス，今までできていた仕事や家事ができなくなることによるストレスなどである．これらのストレスを体験した患者の一般的な心の反応は，①**衝撃段階**，②**不安定段階**，③**適応段階**，という順序で進んでいくといわれる（**表3-1**）．この適応がうまくいかないと，適応障害や抑うつを引き起こすことになる．

　がんであることを知った患者は，精神的に非常に強い衝撃を受ける．そして2～3日間は，「まさか」と思い，告知された内容を信じようとしなかったり，「もうだめだ」と絶望的な気持ちになったりする．後になってこの時の状況を，「頭が真っ白になった」「自分自身に起こっているとは，まるで思えなかった」と語る患者もいる．その後，「これからどうなっていくのだろう」など今後についての漠然とした不安や気分の落ち込みが現れたり，「どうして自分が」という不公平感から怒りが湧いてくるなど，精神的に不安定な時期が続く．そしてこれらは，食欲不振や不眠，集中力の低下などを引き起こし，一時的に日常生活への支障を来すこともある．

　しかし，この不安定な時期は，2週間ほど経過すると徐々に落ち着いてきて，やがてがんに対して正面から向き合い始めるようになる．つまり，新たな

表3-1　がん患者の心の反応

経 過	反応・症状	期 間*
第1段階 衝撃段階	●疑惑「検査結果が間違っているのではないか」など ●否認「そんなはずはない」など ●絶望「はじめからわかっていた」「治療なんてしなくていい」など	2～3日間
第2段階 不安定段階	●不安　　●抑うつ気分 ●食欲不振　●不眠 ●集中力低下 ●日常生活活動への支障	1～2週間
第3段階 適応段階	●新しい状況に順応する ●現実の問題に直面する ●楽観的になろうとする ●さまざまなこと（例えば，新た，あるいは修正した治療計画や目標）に取り組み始める	2週間以降

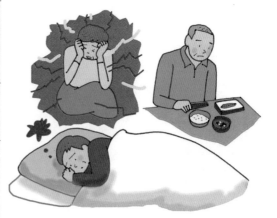

＊期間は目安であり，個人差がある

Massie, M.J. et al. "正常反応と精神障害". サイコオンコロジー：がん患者のための総合医療. 今井堄才ほか訳. 河野博臣ほか監訳. メディサイエンス社, 1993, p.255-263より改変.

状況に**適応**していくようになるのである．このような適応がうまく行えずに精神障害を来し，専門的な支援が必要となるがん患者もいる．

　がんと診断されてから，適応する，あるいはなんらかの精神障害を来すまでの経過を**図3-1**に示す．各段階の日数はあくまで目安であり，個人差があることに留意する必要がある．

　キューブラー＝ロスは，患者が差し迫った死を自覚してから受け入れるまでの心理的反応として，①否認，②怒り，③取り引き，④抑うつ，⑤受容，の5段階を示している（**図3-2**）．

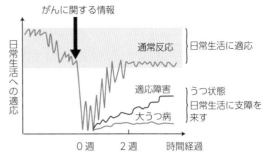

小川朝生ほか編. 精神腫瘍学クイックリファレンス. 医療研修推進財団. 2009, p.111.

図3-1　がんと診断されてからの心の経過

❶否認　「まさか自分が死ぬわけがない」と否認する段階

❷怒り　「なぜ自分が死ななければならないのか」「理不尽だ」と怒りを覚える段階

❸取り引き　「もうお金はいらないから生かしてください」のように，自分の命と引き換えに，神や仏などにすがり，なんらかの取り引きをしようする段階

❹抑うつ　病状悪化や死を回避できないことを知り，気分が落ち込み，抑うつ感を示す段階

❺受容　差し迫った死からどうしても逃れられないことを受け入れる段階

　この心理的反応は，死にゆく患者だけでなく，がんや再発の告知など，衝撃的な事実を告げられた場合にもあてはまる．ただし，それらの患者すべてが必ずこのプロセスを順序よくたどるわけではなく，段階を飛ばしたり，行ったり来たりする場合があることを覚えておく必要がある．

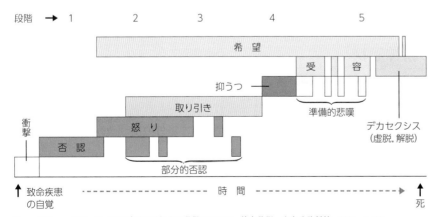

キューブラー＝ロス, E. 死ぬ瞬間：死とその過程について. 鈴木晶訳. 中央公論新社. 2001, p.430.

図3-2　死にゆく過程の心理変化（キューブラー＝ロス）

2 がん患者の精神症状

1983年に，Derogatisらは米国の215名のがん患者に対する研究から，6％にうつ病，32％に適応障害が認められることを報告した．その後の研究においても，全病期を通じて，がん患者の約半数になんらかの精神症状が認められることが明らかになっている．それらの代表的なものは，**適応障害，抑うつ，せん妄**の三つである．

誰でも精神症状を経験しうるが，がんによって引き起こされた適応障害や抑うつなどの精神症状には，放置せずに対応することが必要である．なぜならそれらの症状は，患者にとって苦痛な症状であるとともに，患者のQOLを全般的に低下させてしまうためである．

また，これらの症状の影響によって適切な治療を選択できない，つまり治療選択の意思決定に支障を来すこともある．さらには，がん患者の自殺の最大の原因となるとともに，家族の精神的負担を増大させる要因ともなる．

がんによる精神症状がもたらす影響を**表3-2**にまとめた．これらは特別な症状ではなく，がん患者であれば誰もが陥る可能性のある，よくみられる心の状態である．

|1| 適応障害

適応障害とは，適応段階に到達してもよいような時期に，まだ不安定な精神状態が続いている場合のことをいう．つまり，強いストレス（がんの診断や再発など）に関連して起こる症状によって，日常生活に何らかの支障（仕事や家事が手につかない，眠れないなど）を来している状態を指す．具体的な症状はさまざまで，不安・抑うつ・焦燥・過敏・混乱などの精神症状として現れる場合もあれば，不眠・食欲不振・全身倦怠感・易疲労感・頭痛・肩こり・腹痛などの身体症状として現れる場合もある．

適応障害は，がん以外でも，受験や就職の失敗，妊娠・出産，失恋，離婚などの人生における大きなライフイベントをきっかけに発症することがある．ストレス因子を取り除くことで，症状は軽快する．

3 非がん患者の精神症状

慢性心不全・COPD・慢性腎不全・認知症など，がん以外の疾患においても，不安や抑うつなどの精神症状は一定の割合で出現することが明らかとなっている[2]．それらの出現割合や原因は疾患によりさまざまだが，がん以外の疾患においても精神症状がみられることを念頭に置き，対応する必要がある．

表3-2　**がんによる精神症状がもたらす影響**

- ・症状そのものによる苦痛
- ・生活の質（QOL）の低下
- ・適切な意思決定の障害
- ・自殺
- ・家族の精神的苦痛

plus α

精神症状の意思決定への影響

腫瘍の大きさや年齢などの条件によって異なるが，早期乳癌患者では術後化学療法を行うのが一般的とされている．イタリアの研究では，早期乳癌患者が術後化学療法を提示された場合の受け入れは，抑うつありの患者で有意に少なかったと報告されている．（92.2% vs 51.3%, p<0.0001）

plus α

がん患者の自殺

2014年に発表された約10万人を対象とした日本での研究では，がんと診断されていない患者に比べ，がんと診断された人が1年以内に自殺する相対リスクは23.9であったことが明らかになっている[1]．

2　不安の治療と看護

1　不安の概念

　不安とは，これから起こる事態に対する恐れから，心配になったり気持ちが落ち着かなくなったりすること，つまり，**不確実な脅威に対する心理反応**である．がんの診断後では19%[3]，進行がん患者および死亡1～2週間前では30%[4] の患者が不安症状を呈すると報告されている．また，がん患者の不安は単独でなく，抑うつと合併することが多い[5]．

2　不安に伴う症状

　不安の際によくみられる症状を**表3-3**に示す．身体面では，動悸や発汗，ふるえなどの**自律神経系の症状**が出現しやすい．精神面では，緊張し**不眠**に陥ることなどがある．行動面では，落ち着かず集中力が低下したり，「大丈夫なんでしょうか」などと他人からの保証を繰り返し求めたりすることがある．

3　不安の原因

　がん患者における不安の主な原因として，がんの罹患，痛み，治療が挙げられる．

❶**がんの罹患**　がんは生命を脅かす疾患であるため，がんに罹患することそのものが患者にとって脅威となる．がんが疑われた段階から精密検査，診断までの過程で，患者は大きな不安を抱く．しかし，診断後の時間経過の中で不安は落ち着いていくことが多い．

❷**痛み**　がん患者では，痛みの増強に伴い不安も増強し，痛みと不安は強く関連することが示されている．そのため，痛みをコントロールすることが重要となる．

❸**治療**　手術前は，一時的に不安が高まる．また，化学療法や放射線療法の副作用に対する不安も一般的であり，特に初回治療前の不安は強い．

　その他，不安の原因となりうるものを**表3-4**にまとめた．原因によって対処方法が異なるため，十分にアセスメントする必要がある．

　がんの経過別にみた患者の不安内容の例を**表3-5**に示した．

4　不安のアセスメント

　患者が，がんの経過に伴い不安を抱くことは一般的である．睡眠時間や熟眠感などの睡眠状況，食事摂取状況，表情や言動などを観察し，原因から考えて過度の不安を抱いていないか，不安による日常生活への影響はどうかなどを把握する．また，過度の不安は適応障害やうつ病などの精神疾患を引き起こすため，医療者は，患者の抱いている不安の程度が通常範囲内のものか，病的なも

171

表3-3　不安に伴う症状

項　目		主な症状
身体面	自律神経系	口渇，声のかすれ，発汗，ふるえ，皮膚蒼白・紅潮，頻尿
	循環器系	動悸，頻脈，血圧の変動，胸痛
	呼吸器系	胸内苦悶，呼吸困難，咳嗽，過換気症状
	消化器系	悪心・嘔吐，腹痛，下痢，食欲低下
	神経系	頭痛，めまい，耳鳴，動揺感，脱力感，不眠，目のかすみ
精神面		いらだち，おびえ，困惑，緊張，興奮，不眠
行動面		そわそわする・落ち着かない・集中力の低下，保証を求める，硬い表情・沈んだ表情，会話が少ない

表3-4　不安の原因

分　類	主な原因
危機（状況）に関連した原因	・病気の診断，再発の説明，治療不成功の説明 ・病気の進行に伴う身体状態の悪化
疾患に関連した原因	・不十分な痛みのコントロール ・代謝異常（低酸素血症，敗血症，低血糖，低カルシウム血症） ・ホルモン産生腫瘍（褐色細胞腫，甲状腺腫または甲状腺癌，副甲状腺腫，ACTH産生腫瘍，インスリノーマ）
治療に関連した原因	・薬剤（副腎皮質ホルモン，制吐薬，気管支拡張薬，β刺激薬，抗ヒスタミン薬） ・麻薬性鎮痛薬や鎮静薬，睡眠薬，アルコールからの離脱 ・手術，化学療法，放射線療法の前
社会的・経済的な問題	・家族との関係や退職・休職など周囲環境の変化 ・治療費など経済的な先行きが不透明
他の精神的問題	・抑うつ，せん妄，認知症の存在 ・過去の不安障害の既往

表3-5　時間経過別にみたがん患者の不安内容

時間経過	不安内容の例
がんの疑いから検査まで	・いったい何の病気なのだろうか，がんなのだろうか ・どのような検査をするのだろうか ・検査は痛かったり，つらかったりしないだろうか
診断時	・今後，どうなっていくのだろうか ・治療はできるのだろうか ・どんな治療をするのだろうか ・入院は必要なのだろうか ・どれくらい入院しなければいけないのだろうか ・治療費はいくらくらいかかるのだろうか ・治療のために仕事は休めるだろうか ・入院中，家族は大丈夫だろうか
治療時	・どんな副作用があるのだろうか ・副作用はいつから始まり，いつまで続くのだろうか ・治療は痛かったり，苦しかったりしないだろうか
治療終了後	・これまでと同様の生活を続けられるのだろうか ・再発することはないのだろうか
再発時	・治療できるのだろうか，死んでしまうのだろうか

のかをアセスメントして対処するとともに，通常範囲内の不安が**病的な不安**に移行しないよう予防する必要がある．アセスメントのポイントを表3-6に示す．

表3-6　通常の不安と病的な不安を区別するポイント

- 脅威の程度に対して，通常予測されるよりも著しく強い不安症状が出現している場合
  （例：検査結果を待っている期間に，動悸や息苦しさなどを訴える）
- 時間が経っても不安が軽減しない場合
- パニック発作など，強い症状が出現する場合
- 誤った信念をもっている場合
  （例：がんにかかったら，すぐに死んでしまうと思い込む）
- 日常機能に支障を来す場合
  （例：仕事中に，悲しくて涙がこぼれてしまう）

小川朝生ほか編．"不安"．精神腫瘍学クイックリファレンス．医療研修推進財団，2009，p.67より一部改変．

5 不安のあるがん患者への対応

　不安に対しては，支持的精神療法や心理教育的介入などの**精神療法**が中心となる．どの精神療法を行う場合でも，一般診療と同様に，医療者が患者との**信頼関係（ラポール）**を築くことが不可欠であり，患者に対する**温かく思いやりのある態度**や**受容的・支持的姿勢**などが基本となる（図3-3）.

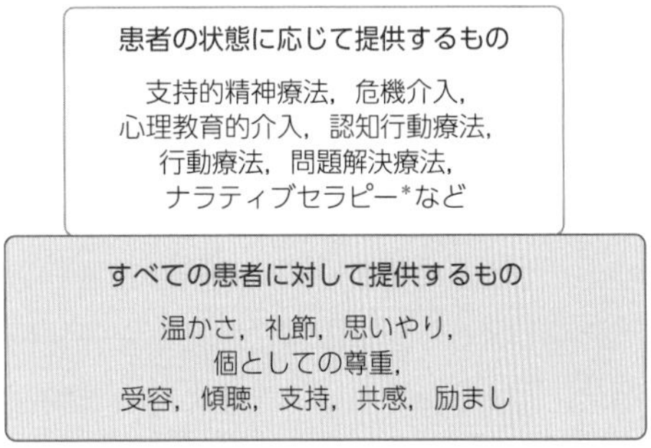

1 支持的精神療法

　支持的精神療法は，受容・傾聴・支持・肯定・保証・共感などによって，患者の精神状態の改善を図るものである．つまり医療者が，患者に関心を寄せ，病気や病気による影響に対する患者の思いについて表出を促し，それをじっくりと聴き，受け止め，そのような思いを抱くのは当然であることを示す．それによって患者は，「自分の気持ちを理解してくれる（くれようとする）人がいる」「こういう気持ちになるのは自分だけではないんだ」などと気持ちが楽になり，不安感が軽減する．

2 心理教育的・心理社会的介入

　がんの診断や治療に関する情報，治療施設・スタッフ・連絡方法に関する情報，セルフケアや症状マネジメントに関する情報を，パンフレットや勉強会，動画などを用いて提供する**心理教育的介入***は，不安の予防あるいは軽減に有効と報告されている．患者の状況やニーズに合わせて，柔軟に活用するとよい．

　さらに，個人あるいはグループ単位での，注意転換，認知の再構築，コーピングスキルトレーニング*，リラクセーション，問題解決トレーニング*などを組み合わせた**認知行動療法***[6]，専門家によるカウンセリング，サポートグループなどのさまざまな**心理社会的介入**も，がん患者の不安を軽減すると報告されている．これらの心理社会的介入の実施には高度なトレーニングを必要とすることが多いため，専門家に依頼するのが望ましい．日々の臨床では，病気や病気に関すること以外にも目を向けられるよう，散歩や軽い運動を日常生活に取り入れるよう計画したり，それらを行えるよう環境を整えたりなど，状況に合わせて心理社会的な要素を取り入れたアプローチを行う．

3 マインドフルネス

　マインドフルネスとは，「今，この瞬間の体験に意図的に意識を向け，評価をせずに，とらわれのない状態で，ただ観ること」である．がん・緩和ケア領域では，瞑想や呼吸法などを組み合わせたプログラムおよびグループ療法として実施されることが多い．乳癌患者を対象に多く研究されており，不安や抑うつ，睡眠障害などの改善が報告されている[7,8]．

患者の状態に応じて提供するもの
支持的精神療法，危機介入，
心理教育的介入，認知行動療法，
行動療法，問題解決療法，
ナラティブセラピー*など

すべての患者に対して提供するもの
温かさ，礼節，思いやり，
個としての尊重，
受容，傾聴，支持，共感，励まし

小川朝生ほか編．"精神療法". 精神腫瘍学クイックリファレンス. 医療研修推進財団. 2009, p.163-180を参考に作成.

図3-3　精神療法的アプローチの実際

用語解説*
ナラティブセラピー

「問題が問題であり，人や人間関係が問題なのではない」という考え方を背景にした治療技法．問題を人々から離れたものとするとらえ方（外在化）を促すことで，問題の原因を患者の内面に求めるとらえ方（内在化）とは別のストーリーを作り出し，問題と人々との関係を変化させることで問題を解消しようとするもの.

用語解説*
心理教育的介入

病気や治療，病気に起因する問題への対処に役立つ知識などを教育することにより，不安感を軽減し，病気や病状が悪化する前に対処したり，危機状態に陥らないようにするための治療方法．がんの痛みのマネジメントで多く使われ，一般的なケアの一部としても行われる.

用語解説*
コーピングスキルトレーニング

現在の，または今後直面する問題や状況に対処（コーピング）するための技術を身につけるトレーニング.

④ マッサージ療法

不安に対するマッサージの有効性は確立されていないが，患者のニーズに応じて行ってもよい．その際，部位や方法によっては組織障害を起こす可能性があるため，適切なアセスメントをした上で行う．

⑤ 日常生活の援助・環境調整

不安によって日常生活に支障が出ている場合，支援が必要となる．患者と相談し，生活上の重要事項に優先順位をつけて行うようにするとよい．

- **食事** 好みの食事内容に変更したり，盛り付けを工夫したりする．食事の制限がなければ，患者の好きな物を家族に差し入れてもらってもよい．
- **睡眠** 就寝前のぬるめの入浴を促したり，足浴・マッサージなどを試みたりする．場合によっては，個室への移動や睡眠薬の導入を検討する．
- **清潔** 更衣や入浴などの声掛けを行う．倦怠感などが強い場合には，清拭や足浴など，適切な介助を行う．

⑥ 身体的苦痛の緩和

痛みや倦怠感など身体的な苦痛により不安が増強される場合には，速やかに軽減を図るようにする（2章2節，3節参照）．

⑦ 家族へのアプローチ

家族にも患者の状況を説明し，対処の仕方を助言する．面会回数を増やしてもらったり，そばにいる時間を多く取ってもらったりするなど，家族の可能な範囲内で協力を依頼する．

⑧ 薬物療法

精神療法だけでは効果が期待できない場合や，日常生活に支障を来すほどの不安がある場合には，薬物療法を併せて行う（**表3-7**）．半減期の短い**抗不安薬**〔アルプラゾラム（ソラナックス®，コンスタン®），ロラゼパム（ワイパックス®）など〕を少量から開始し，効果に応じて漸増することが実際的である．薬物療法には抵抗があり，患者が頻回の内服を希望しない場合には，半減期の長い薬剤〔ジアゼパム（セルシン®），クロナゼパム（リボトリール®）など〕を選択する場合もある．抗不安薬の代表的な副作用として眠気，ふらつき，せん妄があるため，高齢者や衰弱した患者に対しては，特に注意して使用する．

表3-7 不安の治療に用いられる代表的な薬剤

作用型	一般名	商品名
短時間・中間作用型	クロチアゼパム	リーゼ®
	エチゾラム	デパス®
	アルプラゾラム	コンスタン®，ソラナックス®
	ロラゼパム	ワイパックス®
	ブロマゼパム	レキソタン®
長時間作用型	ジアゼパム	セルシン®，ホリゾン®
	ロフラゼプ酸エチル	メイラックス®

用語解説 *

問題解決トレーニング

問題解決療法（PST：Problem Solving Therapy）とも呼ばれる，認知行動療法の一種．精神症状の原因となっている現実的なストレス状況に対し，決まった方法で対処し，実際の問題の解決を図ったり，問題解決能力を高めたりすることによって，精神症状の軽減を図る治療法である．

用語解説 *

認知行動療法

認知に働きかけて気持ちを楽にする精神療法の一種．強いストレスにさらされている時やうつ状態などの特別な状況下にあると，物事を悲観的に考えがちになり，問題を解決できない心の状態に追いこまれる．そのため，現実的で柔軟な考え方をし，目の前の問題に対処できるように支援する方法である．具体的には，個別カウンセリングや行動活性化，コーピングスキルトレーニングなど，種々の技法を組み合わせて行われる．

3 抑うつの治療と看護

1 抑うつの概念

抑うつとは，気分が落ち込み，物事に対する意欲・興味や思考力・集中力が低下し，食欲不振または過食，不眠などを来している状態を指す．「抑うつ状態」「うつ」「うつ状態」と，ほぼ同じ意味として使われることが多い．

勉強や仕事での失敗，失恋，人間関係での困難などから一時的に抑うつ的になることは，誰にでもみられる正常な反応である．しかし，このような状態によって日常生活に支障を来している場合には，もはや正常な反応とはいえず，適切な治療が必要となる．**表3-8**にうつ病の診断基準（DSM-5[*]）を示す．

抑うつの頻度は，がんの診断直後の患者では12.9%[3]，進行がん患者では39%，死亡前1～2週間の患者では19%[4]である．

用語解説 *

DSM-5

diagnostic and statistical manual of mental disorders『精神疾患の分類と診断の手引』（DSM）の第5版．米国精神医学会による精神疾患の分類・診断マニュアルで，1952年の初版（DSM-I）以降改定を重ね，2013年5月にDSM-5が発表された．

表3-8　DSM-5によるうつ病の症状と診断基準

A．以下のうち，五つ以上が2週間以上続き，さらに1か2のどちらからを必ず認めること
　1．抑うつ気分
　2．興味・喜びの著しい減退
　3．著しい体重減少・増加（1カ月で5%以上），あるいはほとんど毎日の食欲の減退・増加
　4．ほとんど毎日の不眠または睡眠過剰
　5．ほとんど毎日の精神運動性の焦燥または静止
　6．ほとんど毎日の疲労感または気力の減退
　7．ほとんど毎日の無価値観，罪責感
　8．思考力や集中力の減退，または決断困難がほとんど毎日認められる
　9．死についての反復思考
B．苦痛を感じていること，あるいは生活に支障を来していること
C．他のエピソード（薬剤や他の医学的状態など）による精神的な影響ではないこと

2 抑うつに伴う症状

気分の落ち込みに加え，「頭がすっきりしない」「何もする気になれない」など，こころの活動が低下したり，食欲不振・体重減少などの身体症状がみられる．不安の身体症状が自律神経症状を主とするのに対し，抑うつは食欲低下や体重減少などの消化器症状，倦怠感などの全身症状を呈することが多い（表3-9）．

抑うつ状態になると，「死にたい」という願望（**希死念慮**）を抱くことがある．抑うつは，自殺の最大の危険因子である．

3 抑うつの原因

がん患者における抑うつの原因は，痛みや，診断時点で進行がんであるなどの，がんになったこと自体に関する側面，精神科疾患の既往や患者本来の特性などの心理的側面，家族や経済状況などの社会的側面に整理される．そして，これらの原因は単独ではなく複雑に絡み合っていることが多い（表3-10）．

表3-9 抑うつに伴う症状

項 目	主な症状
抑うつ気分	憂うつ，寂しい，悲しい，孤独だ，など
精神・運動性の抑制	●精神性の抑制 ・頭がすっきりしない ・考えがまとまらない ・物忘れが多い ・覚えられない ・集中力がない ・持続力がない，など ●運動性の抑制 ・何をするのもおっくう ・何もする気になれない，など
身体症状	食欲不振，体重減少，疲れやすい，肩こり，頭重感，不眠，便秘，など

表3-10 がん患者の抑うつの原因

項 目	原因あるいは抑うつを助長する事柄
身体的・医学的側面（がんに関する側面）	・痛みが強い ・身体症状が多く，重篤である ・診断時点で進行がんである ・予後が不良である ・再発がんである ・ADLに制限がある ・副作用が強い治療を予定している ・インターフェロン，ステロイドを使用している ・正しく告知されていない
心理的側面	・うつ病など精神科的既往がある ・神経質，悲観的である ・抑制が非常に強く無口である ・アルコール依存，薬物依存がある ・主治医への信頼感が低い
社会的側面	・一人暮らしである ・夫婦間あるいは家族間で問題が多い ・経済的に問題がある ・ソーシャルサポートが乏しい

4 抑うつのアセスメント

　がん患者の抑うつは，見過ごされやすい．それは，がんと診断されて患者が抑うつ的な気分になることを，「深刻な疾患にかかっているのだから仕方がない」と医療者が解釈してしまうことが，理由の一つと考えられる．医療者は，患者の認知的・感情的症状を身体症状と同等の優先順位としてとらえることが推奨されている．そして，抑うつ状態の有無や程度をしっかりと判断することが大切である．特に，緩和ケアの対象となる患者の心理状態は非常に不安定であるため，医療者は抑うつ症状を常にチェックする必要がある．

　一方，抑うつ状態の有無や程度，あるいはうつ病に至っていないかどうかの適切な判断は，**精神腫瘍医**などの精神科領域の専門家でないと難しい．そのため，精神科領域の専門家による正式な診断・対応が必要と思われる抑うつ状態の患者を早期発見すること（**スクリーニング**）が，一般診療科の医師や看護師の重要な役割となる．

　抑うつ状態のスクリーニング方法として，hospital anxiety and depression scale（HADS）*，**つらさと支障の寒暖計**（図3-4），**ワンクエスチョンインタビュー***などいくつかあるが，簡便で性能が良いのは「つらさと支障の寒暖計」である．この寒暖計でつらさの点数が４点以上，かつ支障の点数が３点以上の場合，適応障害や**うつ病**など，治療が必要な精神症状を有していることが疑われるため，精神科医などの専門家に紹介することが望ましい．

plus α
精神腫瘍医

サイコオンコロジスト（Psycho-Oncologist）．精神腫瘍学は，心理学（Psychology）とがんなど腫瘍の研究をする腫瘍学（Oncology）を組み合わせた造語で，1980年代に確立した新しい学問．がん患者や家族，医療関係者などへの精神医学的な治療を含めたサポートを目的に，心理・社会・行動的側面など幅広い領域での研究・実践・教育を行う．日本サイコオンコロジー学会認定の登録精神腫瘍医は2023年11月現在138人．

用語解説 *
HADS

身体疾患を有する患者の抑うつと不安を測定する尺度．抑うつ７項目，不安７項目の計14項目からなる．

①この1週間の気持ちのつらさを平均して, 数字に○をつけてください.

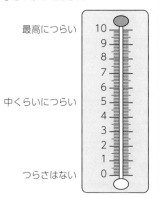

最高につらい 10
9
8
7
6
中くらいにつらい 5
4
3
2
1
つらさはない 0

②その気持ちのつらさのためにどの程度, 日常生活に支障がありましたか?

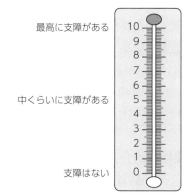

最高に支障がある 10
9
8
7
6
中くらいに支障がある 5
4
3
2
1
支障はない 0

・「日常生活の支障」とは, 例えば夜眠れない, 普段のように食事が摂れないなどのこと.
・つらさ4点以上, 支障3点以上の場合, 適応障害やうつ病などの精神症状の可能性がある.

国立がん研究センター精神腫瘍学グループ. 抑うつ・不安のスクリーニング.
https://www.ncc.go.jp/jp/epoc/division/psycho_oncology/kashiwa/020/030/DIT_manual.pdf. (参照2023-11-15).

図3-4　つらさと支障の寒暖計

用語解説 ＊

**ワンクエスチョン
インタビュー**

「この1週間のあなたの気持ちの状態を表すと, 何点ぐらいでしょうか? 普段気持ちが落ち着いているときを100点とするとどのくらいでしょうか? 60点を合格点と考えてみてください」とたずねる, 抑うつ状態のスクリーニング法. 65点以下で適応障害, 60点以下で大うつ病が疑われる.

plus α

大うつ病

大うつ病性障害. 米国精神医学会で用いられている疾患名で, 精神疾患の診断マニュアルであるDSM-5 (2013年) に基準が示されている. 従来のうつ病とほぼ同義であり, 明らかな抑うつ気分や意欲減退, 不眠, 希死念慮などを長期にわたって訴え, 生活に支障を来し, 本人が苦痛に感じている状態.

➡ 事例はp.194を参照.

5 抑うつ状態にあるがん患者への対応

　抑うつは, 適切な治療によって改善が見込める症状である. 治療が必要な抑うつ状態と判断された場合, **支持的精神療法**を基本としながら, 患者の状況やニーズに合わせて, 他の**精神療法**や**薬物療法**を組み合わせて行う.

1 支持的精神療法

　「がんばりたいのに, がんばれない」のが, 抑うつ状態の患者である. そのため, 「がんばって」という安易な励ましや「家族のためにも元気を出したほうがいいですよ」などの説得は, 患者が心を閉ざしたり, 患者を追い詰めたりしかねないため行わない. 「そういうお気持ちなのですね」と, ありのままの気持ちを受け止めるようにする.

2 薬物療法

　がん患者は比較的高齢で, がんに伴うさまざまな身体症状を有していることが多いため, 薬剤投与は少量から開始し状態を見ながら少しずつ増量していくのが望ましい.

　抑うつが軽度の場合には, **抗不安薬**であるアルプラゾラム (ソラナックス®, コンスタン®) やロラゼパム (ワイパックス®) が用いられる. 中等度以上の場合にはSSRI (選択的セロトニン再取込み阻害薬) であるデプロメール®, ルボックス®, パキシル®, ジェイゾロフト®やSNRI (セロトニン・ノルアドレナリン再取込み阻害薬) であるトレドミン®などが用いられる (**表3-11**). また, 点滴で投与可能な**抗うつ薬**としてクロミプラミン (アナフラニール®) がある. これらの薬剤の副作用として, 口渇, 便秘, 排尿困難・

尿閉, 眠気や悪心・嘔吐などの消化器症状が
みられることがある.

抗うつ薬の特徴として, 効果発現までに
2〜4週間ほどかかること, 効果より先に
副作用が現れる場合が多いことがある.「効
果がない」と思い込んで患者が使用を中断し
ないように, これらを事前に説明した上で開
始する.

③ 心理教育的・心理社会的介入

行動療法やカウンセリング, 病気や治療な
どに関する教育の単独あるいは組み合わせに
よる介入が, 抑うつの軽減に効果があること
が示されている[9]. 抑うつについて, 患者・
家族が誤解している場合がある. 例えば,
「やる気が起こらないのは単に怠けているだけである」とか,「抑うつは治らな
い病気である」などである. やる気が起こらないのは, 怠けているのでなく病
気が原因であること, 休息と薬物による治療でほとんどが治る病気であること
を十分に説明する.

介入内容は多種多様であるが, さまざまながんあるいは病期にあるがん患者
の抑うつに, **認知行動療法**が有効であると示されている[5]. 日々の臨床の中で
定型的な認知行動療法を実施することは難しいが, 患者と共に日々の行動に優
先順位をつけて行動する, 楽しめる活動ややりがいのある活動を増やすなど,
認知行動療法的なアプローチを取り入れて関わることが望ましい.

その他の精神療法として, 終末期がん患者に対する**ディグニティセラ
ピー**[*10]や**回想法**[*11]などの有用性も報告されている.

④ 希死念慮（死にたいと思うこと）への対応

患者が「死にたい」という気持ちを表す場合, 本当に死にたいわけではな
く, 死にたいほどつらい気持ちになっていることを表現している場合が多い.
そのため, 聞き流したり避けたりせずに話し合う姿勢を示し,「おつらいこと
があるのですね. 話していただけませんか」と問いかけ, つらい気持ちを受け
止めようとすることが大切である. もし, つらさの原因が痛みや倦怠感など対
応可能な問題の場合には, 適切に対処する. 場合に応じて, 精神科医などの専
門家に紹介する.

⑤ 意思決定上の支援

がん患者は, 治療の選択などの難しい意思決定を迫られることが多い. しか
し抑うつ状態であると, 絶望感や認知のゆがみから, 適切な意思決定を行えな
い場合がある.

もし, メリットがデメリットを上回ると考えられる治療（例えば, 副作用も

表3-11 抑うつ治療に用いられる代表的な薬剤

項 目	一般名	代表的な商品名
ベンゾジア ゼピン系 抗不安薬	アルプラゾラム	ソラナックス®, コンスタン®
	ロラゼパム	ワイパックス®
	エチゾラム	デパス®
SSRI	パロキセチン	パキシル
	セルトラリン	ジェイゾロフト®
	フルボキサミン	デプロメール®, ルボックス®
SNRI	ミルナシプラン	トレドミン®
	デュロキセチン	サインバルタ®
	ベンラファキシン	イフェクサー®SR
NaSSA*	ミルタザピン	リフレックス®, レメロン®

日本医師会監修. がん緩和ケアガイドブック. 青海社, 2010, p.73より一部改変.

用語解説 *
NaSSA
ノルアドレナリン作動性・特異的セロトニン作動性抗うつ薬.

用語解説 *
ディグニティセラピー
終末期患者の経験する実存的苦痛を軽減するための簡便な介入法. 自分が最も誇りに思っていることや意味があったと感じていることなどを語ることにより, 患者が生きる上での目的や意味, 価値観の支えになることを意図している.

用語解説 *
回想法
患者の過去の振り返りを共感的に受け入れる態度で聞くことにより, 過去から現在に至る自己の評価が高められ, 現在の自分をより肯定的に受け入れることができるようになるといわれている.「ライフレビューインタビュー」ともいう.

あるが治癒が期待できるがん治療）を拒否するなど，抑うつの影響が考えられる場合には，多職種チームで話し合いの場をもち，抑うつの程度や患者の意思決定能力などについて多角的に話し合う必要がある．また，抑うつ状態にある場合，離婚や離職などの重大な決断は先延ばしにするよう，助言・調整する．

4 せん妄の治療と看護

1 せん妄の概念

せん妄は，身体疾患や薬剤など何らかの身体的な負荷により，脳の活動が障害されたために生じる意識障害である．せん妄の症状は，**幻覚**（例：「誰かがそこにいる」といった幻視など）や**妄想**（例：「あの人に財布を盗まれた」といった被害妄想など），**興奮**（例：大声を上げる，暴れて点滴ルートを自己抜去する）などの目につきやすい精神症状から，集中力の低下，睡眠覚醒リズムの障害（昼間はうとうとし，夜間は不眠がちになる）などのように，一見すると気付かずに見過ごしてしまいがちな症状まで多彩である．そのため，臨床ではせん妄がストレス性の精神症状や性格などと誤解されることがしばしばある．せん妄に気付くためには，昼夜逆転がないかどうか，日常会話が成立する程度の一般的な注意力が保たれているかなど，目立ちにくい変化を意識的に把握するよう努めることが肝要である．**表3-12**に**せん妄の診断基準**（DSM-5）と主な症状を示した[12]．

せん妄は，入院患者の10〜30％に発症することが報告されている[13]．がん患者においても，せん妄は高頻度に起こる．進行期がん患者におけるせん妄の有病率は，病院やホスピスの入院患者で28〜48％，終末期にはさらに増え，特に予後1週間を切るころには，患者の約90％がせん妄を呈することが報告されている[13]．そのため，進行期がん患者では，経過のどの時期でもせん妄が起こりうることを予測し，さらに終末期では，ほぼ必発すると考えケアにあたる必要がある．

2 せん妄による影響

がん患者がせん妄を発症することによる問題は大きい．せん妄を体験したがん患者の半数以上が，せん妄発症中の出来事を記憶しており，多くの患者がせん妄により強い苦痛を感じることが報告されている[15]．また，その患者の姿を目の当たりにする家族も同様につらい経験をする．患者・家族の心身両面での負担のほかにも，がん治療や苦痛緩和のための治療の遂行が困難になること，患者の意思決定能力の低下，患者のQOLの低下など，せん妄によるさまざまな負の影響がある．医療現場においても，せん妄が原因となる入院期間の延長，転倒など事故の増加，医療費の上昇，医療スタッフの疲弊など，その影

表3-12　DSM-5によるせん妄の診断とその症状

DSM-5 診断基準 以下の項目のうち4項目を満たす場合にせん妄と診断する	臨床場面で現れる症状
注意の障害（注意の方向づけ，集中，維持，転換する能力の低下），意識の障害（環境に対する見当識の低下）	・会話のつじつまが合わない ・場当たり的な返事を繰り返す ・ベッドの周囲が乱雑で整理できない ・周囲の状況が理解できない様子で困惑している ・声を掛けないとすぐに寝てしまう
認知の障害（記憶欠損，失見当識，言語，視空間認知，知覚）	・直前のことを思い出せない ・同じ質問を繰り返す ・指示を理解できずにとまどっている ・病院と家を間違えている ・朝と夕方を間違える ・人がいないのに「人がいる」と言ったり，話し掛けるようなそぶりをみせる ・虫もいないのに，虫をつまむようなしぐさをする
その障害は短期間のうちに出現し（通常数時間から数日），1日の経過中で重症度が変動する傾向がある	・午前中はしっかりと会話できていたのに，夕方あたりからそわそわと落ち着かなくなる ・面会者が帰ると，落ち着かずに自室の中をうろうろする ・夜になると「家に帰る」と繰り返す，トイレに何度もに行く ・点滴のルートを絡ませてしまう，抜いてしまう
病歴，身体診察，臨床検査所見から，その障害が他の医学的疾患により引き起こされたという証拠がある	・症状の出現に前後して，感染や脱水など身体の変化がある ・症状の出現前に，薬剤を変更している
昏睡のような覚醒水準の著しい低下という状況下で起こるものではない	

小川朝生．自信がもてる！せん妄診療はじめの一歩：誰も教えてくれなかった対応と処方のコツ．羊土社，2014，p.30，39より一部改変．

響は非常に大きい．

　看護師は医師，薬剤師，心理職など他の医療者と協働し，せん妄の予防と早期発見・治療に努め，患者の不利益を最小限にするようなケアを提供することが重要である．

3　せん妄の原因

　せん妄は，大きく三つの原因から生じる（図3-5）．

❶準備因子：せん妄の本態である脳機能低下を起こしやすい状態

　高齢（70歳以上），認知機能障害（認知症など），重篤な身体疾患，頭部疾患の既往（脳梗塞・脳出血・頭部外傷），せん妄の既往など

❷誘発因子：直接原因ではないが，脳に負荷をかけ，せん妄の発症を促進・重篤化・遷延化する因子

　環境の変化，睡眠・覚醒リズムの障害，治療上の身体拘束，強制臥床，不快な身体症状など

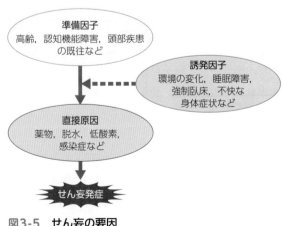

図3-5　せん妄の要因

❸直接原因：脳機能低下を直接引き起こし，せん妄を発症させる原因

薬物（モルヒネ，ステロイドなど），脱水，感染症，脳転移，がん性髄膜炎，高カルシウム血症，低ナトリウム血症，低酸素血症など

せん妄の発症には必ず**直接原因**が存在する．呼吸や循環・代謝異常などによる生体反応がせん妄として現れることもある．せん妄を見逃すことは，そういった生体内の変化の早期発見・対処の機会を逸することであり，全身状態の重篤化につながる可能性がある．「危険行動につながる」「安全管理が必要」という視点だけではなく，患者の生命を脅かす問題ととらえ，予防と早期発見・治療につなげていくことが重要である．

終末期がん患者の場合，複数の要因が複雑に絡み合ってせん妄が誘発されることが多い[12]．例えば終末期では，オピオイドがせん妄の原因となることがしばしばあるが，その背景として，脱水による活性代謝物の蓄積が疑われることが多い．この場合，脱水に対処することでせん妄が改善されやすい．終末期がん患者では疼痛マネジメントが重要であるため，安易なオピオイドの減量や中止を避け，背景要因を注意深く探索し対応することを心掛けたい．

plus α

せん妄の原因となる薬物

オピオイド，向精神薬（睡眠薬，抗うつ薬，抗不安薬），パーキンソン病治療薬，抗アレルギー薬，消化性潰瘍治療薬，副腎皮質ステロイドなど，せん妄を引き起こす可能性がある薬剤は多種ある．

4 せん妄のアセスメント

1 せん妄の分類

せん妄は，大きく三つに分類される．

❶過活動型せん妄　幻覚・不穏など活発な精神運動興奮がみられる

❷低活動型せん妄　傾眠などの意識障害がみられる

❸混合型せん妄　過活動型と低活動型が混在する

終末期がん患者では低活動型せん妄が多いが，過活動型せん妄や混合型せん妄に比べ，見落とされやすいことが報告されている[16]．また，看護師の経験に基づく評価はせん妄の見逃しにつながることが指摘されている[17]．さらに，せん妄はしばしばうつ病や認知症など他の病態と間違われることもあり，慎重かつ詳細なアセスメントが重要となる．うとうとしていることが多いが，注意して話をすると幻覚や**見当識障害**（場所や時間がわからない）などが存在することもあり，「おとなしい患者さん」と決め込まずに，注意深く意識障害の有無について確認することが重要である．表3-13にせん妄とうつ病，認知症との鑑別ポイントを挙げた．

2 せん妄とうつ病

うつ病の特徴的な症状である抑うつ気分，興味・喜びの減退，睡眠障害は，低活動型せん妄の症状との判別が難しいことがある．一方で，せん妄に見られる注意障害や見当識障害などの症状はうつ病にはあまり見られない．鑑別のポイントとして，「会話のつじつまは合うか」「『お腹をみせてください』といった簡単な指示に従えるか」「病院と家を間違えていないか」といった注意力や見当識の確認をする方法がある．うつ病では精神運動の抑制があるため，「も

plus α

DELTA (DELirium Team Approach) プログラム

せん妄対策とせん妄教育を目的とした多職種対象のプログラム．せん妄の発症予防，重症化予防のためのアセスメントの視点やケアに関するもので，前後比較試験[18]にてせん妄発症率の有意な低下が報告されている．

表3-13 せん妄，うつ病，認知症の鑑別ポイント

項　目	せん妄	うつ病	認知症
原　因	身体疾患に伴う脳の機能不全	心理的負担と脳の脆弱性	神経変性・脱落による脳の機能低下
発　症	数時間から数日	数日から数週	数カ月から数年
日内変動	夜間に増悪	午前中に増悪	一般的になし
睡眠覚醒リズムの障害	あり 昼夜逆転	あり 覚醒レベルは正常 早朝覚醒を中心に入眠困難・中途覚醒がある	一般的になし
注意障害	あり	一般的になし	一般的になし
見当識障害	あり	一般的になし	あり
記憶障害	あり	一般的になし	あり
幻　覚	あり	一般的になし	一部にあり（レビー小体型認知症）妄想あり

のが覚えられない」など思考に影響を及ぼすことがあるが，うつ病の物忘れは，一般的に，目立たない症状であることが多い．

3 せん妄と認知症

　認知症の症状には，焦燥感，興奮，攻撃性の増大，易怒（いど），抑うつ，鎮静，食欲亢進・減退，睡眠，疲労，活動性の変化などがある．せん妄の症状と類似しており判別が難しいことがあるが，一般的に，認知症の症状は時間変動があまりみられないのに対し，せん妄の症状は時間変動がみられる．

　認知症はせん妄の準備因子であり，認知症の存在自体がせん妄のハイリスクととらえる．さらに，認知症患者の場合，自身の言葉で明確に快・不快を表現することが困難なため，痛みなどの苦痛症状が見逃されやすい．

　苦痛症状の発見が遅れることで，せん妄を生じさせたり，悪化させたりすることがある．普段の患者の様子と違う場合（例：部屋から出てこなくなった，臥床時間が長くなった，笑い声が少なくなった，表情が硬い，いつもよりだるそう，動きが重いなど）は，苦痛症状の存在を疑い，原因検索し治療にあたることで，せん妄の予防・早期発見・治療につなげることが重要である．

5 せん妄の治療と看護

1 せん妄の治療

　せん妄の治療の原則は，負荷となっている要因を同定し取り除くことである．終末期に出現したせん妄であっても，迅速で的確な**原因治療**が行われることで，症状の改善を図ることが可能な場合もある．直接原因に対する治療と並行して，薬物療法も行うことがほとんどである．薬物療法としては，**抗精神病薬**が用いられる．使用に際しては，身体症状の評価や治療薬との兼ね合いなど，薬剤選択には慎重を期さなくてはならない．そのため，可能な限り専門家（**精神腫瘍医**など）に相談しながら進められることが望ましい．

plus α

せん妄ハイリスク患者ケア加算

一般病棟入院基本料等を算定する病棟において，入院早期にせん妄のリスク因子をスクリーニングし，ハイリスク患者に対し，非薬物療法を中心としたせん妄対策を実施した場合に，100点（入院中1回）を算定できる．2020年の診療報酬改定から新たに追加された．

コンテンツが視聴できます（p.2参照）

場所の感覚の喪失

●がん患者におけるせん妄の例〈動画〉

まずは，せん妄治療のゴールを見極める．せん妄からの回復が見込めるか否かによりゴールは変わる．せん妄からの回復が見込める場合，治療のゴールは「せん妄からの回復」である．一方，終末期の臓器不全や頭蓋内病変による回復困難なせん妄の場合，治療のゴールは「苦痛症状の緩和」である．患者・家族の意向を把握して苦痛緩和の方法を検討する．終末期せん妄は薬剤にほとんど反応しないため，考えうるすべての手段を講じてもせん妄による苦痛が取り切れない場合は，患者の意思（確認できない場合は意識が清明だったときの患者の発言などから家族や代理人が推測した意思）を確認した上で，薬剤を用いて患者の意識レベルを下げる**鎮静**（セデーション）が必要になることもある．

回復が見込めないせん妄を除き，せん妄治療の具体的な柱は，①せん妄の直接原因の治療（原因治療），②脳の認知機能障害と概日リズムを回復させる働きかけ，③患者の苦痛緩和である．①の直接原因の治療と並行し，②③に対し，薬物療法を行う．

| 1 | 薬物療法

せん妄治療に用いる代表的な抗精神病薬を**表3-14**に示した．せん妄の薬物療法というと「薬によって興奮を抑え，寝かせることが目的」としばしば誤解されるが，本来の目的は「認知機能障害の改善」である．出現しているせん妄の症状（注意力障害，睡眠リズムの変化，幻視・妄想，精神運動興奮など）の種類と程度を評価し，薬剤の特徴（作用，副作用）を考慮しながら，患者の状態に合わせて使用薬剤や投与経路，投与時間を決定する．

一般的には，定型抗精神病薬のハロペリドール（セレネース®）が使用されるが，有害事象である**錐体外路症状***の発現率が10％程度と高い．そのため，経口投与が可能な場合は，錐体外路症状の発現率の低い**非定型抗精神病薬***［クエチアピン（セロクエル®），オランザピン（ジプレキサ®），リスペリドン（リスパダール®），ペロスピロン（ルーラン®），アリピプラゾール（エビリファイ®）］が通常用いられる．ただし，クエチアピン，オランザピンは糖尿病患者への投与が禁忌とされており，注意が必要である．

認知症患者のせん妄治療で注意が必要なこととして，レビー小体型認知症患者の薬物治療がある．レビー小体型認知症は，認知症患者全体の20％を占め，決してまれな疾患ではない．レビー小体型認知症患者では，錐体外路症状の発現が20～50％と高率であり，ハロペリドールの投与は症状の誘発・増悪を招く恐れがある．臨床的にはヒドロキシジン（アタラックス®）が使用されることがあるが，その有効性は明らかになっていない[19]．そのため，使用薬剤の選択には細心の注意を払う必要がある．

せん妄に対する治療が奏効し，せん妄症状が改善すると，抗精神病薬の減量を検討する．抗精神病薬は，その認知改善作用が発現するまでには数日かかるため，せん妄症状が改善してからも数日から1週間程度は用量を維持し，その後徐々に減らしていく．

用語解説*
錐体外路症状

錐体外路（主に大脳基底核および脳幹の神経核を経由して運動をコントロールする）に関連する神経症状．筋緊張の亢進によるパーキンソン症候群（歩行異常，ふるえなど）や，筋緊張の低下による多動状態がみられる．

用語解説*
非定型抗精神病薬

錐体外路症状，高プロラクチン血症などの副作用が出やすい定型精神病薬に対し，副作用が少なくなるように作られたリスペリドン，オランザピンなどがこのように呼ばれる．

ただし，薬物療法はあくまでも対症療法（症状を緩和するための治療）である．原因療法なくしては，せん妄は治癒しないことを覚えておく必要がある.

2 せん妄時やせん妄ハイリスク時の睡眠確保

せん妄出現時やせん妄ハイリスクの場合，**夜間の睡眠確保**が非常に重要である．不眠はせん妄を誘発・促進しやすいことから，必要時は抗精神病薬を適正量使用し夜間の睡眠を確保する．看護師には，患者の睡眠の質を正しく評価することが求められる．巡視時には目視で判断するだけでなく，時には，近づいて寝息を確認する，軽く触れたり小さな声で声掛けをするなどして睡眠の質（深度）を確認することが必要な場合もある．患者が熟眠感を得られていないと自覚している場合もあれば，患者本人は「眠れている」と言いながら，中途覚醒が多く，夜間頻回にトイレに起きている場合もあり，客観的な評価が必要となる.

表3-14　せん妄治療に用いる代表的な抗精神病薬

分類	薬剤名（商品名）	最高血中濃度到達時間（TMAX）	半減期	作用（特徴）	注意点
定型抗精神病薬	ハロペリドール（セレネース®注）	（静注）数分（皮下注，筋注）20～40分	14時間	・せん妄の標準的治療薬 ・鎮静・催眠作用は弱い ・抗幻覚・妄想作用は強い	・錐体外路症状（パーキンソン症状：振戦・流涎・歩行障害・仮面様顔貌など）の発現率が高い
	クロルプロマジン（コントミン®）	3～4時間	11～12時間	・鎮静作用が強いため，精神運動興奮が強いせん妄に対して使用する ・錐体外路症状は比較的少ない	・血圧低下など循環動態への影響がある
非定型抗精神病薬	クエチアピン（セロクエル®）	1～3時間	3～7時間	・比較的強い鎮静・催眠作用がある ・錐体外路症状が出にくい ・半減期が短い（3～6時間）ため，就寝前に服用しても翌朝に眠気が残りにくい	・代謝障害（脂質異常症や糖尿病）のリスクがある ・糖尿病患者には禁忌（血糖上昇により糖尿病性ケトアシドーシスが起こる）
	オランザピン（ジプレキサ®）	3～4時間	30～31時間	・強い鎮静・催眠作用をもつため，精神運動興奮が強いせん妄に対して使用する ・口腔内崩壊錠，注射薬があり，内服や嚥下の難しい場合でも投与が可能	・半減期が長いため，持ち越し効果や過鎮静に注意 ・代謝障害のリスクがある ・糖尿病患者には禁忌
	リスペリドン（リスパダール®）	1～2時間	20～24時間	・抗幻覚・妄想作用は強いが，鎮静作用は弱め	・飲み始めにふらつき，めまい，倦怠感，不眠が生じやすい ・代謝障害のリスクがある ・非定型抗精神病薬の中では，錐体外路症状が出現しやすい
	ペロスピロン（ルーラン®）	1～2時間	5～8時間	・鎮静作用は弱め ・過鎮静を避けたい患者，低活動型せん妄に有用	・使用量が増えると錐体外路症状が現れやすいが，リスパダール®より少ない
	アリピプラゾール（エビリファイ®）	3～4時間	61～65時間	・鎮静・催眠作用はほとんどない ・過鎮静を避けたい患者，低活動型せん妄に有用	・アカシジア（静座不能）が生じやすい

夜間の睡眠を確実に確保し，概日リズムを整えることがせん妄治療の核となる．看護師による睡眠の質の評価はせん妄治療の上で非常に重要である．

3 せん妄を呈する患者，せん妄ハイリスク患者への看護

せん妄による幻視や**見当識障害***，不安・焦燥感は患者に強い苦痛を強いる．また，せん妄による注意判断力の低下が事故を誘引したり，症状評価が困難になることによる対応の遅れ，重要な治療選択における意思決定能力の障害など，臨床場面において非常に深刻な問題を引き起こすこともしばしばある．看護師は患者の入院時から患者がせん妄の準備因子をどの程度有しているかなど，せん妄のリスクをアセスメントする．

せん妄による患者への負の影響，危険行動を予測し，せん妄ハイリスク患者には，せん妄誘発因子の除去，危険物の撤去や頻回の訪床などを行い，せん妄の予防と患者の安全の確保に努める．せん妄ハイリスク患者を同定し意識的に関わることで，患者の言動の微細な変化に気付き，早期にせん妄を発見し対処することができる．

具体的な看護のポイント（**環境的介入**）を以下に挙げる．

- 昼夜のめりはりをつける（日中は日光を取り入れる．夜間は暗くしすぎると患者の混乱を強めたり，転倒転落リスクが上がったりするため，薄明かりとする）
- 見当識を保てるようにカレンダーや時計を傍らに置く
- カレンダーに今日の日付がわかる印をつける
- 五感を刺激する

　　例1：香りでリラックスする習慣のある人にはアロマオイルをたく，アロママッサージを行う（嗅覚・触覚刺激）

　　例2：部屋の物の配置や片付けに気を配り，自宅で使用していたものを置くなど，その人らしい空間づくりを心掛ける（視覚刺激）

- 眼鏡や補聴器の使用を勧める（普段使用していた場合）
- 家族の面会を促す（ただし，やみくもに「来てください」と依頼するのではなく，家族背景や家族の状況を理解し，家族だけに過度な負担をかけることのないよう注意する）

入院初期に患者の**生活歴聴取**を丁寧に行うことも非常に重要である．入院前にどのような意識状態でどのような生活をしていたのか，24時間のリズムを具体的に聴取しておくことで，現在の症状が通常の反応なのか，せん妄による症状なのかを判別することが可能となる．入院直後で，せん妄なのか判断に迷う場合は，「○○さんのご様子はいつもと違いますか」と家族に尋ねるのも良い．

さらに，本人の負担にならない**注意力**（見当識，短期記憶）**確認**の質問を用意しておくことも重要である．見当識というと，「今日は何月何日ですか」「ここはどこかわかりますか」といった質問をしがちであるが，毎日何度もこのような質問をされることは，患者の尊厳を著しく傷つける．日常的な会話の中

用語解説*

見当識障害

自分が現在置かれている環境（日時，場所，その場所にいる理由など）を，正しく認識できない状態．脳血管障害，アルツハイマー病，統合失調症の患者などにみられる精神的機能障害の一つ．

で，さりげなく見当識を確認することが大事である．例えば，「○○さんのご自宅からここまではどうやっていらっしゃるのですか（見当識）」「今朝は何を召し上がりましたか（短期記憶）」「今日ご家族はいらっしゃいましたか（短期記憶）」など．

せん妄を呈する患者への看護の例を図3-6にまとめた．

➡ 事例はp.196を参照.

4 せん妄を呈する患者の家族への看護

せん妄は，時に家族への暴言や暴力行動という形で現れることがある．それは家族にとって受け入れがたい苦痛である．せん妄症状を呈した患者を見て家族が動揺したり，心理的ストレスが原因でこんな風になってしまったと考えたりすることがしばしばある．看護師は，せん妄が心理的ストレスではなく疾患や薬剤によって起こる症状であること，原因の治療と並行してせん妄症状に対する薬物療法を行い，患者の苦痛緩和に努めることを家族に説明する．せん妄ハイリスクの患者の場合は，せん妄出現前からこれから起こることを予測し，

アセスメント

せん妄の要因のアセスメント

準備因子	せん妄の本態である脳機能低下を起こしやすい状態（高齢，認知機能障害，頭部疾患の既往など）
誘発因子	せん妄の発症を促進・重篤化・遷延化する因子（環境変化，睡眠・覚醒リズムの障害，治療上の身体拘束，強制臥床，不快な身体症状など）

直接原因 せん妄そのものの原因（薬物，脱水，低酸素，感染症など）

回復の見込み
①回復可能　②回復困難
↓　↓
治療の目標設定
①せん妄からの回復　②苦痛症状の緩和

介　入

要因の除去

- ・要因に対する治療の確実な遂行
- ・薬物療法の効果のモニタリング
- ・環境的介入
　照明の調整：昼夜のめりはり（日中は部屋を明るくする，夜間は薄明かりにする）
　日付・時間の手がかり：カレンダー，時計を置くなど
　眼鏡・補聴器の使用
　親しみやすい環境の整備：家族の面会，自宅で使用していたものを置く，家族の写真を貼るなど
- ・リオリエンテーション
　場所，日付や時間，起きている状況について患者自身が思い出せるような手助け
- ・活動と休息（睡眠）のバランス
　日中の適度な刺激と夜間の睡眠確保のための環境整備

危険行動の評価
安全確保・安心感の提供

- ・せん妄による行動の危険性の評価
- ・頻回の訪室
- ・環境整備（危険物を除去する，ベッドの高さを一番低い位置にする，ベッド柵や離床センサーを設置する，点滴やライン類が目に入らないようにするなど）

患者とのコミュニケーション

- ・ゆっくり，はっきり話す
- ・わかりやすく話す
- ・否定しない，間違いを指摘しない
- ・説得しない
- ・プライドを傷つけない
- ・時間を含む声掛けを心掛ける「おはようございます」「気持ちの良い朝ですね」「おやすみなさい」

家族ケア

- ・家族の認識や希望の把握
- ・家族が抱く感情に対する理解
- ・家族が状況を理解できるような説明（せん妄が心理的ストレスではなく身体疾患や薬剤によって起こる一時的な症状であること，原因の治療と並行してせん妄症状に対する薬物治療を行っていく必要があること）
- ・家族との言語的・非言語的コミュニケーションの重要性の説明

白井由紀ほか．がん治療中の患者の精神症状．Oncology Nursing．2009，3（3），p.19-23より一部改変．

図3-6　せん妄を呈する患者への看護の例

せん妄出現時の対応まで前もって家族に伝えておく.

　終末期せん妄は高率で出現し，出現からの予後は約2〜3週間以内と言われる．そのため，暴言が家族への最後の言葉になりかねない．それは家族に大きな傷を負わせることになる．家族への暴言，暴力的な様子，人格変化を家族に見せないよう最大限の配慮をすることが重要である．確実なせん妄治療（夜間の睡眠確保による概日リズムの調整を含む）の遂行とともに，前もって家族が来る時間を把握し，家族の来院時間に抗精神病薬の血中濃度が十分に保たれているように投薬時間を医療チームで話し合うなど，家族来院時に患者の覚醒度を上げ，かつ，せん妄を見せない工夫を考えることも重要な**家族ケア**である.

5　不眠の治療と看護

1　不眠の概念

　睡眠障害は不眠，過眠，睡眠時異常行動，睡眠・覚醒スケジュールの障害の四つに大きく分類されるが，このうち，がん患者によくみられる睡眠障害は**不眠**であり，がん患者の20〜50％でみられると報告されている[16].

　睡眠は個人差があり，何時間眠らなければならないといった原則はないが，患者にとって「よく眠れない」「途中で起きてしまう」という状態は苦痛・不快だけでなく，痛みや倦怠感など他の苦痛症状の増悪因子となったり，社会活動の障害になるなど，患者のQOLを低下させる症状である．不眠の症状は図3-7のように入眠障害，中途覚醒，早朝覚醒，熟眠障害（浅眠感）の四つのタイプに分類される.

2　不眠の原因

　がん患者の不眠の原因は，がんやがん治療に関連した多くの要因に及び，図3-8のようにまとめられる．痛みやその他の身体症状による不眠は，患者にとって大きな苦痛である．がんの診断などの悪い知らせに伴い，一過性の不眠を呈することもある．また，不眠がうつ病やせん妄の前駆症状，あるいは随伴症状の一つであることがある.

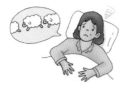

入眠障害（入眠困難）

・就床から入眠までの時間が延長するものをいう
・訴えには個人差があるが，就床後60分以上入眠できない場合には何らかの対処を求められることが多い

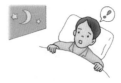

中途覚醒

・基本的には一晩に2回以上目が覚めるものをいう
・夜中に目が覚めるとそのあとなかなか寝付けないといった再入眠障害も含まれる
・身体症状性の不眠では中途覚醒が多い

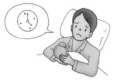

早朝覚醒

・希望時刻よりも2時間以上早く目覚めてしまうものをいう
・うつ病の早朝覚醒が典型的である

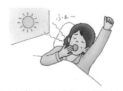

熟眠障害（浅眠感）

・「ぐっすり眠った気がしない」「眠りが浅い」という表現で訴えられるもの
・多くの不眠症患者にみられる
・明らかに自分の睡眠状態を誤認している場合もあるが，客観的な説得は逆に訴えを強化することもある

図3-7　不眠のタイプと症状

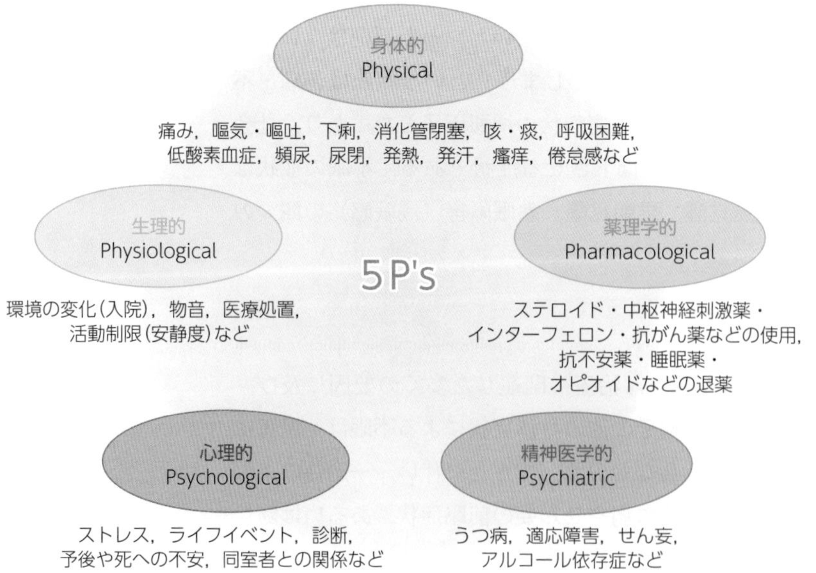

身体的
Physical

痛み，嘔気・嘔吐，下痢，消化管閉塞，咳・痰，呼吸困難，低酸素血症，頻尿，尿閉，発熱，発汗，瘙痒，倦怠感など

生理的
Physiological

環境の変化（入院），物音，医療処置，活動制限（安静度）など

5P's

薬理学的
Pharmacological

ステロイド・中枢神経刺激薬・インターフェロン・抗がん薬などの使用，抗不安薬・睡眠薬・オピオイドなどの退薬

心理的
Psychological

ストレス，ライフイベント，診断，予後や死への不安，同室者との関係など

精神医学的
Psychiatric

うつ病，適応障害，せん妄，アルコール依存症など

図3-8　がん患者における不眠の原因（5P's）

3 不眠のアセスメント

　不眠のアセスメントのポイントを表3-15に示す．まず不眠のタイプと経過，持続期間を確認する．患者が「眠れない」と訴える場合でも，「入眠できない」場合と「夜間に起きてしまう」場合があり対処法が異なる．

　不眠の客観的な状況，主観的な苦痛の情報をもとに，図3-8に示した原因と

表3-15　不眠のアセスメントのポイント

項　目	主なアセスメント項目
不眠の状況	●不眠のタイプ（入眠困難，中途覚醒，早朝覚醒，熟眠障害） ●不眠の経過・持続期間（発現時期，一過性，長期不眠） ●不眠による本人の苦痛（日中の眠気，頻尿など） ●治療目標の希望（例えば熟眠感） ●不眠の原因 ●不眠の軽快・増悪因子
既往歴，随伴症状など	●せん妄の合併の有無 ●不眠や精神療法の既往（特にうつ病，せん妄，依存など） ●不眠の治療歴と治療効果 ●随伴症状の有無（睡眠時無呼吸症候群，むずむず脚症候群*など）

して考えられる因子や，せん妄・うつ病の合併なども注意してアセスメントする必要がある．特にせん妄を除外することと，日中の眠気や頻尿などの生活への支障をアセスメントすることが重要である．

4　不眠の治療と看護

不眠への対応の原則は，**原因の除去**である．原因の除去で不眠が改善しない場合は，**非薬物療法**と**薬物療法**を併用する．

1　原因の除去

原因が対処可能なものであれば，原因の除去を検討する．痛みなどの症状によって不眠が生じているのであれば，まず痛みや身体症状を緩和する．ただし，終末期における諸症状を完全に緩和することは困難なこともあるため，そのような場合は並行して薬物療法を行う．

2　非薬物療法

不眠には薬物療法が用いられることが多いが，薬物療法には副作用などの問題もあるため，できる限り非薬物療法を併用することが望ましい．主な非薬物療法について**表3-16**に示す[16,17]．

3　薬物療法

不眠のタイプに応じて**睡眠薬**を使用する．基本的な考え方として，入眠困難の場合は超短時間型・短時間型の睡眠薬を，中途覚醒や早朝覚醒の場合は中間型・長時間型，熟眠障害には短時間型から長時間型の睡眠薬を使用する．ただし，中途覚醒や早朝覚醒でも患者が覚醒後の眠気を気にしていたり，それが問題となるような場合には超短時間型・短時間型から開始し，効果を評価しながら調節する．不眠のタイプによっては，これらを併用することがある．一過性の不眠や外来などでの導入時には，不眠時の頓用として処方し，有用性を評価しながら患者が必要とする場合に服用するようにする．

用語解説 *

むずむず脚症候群

夕方から夜間，睡眠導入時や中途覚醒時に，下肢がむずむずする，ほてる，虫がはっているように感じる，かゆい，痛いといった不快な感覚があり，足を動かさずにいられないという症状を呈し，不眠の原因となることがある．

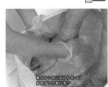

●足浴〈動画〉

表3-16　不眠に対する主な非薬物療法

介　入	目　標	手　法
刺激制限	●時間（就寝時間）や環境（ベッド，寝室）といった刺激を入眠開始と関連付け直す ●規則的な睡眠覚醒リズムを確立する	・就寝前に何か決めごとを行うようにする ・眠くなってからベッドに入るようにし，例えば20分経っても寝付けないときには，いったんベッドから離れる ・就床時間や起床時間を一定にする ・就寝前に最低1時間リラックスするための時間を確保する ・いつもより早い時間にベッドに入ると，交感神経が優位になり眠れなくなることがあるので注意する
睡眠制限	●実際の睡眠時間のみがベッドで過ごす時間になるようにする	・睡眠日記をつけながら，ベッドで過ごす時間を実際の睡眠時間に制限する ・軽度の睡眠剥奪をすることで，より集中的で効率がよい睡眠を確保できるようにする
リラックス訓練	●睡眠を障害する身体的および認知的な覚醒度を低下させる	・漸進的筋弛緩法，深呼吸法，軽いストレッチ，自律訓練法＊，バイオフィードバック＊，イメージ療法，音楽など ・就寝前の足浴，マッサージなど
認知療法	●睡眠に対する偏った考え方を修正する	・睡眠に対する偏った認知を同定し，その認知が正しいかどうか検討を加える．その上でより適応的な認知へと再構成していく
睡眠健康教育	●睡眠を障害しうる生活習慣および環境要因を変化させる	・就寝前にはカフェイン（コーヒー，お茶，健康飲料など），喫煙，飲酒などの刺激物を避ける ・就寝前の熱い風呂や食事を避ける ・定期的に夕方に運動する ・長い時間昼寝をしない．昼寝は15時以前，30分以内とする ・暗く，静かで快適な睡眠環境をつくる ・交感神経が優位となるような本，テレビ，会話などの刺激を避ける

Savard, J. et al. Insomnia in the context of cancer：a review of a neglected problem. J Clin Oncol. 2001, 19（3）, p.895-908.
内富庸介ほか編. 精神腫瘍学. 医学書院, 2011を参考に作成.

不眠の薬物療法に用いる薬剤の種類と特徴を**表3-17**に示す．睡眠薬の選択にあたり，緩和ケアでは，せん妄を引き起こすハイリスクの患者が多いことに注意する．せん妄を引き起こす可能性が高いときには，抗精神病薬や抗うつ薬から導入することがある．ベンゾジアゼピン系薬は，せん妄を増悪させることがあるため，すでにせん妄がある患者には使用する場合は注意が必要である．

睡眠薬には以下のように持ち越し効果（日中の眠気），認知機能障害，依存・離脱症状，呼吸抑制などの副作用があるため，漫然とした長期投与は避け，非薬物療法と組み合わせることにより最小限の投与とする．一般に睡眠薬の4～6週間以上の長期投与は勧められないが，緩和ケアでは予後が短い場合など，あまり気にする必要がないことも多い．

a 睡眠薬の副作用

∴ 持ち越し効果

薬効が翌朝まで残ることがあり，眠気，めまい，ふらつき，頭重（ずじゅう），呂律困難（ろれつ）などがみられる．用量を減らすか作用時間がより短いものに変更する．

∴ 認知機能障害・健忘

認知機能障害は，高用量あるいは作用時間が長い睡眠薬での報告が多い．服用後から寝付くまでの出来事，入眠後に起こされたときの出来事，翌朝の覚醒

用語解説＊
自律訓練法

一種の自己催眠法で「手足が重い」「手足が温かい」などを自身で唱え，それを感じることによって身体をリラックスに導く方法．

用語解説＊
バイオフィードバック

血圧，心拍数，筋肉の緊張などの生理機能を測定し，それを音や光，画像などの情報に変換して本人に知覚させることによって，心身の状態を自分でコントロールできるようにする．不眠の患者は筋肉が過剰に緊張していることが多いため，筋電図を使って緊張を解くトレーニングなどを行う．

表3-17 不眠に対する薬物療法に使用する薬剤と特徴

分 類	特 徴	薬剤名
ベンゾジアゼピン系薬	・不眠に対して最もよく使用される薬剤 ・入眠困難の場合は短時間型を，中途覚醒や早朝覚醒の場合は長時間型を使用する 〈向精神薬の管理〉 睡眠薬，抗うつ薬，抗不安薬，抗精神病薬など，「麻薬及び向精神薬取締法」で規定される向精神薬は，鍵がかかる場所で保管する必要がある	超短時間型：トリアゾラム（ハルシオン®） 短時間型：ブロチゾラム（レンドルミン®）*，ロルメタゼパム（ロラメット®，エバミール®），リルマザホン（リスミー®），エチゾラム（デパス®） 中間型：フルニトラゼパム（サイレース®），エスタゾラム（ユーロジン®），ニトラゼパム（ベンザリン®） 長時間型：クアゼパム（ドラール®） 注射薬：フルニトラゼパム（サイレース®静注用），ミダゾラム（ドルミカム®注射液） 坐　薬：ジアゼパム（ダイアップ®坐剤），ブロマゼパム
非ベンゾジアゼピン系薬	・超短時間型の非ベンゾジアゼピン系薬は持ち越し効果による眠気やせん妄のリスクが低く，よく用いられる ・アモバン®は「にがみ」が気になる患者がいる．ルネスタ®はアモバン®の光学異性体で，にがみが改善されている	超短時間型：ゾルピデム（マイスリー®）* ゾピクロン（アモバン®） エスゾピクロン（ルネスタ®）
抗ヒスタミン薬	・抗不安作用，鎮静作用があり，軽度の不眠に用いられる ・点滴用剤があり，内服が困難な患者でも使用できる ・抗コリン作用があるため，特に高齢者ではせん妄への配慮が必要となる	ヒドロキシジン（アタラックス®P注射液）
抗うつ薬・抗てんかん薬	・抗うつ薬には鎮静作用が強いものがあり，抑うつを伴う不眠に対して用いられることがある ・抗うつ薬にはせん妄にも有効と考えられる薬剤もある ・抗うつ薬，抗てんかん薬は痛みやしびれを併発しているときに併用する	トラゾドン（デジレル®），ミアンセリン（テトラミド®），クロナゼパム（リボトリール®，ランドセン®），ミルタザピン（リフレックス®），ノルトリプチリン（ノリトレン®），ガバペンチン（ガバペン®）
抗精神病薬	・せん妄を引き起こす可能性が高い（ハイリスクであり前駆症状がみられる）ときに用いる ・せん妄を否定できないときに用いる ・悪心が併発しているときに用いる	クエチアピン（セロクエル®），リスペリドン（リスパダール®），オランザピン（ジプレキサ®），レボメプロマジン（ヒルナミン®），クロルプロマジン（コントミン®），ハロペリドール（セレネース®）
メラトニン受容体作動薬	・依存性や筋弛緩作用がなく，がん患者や高齢者で安全に使用できるとされている ・高度の肝機能障害のある者への使用，抗うつ薬であるフルボキサミンマレイン酸塩との併用は禁忌である	ラメルテオン（ロゼレム®）
オレキシン受容体拮抗薬	・新しい機序の睡眠薬で，比較的すみやかに眠気を生じ，副作用が少なく有用性が期待されている	スボレキサント（ベルソムラ®） レンボレキサント（デエビゴ®）

*ブロチゾラム，ゾルピデムには口腔内崩壊錠がある

時からしばらくの間の出来事などを想起できない，いわゆる新しい物事が覚えられないといった前向性健忘の形をとる．用量を減らすか作用時間がより短いものに変更する．

⁝⁝ 依存・離脱症状

　臨床用量の範囲内の服用で不眠は改善しているのに，中止するとさらに強い不眠が出現したり（反跳性不眠），不安，焦燥などの退薬症状が出現するために睡眠薬をやめられない場合のことをいう．少量ずつ長期間をかけて減量するなどの工夫が必要である．

⁝⁝ 呼吸抑制

　呼吸抑制は，一般的に経口の睡眠薬は安全性が高いが，高用量の場合や閉塞

性肺疾患がある患者，高齢者で生じることがある．また点滴，特にフルニトラゼパム（サイレース®）ではリスクが高く，慎重な投与が必要である．

❹ 看護ケア

前述のとおり，不眠に対しては薬物療法と非薬物療法を併用することが多い．非薬物療法および患者・家族教育として，看護ケアが重要である．

|1| 環境調整

入眠困難については入眠の妨げとなる因子を取り除くよう，病室の温度，湿度や照明を調整し，モニター音や医療処置は最小限にする．

|2| アセスメントと訴えの傾聴，患者・家族との話し合い

本人の苦痛の訴え，睡眠に対する希望をよく聴く．看護師が訪室すると眠っているのに本人は全く眠れていないと主張するなど，客観的な観察と一致しないことがあるが，患者の訴えを否定しないように傾聴する．患者・家族に睡眠の必要性，不眠の原因，対処方法，治療の目標について説明し，患者・家族・医療スタッフで目標を共有する．家族の理解が重要であり，可能であれば家族も同席してもらう．

|3| 苦痛の除去

痛みなどの苦痛をコントロールする．寝衣や寝具が体を圧迫したり，不快感を与えないように素材や重さを調節する．点滴などによる身体の拘束感によるストレスがないよう，必要がないルートやドレーンは抜去・整理する．

|4| 心理的・スピリチュアルな苦痛への対応

がんの診断，悪い知らせだけでなく，終末期のがん患者では「眠ったら二度と目が覚めないような気がして眠れない，眠りたくない」と死への不安を訴えることもある．患者に寄り添い，安心感を与えるコミュニケーションを心掛ける．

|5| 転倒・転落の防止

特に高齢者や睡眠薬を使用している患者では，転倒・転落のリスクが高い．また，骨転移を有する患者では骨折などを引き起こしやすい．転倒・転落のリスクを軽減するには睡眠薬の使用を最小限にとどめ，非薬物療法を併用する．また，夜間にトイレに起きるのを減らすよう点滴等のスケジュールを調整する，移動時にナースコールで介助を呼ぶように伝える，ナースコールマットを使用する，ベッドの高さや柵を調整するなどの工夫をする．

|6| 頻尿への対処

頻尿による中途覚醒がある場合には，就寝前に排尿を促したり，水分摂取を控えるよう伝える．輸液をしている場合は夜間の点滴の減量・中止を検討する．本人や家族に説明し，ポータブルトイレの設置や頻尿改善薬の服用，夜間尿道カテーテル留置を行うこともある．

|7| 日常生活の調整，リラクセーション

朝は必ずカーテンなどを開け，日光を浴びるようにする．日中はできるだけ光に当たるようにする．そのほか，非薬物療法（**表3-16**）に準じて，自然な

睡眠が導入されるように日中の活動について患者・家族と共に検討する. **漸進的筋弛緩法**（図3-9）などのリラクセーション法を用いるほか，就寝前に足浴や軽いマッサージを行ったり，アロマオイルをたいて香りを楽しむ芳香浴など患者の好みに合わせたリラクセーションを行う.

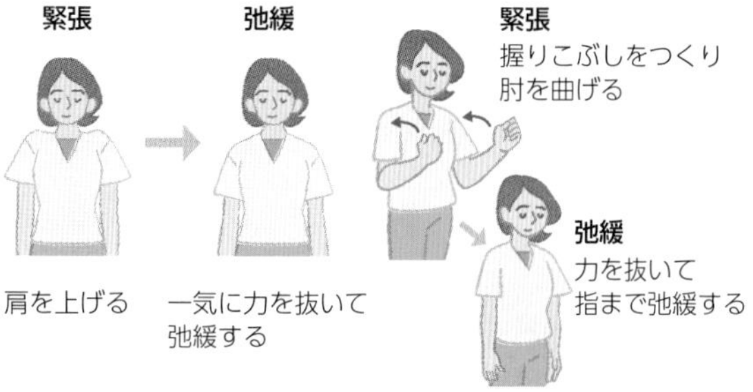

例

緊張　　弛緩　　緊張
握りこぶしをつくり
肘を曲げる

弛緩
力を抜いて
指まで弛緩する

肩を上げる　一気に力を抜いて
弛緩する

筋肉の緊張と弛緩を繰り返し行うことにより，身体をリラックスに導く.
身体の各部位の筋肉に力を入れて緊張させた後に，一気に脱力・弛緩する.

図3-9　漸進的筋弛緩法

5 がん患者に特徴的な不眠への対応

1 他の症状の緩和も目指した睡眠薬の選択

痛みやしびれが併存している場合の抗うつ薬・抗てんかん薬，悪心が併発している場合の抗精神病薬など，併発する他の症状の緩和も同時に行うことを考慮する.

2 内服ができない場合

内服ができない患者における不眠に対する薬物の選択肢は，フルニトラゼパムやミダゾラムの点滴，抗ヒスタミン薬であるヒドロキシジン点滴，ハロペリドール点滴，ブロマゼパム坐剤，ジアゼパム坐剤（ダイアップ®），口腔崩壊錠の使用などがある.

3 不眠からせん妄に移行した場合

せん妄の前駆症状が出現している場合などは，睡眠薬がせん妄を引き起こす可能性があるため，当初から抗精神病薬の使用を検討する. 副作用などの観点から抗精神病薬の使用が不適切と考えられる場合には，抗うつ薬が使用されることもある.

以前から不眠のために睡眠薬を使用していた患者がせん妄となった場合は，睡眠薬以外の原因が新たに生じてせん妄となっている可能性が高く，睡眠薬が主要因ではないことが多い. ただし，せん妄は複数の原因から起こることが多く，関与が完全に否定できないため，いったんはその薬を中止し，必要に応じて抗精神病薬を使用する. 最近出現した不眠のために睡眠薬を使用してせん妄症状が出た場合は，睡眠薬が原因であることを疑い，使用を中止し，抗精神病薬等で対応する.

4 ステロイドによる不眠

化学療法などで用いられるステロイドにより一過性の不眠を呈することがある. 不眠の原因としてステロイドが予想される場合には，午後には使用を控えるなど使用方法を検討し，その上で睡眠薬を用いる. ステロイドは気分の変調やせん妄などを引き起こしやすいため，その影響による不眠の可能性も検討する.

6 事例：精神症状をもつ患者の緩和ケア

1 抑うつのみられる乳癌患者の緩和ケア

事例 ❶

　Eさん（45歳，女性）は，3年前に乳癌と診断され，化学療法と放射線療法を受けた．1カ月前から腰痛があり，近くの整形外科を受診し鎮痛薬と湿布を処方されたが，改善がみられない．精査の結果，乳癌の再発転移と診断されたため，入院して放射線療法を行うことになった．Eさんは，独身で一人暮らし．派遣社員として働いている．入院時から表情が暗く，日中何もせずにベッド上で横になっていることが多い．

【設問 1】

　この状況をアセスメントする上で<u>適切でないもの</u>を選びなさい．

①深刻な状況にあり，元気がないのは当たり前のため，そっとしておく．
②気分が落ち込んでいないか尋ねる．
③睡眠状況や食事状況について尋ねる．
④痛みの状況を継続的に把握する．

【解答】 ①

【解説】

①Eさんが深刻な状況にあるのは事実だが，だからと言って元気がないのはあたり前ととらえているだけではいけない．気分の落ち込みの有無や程度，日常生活への支障をアセスメントし，状況に応じて対処する必要がある．

②「表情が暗い」「日中何もせずベッド上で横になっていることが多い」ことから，気分が落ち込み，活動が抑

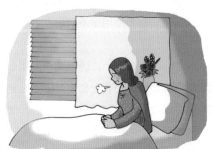

制されていると考えられる．「気分が落ち込むことはありますか」と，気分の落ち込みがどの程度かを患者に直接確認することが必要である．

③睡眠状況や食事摂取状況，清潔行動などの日常生活状況もきめ細かく観察し，抑うつの程度を判断する．

④痛みは抑うつの原因となるため，痛みの程度を把握し，どの程度抑うつに影響しているかを判断する．

【設問2】

　Eさんは「痛みは取れるのかしら」「再発だなんて，これからどうなるんだろう」などと不安を口にしている．また，夜は寝付きが悪く，何度も目を覚ますことがあると話しており，軽度の抑うつ状態にあると診断された．Eさんの抑うつ状態を引き起こす理由として考えられることは何か．

【解答・解説】①再発転移と診断されたこと，②痛みがあること，③独身で一人暮らしであること，④派遣社員であること，の四つが考えられる．

　Eさんの言動から，再発転移と診断されたことによって，「今後の自分の生活や人生はどうなるのだろうか」と不安に感じていることがうかがえる．また，痛みが取れるかどうかについても，不安に感じている．さらにEさんは，独身で一人暮らしのため，社会的にも精神的にも力になってくれる人が少ないこと，派遣社員であり経済的に不安定なことから，今後の生活に対する不安が強いことが推測される．

【設問3】

　Eさんへの対応として，<u>適切でないもの</u>はどれか．
①主治医と相談し，睡眠薬あるいは抗不安薬の処方を検討する．
②あまり心配をせず，前向きに考えるようにと励ます．
③現在の自分の状況や化学療法に対する思いを確認する．
④一日のスケジュールを話し合い，実行できるよう支援する．

【解答】②
【解説】

①はその通りである．寝付きが悪く，夜間何度も覚醒しているため，主治医や医療者チームで話し合い，睡眠薬の導入を検討する．

②「再発転移」「化学療法が効くかどうか」「化学療法の副作用」「今後の生活や人生がどうなるか」など不安材料が多く，心配しないようにするのは現実的に難しいため，②は不適切である．

③「再発転移＝もう助からない，死ぬ」ととらえていたり，化学療法しか治療方法がないなどと

勝手に考えていたりする場合もある．そのため，Eさんが今の状況をどのようにとらえているかを確認し，もし誤解しているようであれば，正しい情報を提供する．また，「痛みが取れるかどうかご心配なのですね」「今後のことが気になるのですね」などと支持的に関わり，患者の具体的な気掛かりや思いを受け止めるようにする．

④散歩や入浴など，一日のスケジュールを立てることで，日々の行動が活性化され，気分転換につながる場合がある．

2 せん妄のみられる肺癌患者の緩和ケア

事例❷

　Fさん（77歳，男性）は，肺癌（Ⅳ期）の診断を受け，化学療法目的で入院した．F
さんは3年前に脳梗塞を発症して以来，軽度認知障害がみられていたが，がんの診断
や治療内容については理解が得られているようであった．入院し，化学療法が開始と
なったころから夜はあまり眠れていない様子であった．化学療法開始後1週間目の朝
から39度台の発熱がみられ，夕方，看護師が訪室すると独り言をぶつぶつつぶやいて
いた．看護師が「どうされました？」と声を掛けるが，はっきりしない返答であった．
夜間，ベッドサイドに立ってぼんやりしているFさんを巡視の看護師が発見．発熱中で
あり，点滴ルートもあるので，夜間トイレ歩行時は声を掛けるよう伝えると，「わかり
ました」と返答があった．しかし，その一時間後，自室トイレ前で転倒しているFさん
を発見．打撲はなく，擦過傷のみであった．看護師の介助でベッドに戻り，なぜ一人
でトイレ歩行をしたのかを問うも，「朝ごはんはまだですか」「今日は妻を迎えに行か
ないと」など，つじつまの合わない返答が聞かれた．精神症状の評価目的で精神科に
紹介受診となり，Fさんは低活動型せん妄と診断された．

【設問1】

　次の各問いに答えなさい．

①Fさんのせん妄の直接原因として，主に何が考えられるか．

②Fさんのせん妄の準備因子として，主に何が考えられるか．

③Fさんのせん妄の誘発因子として，主に何が考えられるか．

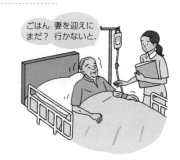

【解答・解説】

①化学療法による好中球減少に伴う感染，および感染による発熱が原因である可能性が高い．

②Fさんが77歳と高齢であること，脳梗塞の既往と軽度認知障害があることが考えられる．

③入院による環境の変化，睡眠リズムの変化が考えられる．

【設問2】

　せん妄に対する治療として，抗菌薬投与による感染コントロールおよび非定
型抗精神病薬であるセロクエル®25mg錠，1回1錠，夕食後の内服が開始さ
れた．看護師が行うべきケアとして，適切なものを二つ選びなさい．

①ベッド周囲の環境整備を行い，はさみ類などの危険物は家族に持ち帰って
　もらう．

②昼夜のめりはりをつけるため，夜間は部屋を真っ暗にする．

③日時の感覚をもってもらえるよう，訪室のたびに「今日は何月何日ですか」
　と尋ね，間違っていれば正しい日付を伝える．

④Fさんが落ち着いて過ごせるよう，家族の面会を促す．

【解答】①・④

【解説】

　①は適切である．そのほかにも，ベッドの高さを一番低い位置にするなどの環境整備を意識的に行い，頻回の訪室・見守りで安全確保に努める．

　②は適切ではない．夜だからといって，部屋を真っ暗にすることは，患者の不安を強める恐れがあり，さらに，安全確保の観点からも避けるべきである．原則として，部屋は明るめが好ましい．夜間は薄明かり程度に調整して，昼夜のめりはりをつける．

　③は適切ではない．場所や日付，起きている状況について患者が思い出せるような支援は必要であるが，患者の尊厳を損なうような一方的な押し付けは避ける．日常的な会話の中に，季節やこの先のイベントの話題を取り入れるなど，自然な関わりの中で，患者自身が思い出せるような働きかけが大事である．

　④は適切である．家族の面会を可能な範囲で増やしてもらう，自宅から愛用の品を持ってきてもらうなど，患者が安心して過ごせるような環境を整える．また，患者への語りかけは，なるべく短い言葉でわかりやすく伝えるよう心掛ける．

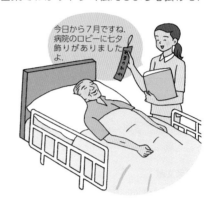

今日から7月ですね．病院のロビーに七夕飾りがありましたよ．

【設問3】

　Fさんの状況をみて，「お父さんが変わってしまった」と家族は戸惑っていた．看護師の声掛けの内容として適切なものを二つ選びなさい．

① 「がんと診断されたことによる強い精神的ストレスが原因かもしれません」

② 「つじつまの合わないことを話されることもあるかもしれません．そのときは，無理に話を合わせたり，逆に，無理に訂正したりすることはありません」

③ 「今の症状は『心のもち方』とか『ストレスに弱いから』出てしまったのではありません．あくまでも身体の病気から来ているものです」

④ 「Fさんに安心していただくためにも，ご家族は夜間も泊まってずっとFさんのそばにいてあげてください」

【解答】②・③

【解説】患者の変化は，家族にとってもつらい体験であり，看護師は家族の心情に理解を示した上で，家族の協力を仰ぐことが重要である．

①は適切ではない．家族は「強いストレスが原因」と思いがちであるが，看護師は家族の心情に理解を示した上で，せん妄が治療による負荷や感染によって起こること，薬物療法を中心に環境調整などを行い治療にあたることなど，正しい情報に基づき，わかりやすく説明する必要がある．

②は適切である．家族は患者のせん妄症状への対応に戸惑う．そばにいて，何をしてよいのかわからないときは，普段どおりに声を掛けたり，体に触れたりすることで患者は安心し落ち着くことを伝え，家族にも無理をしないよう伝える．

③は適切である．①で述べたように，せん妄はストレス性の精神症状や性格と誤解されることがある．せん妄はあくまでも身体因子が原因であること，身体的治療が必要であることを伝える必要がある．

④は適切ではない．患者の変化は家族にとってもつらい体験であり，家族の戸惑いも大きい．家族の協力を仰ぐことは必要であるが，家族が介護を抱え込みすぎて疲弊しないよう，注意が必要である．家族の苦労をねぎらい，負荷がかかりすぎない範囲での関わりを依頼する．

■ 引用・参考文献

1) Yamaguchi, T. et al. Death by suicide and other externally caused injuries following a cancer diagnosis：the Japan Public Health Center-based Prospective Study. Psycho-Oncology. 2014, 23 (9), p.1034-1041.

2) Janssen DJ, et al：Daily symptom burden in end-stage chronic organ failure：a systematic review. Palliat Med, 2008, (22), p.938-948.

3) Linden, W. et al. Anxiety and depression after cancer diagnosis：prevalence rates by cancer type, gender, and age. J Affect Disord. 2012, 141 (2-3), p.343-351.

4) Teunissen, S.C. et al. Are anxiety and depressed mood related to physical symptom burden? A study in hospitalized advanced cancer patients. Palliat Med. 2007, 21 (4), p.341-346.

5) Massie, M.J. et al. Anxiety in palliative care. In Handbook of Psychiatry in Palliative Medicine (ed. Chochinov HM, Breitbart W), New York：Oxford University Press. 2000, p.63-74.

6) Osborn, R.L. et al. Psychosocial interventions for depression, anxiety and quality of life in cancer survivors：meta-analyses. Int J of Psychiatry Med. 2006, 36 (1), p.13-34.

7) Lyman, H.G. et al. Integrative Therapies During and After Breast Cancer Treatment：ASCO Endorsement of the SIO Clinical Practice Guideline Summary. J Oncol Pract. 2018, 14 (8), p.495-499.

8) Zhang Q. et al. Effectiveness of mindfulness-based stress reduction (MBSR) on symptom variables and health-related quality of life in breast cancer patients-a systematic review and meta-analysis. Support Care Cancer. 2019, 27 (3) p.771-781.

9) Barsevick, A.M. et al. A systematic qualitative analysis of psychoeducational interventions for depression in patients with cancer. Oncol Nurs Forum. 2002, 29 (1), p.73-84.

10) Chochinov, H.M. et al. Dignity therapy：a novel psychotherapeutic intervention for patients near the end of life. J Clin Oncol. 2005, 23 (24), p.5520-5525.

11) Ando, M. et al. Efficacy of short-term life-review interviews on the spiritual well-being of terminally ill cancer patients. J Pain Symptom Manage. 2010, 39 (6), p.993-1002.

12) 米国精神医学会. DSM-5精神疾患の分類と診断の手引. 高橋三郎ほか監訳. 医学書院, 2014.

13) Siddiqi, N. et al. Occurrence and outcome of delirium in medical in-patients：a systematic literature review. Age and Ageing. 2006, 35 (4), p.350-364.

14) Lawlor, P.G. et al. Occurrence, causes, and outcome of delirium in patients with advanced cancer；a prospective study. Arch Intern Med. 2000, 160 (6)：p.786-794.

15) Bruera, E. et al. Impact of delirium and recall on the level of distress in patients with advanced cancer and their family caregivers. Cancer. 2009, 115 (9), p.2004-2012.

16) Fang, C.K. et al. Prevalence, detection and treatment of delirium in terminal cancer inpatients：a prospective survey. Jpn J Clin Oncol. 2008, 38 (1), p.56-63.

17) Inouye, S.K. et al. Nurses' recognition of delirium and its symptoms：comparison of nurse and researcher ratings. Arch Intern Med. 2001, 161 (20), 2467-2473.

18) Ogawa, A. .et al. Quality of care in hospitalized cancer patients before and after implementation of a systematic prevention program for delirium：the DELTA exploratory trial. Support Care Cancer, 2019, (2), p.557-565.

19) 日本サイコオンコロジー学会, 日本癌サポーティブケア学会編. がん患者におけるせん妄ガイドライン2019年版. 金原出版, 2019, p.50.

適応障害	希死念慮	低活動型せん妄
不安	精神腫瘍医	混合型せん妄
支持的精神療法	スクリーニング	見当識障害
心理教育的介入・心理社会的介入	抗うつ薬	抗精神病薬
認知行動療法	せん妄	非定型抗精神病薬
環境調整	意識障害	家族ケア
抗不安薬	幻覚・妄想・興奮	不眠症
抑うつ	DSM-5	睡眠薬
うつ病	過活動型せん妄	

看護師のストレス

　がん患者，特に終末期のがん患者のケアに従事するスタッフの抱えるストレスは，非常に大きな問題である．一般的に看護師のストレスの原因として，①仕事の負荷，②人間関係の問題，③役割の葛藤とあいまいさ，④仕事と家庭のバランスの難しさ，⑤研修機会や資源の不足，⑥患者からの圧力，が挙げられている[1]．緩和ケアに携わる看護師は，これらに加えて，⑦チーム医療におけるコミュニケーションの困難さ，⑧家族との関係，⑨患者の死や苦悩に直面すること，などのストレス要因がある．

　ストレス反応としては情動的反応，認知行動的反応，身体的反応の3様式があるが，これらのストレス反応が継続した場合，看護師はバーンアウト（燃え尽き症候群）に陥ることがある．バーンアウトとは，人を援助する過程で自分の理想をもって熱心に取り組んだが，努力が報われず，不満足な充足感のない状態に長期にわたってさらされた結果，心身ともに燃え尽き，身体的・心理的・社会的な問題を呈してしまうことである．また，新人看護師は実際に仕事を始めると，それまで想像していた，もしくは理想としていたものと現実とのギャップを感じ，リアリティショックと呼ばれるストレス反応を引き起こすことがある．

　これらのストレス反応は患者に対するケアの質の低下につながるだけでなく，長期欠勤や離職，生産性の低下などに結び付く可能性がある．

　看護師のストレスへの対処として，いくつかの取り組みがなされている．職場環境においては，チーム医療のコミュニケーションの困難さが問題となることがあるため，医師や多職種で目標を共有し，チームカンファレンスなどを開くことが有効である．多職種ケアでは他の職種のスタッフを信頼し，協働して意思決定することが必要である[2]．また，個人的なストレスの問題に関しては，看護師自身が行う対処（コーピング）も重要である．看護師の仕事は感情労働といわれ，死という人間にとって非常に苦痛である状態に常時直面する自らの心理状態を，客観的にみつめることが必要となる[3]．休暇や休息を十分にとり，気分転換を図ることも必要である．死にゆく患者や家族との関わりは深く重いものであるから，そのことに精神的に支配されやすいが，良い看護を提供するためには看護師が元気である必要があるだろう．職場にストレスマネジメント・プログラムがあれば，活用することが望ましい．医療者に対するストレスマネジメント・プログラムは，研究により有効性が示唆されているものもあるが，まだ十分に普及していないのが現状である[4]．

　ストレスによる自らの心身の変調を自覚した場合には，精神科や心療内科への受診が勧められる．それが明らかに緩和ケアに関連するストレスであると思われるときには，緩和ケアチームの看護師や精神看護専門看護師（リエゾンナース）などの専門家に相談するのも一つの方法である．服薬や，時に休むことを勧められるかもしれないが，専門家の判断に従うことが望ましい．

　死や終末期患者・家族との関わりによるストレスは顕在化しにくく，心に重くのしかかることがあるため，より良い看護を提供するために常に自分の心身の状態を自己管理することが大切である．

引用・参考文献

1) Wheeler, H.H. Nurse occupational stress research : Sources and determinants of stress. British Journal of Nursing. 1998, 7 (1), p.40-43.
2) 林章敏ほか編. 死をみとる1週間. 柏木哲夫ほか監修. 医学書院, 2002.
3) 武井麻子. 感情と看護. 医学書院, 2001.
4) 平井啓ほか. 看護師に対する構造化された心理学的サポートグループによる介入プログラムの開発に関する研究. 心身医学. 2005, 45 (5), p.359-366.

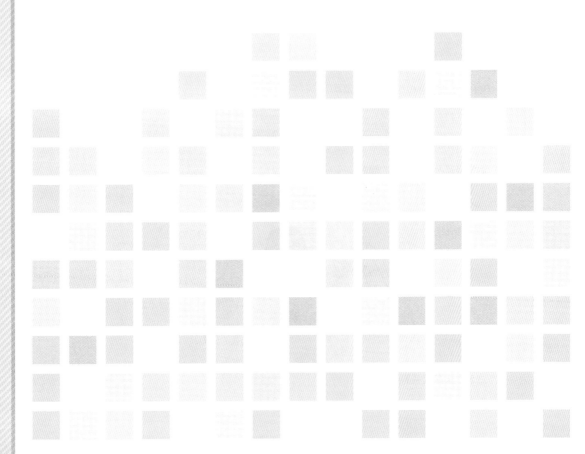

4 社会的ケア

学習目標

◗ 社会的苦痛とは何か述べることができる.

◗ 社会的苦痛のアセスメントと支援の方法について述べることができる.

◗ 社会的苦痛を軽減するために利用できる社会資源について述べることができる.

1 社会的苦痛とは

人は誰もが，社会においていくつもの役割や関係をもちながら生活を営んでいるが，病気になることで，その生活にさまざまな変化が生じ，危機的状況に陥りやすい[1]．

社会との関係が大きく変化することによって生じる不安，苦悩，苦痛が，患者が経験する**社会的苦痛**である．診断時期から治療・療養生活までのあらゆる時期に，さまざまな社会的苦痛が生じる．

社会的な苦痛は，その人の生き方や価値観，人間関係に関わりが深く，しばしばスピリチュアルな苦痛とも関連する．臨床では，身体的・精神的な苦痛の緩和が第一に必要とされ，社会的な苦痛はしばしば個人的な問題として表面に現れないことがある．しかし，患者や家族を一人の人としてとらえ，よりよく生きることを支えるためには，看護師をはじめとした医療者が，社会的苦痛を把握し対処することも緩和ケアであると認識することが重要である．まず，社会的苦痛の主な要素について概説する（図4-1，図4-2）．

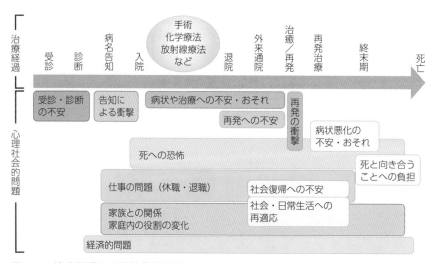

図4-1　治療経過と心理社会的問題

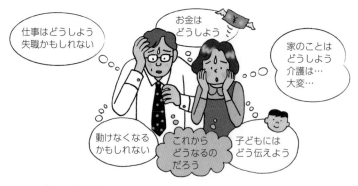

図4-2　さまざまな社会的問題

1 仕事などの社会的役割の変容・喪失

人は，職場や地域の中でさまざまな**社会的役割***をもっている．病気によって，役割をそれまで通りに担うことが困難になり，役割の中断や中止を強いられることが少なくない．そして新たに，「患者」「患者の家族」という役割が課せられる．

病気治療のための入院による休職や，体調不良で地域の行事に参加できなくなることなどにより，社会との交流から遠ざかり孤独を感じる．また，「生命を脅かす病気を抱えた人」というイメージをもった周囲の人からの過剰な反応に，傷つくことも多い．周囲の人の反応に不安を感じ，病気であることをできる限り隠したいと考え，社会との間に壁をつくる人もいる．

また，家庭という小さな社会の中での役割の変化もある．例えば，今まで家計の中心的な担い手として働いてきた父親が病気になり，仕事ができなくなることにより，「一家の大黒柱」であるという自身の役割が崩れ，自尊心や気力を失うこともある．

このように，社会的役割の喪失や変容によって孤立感や自尊心の低下が生じると，「自分が社会から必要とされない存在なのではないか」という思いを抱き，自己の生きる意味を見失ってしまうことにもなりかねない．医療者は，患者の抱える自己の存在価値などについての苦悩を傾聴し，病気を抱えながらも担える新たな社会的役割を主体的に見いだせるよう，患者や家族を支援していく必要がある．

2 家族や友人との関係性の変容・喪失

病気になることによる，**家族や友人との人間関係**への影響は大きい．「自分の病気のことで家族や友人に心配させたくない」「ふつうに接してほしい」「家族や親戚に病気のことをどう伝えたらいいかわからない」という思いを語る患者は少なくない．一方で，家族や友人は，「（患者に）どのように接したらいいかわからない」と戸惑うことも多い．このような患者自身と家族や友人との思いの行き違いから，コミュニケーション不足となり，「自分のことをわかってくれない」などのジレンマや寂しさ，怒りを抱き，家族や友人との関係が壊れてしまうこともある．

また，病状や治療の副作用により，家族や友人に頼らざるを得ず，周囲に迷惑をかけているという引け目や，申し訳ないという思いが大きくなり，自己効力感の低下や，周囲への負担感などのつらさを生じる．

医療者は，患者や周囲の人たちの思いを傾聴し，時には橋渡し役になることで，家族関係を調整していく必要がある[2]．

特に終末期には，疎遠だった家族との和解が求められたり，過去の家族内の不和が再燃することもある．また，遺産相続問題などにより，家族や親戚関係

用語解説 *
社会的役割

職業的役割：職場での役職，後輩を育てる先輩としての役割など．
地域での役割：町内会での役割などのほか，選挙権の行使や納税の義務なども含まれる．
家庭での役割：夫婦役割，親役割，両親の介護の役割など．

が悪化する可能性もある．死が近いという，「時間がない」状況で起こるこのような変化に伴う社会的苦痛は，難しい課題である．

3 経済的な問題

経済的問題も社会的苦痛の大きな要因である．病気の治療や療養に伴う費用負担は大きく，患者や家族の負担となる．

一方で，治療や病状のための休職，退職や失職により収入が減少することも少なくない．がん医療の進歩に伴って**医療費は高額化**しており，また，**先進医療***や民間療法などを求める患者も多く，それらの費用がかさんで家計を圧迫することもある．また，経済的な問題のために，治療を延期したり，あきらめたりしなければならない事態も生じうる．このような経済的問題は，患者や家族などの生活を脅かすだけでなく，患者の経済的な自立や社会的役割を奪い，自己効力感を低下させ，自尊心を傷つける．

経済的問題について，医療者に自ら相談することをためらう患者や家族は多い．公的制度などの適切な情報提供を積極的に行うことで，患者や家族が経済的問題を解決するための援助をする必要がある．

plus α

医療費の自己負担

健康保険に加入している場合，保険適用の医療に対する患者の窓口負担は，0歳～小学校就学前は2割，小学校就学～69歳は3割，70～74歳は2割（現役並み所得者3割），75歳以上は後期高齢者医療制度の加入により1割（一定以上所得がある者2割，現役並み所得者3割）である（2023年11月現在）．

plus α

高額化する医療費

がん医療の高度化に伴い，治療の選択肢が増える一方で，医療費も高額化している．例えば，がん治療に有効な分子標的治療薬などは1錠数千円の非常に高額な薬もあり，「治療を続けたいが医療費が払えない」という状況に陥る患者は多い．

用語解説 *

先進医療

一般の医療の水準を超えた最新の先進技術として，厚生労働大臣から承認された医療行為．固形がんに対する陽子線治療や，がんワクチン療法などがある．

将来的な保険導入に向けた評価を行うための臨床試験として患者に提供される．一般の保険診療と比べると治療効果は高いが，費用は全額自己負担であり，医療費負担増大の一因となっている．

コラム　保険外併用療養費

保険外診療を受ける場合，厚生労働大臣の定める「評価療養」「患者申出療養」「選定療養」については保険診療との併用が認められる．

通常の治療と共通する部分（診察・検査・投薬・入院料等）の費用は，一般の保険診療と同様の自己負担分を支払い，残りは「保険外併用療養費」として健康保険から給付される．

- **評価療養**　先進医療，医薬品・医療機器・再生医療等製品の治験に係る診療，医薬品医療機器等法に基づく承認後で保険収載前の医薬品・医療機器・再生医療等製品の使用，公知申請された適応外の医薬品・医療機器・再生医療など製品の使用がある．将来的に保険適用につなげるためのデータや科学的根拠の集積を目的とする．
- **患者申出療養**　国内未承認薬などの迅速な使用を希望する患者が，定められた窓口に自ら申出を行い審査を経て治療を受けられる制度．先進医療の対象にはならないが一定の有効性・安全性が確認された医療が対象．将来的に保険適用につなげるためのデータや科学的根拠の集積を目的に，平成28年度に新設された．
- **選定療養**　特別の療養環境（差額ベッド），予約診療，時間外診療，大病院の初診，制限回数を超える医療行為などがある．

2 社会的苦痛のアセスメント

社会的苦痛に対して支援をするためには，患者や家族との対話により，「問題となっていることは何か」を見極める必要がある．**心理社会的アセスメント**

表4-1　心理社会的アセスメントのポイント

項　目	患者のアセスメント	家族のアセスメント
背　景	・年齢，性別，職業，家族構成（未婚，既婚，子どもの有無，その他の家族構成員），患者の担ってきた役割，罹患したことによる役割の変化 ・がんの部位，ステージ，治療歴，治療に伴う副作用や後遺症 ・診断告知の有無，いつ診断を告げられたか，その時の反応 ・精神科受診歴の有無（パニック障害やうつ病など）	・家族の年齢，性別（家族図を書くことが望ましい） ・キーパーソンは誰か ・家族内の精神科受診歴の有無（パニック障害やうつ病など）
問題認識	・身体的苦痛（痛み，吐き気，だるさなど） ・精神的苦痛（不安，気持ちの落ち込み，無力感など） ・今，何が問題と考えているか	・家族内に既存の問題があるか（家庭内暴力，アルコール依存症など） ・家族の抱える心のつらさ（無力感，自責の念など） ・家族は病状をどのようにとらえているか，病状を受け止められていない家族はいるか
コーピング・対処能力	・問題に対してこれまでどのような対処法をとってきたか ・希望，心のよりどころ	・問題に対してどのような対処法をとってきたか ・希望，心のよりどころ
コミュニケーション	・患者と家族（特にキーパーソン）や家族間のコミュニケーションはどのようなものか	
サポート体制・資源	・活用できるサポート体制，資源は何があるか（人的，経済的，情報面など） ・今までどのようなサポートを利用してきたか	

栗原幸江．“癌のリハビリテーションの実際：心理療法士の役割”．癌のリハビリテーション．辻哲也ほか編．金原出版，2006，p.487より一部改変．

（表4-1）を行い，「どのような状況の中でその問題が生まれているのか」「問題への患者や家族の対処能力」などを，医療チーム全体で情報共有することで患者・家族への理解を深め，支援の方向性を確認していく．

3　ソーシャルサポート

　患者・家族が社会的苦痛に対処するために，医療者が担うべき支援を**社会的支援**（ソーシャルサポート）という．ソーシャルサポートは，**道具的サポート**（手段的サポート），**情報的サポート**，**情緒的サポート**，**評価的サポート**に分類される（図4-3）．また，このような社会的支援の地域におけるネットワークを，**ソーシャルサポートネットワーク**＊という．近年では，がん経験者による**ピアサポート**＊も広がりつつある．日本では，**がんと共生**できる社会づくりを目指した取り組みが進んでいる．

1　道具的サポート（手段的サポート）

　直接的なサポートとして，患者が喪失した機能を補ったり，ケアを通して自尊心や自己効力感を維持できるように支援する．特に，身の回りのことに介助が必要となる終末期の患者にとっては，少しでも「自分でできることがある」と感じられることは重要である．例えば，できる限り自分でトイレに行けることや，洗面所まで歯磨きをしに行けるような工夫を患者と共に考え，援助することなどがある．

用語解説＊

ソーシャルサポートネットワーク

個々の対象において身近な人間関係における個人や集団の連携による支援体制．家族や友人，地域住民，ボランティアや公的機関・専門職などのさまざまな支援を提供するつながりの総体を指す．

用語解説＊

ピアサポート

同じような疾患や症状をもつ患者によるサポート．がん経験者やがん患者が個別の患者の相談に乗ったり，集団で体験を語り合うなどの活動をしている．患者会による相互サポートや自助グループ（セルフヘルプグループ）も含む．

4

社会的ケア

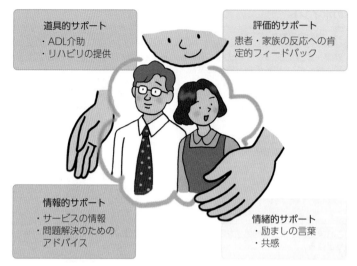

図4-3　**家族を支えるソーシャルサポート**

道具的サポート
・ADL介助
・リハビリの提供

評価的サポート
患者・家族の反応への肯定的フィードバック

情報的サポート
・サービスの情報
・問題解決のためのアドバイス

情緒的サポート
・励ましの言葉
・共感

plus α

がんと共生できる社会づくり

第3期がん対策推進基本計画の柱の一つとして，「がんとの共生」が掲げられた．同計画では，がん患者が，がんと共生していくためには，「患者本人ががんと共存していくことおよび患者と社会が協働・連携していくことが重要」として「がん患者が住み慣れた地域社会で生活をしていく中で必要なサポートを受けることができる環境整備を目指す」とした．

患者・家族が問題を解決するために，環境や人間関係の調整役となることも重要な道具的サポートである．家族とうまくコミュニケーションがとれず孤独を感じている患者に，家族と話す場を設定することや，患者の思いの代弁者となって家族に伝えることなどが援助となる．

2　情報的サポート

直接的なケアを提供するだけでなく，患者・家族が主体的に問題を解決できるように，適切な情報やアドバイスを行うことも重要である．

例えば，経済的問題を抱えた患者・家族には，利用できる医療制度についての情報を提供する．また，患者の身の回りの介助やケアに家族がどのように参加できるかを一緒に考え，アドバイスすることも重要である．

3　情緒的サポート

患者や家族との関わりを通して信頼関係を深め，共感や愛情を示すことにより，社会的苦痛への援助ができる．例えば，「もう何もできなくて，生きていてもしょうがない」と口にする患者に対し，そのつらさに共感を示すとともに，「○○さんといられることがうれしい」という自分の感情を伝えることも，重要な援助となる場合がある．

4　評価的サポート

病状の悪化により身体機能が低下し，「こんなこともできなくなってしまった」とつらさを訴える患者に対し，今できていること，やろうと努力していることなどを肯定的にフィードバックする．このように肯定的な評価を患者に伝えることは，患者の自尊心や自己効力感を維持するサポートとなる．

4 社会的存在を支えるための支援

1 相談支援窓口

　全国のがん診療連携拠点病院や小児がん拠点病院を中心に，「がんの相談窓口」として，**がん相談支援センター**（名称はそれぞれの施設で異なる）が設置されている（**表4-2**）．がん相談支援センターには，専門的な知識と経験を持った相談員として，看護師や**メディカルソーシャルワーカー（MSW）***（**表4-3**）が配置されている．病気やその治療法，治療後の生活，医療費のことなど，「がんについて知りたい」「どこで相談していいかわからないなどの疑問や悩みをもつ患者・家族への相談支援を行っている（**図4-4**，**図4-5**）．しかし，相談支援センターの存在を知らなかったり，知っていても利用の仕方がわからない患者や家族も多い．相談支援センターを紹介し，有効活用できるよう勧めることが看護師の大切な役割の一つである．

　また近年，支援ニーズの多様化に伴い，病院外の相談窓口として，地域統括相談支援センターや民間団体による相談窓口の設置も推進されている．

2 日常生活を送るための支援

　緩和ケアを受けながら退院する患者は，日常生活にもなんらかの支障が出ている場合がほとんどである．疾患による症状だけでなく，身体機能の低下やADLの低下により，看護や介護が必要である場合も多い．入院中から，退院後の生活を予測して，適切な**退院支援**を行い，療養環境を整える必要がある．その際には，できないこと，できなくなったことばかりに目を向けるのではな

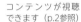

用語解説 *
メディカル ソーシャルワーカー

「病院等の保健医療の場において，社会福祉の立場から患者のかかえる経済的，心理的・社会的問題の解決，調整を援助し，社会復帰の促進を図る職種」と定義される．緩和ケアの場では特に，相談窓口として重要な役割を果たし，医療の側ではなく患者・家族の側から，さまざまな問題を解決している．

コンテンツが視聴できます（p.2参照）

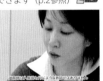

●「医療の中の社会福祉」～医療ソーシャルワーカー～〈動画〉

表4-2　がん相談支援センターの業務

施設で提供できるようにする	施設での提供が難しい場合に，適切な医療機関を紹介する
・がんの病態，標準的治療法などがん診療およびがんの予防・早期発見等に関する一般的な情報の提供 ・診療機能，入院・外来の待ち時間および診療従事者の専門とする分野・経歴など，地域の医療機関および診療従事者に関する情報の収集，提供 ・セカンドオピニオンの提示が可能な医師の紹介 ・がん患者の療養上の相談 ・就労に関する相談（産業保健等の分野との効果的な連携による提供が望ましい） ・地域の医療機関および診療従事者等におけるがん医療の連携協力体制の事例に関する情報の収集，提供 ・アスベストによる肺癌および中皮腫に関する医療相談 ・HTLV-1関連疾患であるATLに関する医療相談 ・医療関係者と患者会等が共同で運営するサポートグループ活動や患者サロンの定期開催等の患者活動に対する支援 ・相談支援センターの広報・周知活動 ・相談支援に携わる者に対する教育と支援サービス向上に向けた取組 ・その他相談支援に関すること	・がんゲノム医療に関する相談 ・希少がんに関する相談 ・AYA世代にあるがん患者に対する治療療養や就学，就労支援に関する相談 ・がん治療に伴う生殖機能の影響や，生殖機能の温存に関する相談 ・その他自施設では対応が困難である相談支援に関すること

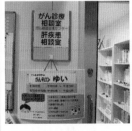
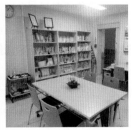

表4-3　メディカルソーシャルワーカーの業務指針（抜粋・一部改変）

業　務	内　容
療養中の心理的・社会的問題の解決，調整援助	・受診，入院，在宅療養に伴う不安などの解決の援助 ・社会的資源の活用による療養中の家事，育児，就学労の問題解決の援助 ・在宅ケア，介護保険給付などについての情報提供とサービス活用の援助 ・病気による家族関係や社会の人間関係の調整の援助 ・がんなどの病気の受容が困難な場合の援助 ・患者の死による家族の精神的苦痛，生活の再設計の援助
退院援助	・退院に向けての患者・家族・医療者の話し合いや，在宅ケア・介護保険などの情報提供とサービス活用の援助 ・転院・在宅医療などに伴う患者・家族の不安などの問題解決の援助
社会復帰援助	・患者の職場や学校との調整，復職・復学の援助 ・退院後の社会復帰が円滑に進むようにするための，心理的・社会的問題の援助
受診・受療援助	・生活と傷病の状況に沿った医療の受け方，病院・診療所の機能などの情報提供 ・医療の拒否などがある場合に，その理由となっている心理的・社会的問題を解決するための援助 ・診断・治療内容に関する不安に対しての，患者，家族の心理的・社会的状況を踏まえた援助 ・心理的・社会的原因による問題についての，医師・看護師などへの情報提供や問題解決の援助
経済的問題の解決，調整援助	・患者が医療費や生活費に困っている場合には，社会福祉や社会保険などの機関と連携を図りながら，福祉・保険の諸制度を活用できるように援助する
地域活動	・地域の患者会・家族会・地域ボランティアなどの育成，支援 ・地域におけるネットワークづくりへの貢献

医療ソーシャルワーカー業務指針（2002年改正版）．厚生労働省保健局長通知 健康発 第1129001号より．

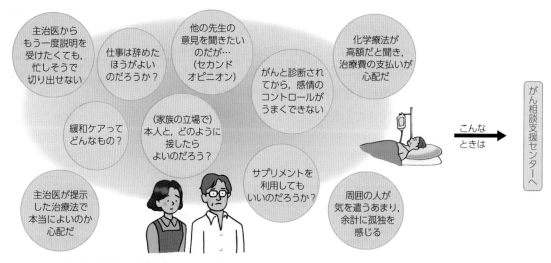

図4-4　がんについての不安や悩み・心配ごと

く，**できること**に目を向けて，どうすれば，その人の望む日常生活を送ることができるかを患者とともに考えることが，看護師の重要な役割である．また，患者の家族構成，家族関係を考慮し，日常生活において，家族からの支援がどのくらい受けられるかをアセスメントした上で，必要な社会資源の提供体制を整える必要がある．

　さらに，退院後の生活において，できる限りADLの低下を防ぎ，QOLを維持・向上をすることを目標として，**リハビリテーション**を導入することも日常

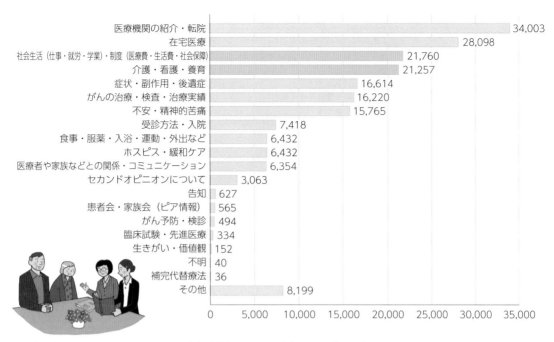

医療機関の紹介・転院	34,003
在宅医療	28,098
社会生活（仕事・就労・学業）・制度（医療費・生活費・社会保障）	21,760
介護・看護・養育	21,257
症状・副作用・後遺症	16,614
がんの治療・検査・治療実績	16,220
不安・精神的苦痛	15,765
受診方法・入院	7,418
食事・服薬・入浴・運動・外出など	6,432
ホスピス・緩和ケア	6,432
医療者や家族などとの関係・コミュニケーション	6,354
セカンドオピニオンについて	3,063
告知	627
患者会・家族会（ピア情報）	565
がん予防・検診	494
臨床試験・先進医療	334
生きがい・価値観	152
不明	40
補完代替療法	36
その他	8,199

※平成28年6月1日〜7月31日にあった各相談支援センターで上位10カテゴリ挙げられた相談内容.

第3回がん診療連携拠点病院等の指定要件に関するワーキンググループ資料8より作成.

図4-5　各がん相談支援センターでの相談内容

生活を続けていくために検討すべき支援である.

3　就労支援

　がん患者の約3人に1人は，働く世代といわれる20〜30代でがんに罹患している[3]．さらに，がんに限らず，日本の労働人口の3人に1人は，何らかの疾病を抱えて働いている[4]．そのような人々にとって**就労支援**は極めて重要である．医療者は，早まって離職をしないよう励まし，診断早期から，多職種連携により，就労支援ニーズのアセスメントや，情報提供，相談対応を行うことが重要である．また，患者や家族が，自身の病状を理解し，自分のできることや配慮してほしいことを，職場へ明確に伝えられるよう支援する必要がある．加えて，必要に応じて，本人の了解を得た上で，職場が患者への配慮について検討をするために必要な情報を，医療者が職場へ伝えることも有用である．しかし，就労へのハードルは患者個々の状況によりさまざまである（**表4-4**）．それぞれの患者の問題点を把握・整理した上で，支援を行う必要がある．

　日本の**がん対策推進基本計画**においても，就労支援が強調され，主治医や企業と復職に向けた調整支援を行う**両立支援コーディネーター**（**表4-5**）の育成・配置，柔軟な休暇制度や勤務制度などを導入する企業への表彰制度や助成金による支援，人事労務担当者の専門研修の開催などの取り組みが推進されている[5]．2018年度診療報酬改定により，**療養・就労両立支援指導料**[*]が設定さ

用語解説[*]

療養・就労両立支援指導料

企業から提供された勤務情報に基づき，患者に療養上必要な指導を実施するとともに，企業に対して診療情報を提供した場合について評価する．また，診療情報を提供した後の勤務環境の変化を踏まえ療養上必要な指導を行った場合についても評価する制度．がん患者を対象として導入された制度だったが，その後の診療報酬改定により，対象となる疾患に，脳血管疾患，肝疾患，指定難病，心疾患，糖尿病および若年性認知症が追加された．

表4-4 がん患者の就労に関する困難

①経済的な困難	● 減収（通院のための欠勤，勤務形態の変化など） ● 治療費の支払い困難 ● 保険加入が困難 ● 将来の経済的負担への懸念　など
②会社側の制度・対応の問題	● 職場の支援体制の不備 ● 理解のない上司 ● 正確な病状把握に基づかない配置転換・退職勧告・解雇 ● 個人情報への配慮の欠如 ● 病状理解の欠如　など
③職場関係者とのコミュニケーションの問題	● 関係者への病気の伝え方の迷い ● 治療計画や復職後の体調の説明の困難　など
④自営業者の問題	● 顧客減少・継続困難 ● 手当や保障がない ● 代わり手の不在　など
⑤家族との関係	● 家事への協力がない ● 就労に関する家族との意向のずれ　など
⑥医療側の制度・対応の問題	● 診察時間が限定されている ● 遠距離通院の問題 ● スタッフへの相談のしにくさ　など
⑦本人の心理面への影響	● 職場異動などによる意欲低下 ● 仕事継続への自信低下 ● 職場での肩身の狭さ ● 解雇への不安　など
⑧通勤・仕事中の副作用や後遺症の問題	● 痛み ● 口内炎 ● 頻尿・頻便 ● 外見的変化（脱毛）　など
⑨再就職時の問題	● 再就職が可能かどうかの心配 ● 病名公表への迷い　など
その他	● 相談窓口がない，わからない　など

高橋都．がん患者と家族の治療と就労の両立に関するインターネット調査：最終報告．2013より抜粋して作成．

表4-5 両立支援・就労支援のための主な職種と役割

	両立支援コーディネーター	両立支援促進員	社会保険労務士	就職支援ナビゲーター
配置先	企業，支援機関等，医療機関	産業保健総合支援センター（47都道府県）	社会保険労務士事務所等	ハローワーク
資格など	人事労務担当者，産業保健スタッフ，社会保険労務士，産業カウンセラー，キャリアコンサルタント，メディカルソーシャルワーカー，看護師 等	社会保険労務士，産業カウンセラー，保健師 等	社会保険労務士	非常勤の国家公務員，医療・社会福祉等の資格保有者や実務経験者，キャリアコンサルタント，産業カウンセラー等の資格保持者，企業の人事労務管理に関する知識・経験を有している者
主な業務	・主治医と会社の連携の中核となり，患者に寄り添いながら継続的に相談支援を行いつつ，個々の患者ごとの治療・仕事の両立に向けたプランの作成支援 等	・企業を訪問し，治療と職業生活の両立支援に関する制度導入や教育等について，具体的な支援を実施 ・患者の就労継続や職場復帰の支援に関する事業場との個別調整についての支援の実施 等	・休職や社会保障（傷病手当金，障害年金，健康保険の切替等）の相談 ・治療と仕事の両立に関する相談等（医療機関においては労働者本人への助言が主となる）	・職業相談・職業紹介（在職中，復職後，体力的な問題等から転職を検討している方にも対応） ・履歴書・職務経歴書の個別添削等の就職支援 ・患者のニーズに応じた求人開拓等

厚生労働省健康局がん・疾病対策課．第3回がんとの共生のあり方に関する検討会（資料2）．2020．p.12より一部抜粋して作成．

れ，がん患者が療養と就労を両立するための医療側の支援が評価されるようになった．さらに，がん患者だけでなく，さまざまな疾患の療養と仕事の両立支援の推進として，「事業場における治療と職業生活の両立のためのガイドライン」が作成されている．

しかし，業種や企業の規模により支援体制は濃淡があり，仕事を続けることができないケースはまだまだ多い．疾患を抱えながらも患者が自分らしく働き，活躍できる環境を整備することは，企業にとって社会的に重要な責務である．さらに，就労支援のしくみの構築は，がん患者に限らず，疾患を抱えた人や育児・介護などにより就労に制約のある人が活躍していくためにも有用である．

4 就学支援

15歳までのがん患者が入院する小児専門の医療機関には，学習と治療・療養生活が両立できるようさまざまな制度がつくられ，「学習を継続する」ことが推奨されている．また，2007（平成19）年4月から，退院後の就学支援について，**特別支援教育**が学校教育法に位置づけられ，すべての学校（幼稚園，小学校，中学校，高等学校，中等教育学校）において，障害のある幼児児童生徒の就学支援の充実が図られている．しかし，**AYA世代**にあたる高校生や大学生については，院内で教育を受けられるシステムは施設によってばらつきがある．この状況は，非がん疾患の若年患者においても同様である．患者が一人で悩まずに，家族，教職員などに相談ができるよう，支援する必要がある．

AYA世代ががんによる症状や後遺症を抱えながらでも復学する際には，さまざまな配慮が受けられる．**独立行政法人日本学生支援機構**（JASSO）のウェブサイトでは，障害学生支援に関する情報がまとめられている．

5 経済的支援

患者・家族への経済的支援には，「医療費の負担を軽減するためのもの」「生活を支えるためのもの」などがある．療養中の患者・家族の経済的支援となる公的制度として，**社会保険**がある．社会保険には，医療保険，年金保険，雇用保険，労働者災害補償保険，介護保険などがあり，医療費負担への援助，生活費の援助が受けられる（図4-6）．

また，終末期がん患者が受けられる介護保険法によるサービスなど，地域で療養生活を送るための社会福祉制度もある（表4-6）．公的制度は複雑なものも多いため，患者・家族が適切な支援を受けられるように，がん相談窓口や公的機関を紹介する．また，制度によっては申請までさかのぼって給付を受けられないものもあるため，適切な時期を逃さずに申請できるよう声掛けを行うことが大切である．

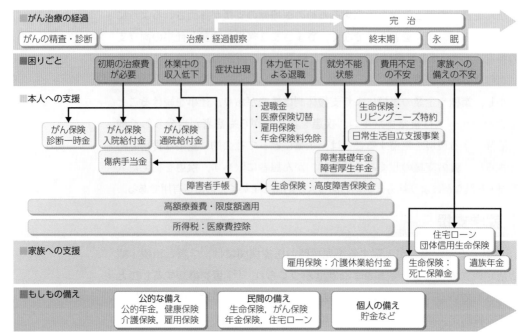

賢見卓也.「リビングニーズ特約」利用からみたがんの諸制度の活用：特に在宅緩和ケアに関して.緩和ケア.2013,23（5）,p.369-373.

図4-6　がんの治療経過に沿った経済的な問題に対する制度・しくみ

🔖 **コラム**
　経済的支援関連の情報入手手段

✂ **インターネットの活用（URL参照2023-11-15）**

● **全般的な情報**

国立がん研究センターがん情報サービス：https://ganjoho.jp/public/index.html

● **経済的問題への支援制度・しくみについて　がん制度ドック：https://www.ganseido.com/**

● **就労支援について**

がん患者の就労継続及び職場復帰に資する研究　厚生労働省がん対策推進総合研究事業　各種支援ツール

がんと仕事のQ&A第3版ほか：https://ganjoho.jp/public/qa_links/brochure/pdf/cancer-work.pdf

● **若年層の患者の社会的支援について**

AYA世代のがんとくらしのサポート：https://plaza.umin.ac.jp/~aya-support/

● **障害年金や高額療養費について**

日本年金機構：https://www.nenkin.go.jp/　　協会けんぽ：https://www.kyoukaikenpo.or.jp/

● **国民健康保険中央会：https://www.kokuho.or.jp/**

● **生活保護制度・生活困窮者自立支援制度について**

厚生労働省：https://www.mhlw.go.jp/stf/seisakunitsuite/bunya/hukushi_kaigo/seikatuhogo/seikatuhogo/index.html

✂ **書籍・パンフレットの活用**

『患者必携　がんになったら手にとるガイド』普及新版.学研メディカル秀潤社（2013）

『もしも，がんが再発したら 患者必携 本人と家族に伝えたいこと』英治出版（2012）

『社会保障の手引 施策の概要と基礎資料』2022年版.中央法規出版（2022）

『新福祉制度要覧：理解と活用のための必携書』川島書店（2008）

『社会保険のてびき』令和4年度版.社会保険研究所（2022）

『生活保護手帳』2023年度版. 中央法規出版（2023）

『身体障害認定基準及び認定要領 解釈と運用』新訂第5版. 中央法規出版（2019）

『障害年金と診断書』令和5年7月版. 年友企画（2023）

『労災補償障害認定必携』第17版. 労災サポートセンター（2020）

『身体障害者福祉関係法令通知集』平成20年版. 第一法規出版（2008）

● 各自治体発行の福祉制度の手引き（介護保険の手引きや福祉の手引きなど）

表4-6　主な経済的支援制度

医療費の支払い負担を軽減するための制度	
高額療養費制度	医療費が高額になった場合，月ごとに一定の額（自己負担限度額）を超えた分が払い戻される制度. 自己負担限度額は，患者や家族の所得により異なる. 入院費，外来通院費ともに利用できる
高額療養費貸付制度	高額療養費が払い戻されるまでの間，医療費支払いの一時的な資金として，高額療養費支給見込み額の8割相当を無利子で貸し付ける制度. 医療費を支払う前に手続きが必要
小児慢性特定疾患医療費助成制度	子どもの慢性疾患のうち，小児がんなど特定の疾患について，患児家庭の医療費の負担軽減 を図るため，その医療費の自己負担分の一部を助成する制度
医療費控除	1年間（1月1日〜12月31日）に一定以上の医療費がかかったときに，所得税などの負担を軽減する制度
生活費を支援するための制度	
傷病手当金[*1]	被保険者が病気で働くことができず，事業主（会社）からも給与が受けられない場合に支給される
失業手当	雇用保険料を納めていた者が仕事を辞め，働ける状態でかつ意欲があるにもかかわらず再就職できない場合に支給される
生活福祉資金[*2]	他からの借り入れが困難な低所得者，障害者，高齢者世帯の者が，安定した生活ができるための融資制度. 所得制限がある
母子・父子・寡婦福祉資金	一人親家庭および寡婦の経済的自立を図るための融資制度
生活保護	最低限の生活を保障し，自立を助けるための制度
障害を持ったときの支援制度	
障害者手帳	人工肛門や尿路変更ストーマの造設，咽頭部摘出による音声機能喪失など，一定以上の障害があると認定された場合に発行され，様々なサービスが受けられる
障害年金	病気やけがによる障害によって日常生活や仕事が制限されるまたは困難な場合に支給される給付金. 年金の納付要件や障害等級等の条件を満たしていれば申請できる
社会福祉制度	
介護保険制度	65歳以上，または40歳以上で「末期がん」を含む16種類の特定疾病の者が対象となる. 在宅支援やデイサービス，ショートステイなどのサービスが受けられる
その他	身体障害者手帳や精神障害者保健福祉手帳などの対象者も，介護保険と同内容のサービスを受けられる

＊1　国民健康保険加入者は対象外　＊2　社会福祉協議会が実施

6　その他の社会資源

　社会的な苦痛や問題の解決のために利用できる，その他の社会的資源のメリットとデメリットについて表4-7に挙げた. 看護師は患者・家族にとって必要と感じたときには，このような社会資源を紹介あるいは説明できることが望ましい.

表4-7　その他の社会資源のメリットとデメリット

	内　容	メリット	デメリット
インター　ネット	インターネットで得られる情報には科学的な研究結果に基づく「エビデンス情報」，個人の体験である「ナラティブ情報」や「医療機関の情報」がある．また上記目的以外にも，質問や相談をして答えを得たり，気持ちを表現して励ましてもらうなど，オンラインコミュニティも存在する	・最新の情報が得られる ・24時間どこからでも匿名で情報が得られる ・幅広い人々から多様な情報を得ることができる ・知らない人どうしで支え合うことができる	・情報が膨大でかえって混乱することがある ・操作に慣れていないと得たい情報を得るのが難しい ・関係のない情報や商品を売ろうとする営利目的の情報がある ・誤っていたり，患者に有害であるなどEBM*に乏しい可能性がある
患者会・サポートグループ	同じ体験や悩み，気持ちをもつ患者・家族同士が集まり，治療や療養生活についての情報を共有したり，参考にしたり，励まし合ったりする場	・その病気を体験した人の経験や事実に基づいたすぐに役立つ情報（体験知）が得られる ・当事者だからこそ理解できる治療のつらさや気持ちを共有できる ・病気を超えて長く付き合える友人を得られる場合がある	・個人の体験談には偏りやエビデンスに欠ける情報もある ・会費や運営上の係など個人の負担が必要な場合がある ・人間関係のしがらみがある場合がある ・会の中ですでに人間関係ができていて，初参加の人が発言しにくい場合がある ・会員の病状の悪化や死亡により，心理的につらいことがある
電話相談	がん診療連携拠点病院をはじめとする一部の拠点病院において，生活関連，がんについての疑問や不安，一般的な悩みなどに対し，主に看護師が電話で相談に応じる．病院，企業，新聞社，NPOなど諸団体などが主催・共催している場合があり，医師が対応する場合もある	・無料のところが多く，気軽に相談できる ・基本的に匿名で情報が得られる ・多くの人から多様な情報を得ることができる	・利用時間に制限がある ・担当人数が少ないため，電話がつながりにくいことがある ・医療者による対応とは限らない場合がある
公立図書館	公立図書館の多くでは，電子データベースで図書が管理され，読みたい本が決まっている場合は検索しやすい	・基本的に無料あるいは安価で書籍を閲覧することができる ・図書館司書に本の検索をしてもらえる	・すべての出版物が閲覧可能とは限らない ・古い書籍も多いので最新の情報が得られるとは限らない ・誤った内容の書籍も含まれている
病院図書・相談室	がん診療連携拠点病院をはじめとする一部の病院において，患者が学習できるスペースが病院内に設けられている	・がん診療連携拠点病院では，国立がん研究センターがん対策情報センターが作成した各種のパンフレットや資料が閲覧できる ・疾患に関する書籍が集められている ・その病院に所属する医療者の著書がある場合がある ・患者が直接入手しにくい製薬会社などのパンフレットなどが閲覧可能な場合もある	・書籍の量が限られているため，情報の量と質に偏りがある ・情報検索の支援者が医療や情報の専門家である場合とない場合がある ・外来時間のみオープンしているなど，利用時間に制限がある
セカンドオピニオン	セカンドオピニオンは，診療方針を自己決定するために担当医以外の医師に診断や治療方針，検査などについて意見を求める制度	・迷いのあるときには治療法の選択に役立つ ・同一意見であれば信頼感を増すことができる	・診療が進んだ段階では，今まで担当してきた医師のほうが患者の心身の両面について理解している ・セカンドオピニオンを受け持つ医療者は，初対面ですべての情報を把握することは困難
メディカルコーディネーター	治療やケアに関する患者・家族の不安や悩みについて，課題を明らかにした上で解決方法を提案し，最終的に患者・家族が納得した形で意思決定ができるように支援する専門家	・病院の医師，看護師とは異なる中立的な立場からの支援が受けられる ・医療関係者であることが多く，医療の専門的なことを相談できる ・受診時に同行したり，自宅に赴くなど患者主体のサービスもある	・医療保険が適用されないためコストがかかる ・全国的に活動している人が少ない ・担当の医療コーディネーターがすべての疾患について臨床経験があるとは限らない

＊EBM：evidence based medicine

日塔裕子．患者・家族が利用できる社会資源．看護技術．2014，60（8），p.791-794より改変．

5 事例：緩和ケアと就労の両立のための支援

事例

Iさん（54歳，男性）は，肺癌の再発，多発性の骨転移が発見され，放射線療法および抗がん薬による治療のため入院中．数日後に退院を予定している．骨転移による痛みが強く，麻薬と鎮痛補助薬により疼痛コントロールを図っている．

Iさんは会社員で課長職についており，現在は休職中であるが，退院後は仕事復帰予定である．

家族は，妻（52歳，パート従業員），娘2人（20歳，大学生・17歳，高校生）の4人暮らしである．

【設問】

看護師が訪室すると，Iさんが浮かない顔で以下のように語った．
「今回の入院で，体力もだいぶ落ちてしまった．痛みもあって，退院して，普通に仕事に戻れるだろうか．」

現時点で看護師のとるべき対応として適切でないのはどれか．

① Iさんの就労に対する思いを傾聴する．
② 休職を延長するように勧める．
③ メディカルソーシャルワーカーを紹介する．
④ 退院後の身体状況の見通しについてのIさんの理解を確認する．

【解答】②

【解説】罹患，加療入院による身体機能の低下や症状を抱える中での就労には，困難が伴うことも多く，患者個人によりさまざまな状況がある．Iさんは一家の重要な働き手でもあり，元々仕事復帰予定でもあるため，安易に休職の延長を勧めるべきではない．就労継続には，本人の就労への考え方や意欲が大きく関わってくるため，まずはIさんの就労に対する思いを確認する必要がある．また，社会的支援の専門家であるメディカルソーシャルワーカーや両立支援コーディネーターなどと連携することも重要である．さらに，Iさんが，自身の退院後の身体状況についてどの程度の見通しをもっているのかを確認した上で，退院後の身体状況とうまく付き合いながら生活を送るための支援を，入院中から考えていく必要がある．

■ 引用・参考文献

1) 恒藤暁. 最新緩和医療学. 最新医学社, 1999.
2) 細田満和子. 緩和ケアにおける社会的痛みとそのケア：社会的痛みとは何か. 緩和ケア. 2009, 19（4）, p.308-311.
3) 国立がん研究センターがん対策情報センター. 平成29年全国がん罹患数・率報告. 2020.
4) 厚生労働省. 2019年国民生活基礎調査. 2020.
5) 厚生労働省. がん対策推進基本計画. 2018.
6) 立松典篤. がん患者の地域社会での生活を支援する：在宅支援と就労支援. 理学療法京都2020, 49, p29-34.
7)「がん患者本位のエンゲージメント」を考える会.「がん患者本位のエンゲージメント」を目指して—がん患者が社会で自分らしく生きるための3つのビジョン. 日経BP社. 2021.
8) 国立がん研究センター がん情報サービス. https://ganjoho.jp/public/index.html,（参照2023-11-15）.
9) 高橋都. 厚生労働省がん臨床研究事業「治療と就労の両立に関するアンケート調査」結果報告書. 2012, https://www.ncc.go.jp/jp/cis/divisions/05survivor/pdf/inv_report2012.pdf,（参照2023-11-15）.
10) 緩和ケア編集委員会編. がんを生きる人への心理社会的ケア. 緩和ケア. 2012, 22（Suppl）, p.22.
11) 国立がん研究センターがん対策情報センター. がん専門相談員のための学習の手引き：実践に役立つエッセンス. 第3版, https://ganjoho.jp/med_pro/training/consultation/pdf/gakushu_guide03.pdf,（参照2023-11-15）.

重要用語

社会的苦痛
社会的役割
家庭での役割
家族や友人との人間関係
経済的問題
社会的支援（ソーシャルサポート）
道具的サポート（手段的サポート）

情報的サポート
情緒的サポート
評価的サポート
ピアサポート
がんとの共生
がん相談支援センター

メディカルソーシャルワーカー（MSW）
経済的支援
就労支援
就学支援
両立支援コーディネーター

臨床や実習に役立つ緩和ケアに関するWebサイト②

◉ **緩和ケア．net　http://www.kanwacare.net/**

　日本緩和医療学会が，厚生労働省緩和ケア普及啓発事業（オレンジバルーンプロジェクト，**図**）の一環として制作したWebサイトで，患者・家族など一般向けの情報と医療関係者向けの情報が掲載されている．

　患者・家族など一般向けの情報では，「緩和ケアとはなにか」といった基礎知識や痛みの治療などについて，理解しやすいようにイラストや図をふんだんに用いて平易な言葉で解説している．また，緩和ケアの普及啓発用の動画や，医療費についてなどの各種資料が掲載されている．

　医療関係者向けの情報には，患者・家族に対する説明用リーフレット「がんとわかったときからはじまる緩和ケア」や，一般の医療者向けのリーフレット「がんと診断された時からの緩和ケアとは～がん診療に携わる医師が知っておくべきこと」，その他，動画などの普及啓発用の資料が掲載されている．

　緩和ケアをわかりやすく患者・家族に説明したり，看護師が理解するために有用なサイトである．

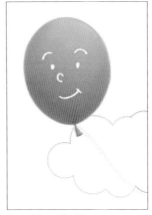

図　オレンジバルーンプロジェクト

◉ **がん患者の就労支援等に関する研究**

　https://www.ncc.go.jp/jp/icc/index.html

　厚生労働省研究班によるがん患者の就労に関するサイト．患者向け，企業向け，産業看護職向け，産業医向け，医療ソーシャルワーカー向けの資料などが豊富に掲載されている．

◉ **静岡がんセンター　https://www.scchr.jp/index.html**

　Web版がんよろず相談Q&Aがあり，自分と同じような悩みやそれに対する助言をいろいろな方法で探すことができる．

◉ **キャンサーチャンネル　https://www.cancerchannel.jp/**

　各種がんや，がんに関連する科学的根拠に基づく情報を国内外の専門家が動画で説明している．緩和ケアや心のケア，サバイバーシップ，看護，美容，保険・お金，代替療法，食事・栄養学，介護者向け情報もある．

◉ **日本ホスピス緩和ケア協会　https://www.hpcj.org/**

　緩和ケア病棟を中心とした専門的緩和ケアに関する情報．個々の緩和ケア病棟の詳細や統計などが掲載されている．

◉ **日本緩和医療学会　https://www.jspm.ne.jp/**

　緩和ケアに関する各種ガイドラインや学会誌，看護師教育などが掲載されている．

◉ **日本サイコオンコロジー学会　https://jpos-society.org/**

　患者・家族向け情報，医療関係者向け情報などが掲載されている．

◉ **Cancer e-Learning　http://www.cael.jp/**

　がん全般，緩和ケア，サイコオンコロジー，看護などのWeb講義を受講することができる．

デスカンファレンス

　看護師は患者が亡くなると，もっといいケアができたのではないかという後悔や無念さ，十分に症状の緩和や心のケアができなかったかもしれないという無力感を感じることがある．デスカンファレンスとは亡くなった患者のケアを振り返り，現在のケアを見直し，今後のケアの質を高める活動である．そのほかにもデスカンファレンスの意義は**表**のようなものが挙げられている[1]．

　デスカンファレンスは看護師のみで行うこともあるが，医師や他の職種など個々の患者・家族に関わった医療者が参加し，多様な立場や視点からディスカッションすることが望ましい．

　デスカンファレンスを行う際には，各施設で目的を明確化し，「相手の話を否定せず，相手の良い点を引き出す」「欠点のつつき合いはしない」「スタッフそれぞれが考えや思いを話せる雰囲気づくりを心掛ける」などのルールを定めて行う．頻度は定期的に行う場合もあれば，必要と考えられる症例に限ることもある．事前に症例のサマリーをつくるなど十分な準備をし，当日はその患者に主として関わった看護師が出席できるように配慮する．司会・書記は限られた時間内に多くの参加者の発言を促し，情報を後日共有できるように記録する．

　看護師として感情的になるのは良くないという考え方をもつ人がいるが，人間の死というものはそれだけ強烈に看護師の感情を揺さぶるものである．吐き出したい感情をできる限り出させ，スタッフがみんなでその気持ちを共有するとともに，お互いを支え合うことが望ましい．看護師には後悔や無念さ，無力感しか残らないことがあるが，現実には「できること」と「できないこと」があることを共有し，ケアの限界を認めることで，逆にできることが改めてみえてくる．患者・家族にとってよかったこと，よいケアや関わりができたことを認め合うことができ，それが自信につながることもある[2]．

　デスカンファレンスに関しては文献や書籍も少なく，手探りで行われている場面が多いのが現状であるが，いくつか参考になる文献もあり[1-3]，今後の発展が望まれる．

表　デスカンファレンスの意義

- 個々の関わりでは知ることができなかった患者・家族の情報や言動を知ることができ，全体像が明らかになる
- ケアを評価して患者・家族の理解が深まる
- 最期まで患者が生きたプロセスを医療者自身が胸に刻み込む
- 残された家族へのケアの計画が立てられる
- 医師と看護師や他職種の考え方のズレが明らかになり，お互いの理解が深まる
- スタッフ間で気持ちを共有できる
- 看取りの経験が浅い看護師への支援となる
- 看護師の無力感や孤独感への対処となる
- 看護師自身のグリーフケアになり，バーンアウトの防止につながる
- 患者・家族に対する感謝の気持ちを確認する

引用・参考文献

1) 宮下光令．明日の看護に生かすデスカンファレンス．第12回．デスカンファレンスのまとめ．看護技術．2010．56（14），p.1384-1390．
2) 広瀬寛子．明日の看護に生かすデスカンファレンス．第1回．デスカンファレンスとは何か：意義と実際．看護技術．2010，56（1），p.64-67．
3) 安藤悦子ほか．ホスピス・緩和ケア病棟におけるデスカンファレンスの機能．死の臨床．2010．33（1），p.126-132．

5 スピリチュアルケア

学習目標

◐ スピリチュアリティについて述べることができる.

◐ スピリチュアルペインについて述べることができる.

◐ スピリチュアルケア実践の基盤となる考え方について述べることがで
きる.

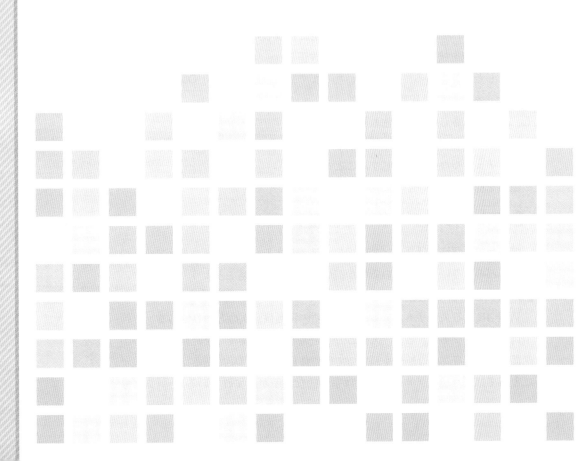

1 スピリチュアリティとは

世界保健機関（WHO）は，「緩和ケアとは，生命を脅かす病に関連する問題に直面している患者とその家族のQOLを，痛みやその他の身体的・心理社会的・スピリチュアルな問題を早期に見いだし的確に評価を行い対応することで，苦痛を予防し和らげることを通して向上させるアプローチである」（緩和ケア関連団体会議による訳，2018年6月）としている[1]．スピリチュアルな問題とは言葉の面から考えると**スピリチュアリティ**（spirituality）に関わる問題ということであり日本語では「霊的な」「霊性」といわれることもある．

「スピリチュアリティ」について，まず考えてみよう．

1 スピリチュアリティと医療

スピリチュアルやスピリチュアリティは，スピリット（spirit）に由来する言葉である．スピリットは，身体（body），精神（mind）と並んで，人間を形作る要素とされている[2]．その語源は，「息をする，呼吸，空気，生命，霊魂，自尊心，勇気」を意味するラテン語のspiritusにさかのぼる[3]．そこに含まれる「呼吸」は，生きるために不可欠な生理機能を表す．同時にまた，聖書にある「神によるいのちの息」の意味合い，「生命」「霊魂」という意味にもつながっていく．したがって，科学で説明できる領域を超える言葉ととらえられ，医療者はスピリチュアリティについて，ほとんど関心を向けてこなかった．

医療者が，「スピリチュアル」という語に注目したのは，WHOが憲章前文の健康の定義を検討し，**表5-1**のように改正しようとしたときである[4]．現在にいたるまで，この改正案は保留の状態になっている．しかし，医療者，さらに哲学や宗教学，心理学，社会学などの専門家が，人間の健康の成り立ちにスピリチュアルな領域が存在することを意識した議論を続けている．

表5-1　WHO健康の定義の改正案（1999年）

- 「健康とは，完全な肉体的，精神的，**スピリチュアル**及び社会的福祉の**動的**状態であり，単に疾病又は病弱の存在しないことではない」
- "Health is a *dynamic* state of complete physical, mental, *spiritual* and social well-being and not merely the absence of disease or infirmity."

2 スピリチュアリティと緩和ケア

緩和ケアの領域では「スピリチュアリティ」あるいは「スピリチュアル」の定義をどのようにとらえているのか，いくつかの例を見てみよう．

1 WHOによる定義

WHOによるスピリチュアルという用語の定義は，次のとおりである．

「『スピリチュアル』とは，人間として生きることに関連した経験的な一つの側面であり，身体的な感覚を超越して得た体験を表す言葉である．多くの人々にとってスピリチュアルな側面には宗教的な因子が含まれているが，『スピリ

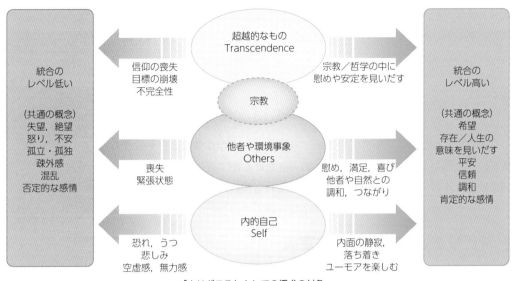

図中のテキスト:

超越的なもの
Transcendence

宗教

他者や環境事象
Others

内的自己
Self

統合の
レベル低い

（共通の概念）
失望，絶望
怒り，不安
孤立・孤独
疎外感
混乱
否定的な感情

統合の
レベル高い

（共通の概念）
希望
存在／人生の
意味を見いだす
平安
信頼
調和
肯定的な感情

信仰の喪失
目標の崩壊
不完全性

宗教／哲学の中に
慰めや安定を見いだす

喪失
緊張状態

慰め，満足，喜び
他者や自然との
調和，つながり

恐れ，うつ
悲しみ
空虚感，無力感

内面の静寂，
落ち着き
ユーモアを楽しむ

「よりどころ」としての探求の対象

今村由香ほか. 終末期がん患者のスピリチュアリティ概念構造の検討. ターミナルケア. 2002, 12（5）, p.428-429より改変.

図5-1　スピリチュアリティの概念構造

チュアル』は『宗教的』と同じ意味ではない．スピリチュアルな側面は身体的，心理的，社会的な側面を包含した人間の『生』の全体像を構成する一因子とみることができ，生きている意味や目的についての関心と関わっていることが多い．とくに人生の終末に近づいた人にとっては，自らを許すこと，他の人々との和解，価値の確認などと関連していることが多い」[5]．

2　精神医学によるとらえ方

精神医学のテキストの中では，「スピリチュアリティとは，われわれ自身のうちで最も深く最も純粋なもの，存在の土台」[6]と定義されている．

3　緩和ケアの看護師によるとらえ方

緩和ケアに関わる看護師たちが，欧米と日本の終末期がん患者のスピリチュアリティに関する文献を検索し，分析した結果[7,8]では，「生きる上で個人が何をよりどころとしているか，そして，そのよりどころとのつながりがどのような状態にあるか」が，スピリチュアリティの要素であるとされている（図5-1）．図5-1はスピリチュアル領域の状態をアセスメントする手掛かりとなるものである．

また，スピリチュアリティは，「個人の生きる根源的エネルギーとなるものであり，存在の意味に関わる．スピリチュアリティは個人の身体的，心理的，社会的領域の基盤として各側面に影響を及ぼす」[8]と考えられる（図5-2）．したがって，個人の中のスピリチュアルな領域は，身体的領域，心理的領域，社会的領域と並んだ四つの要素の一つというよりも，すべての領域の核として考えたほうがいいだろう．

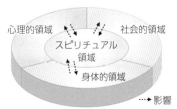

心理的領域　社会的領域
スピリチュアル
領域
身体的領域
影響

文献8）より改変.

図5-2　全人的苦痛におけるスピリチュアル領域

スピリチュアル，スピリチュアリティは，必ずしも宗教的なものではなく，信仰の有無にかかわらず，その人の存在の土台，生きるよりどころに深く関わるものだといえる．

2 スピリチュアルペインとは

これまで見てきたように，スピリチュアリティは，人の存在の土台や生きるよりどころに関わるものであるため，人の存在をゆるがす死が差し迫ったときや死を意識するとき，スピリチュアリティに関わる苦悩が生まれてくる．このような苦悩や苦痛を，**スピリチュアルペイン**と呼んでいる．

➡ スピリチュアルペインの具体的な表現例はp.225表5-4を参照．

1 スピリチュアルペインの定義

1 シシリー・ソンダースによる定義

シシリー・ソンダース（➡p.38参照）は，「（死を意識するとき）多くの患者が自責の念あるいは罪の感情を持ち，自分自身の存在に価値がなくなったと感じ，ときには深い苦悶の中に陥っている．このことが，真に『スピリチュアルペイン』と呼ぶべきものであり，それに対処する援助を必要としている」[9]と述べている．

2 哲学的なアプローチからの定義

村田は，哲学的な視点から終末期のスピリチュアルペインについて研究し，スピリチュアルペインを「自己の存在と意味の消滅から生じる苦痛」[10]と定義している．

「死」とは「自己の存在と意味の消滅」である．それゆえ，この世界での通常の困難や苦しみとは異なる苦しみ，スピリチュアルペインを生み出す．この苦しみは，「時間存在」「関係存在」「自律存在」としての，人間の存在の三つの側面からとらえることができる（**表5-2**）．

3 神学的なアプローチからの定義

窪寺は，神学の立場からスピリチュアルペインを「人生を支えていた生きる意味や目的が，死や病の接近によって脅かされて経験する，全存在的苦痛である」[11]と定義し，「存在全体が『揺さぶられている』ことからスピリチュアルペインが起きてくる」と述べている．

4 看護診断学による定義

NANDAインターナショナル（NANDA-I，旧北米看護診断協会）は，スピリチュアルペイン（spiritual distress）を，「人生の意味を，自己・他者・世界・超越的存在とのつなが

表5-2 哲学的な視点によるスピリチュアルペインの定義

●スピリチュアルペインとは，自己の存在と意味の消滅から生じる苦痛である．		
時間存在である人間にとっての〈死〉	将来を失う	無目的現在の意味が不成立
関係存在である人間にとっての〈死〉	他者との関係を失う	自己存在の意味喪失空虚
自律存在である人間にとっての〈衰え〉	自立・生産性を失う（自律を失う）	無価値・無意味依存・負担

村田久行．終末期がん患者のスピリチュアルペインとそのケア：アセスメントとケアのための概念的枠組みの構築．緩和医療学．2003，5（2），p.157-165より一部改変．

りを介して経験する能力の低下に，苦しんでいる状態」
と定義している．

1節（➡p.220）で説明したように，その人の存在の
土台，生きるよりどころに深く関わる核としてスピリ
チュアリティをとらえた場合の，スピリチュアルペイン
の表出を図5-3に示す[8]．スピリチュアルな領域とは，
この図に表されるように，人間の生の根源的領域である．

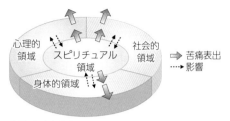

文献8）より改変．

図5-3　スピリチュアルペインの表出

2 スピリチュアルペインのアセスメント

スピリチュアルペインを把握し，ケアにつなげていくアセスメントの一つの
方法として，村田による三次元の苦悩の内容を軸に，田村らが作成したスピリ
チュアルペインアセスメントシート（spiritual
pain assessment sheet：SpiPas）の質問が
ある（表5-3，図5-4）．

看護師や医療者は表5-3のスクリーニングク
エスチョンをして，患者のスピリチュアルの状
態についてアセスメントする．スピリチュアル
な気がかり，すなわちスピリチュアルペインが
ある場合には，表出されたスピリチュアルペイ
ンについて，三つの次元に沿ってアセスメント
を行う．スピリチュアルペインを具体的に理解

表5-3　SpiPasのスクリーニングクエスチョン

● スクリーニング1

A 「今のお気持ちはおだやかですか」
B 「○○さんにとって，今，最も大切なことや，支えに
　なっていること／意味や価値を感じることは，どのよう
　なことですか」

● スクリーニング2

C 「○○さんが，今，気になっていることや心配している
　ことはどのようなことですか」
D 「今のご自分の状況をどのように感じていますか／ご自
　分にどのようなことが起こっていると思いますか」

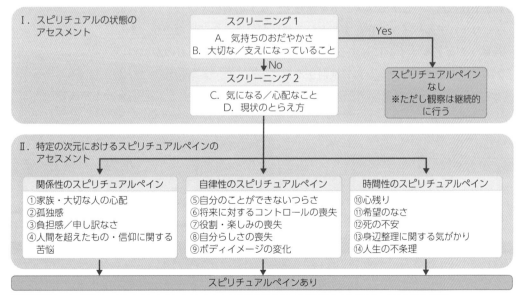

田村恵子ほか．“スピリチュアルペインのアセスメントとケア計画の立て方”．看護に活かすスピリチュアルケアの手引き．
田村恵子ほか編．第2版2刷．青海社，2020，p.30.

図5-4　Spiritual Pain Assessment Sheet：SpiPas

するために，SpiPasのそれぞれの次元におけるアセスメント項目，定義，質問例，患者の表現例を**表5-4**に示す.

ただし，SpiPasは個々の患者の反応に合わせて展開していくものであり，使いこなすには，ある程度のトレーニングが必要である．ここではそのようなトレーニングを受けていない看護師が，日常のケアの中でスピリチュアルペインの表出をとらえ，ケアにつなげていくための方法を考える.

コンテンツが視聴できます（p.2参照）

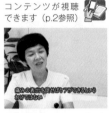

●スピリチュアルペインと
　スピリチュアルケア〈動画〉

1 スピリチュアルペインが表出できるような 信頼関係の形成に努める

深い苦悩を抱えているように見える患者に対して直接的に「あなたはスピリチュアルペインがありますか」と尋ねても，答えは返ってこないだろう．まず大切なことは，症状が緩和され，患者の望むかたちで生活しやすいように，日常のケアを注意深く丁寧に行うことである．そこから患者に「自分は関心をもたれている，尊重されている」という意識が生まれ，信頼関係が築かれていく.

2 日常のケア場面でスピリチュアル領域に関心を向ける

日常のケアの場面で，患者の語る言葉や行動を通して，その人のよりどころとなっていることへの理解を深め，スピリチュアル領域の状態を注意深くアセスメントしていくことが大切である．ポイントは次の2点である.

・どのように今の時間を過ごしているか
・生活において，今どんなことを大切にしたいか／これまで大切にしてきたか

3 スピリチュアルペインの存在とケアのニーズを チームで検討する

これまで述べたようなアセスメントを通して，ケアの対象となっている人には，スピリチュアルペインが存在するか，それはどのような苦悩なのか，そして，スピリチュアルペインに対するケアのニーズはどのようなものかについて，ケアチームのカンファレンスで検討する.

表5-4　SpiPasの特定の次元におけるスピリチュアルペインのアセスメントのための質問例と表現例

次元	スピリチュアルペイン項目	定義	質問例	患者の表現例
関係性	①家族・大切な人の心配	家族や大切な人に対する心配や気がかり，わだかまり	「大切な人（家族・友人など）のことで心配なことやつらいことはありますか」	・残していく○○のことが心配 ・○○を残していくのがつらい ・自分が死んだ後，○○はやっていけるだろうか ・つらいことを話すことで家族が悲しむから話せない
	②孤独感	さびしさ，他者にわかってもらえないという思い	「ひとりぼっちだと思うことはありますか」	・誰もわかってくれない ・○○と一緒にいたい
	③負担感／申し訳なさ	家族や他者に負担や迷惑をかけて申し訳ないという思い	「誰かの負担になってつらい／迷惑をかけて申し訳ないという気持ちになることはありますか」	・みんな（家族やケア提供者など）に迷惑をかけている ・人の世話にならないと何もできない，申し訳ない ・迷惑をかけたくない ・つらい気持ちを家族に知らせたくない ・落ち込んだ顔を見せたくない ・お金のことで負担をかけて申し訳ない
	④人間を超えたもの・信仰に関する苦悩	人間を超えた存在（自然や神・仏など）との関係における苦しみ	「人間を超えた力が働いていると感じることがありますか」	・神も仏もない（救ってはくれない） ・自然の力はどうすることもできない
自律性	⑤自分のことができないつらさ	自分で自分のことが思うようにできない，または，しっかり考えることができないつらさ	「自分で自分のことができなくてつらいと思っているのはどんなことですか」	・自分の思う通りにできないことがつらい ・自分で自分のことができなくて情けない ・何もできなくなってしまった ・トイレも一人でできず情けない ・ぼうっとして何が何だかわからない ・自分のことが考えられない ・もっとしっかりしていたい
	⑥将来に対するコントロールの喪失	自分の将来がどうなっていくのかわからないために，見通しや計画が立たないことに関連した苦悩	「病気はこれからどうなるのだろう／先々どうなってしまうのだろうと思うことがありますか」	・この先どうなるのかがわからない ・ひどく苦しむのではないか ・先々のことを知って，自分で決めておきたい
	⑦役割・楽しみの喪失	仕事や自分の役割，楽しみなどができないために，生きる意味が見いだせないこと	「仕事や自分の役割，楽しみなどができず意味がないなと思うことがありますか」	・私の人生は何だったのか（意味がなかった） ・生きていても何の意味もない ・○○（仕事・役割・趣味など）を続けたい
	⑧自分らしさの喪失	自分らしさを感じることができないこと	「あなたの生き方や人生で大切にしていることが尊重されていると思いますか」	・私の大切にしていることをわかってほしい ・人として扱ってほしい ・生きがいになることが何もできない
	⑨ボディイメージの変化	容貌の変化に伴い，弱った姿を見せたくないこと	「今の姿を他の人に見せたくないと思うことはありますか」	・落ち込んだ顔を見せたくない ・元気だったときの姿が変わってしまってつらい
時間性	⑩心残り	やり残したこと，将来を見届けられないことに関するつらさ	「心残りだと思うことは何ですか」	・子どもや孫の成長が見られなくて残念だ ・生まれてくる孫に会えない ・これから家族とゆっくりしようと思っていたのに ・これからのんびり過ごそうと思っていたのに
	⑪希望のなさ	希望が見いだせないこと	「あなたにとって希望と感じることはどのようなことですか」	・今までしていた仕事に戻りたい ・何をしたらいいのかわからない ・何もすることがない ・楽しいことが何もない ・こんなことをやってもしょうがない ・病気が良くならないのなら早く終わりにしたい
	⑫死の不安	死に対する怖れや，死んだらどうなるのかという不安	「死や死後について考えることはありますか」	・死が怖い ・死にたくない ・死んだら何も残らない ・死んだらどうなるのだろう
	⑬身辺整理に関する気がかり	遺言や葬儀など伝えておきたい，残しておきたい事柄があること	「何かしておかなければいけないことはありますか」	・○○に感謝・お礼を言っておきたい ・仕事の引き継ぎをしておきたい ・自分の葬式の段取りや相続の手はずをつけておきたい ・やらなければならない仕事があり，無念だ
	⑭人生の不条理	「なぜ自分がこんなことになったのか」という不公平感や納得のいかなさ	「病気になって一番がっかりしたことは何ですか」	・こんなに治療をがんばってきたのに ・治ると思っていたのに ・こんなことになったのは，罰があたったからだ ・自業自得だ

田村恵子ほか．"スピリチュアルペインのアセスメントとケア計画の立て方"．看護に活かすスピリチュアルケアの手引き．
田村恵子ほか編．第2版2刷．青海社，2020，p.32.

3 スピリチュアルケアとは

スピリチュアルペインを緩和することがスピリチュアルケアの目標の一つであるが，ここではスピリチュアルペインの緩和という視点だけではなく，スピリチュアリティに関わる苦悩をもつ人に，どのような意識をもってアプローチしていくのかを，緩和ケアに熟練した専門職へのインタビュー調査の結果をもとに解説する[12].

1 スピリチュアルケアの目標

患者が自らのスピリチュアルペインに対処する過程は容易ではない．患者が穏やかな状態，生きる意味を自分なりに納得できる状態を，医療者が一緒に見つけていくことがスピリチュアルケアの一つの目標である．完全に穏やかな状態にはなれなくても，「苦悩をもちつつ生きていける」，すなわち，本人がその人なりに生きていけると思える状態に到達できればよいと考える．

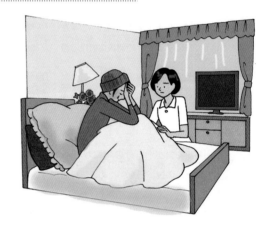

スピリチュアルケアの目標に近づくために，医療者が保つ必要がある意識，基盤となる考え方を以下に示す.

- 人は困難な状況の中でも，穏やかさを保つことや成長することが可能だという「人間への信頼」をもつ.
- 人は周囲の人との関係性の中に自分の位置づけを確認できると，「生きる意味」を見いだすことができる．そのことを医療者が意識して関わる．例えば，看護師が患者の生き方を尊重する姿勢で関わることで，患者が自分の存在を肯定でき，生きる意味を確認するきっかけとなることがある.
- 苦悩を軽減するという問題解決思考での成果にとらわれず，苦しみの中でも穏やかさの支えとなるものを患者と共に探し，その過程を大切にする.
- どのような状態にあっても，人生やいのちの重みは変わらないと意識して，死にゆく人に対してもその生涯に敬意を払う.

このような意識をもった医療者たちの支えの中で，患者は自らのスピリチュアルペインに対処し，穏やかさに近づいていく力を強めることができる.

2 苦悩の内容に対応するスピリチュアルケア

ここでは村田による三次元の苦悩とその具体的内容（➡p.222 表5-2）に沿って，「時間性（将来）の喪失」「関係性の喪失」「自律性の喪失」の各苦悩をもつ人へのスピリチュアルケアを考える．1項と同じく緩和ケアに熟練した専門職へのインタビュー結果から，「苦悩の内容」「苦悩の内容に応じたケア

の視点」「ケアの視点に基づいたケアの要素」「spiritual well-being」について表5-5，表5-6，表5-7に示す．

1 時間性（将来）の喪失による苦悩をもつ人へのケア

時間性（将来）の喪失による苦悩は，生きる時間が限られるという生の限界と将来の喪失に関わる苦悩である．核となるケアは，患者が「"自分に与えられた時間の有限性"と向き合い，"限られた今"を患者なりに過ごしていくこと」への支援である．

ケアの方向性となる"限られた今"を支えるものは，「将来の希望」があること，「今を生きる希望や意味」があること，「自身の生き方，選択への納得」ができることである．近い将来に死があり，残された日々が少なくとも，その日々を生きる支えとなる希望や意味，納得を患者自身が主体となって見いだしていけると，医療者が信じて関心を向け続けることが重要である．

2 関係性の喪失による苦悩をもつ人へのケア

関係性の喪失による苦悩は，他者との関係性が断たれることによる孤独や疎

表5-5　苦悩の内容に応じたケア：時間性の喪失による苦悩へのケア

苦悩の内容	苦悩の内容に応じたケアの視点	ケアの視点に基づいたケアの要素	spiritual well-being
死の不安	患者の支えとなるような死や死後のイメージを育む	死を受容することを求めずに，死を受け入れがたい思いを受けとめる	将来の希望
		死に対する，言葉にならない思いがあることを思い，患者のこころのありようを感じとろうと努める	
		最期まで苦痛の緩和に努める	
		死や死後について患者が語ることを助け，患者と率直に対話する	
		患者の求めに応じた宗教的な対話，祈り	
世代継承性	死後にも遺していきたいものを遺せるよう支える	患者が遺したいものの意味を患者と共に深めていく	
		患者が望むかたちで遺すこと，受け継がれることを大切にする	
希望：希望のなさ	希望を見いだすことを助け，希望を支える	患者が大切にしていること，関心のあることは何かについて問いかけながら，今，大事にしたい希望を一緒に探す	今を生きる希望／意味
		心地良いこと／心休まる体験を積み重ねていく（つらさを感じている症状，日常生活が少しでも良い状況になるように努める）	
		限られた今を生きることを患者がどのように意味づけるのかに関心を向ける	
		生きる意味を一緒に探索する（過去の体験の振り返り，他者の経験の分かち合い，探究の答えが見つかることを祈る，など）	
希望：回復への希望	回復への希望を見つめ直す過程を支える	患者の希望を否定せず，生きたい思いを一緒に大切にする姿勢をもつ	自身の生き方，選択への納得
		生きたい希望，揺らぐ思いを受けとめる	
		患者の希望をめぐるケア提供者自身の価値観や感情に注意を払う	
		今，大事にしたいことについて，患者が自分で考えるきっかけをつくりながら患者の選択を見守る	

草島悦子ほか．"スピリチュアルケアにおける医療者の備えとケアの視点"．看護に活かすスピリチュアルケアの手引き．田村恵子ほか編．第2版2刷．青海社．2020．p.84-88より一部改変．（表5-6，表5-7とも）

表5-6　苦悩の内容に応じたケア：関係性の喪失による苦悩へのケア

苦悩の内容	苦悩の内容に応じた ケアの視点	ケアの視点に基づいたケアの要素	spiritual well-being
家族と共にいたいという思い／家族の心の準備ができていると知ること	家族や大切な人とのつながりを確かめ合える／再確認できるよう支える	他者から理解され，大切にされていると感じられるような関係を築く	家族や大切な人とのつながり
		患者と家族，大切な人との率直な対話を強めるきっかけづくりや環境を整える	
		死後にも続く家族とのつながりや，遺される家族の生活イメージを患者が安心できるかたちで育む	
信仰に関する思い	超越的存在とつながること／つながりを再確認することを支える	患者の求めに応じた宗教的な対話，祈り	超越的存在とのつながり
		超越的存在を中心にした生き方を願う患者の信仰を支えていく	
対人関係の葛藤や罪責感	他者との葛藤や罪意識と折り合う過程に寄り添う	表現される感情すべてを受けとめる姿勢で患者の思いを共感的に聴く	折り合い，和解
		患者の意向によって，葛藤の対象となる者との間の調整を行う	
		罪意識や後悔を示すサイン，その背後にある苦しみを見失わないようにしながら，患者なりに対処する過程を尊重する	
		超越的存在への赦しの希求に宗教的に支援する	

表5-7　苦悩の内容に応じたケア：自律性の喪失による苦悩へのケア

苦悩の内容	苦悩の内容に応じた ケアの視点	ケアの視点に基づいたケアの要素	spiritual well-being
同一性	自分のこうありたい姿を問い直す過程を共にする	多様な価値／意味づけがあることを認め，患者なりの納得を見いだそうとするプロセスそのものをケアとして考える	今の自分の肯定
		失われた自分らしさの患者にとっての意味（どのように意味づけるか）に関心を向ける	
		患者の存在意味に関するメッセージをなんらかの表現で届ける	
		苦悩の根源とその意味について，宗教的に応答していく	
コントロール感	こうありたいと思う姿や本人なりの日常が守られるよう支える	患者の望む状態でいられる方法を共に考え，患者が大切にすることを共に大切にする	自分らしさの保持
		患者の好む支えられ方に沿って，患者が日常を営む必要を満たしていく	
		患者が好むこと，したいと思うこと，うれしいと感じることなどを生活の中に取り入れる	
		負担や迷惑をかけて申し訳ないという思いをせずに介助される体験を増やしていく	

外感，他者との関係における葛藤や自己の罪意識に関わる苦悩である．核となるケアは，患者が「他者や超越者との関係性における"つながり""和解"をすすめていくこと」への支援である．"つながり""和解"の対象が何かによって，ケアの方向性は，患者が

- 「家族や大切な人とのつながり」を確かめ合える／再確認する
- 「信仰の対象となる超越的存在とのつながり」をもてる／再確認する
- 「対人関係での葛藤や罪意識」と折り合える／和解する

ことに集約される．医療者が，"つながり"は死によって断ち切られるもので

はないと意識すること，"和解"においては患者なりの対処過程があると意識することが重要である．

3 自律性の喪失による苦悩をもつ人へのケア

自律性の喪失による苦悩は，今までできていたことや，今まで自分らしいと意味づけたり価値づけたりしていたもの（自分らしさ）を失うことによる苦悩である．核となるケアは，価値づけていたもの，大事にしてきた役割，自分を保たせていたものなどが失われた患者が，「"今の自分"に向き合い，"今の自分"を患者なりに引き受けていくこと」への支援である．ケアの方向性となる"今の自分"を支えるものは，患者が「生きる意味／価値／役割」などを問い直して「今の自分を肯定」できること，自分の望むことや好むことが日常の中で守られ，「その人らしさが保持」されることの二つに集約される．医療者が，こうありたいと思う姿でいられない患者のつらさを感じ取りながら，患者が生きる目的や意味を見いだしていく過程に，関心を向けて関わることが重要である．

4 事例：死が近いことを実感して表出されたスピリチュアルな苦悩

事例

Mさん（50代，女性）は，がんの終末期であり，自ら緩和ケア病棟への入院を決めた．これまで，会社員の夫（50代）と二人暮らしで，子どもはいない．

入院当初は「ここは穏やかに過ごせてとてもいい」と言っていた．しかし一週間ほどで腹水が増え，るいそうが進み，ベッド上で過ごす時間が多くなったころから，「トイレにも自分で行けなくなってしまった」「ここは死んでゆくところなのね」等と訴えるようになった．身体症状のマネジメントやトイレの工夫，日常生活での気分転換など，ケアチームの働きかけによって一時安定した日々もあったが，やっと会社を休めた夫が面会に来て楽しそうに話した直後に，「夫といても寂しい……」と表現した．そして4週目ころには，看護師たちに強い怒りをぶつけてくるようになった．「家に帰ってみたい」というMさんの希望を受けて，夫と親族の協力で自宅へ外泊した．一晩であきらめがついたように緩和ケア病棟に戻り，間もなく亡くなった

a Mさんの言動とケアチームの対応を，振り返ってみる

∴入院当初

緩和ケア病棟には自分の意思で入院し，当初は「一人で家にいるよりもここへ来てよかった」と語っていた．デイルームの行事に参加したり，ボランティアと話したり，「もう少し生きられる気持ちになりました」と前向きであった．

ケアチームはそのような言動を見聞きして，心地よく過ごしておられるという安
心感をもっていた．

:• 入院 1 週間後

　Mさんはベッドから動きにくくなり，「何も自分でできなくて，トイレにも
行けなくて情けない」「ここは死んでゆくところなのね」と嘆くようになっ
た．少しでも楽に自律的に排泄できるように，ポータブルトイレを使いやすい
ように設置した上で，トイレ介助を求めるときにはすみやかに介助した．看護
師の努力が伝わると，安定した状態を取り戻した．

　自律性の喪失による苦悩があったが，看護師の日常ケアを通しての関わりによっ
　て安定を得られた．

:• 入院 2 週間後

　「死ぬ前に今まで自分がしてきたことを謝りたい」と友人に手紙を書いた
り，「食べられなくなったら死にますよね」と言ったり，自分の死を意識した
言動があった．

　ケアチームは，Mさんの言動が気になったものの，自分の死をどのように意識し
　ているかに強く関心をもって対応してはいなかった．

　「ここは静かで寂しすぎる」「そばにいて」と看護師に語ることがあり，看護
師は，落ち着くまでそばに付き添うよう努めた．日中は楽しめる行事に参加で
きるようにしたり，ボランティアと車椅子で散歩をしたり，気持ちを紛らわせ
て寂しさを和らげる対応を続けた．一時的に明るい表情になるが，寂しいとい
う訴えは続いた．

　Mさんは一時的には明るい気持ちになれたが，死を前にした自分の深い苦悩を「理
　解してもらえた」と思うことができず，さびしいと訴え続けたのであろう．

:• 入院から 3 週間余り

　Mさんの衰弱が増した．仕事のためにあまり面会できない夫に連絡して休み
をとってもらい，ゆっくりそばに居てもらった．楽しく会話している様子だっ
たが，夫が帰るとMさんは「夫と一緒にいても寂しい」と語った．

　夫と一緒にいても寂しいという表現には夫と別れていく死への不安，切なさが含
　まれていたのだろう．

さらに，「何回もナースコールを押したのに来てくれなかった．私無視されているの？」といらいらしたり，担当看護師に「仕事が遅い」と，怒りを直接ぶつけたりすることもあった．看護師たちが互いに支え合う必要が生じ，ケアチームは対応を話し合った．

このとき，スピリチュアルペインという視点をもたなかったケアチームは，現在の環境に不満をもつMさんの「自宅へ帰りたい」という気持ちを実現することで，怒りの緩和を図った．数少ない親族の助けを得て自宅で一晩過ごされたとき，Mさんはどのようなことを考えただろうか．詳しく聞くことができないまま，帰院後数日で逝去された．

ⓑ どのような対応が望ましかっただろうか

「ここは死んでゆくところなのね」，そして「夫がいても寂しい……」という発言には，Mさんのスピリチュアルペインが表出されている．自分の死が迫っていることを実感した怖れや，家族と離れて自分が消えていくことの寂しさが言葉の奥にある．死を意識したときの「時間性や関係性の苦悩」といえるだろう．苦悩を真に分かち合える人が誰も存在しないことも，苦悩を一層深くしているだろう．

∷・「時間性の喪失」の苦悩

病気を治す治療がないことを受け入れて，自ら緩和ケア病棟で過ごすことを選択したとしても，死が近いことを意識させる衰弱を感じたとき，不安や苦しみが湧き起こることがある．ケアする者たちが同じように苦悩を体験することはできないし，簡単に和らげる方法があるわけでもない．ただ，「ここは死んでゆくところなのね」という言葉から「時間性の喪失」による苦悩が存在することを意識していれば，"限られた今"を患者なりに過ごせるよう支援するには，どうしたらよいかに焦点を当てたカンファレンスができただろう．

∷・「関係性の喪失」の苦悩

「夫がいても寂しい」という言葉も，単に"夫はすぐ帰ってしまうから寂しい"というのではなく，"大切な家族との関係が失われていく寂しさ（関係性の喪失による）"ととらえられただろう．友人たちにお詫びの手紙を書いていたことを思い合わせて"対人関係で簡単に越えられない隔たりがある寂しさ（関係性の喪失による）"を感じている可能性も意識できただろう．

これらのスピリチュアルペインに対応する方法はすぐに見つからなくても，ケアチームができることを探しながらMさんの死を前にした深い苦悩に意識を向けて，そばに踏みとどまろうとすれば，気持ちはつながりやすくなっただろう．気持ちがつながる人たちがそばにいると感じれば，Mさんが"自分の今"に向き合いやすくなり，自分自身の思いがはっきりしてきたのではないだろうか．例えば，夫やケアチームと率直に死について語り合うことを望むのか，今

はただ寂しさに包まれている自分を見守っていてほしいのか，まだできることを一つひとつ実現させていきたいのか，などである．そのとき具体的にMさんの願いに沿った関わりをしていく過程が，スピリチュアルケアとなるのだと考えられる．

 引用・参考文献

1) World Health Organization. National cancer control programmes：Policies and managerial guidelines. 2nd ed. WHO. 2002, p.84. https://www.hpcj.org/what/definition.html，（参照2023-11-15）.
2) キッペス, W. スピリチュアルケア：病む人とその家族・友人および医療スタッフのための心のケア. サンパウロ, 2001, p.31.
3) Chochinov, H. M. ほか編. 緩和医療における精神医学ハンドブック. 内富庸介監訳. 星和書店, 2001, p.392.
4) 津田重城. WHO憲章における健康の定義改正の試み：「スピリチュアル」の側面について. ターミナルケア. 2000, 10（2）, p.90-93.
5) 世界保健機関編. がんの痛みからの解放とパリアティブ・ケア：がん患者の生命へのよき支援のために. 武田文和訳. 金原出版, 1993, p.48.
6) 前掲書3), p.393.
7) 今村由香ほか. 終末期がん患者のスピリチュアリティ概念構造の検討. ターミナルケア. 2002, 12（5）, p.425-434.
8) 河正子. わが国緩和ケア病棟入院中の終末期がん患者のスピリチュアルペイン. 死生学研究. 2005, 5, 春号, p.48-82.
9) Saunders, C. ほか. 死に向かって生きる：末期癌患者のケア・プログラム. 武田文和訳. 医学書院, 1990, p.59.
10) 村田久行. スピリチュアルペインの構造から考えるケア 終末期患者のスピリチュアルペインとそのケア：現象学的アプローチによる解明. 緩和ケア. 2005, 15（5）, p.385-390.
11) 窪寺俊之. スピリチュアルケア学序説. 三輪書店, 2004, p.43.
12) 草島悦子ほか. "スピリチュアルケアにおける医療者の備えとケアの視点". 看護に活かすスピリチュアルケアの手引き. 第2版2刷, 田村恵子ほか編. 青海社, 2020, p.71-91.

🔖 **重要用語**

スピリチュアリティ	SpiPas	関係性の喪失
苦悩	スピリチュアルケア	自律性の喪失
スピリチュアルペイン	時間性（将来）の喪失	

6 緩和ケアの コミュニケーション

学習目標

◑ 「悪い知らせ」が患者，医療者に与える影響について述べることができる.

◑ コミュニケーションの目的・分類と重要性について述べることができる.

◑ 基本的なコミュニケーションスキルについて五つ述べることができる.

◑ SHAREを用いた「悪い知らせ」を伝えるコミュニケーションの方法について述べることができる.

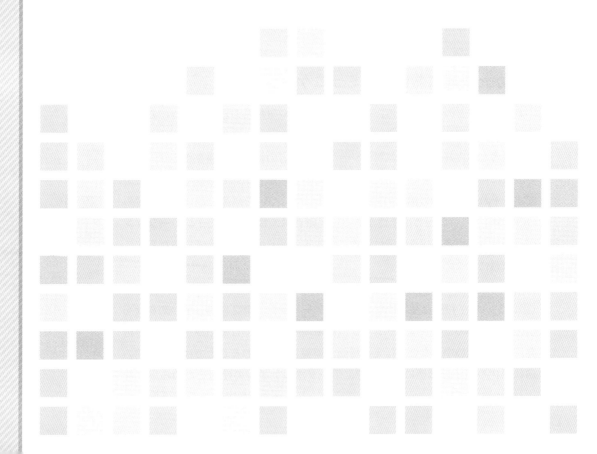

1 患者と医療者をつなぐコミュニケーション

1 コミュニケーションとは

コミュニケーションとは，意思をただ伝え合うことではなく，意思を「共有する」「分かち合う」ことである．医療におけるコミュニケーションとは，医療者から患者への一方通行の情報伝達ではなく，情報共有を目的とした，**患者－医療者間の双方向での円滑な情報交換**といえる．

コミュニケーションは，その手段によって大きく二つに分けられる．一つは，会話や文字，印刷物などによる**言語的コミュニケーション**，もう一つは，身なりや声の大きさ・調子，表情，視線，姿勢，身振りなどによる**非言語的コミュニケーション**である（表6-1）．「目は口ほどにものを言う」といわれるように，時に表情や視線，身振りなどの非言語的コミュニケーションは，言語的コミュニケーション以上に強いメッセージを相手に伝える．特に，怒り，悲しみ，喜びなどの感情を伴うコミュニケーションの際には，**言語的な情報以上に非言語的な情報が重要な役割を果たす**ことが多い（例えば，ふくれっつらで「怒ってない！」と言われたとしても，あなたは，相手が怒っていると感じるだろう）．コミュニケーションを円滑に望ましい形で行うためには，非言語的コミュニケーションにも十分配慮することが重要である．

表6-1 コミュニケーションの種類

言語的コミュニケーション	非言語的コミュニケーション
● あいさつ，日常会話 ● 病名，病状，治療法などの説明 ● 気持ちを支える言葉 　「一緒にやっていきましょう」 　「大丈夫ですよ」 ● 文字，印刷物　　　　　など	● 身なり 　だらしない／整っている ● 声 　大きい／小さい 　いらいらしている／落ち着いている ● 表情，視線，姿勢，身振り ● 沈黙　　　　　　　　　など

2 がん医療におけるコミュニケーション

患者は，がんの診断や治療経過の中で，不安や気持ちの落ち込みなどの強い精神的苦痛を経験する．

医療者との良好なコミュニケーションは，患者の精神的苦痛を和らげ，がんや治療に伴う症状，そしてがんに罹患した事実に患者が向き合っていくことを促す．それは，患者の治療に対する**アドヒアランス**＊を高め，ひいては患者のQOLの向上につながる可能性がある．医療者は，良好なコミュニケーションが，患者－医療者関係を円滑にすること以上の多くの意味を患者にもたらすことを念頭に置く必要がある．

がん医療におけるコミュニケーションには4段階あると考えられている（図6-1）．第1段階は基本的なコミュニケーション，第2段階は悪い知らせを伝える場面でのコミュニケーション（診療場面においては難治がんの診断，再発，がん治療の中止などを伝える場面，療養生活に関わることでは，終末期の病状悪化や症状の増悪に伴い患者にポータブルトイレの使用を勧める場面な

用語解説＊
アドヒアランス

患者自らが，自分の病態や治療の必要性を理解し，治療や服薬などに積極的に取り組むこと．従来の「患者は治療に従順であるべき」「医療者の指示をどの程度患者が守るか」というコンプライアンスの概念に対し，患者の自主性・主体性を重視する考え方といえる．

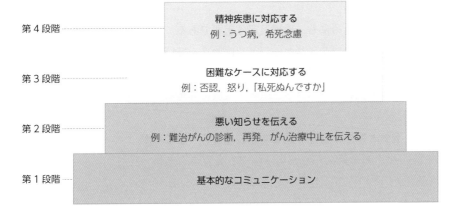

第4段階 ‥‥‥‥‥

精神疾患に対応する
例：うつ病，希死念慮

第3段階 ‥‥‥‥‥

困難なケースに対応する
例：否認，怒り，「私死ぬんですか」

第2段階 ‥‥‥‥‥

悪い知らせを伝える
例：難治がんの診断，再発，がん治療中止を伝える

第1段階 ‥‥‥‥‥

基本的なコミュニケーション

図6-1　がん医療におけるコミュニケーション

表6-2　基本的なコミュニケーションスキル

スキル	具体的行動
環境設定	・身だしなみを整える　・静かで快適な部屋を準備する ・座る位置に配慮する　・あいさつをする　・名前を確認する ・礼儀正しく接する　・時間を守る　・断りを入れてから電話に出る
話を聴く	・目や顔を見る　・目線を同じ高さに保つ　・話すよう促す ・相づちを打つ　・相手の言葉を自分の言葉で反復する
質問する	・はい／いいえで答えられない質問（オープンクエスチョン）を用いる ・病気だけではなく相手への関心を示す　・わかりやすい言葉を用いる
応答する	・相手が言いたいことを探索し理解する　・相づちを打つ ・相手の言うことを自分の言葉で反復する
共感する	・相手の気持ちを探索し，理解する　・沈黙の時間を積極的に使う ・相手の気持ちを繰り返す　・今の気持ちは自然なことと伝える

藤森麻衣子ほか．がん医療における心理的支援の可能性．こころの科学．2008，(140)，p.4より一部改変．

ど），第3段階は患者が否認や怒りの感情を示すなど，困難な場面でのコミュニケーション，第4段階はうつ病や希死念慮など精神疾患が疑われる場合のコミュニケーションである．

このように，がん医療にはさまざまなコミュニケーション場面があるが，すべての基盤となるのは第1段階の**基本的なコミュニケーション**である．基本的なコミュニケーションなくしては，第2，第3，第4段階のコミュニケーションは成り立たない．具体的なコミュニケーションについては，本節および3節「難しいコミュニケーション」で述べる．

3 基本的なコミュニケーション

悪い知らせが伝えられる際の，意思決定を支えるコミュニケーションは，基本的なコミュニケーションの上に成り立っている．患者・家族−医療者間の基本的なコミュニケーションには，大きく五つのスキルがある（**表6-2**）．

コンテンツが視聴
できます（p.2参照）

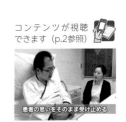

●傾聴（抗がん治療困難という説明を受けた患者の例）〈動画〉

235

1 環境設定のスキル

　患者と家族の不安や緊張を軽減するためにも，環境設定は重要である．

　環境設定から，すでに患者・家族とのコミュニケーションは始まっている．環境を整えることは「あなたのことを大切に思っています」という非言語的メッセージであり，時に言葉よりも強いインパクトを患者・家族に与える．

2 話を聴くスキル

　医療者に対する遠慮から，患者と家族が自身の話をするのをためらうことがある．医療者が患者・家族の目や顔を見ながら適切に相づちを打つことは，「あなたの話を聴いていますよ」というメッセージを送ることになり，患者・家族は安心して話を続けることができる．「話を聴くスキル」もまた，重要な非言語的コミュニケーションである．

3 質問するスキル

　臨床場面では，「痛みはありますか」「いつから痛むのですか」といった，画一的な回答を求める質問をしがちである．患者の苦痛を的確にアセスメントし，迅速に対応するために必要なことではあるが，そうした質問だけでは，患者は質問への回答に終始し，自身の疑問や不安を口に出すことをためらってしまう．「外泊中いかがでしたか」といった**オープンクエスチョン**（open-ended question：開かれた質問）を投げ掛けることで，患者・家族の心配事や関心事が話されることもある．

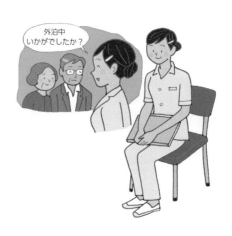

外泊中
いかがでしたか？

4 応答するスキル

　患者・家族は医療者の気持ちを害さないようにとの心遣いから，あいまいな表現をすることがある．医療者は思い込みで判断することのないよう「もう少し詳しく教えていただけますか」など，患者・家族の発言の意味や内容を具体的に尋ねることが重要である．また，患者・家族の言うことを自分の言葉で反復することは，相手の発言を確認し，発言を理解して受け止めていることや，

コラム　　オープンクエスチョンとクローズドクエスチョン

● **オープンクエスチョン**

　「気掛かりなことはありますか？」など，回答が限定されず，広がりのある質問のことをいう．自由な会話が可能であり，患者・家族の関心事など話が深まっていくことがある．

● **クローズドクエスチョン**

　「はい／いいえ」など答える選択肢が決まっている質問である．相手の考えや事実を明確にしたい場面で有効である一方で，会話が当初想定したものから広がらず，医療者に伝わりにくい潜在的なニーズや問題点を見逃す可能性がある．

積極的に話を聴いていることを示す上でも有効である.

5 共感するスキル

「ご心配なことを教えていただけますか」といった声掛けにより, 患者・家族の気持ちを知り, その気持ちの原因・背景を探索し理解する.

医療者は会話中の「間」を恐れ, 矢継ぎ早に言葉を重ねがちであるが, ほんの数秒でも**沈黙の時間**をとることは重要である. 沈黙の時間により, 患者・家族は気持ちを整理することができ, 自ら疑問や心配事を話し始めることも少なくない. 医療者は沈黙の時間を恐れてはならない.

また, 患者・家族の気持ちを医療者自身の言葉で繰り返すことで, 相手の気持ちを理解し, 受け入れていることを伝える. 言葉で伝えることが難しい場合は, 視線を合わせながらうなずくだけでも, 「あなたの気持ち, わかっていますよ」という非言語的メッセージは送られる. 患者・家族はしばしば, 「自分だけがこんな思いをしているのだろうか」と心配することがある. 「たくさんの方が○○さんと同じようなご経験をされているようです」など, 患者・家族に今の気持ちは自然だと伝えることは, 患者・家族の心理的負担の軽減につながる. また, 声を掛けることで, 患者・家族の心配事や関心事が話されることもある.

2 がん医療における悪い知らせ

1 「悪い知らせ」とは

バックマン (Buckman, R.) によれば, **悪い知らせ**とは「患者の将来への見通しを根底から否定的に変えてしまう知らせ」[1]と定義されている. がん医療においては, 難治がんの診断や再発, 抗がん治療の中止といった, 患者にとって重大な知らせを指す. 悪い知らせによる衝撃の大きさは, 「患者が期待している願望や計画と医学的現状との隔たりの大きさに比例する」といわれている. 抗がん治療が奏功せず緩和ケアの比重が大きくなる時期には, 医療者からの病状説明の際に, 患者にとって悪い知らせを伝えられることが多い.

2 悪い知らせが患者に与える影響

悪い知らせを伝えられたとき, 人はそれを, 自分のこととしてすぐには受け入れることができず, 初期反応として2～3日は何も考えられなくなったり, 悪い知らせを**否認**したり, **絶望感**を抱くとされている[2]. その後, 不安や抑うつ気分, 食欲不振や不眠, そして物事に集中できないなどの**抑うつ状態**が1～2週間続く. しかし, 事態から逃れられないことに気付き始め, 多くの患者は, 徐々に活動を再開することができる. これらは, 一時的で正常な反応ととらえられている. しかし, 悪い知らせを適切に伝えられない場合, 患者の心

に傷を残し，その後の患者の不安やストレスに関連すると考えられている[3]．また，悪い知らせが伝えられる面談では，情報が正しく伝わらず，患者と医療者の認識の乖離（かいり）が生まれやすい．そのため，情報の伝え方や伝える内容には十分な配慮が必要である．

3 悪い知らせが医療者に与える影響

　悪い知らせを伝えることは，医療者にとっても難しい課題であり，患者と家族に適切に伝えるためには，感情に配慮して注意深く伝える必要がある．そのためには，ある程度の技術が必要となる．しかし，そのような悪い知らせを伝えるためのコミュニケーション技術のトレーニングをすべての医療従事者が受けているわけではなく，多くの医療従事者が困難を感じている．

　悪い知らせを患者に伝えるのは，主に医師である．がん医療に関わる医師が最も困難を感じるのは，**積極的治療を中止するときの病状説明**であるとされており[4]，その困難感から，適切なタイミングで積極的治療の中止を患者・家族に伝えることができないこともある．日本の研究でも，予後やホスピスへの移行などを含む終末期の話し合いは医師にとっていまだ困難を伴うことが報告されており[5]，それがしばしば，患者に対する緩和ケアの提供の遅れにつながる．

　がん医療に関わる医師の半数が負担感を強く感じており，「患者の希望を削いでしまうのではないか」「家族から責められるのではないか」「患者が取り乱すのではないか」という懸念，そして悪い知らせを伝えるための十分な時間の余裕がないと感じていることが，医師の負担感につながっていることが明らかにされている[6]．看護師は，このような医師の苦悩を理解した上で，多職種チームの一員として，患者・家族を支援していく必要がある．

➡ 事例については，p.247参照．

4 悪い知らせを伝えられる際のコミュニケーションに関するがん患者の意向（SHARE）

　患者・家族の意思決定を支えるためには，悪い知らせを伝えられる際のコミュニケーションについて，患者が望むこと・望まないことを詳しく知る必要がある．国内のがん患者を対象とした調査から，難治がんの診断や再発などの悪い知らせを伝えられる際のコミュニケーションに関する患者の意向が明らかになっている．それによると，悪い知らせを伝えられる際の患者の意向は四つの要素からなり（**図6-2**）[7]，これらは，その頭文字からSHARE（シェア）といわれ，がん医療において，**医師が患者に悪い知らせを伝える際の，効果的なコミュニケーションを実践するための態度や行動**を示している．看護師が患者・家族に難治がんの診断や再発を伝えることはないが，自力でトイレ歩行をすることが難しくなった終末期の患者にポータブルトイレやおむつの使用を勧めるなど，看護師が患者にとっての「悪い知らせ」を伝えることはしばしばある．患者の精神的苦痛が最小限に抑えられるよう，患者の意向に基づくSHAREに沿った

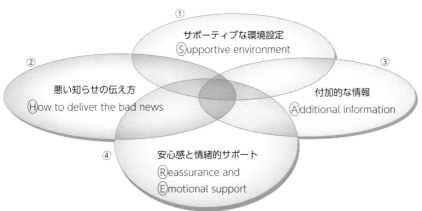

①サポーティブな環境設定	③付加的な情報
十分な時間をとる／プライバシーの保たれた場所で伝える／目や顔を見て伝える／家族の同席を勧める	今後の治療方針を話し合う／今後のこと（日常生活や仕事など）についても話し合う／利用できるサービスやサポートに関する情報を提供する
②悪い知らせの伝え方	④安心感と情緒的サポート
正直にわかりやすく要点を明らかに伝える／具体的に，詳しく，丁寧に伝える／専門用語や断定的な口調は避ける／理解度を確認しながら，納得できるまで説明する／質問があるか確認し，質問に答える／心の準備ができるような言葉を掛ける	優しさと思いやりを示し，気持ちに配慮しながら伝える／希望をもてるように伝える／家族にも配慮する／感情の表出を受け止める／責任をもって担当することを伝える

図6-2　悪い知らせを伝えられる際のコミュニケーションに対するがん患者の意向（構成要素）

コミュニケーションを心掛ける必要がある．そのほかにも，ASCO（米国臨床腫瘍学会）から発表されたSPIKES*など，コミュニケーションスキルに関するさまざまなプロトコール（ガイドライン）がある．

実際の面談の流れに沿ってSHAREの要点を以下に示す．

1 準備：サポーティブな環境設定

プライバシーが保たれた部屋と十分な時間を確保する．電話やナースコールには他の人に対応してもらえるよう，周囲のスタッフに協力を依頼する．やむを得ず面談中に電話に出る際には，患者や家族にひと言断りを述べる．患者の医療者に対する信頼感は，あいさつ，身だしなみ，時間遵守といった基本的なコミュニケーションの影響も大きいため，日ごろから心掛ける．

2 STEP1：面談を開始する

重要な話の前，患者は緊張しているため，はじめからいきなり悪い知らせを伝えるのではなく，「最近は雨続きのお天気ですね」「今日は蝉の声がよく聞こえますね」など，季節の話題から始めたり，聴くスキル（オープンクエスチョン，アイコンタクト，患者の話を遮らない，患者の言葉を繰り返すなど）を用いたりして患者の緊張を和らげ，話しやすい雰囲気づくりを心掛ける．そうすることで，患者が自身の気掛かりや心配事を話せるようにする．患者の希望

用語解説*

SPIKES
・Setting＝面談の環境設定
・Perception＝患者の認識の把握
・Invitation＝説明する内容への患者の希望の確認
・Knowledge＝知識・情報の共有
・Empathy＝患者への共感
・Strategy and Summary＝今後の方針と面談のまとめ

に合わせて家族の同席を促し，家族に対しても患者同様の配慮をする．

　現状に対する患者の理解や期待と，面談で話されることに大きなギャップがある場合，患者の精神的ストレスは増大する．そのため，患者が自身の現在の状態（病状や生活への影響，今後のこと）についてどのように認識しているのか，話をする前にできるだけ把握しておき，患者にとって適切な伝え方を考える．

3 STEP2：悪い知らせを伝える

　悪い知らせを伝える段階では，「今日は大事なお話があります」など，患者が**心の準備ができるような言葉**を掛ける．そして，悪い知らせは明確に伝えることが大切である．ただし，患者にとってつらい言葉を何度も繰り返すことは避ける．

　悪い知らせを伝えられた際，患者は落ち込みやつらさから，その後の話がほとんど耳に入らなくなることもある．そのため，「話の進みは早くないですか」「わかりにくければいつでもおっしゃってくださいね」と話の進み具合を確認し，「ここまではご理解いただけましたか」と**患者の理解度を確認**しながら話を進める．患者の様子をよく観察し，患者の負担があまりに大きいと判断した場合は，詳細な説明は後日にするなど，面談を再設定することを考慮する．また，「何かご質問はありますか」「気になることはありませんか」と，話の合い間に質問や相談を患者に促すことは，医療者主導になりがちな面談を，患者のペースに戻す意味でも重要である．

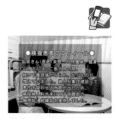

●がんの告知場面〈動画〉

　悪い知らせを伝えられた患者の多くは，悲しみ，怒り，落ち込みなどの気持ちを体験する．患者がつらい気持ちを表出できるよう「大丈夫ですか」「おつらいでしょうね……」など，いたわりの言葉や姿勢で接し，表出された感情を受け止めることも重要である．言葉ではなく，患者のつらい気持ちを想像しながら傍らにいること，沈黙の時間をとり患者の言葉を待つだけでも，患者に**共感的な姿勢**は伝わる．

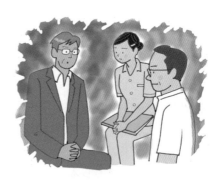

4 STEP3：今後のことについて話し合う

　悪い知らせを伝えた後には，そのことが患者の日常生活に与える影響や，今後の方針について話し合う．例えば，床上安静を伝えたとき，洗面，食事，排泄などの行為を今後どのように行っていくのか，今まで通りできることは何か，難しくなることは何か，医療者が手伝えることは何か，など具体的な行動の一つひとつについて話し合う．

　患者の不安や心配事に対しては，医療者からも情報を提供し，不安や心配事の原因に対して，具体的な改善策

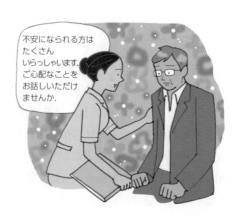

不安になられる方はたくさんいらっしゃいます．ご心配なことをお話しいただけませんか．

を共に考えていくことが大切である．今後のことについて話し合う際は，患者が希望をもてる情報も伝えること，「できないこと」だけでなく，**「できること」を伝える**ことを意識し，患者が希望をもちながら現状に向き合い，生活が送れるよう支援する．

5 STEP4：面談をまとめる

最後に，伝えた内容の要点をまとめ，伝えた内容に対する**患者の理解を確認**する．書いて説明した場合には，その用紙を患者に手渡す．「大変かとは思いますが，私たちにできることはお手伝いしますので，一緒に頑張っていきましょうね」と，**患者の気持ちを支える言葉**を掛けること，患者にとってつらいこの状況に，医療者も共に向き合い取り組んでいくことを伝えることが大切である．

6 具体例：多職種チームにおける看護師としての役割

患者・家族が病気や治療に関する情報を理解し，自身の目標や価値観に基づく意思決定ができるよう支援するためには，患者・家族を中心に，医師，看護師，薬剤師，臨床心理士，管理栄養士など**多職種チーム**による関わりが重要である．

具体的な例として，難治がんの診断や再発など，悪い知らせが伝えられる場面を挙げ，チーム医療の中で看護師が担う役割について，「面談前」「面談中」「面談後」に分けて示す（表6-3）．

|1| 面談前

患者・家族との面談の前には，患者に関わる多職種チームのメンバーによる**カンファレンス**の場がもたれることが望ましい．看護師はカンファレンスの前に，患者・家族の病状認識，悪い知らせの伝えられ方に関する意向，患者・家

表6-3　面談場面での患者・家族の意思決定を支えるための看護師の役割

	看護師の役割
面談前	①医療チームでのカンファレンスの場の設定や進行などをコーディネートする ②患者・家族の意向を踏まえて実際の面談が行われるように準備する 　（日時の調整，プライバシーの守られる場の設定など）
面談中	①医師から適切な情報開示が行われているかを確認する ②患者・家族の表情，姿勢，話し方などを観察し，患者・家族の理解は十分か，疑問点を聴けているかを確認する ③説明された情報に対する患者・家族の理解を確認し，疑問が整理できるように適宜言葉掛けを行い，不明な点について患者・家族が質問できるように支援する ④患者や家族と事前に話をした内容で，患者・家族の意向が医師に伝わっていないと判断された場合は，必要時，患者・家族の意向を医師に代弁する ⑤必要時，説明に言葉を添えるなどして，患者・家族と医師との対話を促進する
面談後	①患者・家族の心情を考慮しながら，病状認識や意向，誤った解釈をしていることはないか，疑問はないかなどを患者・家族とともに明確化する．必要があれば患者・家族の意向を確認して，再度面談を設定する ②継続的に心身の変化を見守り，不安や不眠，食欲低下，気分の落ち込みが強くないかなどに注意する．2週間以上持続する場合や，日常生活への支障が大きい場合は，専門家への紹介も検討する ③患者・家族の様子や理解度，意向などをカンファレンスで報告し，チームで共有する．患者・家族への支援の方向性について話し合う

族の生活に関する情報について，可能な範囲で把握しておく．

　カンファレンスでは，患者・家族の意向や生活に関する情報の共有を行う．さらに，治療の選択肢とそれぞれのメリットとデメリット，現状での課題や予測される問題点を検討し，事前に把握した範囲での患者・家族の意向を踏まえ，チームとしての推奨や提案をまとめる．

｜2｜面談中

　悪い知らせが伝えられる面談場面は，患者・家族にとってはもちろんのこと，医師にとっても苦痛を伴う．看護師は同席し，医師と患者・家族の両者から顔が見える位置に座り，必要時にうなずいたりアイコンタクトをとるなど，両者が穏やかな雰囲気でリラックスして話し合えるように心掛ける．

｜3｜面談後

　悪い知らせを伝えられた後は，状況を考慮しながらのフォローアップが重要である．患者・家族ともに，悪い知らせを伝えられた直後は通常の心の状態を維持することは難しい．看護師は患者・家族の面談中・後の表情や反応などを観察し，フォローアップの適切なタイミングを見計らうことが必要である．

3　難しいコミュニケーション

1　怒りや不信感を表す患者とのコミュニケーション

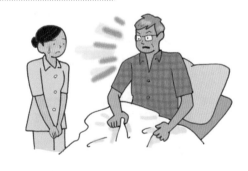

　臨床では患者の怒りに直面することがしばしばある．進行がん患者の約9％が病的なレベルの怒りを感じていたという報告[8]もあり，決してまれなことではない．

　怒りをぶつけられることは，医療者にとってもつらい体験である．まして，自身に覚えのないことで怒りや不信感をぶつけられたと感じると，医療者も感情的になり，反論したり，怒りを感じたり，患者から距離を置きたくなることもあるかもしれない．しかし，大事なことは，医療者が**患者の怒りに巻き込まれることなく**，冷静に怒りの原因を把握しようとすることである．

　患者が医療者に怒りや不信感を抱くときは，必ずなんらかの原因がある．表6-4のように患者の怒りの原因は主に四つに分類される[9]．医療者が説明したと思っていることが患者に伝わっていなかったり，誤解されたりしていることもある．また，医療者ごとに説明する内容が異なり，患者が混乱して不信感を募らせることもある．

　一方で，患者の怒りの原因が必ずしも医療者に直接関係しているとは限らない．検査のため絶飲食で長時間待たされた，痛みのため不眠が続いていたなど，さまざまな状況が怒りに関連していることもある．医療者は患者の話を注

表6-4　患者の怒りの原因

分　類	怒りの原因
状況に関連する怒り	治療を待たされること，不十分な設備，繰り返しの検査，消耗，空腹や口渇，睡眠遮断，スタッフの行動への反応など
身体状態に関連する怒り	疼痛，病状による情動不安定，薬物または治療による情動不安定
社会心理的状態に関連する怒り	医療環境への恐れ，疾患または治療への恐れ，状況を制御できないという感情，自己・家族または他者にとっての病気の意味，経済面の心配，罪の意識など
精神状態／人格に関連する怒り	攻撃性，境界性パーソナリティ障害，思考障害，中毒など

意深く聴き，患者の気持ちが不明瞭な場合は，「どのように思われたのですか．教えていただけますか」などの質問をはさみながら，**怒りや不信感の原因を明らかにする**ことが大切である．

　怒りや不信感を表す患者とのコミュニケーションのポイントを述べる．

　まず，患者の話を途中で遮ったり反論したりせず，最後まで聴くことが大事である．患者の話をよく聴き，問題点を明らかにするとともに，患者と一緒に問題を解決していこうとする姿勢，共感の姿勢を患者に示す．医療者に非がある場合は謝罪する．怒りや不信感の原因が誤解にあると考えられたなら，自分の感情や表現（言葉遣い，話し方，表情，姿勢）に注意しながら，ゆっくりと丁寧に説明をする．落ち着いた声で丁寧に話すことは，患者だけではなく医療者自身の心も落ち着かせる．

　怒りの原因を丁寧に解きほぐしていくと，怒りが医療者個人に向けられたものではないことが判明する場合も多々ある．自分ががんにかかってしまったこと，治療の苦痛，療養生活の中で患者が感じている絶望感や孤独感，喪失感などのスピリチュアルペインが背景になっていることもある．そのような場合，看護師は冷静に患者の話を聴き，受け止めることが重要である．

　患者の怒りに対する態度として望ましくない例を**表6-5**に示す[9]．患者の話を聴く際に注意したい．

　時に怒りは，病前からの精神的問題や薬剤の副作用，がんの脳転移や意識障害が関係していることがある．そのような可能性も念頭に置き，患者の怒りの原因を丁寧に探索し，怒りなのか，精神医学的問題が存在するのかを評価することも重要である．精神医学的問題の存在が疑われたなら，精神保健の専門家（精神腫瘍医，精神科医，臨床心理士など）への紹介を検討する．

　また，緩和ケアチームや専門看護師（がん看護，リエゾン精神看護），認定看護師（緩和ケア）が，スタッフ（患者と直接関わる医師，看護師）の相談に乗ったり，患者と面談をしたり，さまざまな形でサポートを提供していることがある．それらの院内資源を積極的に活用し，患者から向けられた怒りを共有

表6-5　患者の怒りに対する態度（望ましくない例）

- 関心を示さない
- 素っ気ない態度をとる
- 共感が欠如している
- 医療者のペースに引き込もうとする
- 患者や状況のせいにする
  （例：時間がない，他の患者に呼ばれていたなど）
- 患者の話や質問を遮る
- 患者に希望をもたせようとして根拠のない話で安心させる
- 他の人に対応を任せきりにする

して，原因をアセスメント，そして迅速に対応することが患者にとっても医療者にとっても望ましい．

➡ 事例については，p.248 参照．

2 抑うつの強い患者とのコミュニケーション

　患者は，がんの診断や治療経過の中で，**不安**や**抑うつ**（気持ちの落ち込み）などの強い精神的苦痛を経験する．しかし，「病気なのだからつらくても仕方ない」「周りに迷惑をかけられない」と考え，一人でつらい気持ちを抱え込む人も少なくない．そんなとき，医療者自身が「あの患者さんは，がんと診断されたのだから落ち込んでも当たり前だ」と決めつけてはならない．患者の様子を注意深く観察し，押し付けにならないよう配慮しながら，「心配なことはいつでもご相談くださいね」「誰かに話すことで少しお気持ちが楽になるかもしれません」といった声掛けをして，医療者が患者の気持ちに関心をもっていること，聴く準備があることを伝える．また，「何が一番ご心配ですか」「気掛かりなことはありますか」などと，患者自身の問題やニーズを聞き出して評価する必要がある．

　患者の多くは，自分なりの対処法（情報を集める，人に話をする，気分転換をするなど）で精神的苦痛を乗り越えていくが，日本で行われた調査では，適応障害を含めた抑うつを呈するがん患者は31％[10]と，がん患者の3〜4人に一人は抑うつを経験していることが示されている．一方で，がん患者の抑うつは医療者に見落とされやすく，さらに，抑うつの重症度が上がるほどその傾向が顕著になることが報告されている[11]．その理由として，抑うつによる不眠，易疲労感，食欲低下などの身体症状が，がんに伴う症状や抗がん治療の副作用症状と混同されやすいことがある．ほかにも，「がんと診断され，このような状況では落ち込んでも仕方がない」という医療者の思い込みもある．

　抑うつは，それ自体が患者の強い苦痛になるのはもちろんのこと，自殺のハイリスク，QOLの低下，家族の精神的負担の増大，入院期間の長期化や治療選択などに影響するため，精神保健の専門家（精神腫瘍医，精神科医，臨床心理士など）による適切な治療が必要となることもある．抑うつが強い患者には，「気分の落ち込みが続いておられませんか」「今まで楽しめていたことが，最近，楽しめないということはありませんか」といった声掛けをし，抑うつの評価を行う．その上で，必要に応じて専門家の紹介を検討する．患者が受診を拒否する場合は，心のつらさのケアは，本来の病気の治療を円滑に行うために患者にとって有益であることを，患者の気持ちに共感しながら伝えていく．

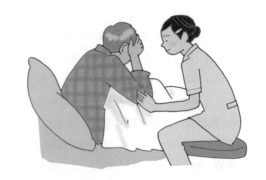

3 抗がん治療を中止する時期の患者とのコミュニケーション

治療が奏功せず抗がん治療中止を検討する時期が来たとき，患者は大きな精神的，スピリチュアルな苦痛を経験する．その時期に特に重要とされるのが，"Hope for the best, and prepare for the worst（最善を期待しつつ最悪の事態に備える）"支援である．抗がん治療の中止について説明する際，医療者は患者が希望をもちつつ今後について考えられるようなコミュニケーションを心掛ける．

具体的には，患者とともにこれまでの治療を振り返り，患者の頑張りをねぎらい，いたわりの言葉をかける．十分な時間をとり，患者の言葉を待ちながら，患者の気掛かりなどを聞く．患者がどのように自身の病状や体調を認識しているのか，これまでの人生で何を大切にしてきたのかなど，自然な会話の中で，患者の価値観や信条を確認することが重要である．例えば，「これをすると気持ちが明るくなる，力が湧いてくる，ということは何ですか？」「日課にされていることや習慣にされていることは何ですか？」「病気になる前，病気をしてから，○○さんの支えとなっているものは何ですか」といった声掛けをしながら，患者が大切にしていること，患者を支えているもの，患者にとってのQOLとは何かを知る．それにより，患者の希望を可能な限り支えながら，患者の望む今後の生活についての話し合いを進めることにつなげていく．

気をつけたいのは「医療者のペースで話を進めない」ことである．抗がん治療の中止は患者にとって大きな衝撃である．心の防衛機制が働き，否認したり，話を逸らしたりする様子が見られることもある．患者の心の準備が整っていないときに医療者が無理に情報を伝えることは，患者に大きな侵襲を与え，医療者への不信感につながる．今後について患者・家族と医療者がともに考えることが困難となる．医療者は患者のサインに気づき，"タイミング"を逃さずに話をすることが重要である．患者のサインとは，例えば，患者が自ら体調の変化や今後への不安を口にしたときなどである．医療者は患者の表情や言葉，仕草から患者の心の様子を慎重にとらえ，患者にとっての"タイミング"を見極めることが必要となる．

4 「死にたい」と訴える患者とのコミュニケーション

がん患者が経験する耐えがたい苦痛は，時に「死にたい」という言葉で表現されることがある．そのメッセージの強さに医療者はひるみ，「そんなこと言わないでください」「ご家族が悲しまれますよ」など，その場限りの言葉で取り繕おうとすることがある．しかし，患者の強い感情表出の背景には，痛みなどの身体症状，うつ病や絶望感などの精神症状，自律性の喪失などのスピリチュアルペインなど，多様な苦痛が存在していることが考えられる．これらの

表6-6　「死にたい」と述べる患者とのコミュニケーション

目　的	コミュニケーションの実際
コミュニケーションを継続する	「死にたいと思っていらっしゃるのですね．そのことについてもう少しお伺いしてもよろしいですか」 「いま感じていらっしゃることを，もう少しお話しいただけますか」
患者の苦痛を探索する	「死んでしまいたいとおっしゃいましたが，きっと何かつらいことがおありなんでしょうね．よろしかったら，そのことに関して，もう少しお話しいただけませんか」 「きっと何か気掛かりなことや心配なことがおありなのでしょうね．いま一番ご心配なことをお話しいただけませんか」 「つらく感じていらっしゃることについてお聞きしてもいいですか」
患者の苦痛に共感的に関わる	「これだけ痛みが続いていると，そんな気持ちにもなりますね」 「これからのことが不安で，そんな気持ちになられるのですね」 「死にたいと感じるぐらい，おつらいのですね」 「本当に無念ですよね」 「つらかったですね」
患者の経験を肯定する	「あまりにつらいときには，多くの患者さんがそのようにおっしゃいます」 「いまの状態であれば，そのように感じられるのも自然なことなのでしょうね」 「同じようなお気持ちを経験された方は，ほかにもたくさんいらっしゃいますよ」

明智龍男．"「死にたい」への対応"．がん医療におけるコミュニケーション・スキル：悪い知らせをどう伝えるか．内富庸介ほか編．医学書院，2007，p.106.

苦痛が緩和できるものなのか（痛みが原因であれば，適切な疼痛緩和が行われているのか，うつ病や絶望感が原因であれば，精神保健の専門家へのコンサルテーションや薬物療法の適応があるか，自律性の喪失が原因と考えられるならば，リハビリテーションの導入や**ソーシャルサポート***の強化を図ることは可能か，など）を，医療者は十分に検討することが重要である．

　患者の苦痛緩和を目的とした適切な対応を検討するためには，「死にたい」という言葉の背景にある原因を正確にアセスメントすることが必須である．そのためには，「死にたい」「もう頑張れない」という言葉に，「死にたいなんて言ってはだめですよ」「そんなこと言わないで一緒に頑張りましょう」などと，安易に励ましたり叱咤激励したり，表面的に対応したりするのではなく，避けずに話し合う姿勢を医療者は示す必要がある．

　具体的には，「今のお気持ちを，もう少しお話しいただけますか」といった言葉で話を聴き続ける姿勢を示す．安易な説得や医療者の価値観を押し付けることはせず，それがよい，よくないなどと指示的な対応ではなく，共感的な態度で患者の話を聴き，患者の言葉の背景にある原因を探索する．患者のつらさを共有する過程で，医療者が無力感を感じることも多々ある．しかし，適切な言葉が見つからなくても，患者の思いを感じながら，傍らに座っていることは有用な非言語的コミュニケーションとして患者の支えになりうる．

　「死にたい」と述べる患者とのコミュニケーションについて，表6-6に示す．

➡ 事例については，p.249参照.

5　感情を表出しない患者とのコミュニケーション

　日常生活においても，自身の心情を他者に伝えることが得意ではない人，伝えたくないと思っている人は少なくない．ましてや，医療場面において，患者

用語解説*
ソーシャルサポート
周囲の人や社会から与えられる支援．心理的なサポートや情報，物資の提供などのサポートがある．緩和ケアでは，家族や友人が寄り添うこと，患者会などへの参加などがある．

が医療者に自身の率直な気持ちを打ち明けることは容易なことではない．医療者は，無理に質問を投げ掛けたり詮索(せんさく)することはせずに，かといって距離を置くのではなく，患者が言葉を発しやすいような間(ま)を意識的にとったり，「何かご心配事や気に掛かることがありましたらお話しくださいね」と，いつでも話を聴く準備があることを伝える．病気や治療の話に終始するのではなく，日ごろから患者の個人的な関心事を話題にしたり，患者のこれまでの人生や治療経過を振り返ることで，患者の気持ちを聴けることもある．

中には，自身の心情を他者に話すことに慣れていないために口に出せずにいる患者もいるので，そういう場合は，「ゆうべは眠れましたか」「考え事をして眠れなかったのですか」といった**クローズドクエスチョン**（closed-ended question：閉じられた質問）を用いて，感じている不安を話すことに慣れてもらうことも有用である．

医療者には話せなくても，配偶者や友人など特定の対象には感情を表出できる人も多いので，患者にとっての**重要他者**から，患者の心情を聴くことも大切である．また，患者の感情をすべて引き受けることで，その重要他者にのみ負担が掛かることのないよう，医療者は，患者をサポートする家族や友人に心配りをし，ねぎらいの言葉を掛けることも忘れないようにしたい．

plus α

クローズドクエスチョンが有用な場面

自分の心情を他人に話すことが苦手な患者には，まず自分の気持ちを伝えることに慣れてもらうために，答えやすいクローズドクエスチョンの活用は有用である．患者の希望が伝えられないと適切な医療が提供できないことを説明しながら，徐々にオープンクエスチョンが活用できるように信頼関係を構築する．

4 事例：がん医療における病状説明場面での看護師の役割

事 例

Hさん（55歳，男性）は，胃癌に対する外来化学療法の予定日前日に腹痛が生じ，緊急入院となった．がんの増大によるイレウスにより，抗がん薬治療は中止となった．翌週，主治医からHさんと妻に対して，抗がん薬治療の中止に関する病状説明を行ったが，Hさん自身は発熱のため意識がもうろうとしていた．徐々にHさんの熱が下がり，意識が清明となり，食事もとれるようになってきた．そんなある日，検温時にHさんから「ひどい腹痛が出たり，熱が出たり，このところ体の具合が急激に悪くなっているように思う．どうしてなんだろう」と尋ねられた．

【設問】このようなときの看護師の声掛けとして，最も適切なものを一つ選びなさい．
① 「奥さまからはどのようにお話を聞いていますか」と尋ねる．
② 「今のお体の様子について，Hさんご自身はどのように感じていますか」と尋ねる．
③ 「病状に関するお話は先生からしかできないので，先生に説明してもらいましょうか」と尋ねる．
④ 「今日はお熱も平熱だし血圧も普段どおりですよ．どこか具合が悪いのですか」とバイタルサインに変化がないことを伝え，具合が悪いところを尋ねる．

【解答】②

【解説】患者自身がどの程度自身の病気の進行状況を認識しているのかわからない状況で，不意に患者から病気について問われると，医療者はどのように対応すればよいのか戸惑うことがある．患者の「具合が悪い」という言葉に対して，④のようにその日の体調を確認するだけではその場しのぎの対応となってしまう．

患者から発せられた「具合が悪い」という言葉に向き合い，患者の気持ちを理解したいと思っていることを伝える必要がある．病状に関する説明は主治医から行われることが多いが，③のように伝えると，患者は「看護師は自分の気持ちをわかろうとしていない」と失望してしまうだろう．②のように現在の患者自身の病状認識や気掛かりを確認していくことが，より良い病状説明の場を作っ

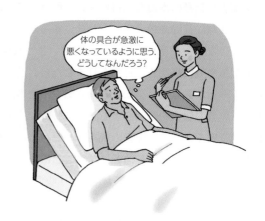

ていくために大切である．①のように家族がどのように患者に伝えているのかを確認することも必要ではあるが，まずは患者自身の思いを聴くことを優先すべきである．患者の思いを理解しながら，今後について看護師が共に考えていく姿勢とプロセスは，患者の心の支えとなりうるだろう．

5 事例：対応の難しいコミュニケーション

事例❶

Jさん（58歳，男性）は，1カ月前から感冒様症状が続き，精査の結果，急性骨髄性白血病と診断され，すぐに化学療法が開始された．入院当初から表情が硬く，言葉数も少なかった．化学療法後，骨髄抑制による感染症を併発し，発熱が続いた．ある日，Jさんから「氷枕を交換してほしい」とナースコールがあった．「準備して伺いますので，少々お待ちくださいね」と看護師は答え，緊急性の高い患者のケアを先に行い，15分後に氷枕を準備して訪床したところ，Jさんは「遅い，いつまで待たせるんだ！」と怒鳴り，「患者をばかにしてるのか！ だいたい，いつも……」と，堰を切ったように話し出した．

【設問】看護師の対応として，適切と考えられるものはどれか．一つ選びなさい．

①やむを得ない事情で遅くなってしまったのだから，謝罪せず説得を試みる．

「どうしてもすぐに伺わなくてはならない患者さんがいらしたので，そちらにまずお伺いしました．Jさんのほかにも，看護師の手を必要としている患者さんはたくさんいらっしゃいます．どうかご理解ください」

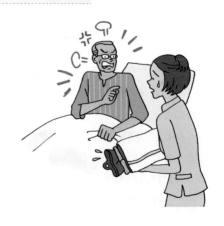

②遅くなったことを謝罪し，Jさんの言葉を遮って，自分の正当性を主張する．
「お待たせして申し訳ありません．ただ，少々お待ちくださいとお伝えしました」

③遅くなったことを謝罪し，Jさんの言葉を遮って，遅くなった理由を説明する．
「お待たせして申し訳ありません．どうしてもすぐに伺わなくてはならない患者さんがいらしたので，そちらにまずお伺いしました」

④遅くなったことを謝罪し，Jさんの言葉を遮らずに最後まで聴く．
「お待たせして申し訳ありません（Jさんの言葉を最後まで聴く）」

【解答】④

【解説】患者から怒りをぶつけられると，医療者はとっさに感情的な言葉で返したり，自己防衛的な行動をとりがちである．理由が何であれ，Jさんを待たせたことをまず謝罪するべきである．①のように謝罪もなく一方的に医療者の都合や医療者側の正論を患者にぶつけることは言語道断である．また，②③のように，自分の正当性を主張したり，遅れた理由を一方的に話そうとする医療者の態度は，患者に「医療者は自分の話を聴いてくれない．自分の気持ちをわかろうとしてくれない」という印象を与え，患者を失望させる．④のように，遮らずに患者の話を最後まで聴き，患者が怒りを感じた理由，そこに至るまでの患者の気持ちや状況を理解するよう努める．

● 背景を推測し話を聴く

Jさんは1カ月前まで健康に不安もなく，定年後のライフプランを実現するために仕事に打ち込み，定年を迎える日を楽しみにしていたのかもしれない．ところが，突然の診断を受け，状況もよく理解できないままに検査や抗がん治療が開始され，自身の体のこと，家族のこと，将来のことなど不安に押しつぶされそうになり，発熱や倦怠感などの苦痛症状を体験し，精神的にも身体的にも疲弊していたことが想像できる．そして，家族にも医療者にも訴えることなく，一人で耐えていたのかもしれない．Jさんの背景を推測し，Jさんの話をよく聴くことで，「氷枕を持ってくるのが遅かった」ことだけでなく，Jさんが怒りを喚起された背景にあるさまざまな理由が明らかになる．医療者は，Jさんの怒りやその背景にある感情に共感を示し，医療者に非があることは真摯に謝罪する．明らかに誤解がある場合は，自分の感情や話し方に注意しながらゆっくりと説明をするよう心掛ける．

事例❷

Yさん（33歳，女性）は，5年前に乳癌を発症し左乳房を全摘．術後化学療法とホルモン療法を実施した．昨年に肺転移，今年に入って骨転移と脳転移が見つかり，先週，脳転移に対する全脳照射の目的で入院した．3日前から骨転移による腰痛と下肢のしびれが急速に増強し，歩行も困難となった．ある夜，看護師がYさんのもとを訪れると，Yさんが「もう何もかも終わりにしたい．死んでしまいたいです……」と涙を流して訴えた．

【設問】看護師の声掛けとして，適切と考えられるものを一つ選びなさい.

① 「そんな弱気なことをおっしゃらないでください」

② 「まだ娘さんも小さいのですから，お母さんのYさんが頑張らなくてはね」

③ 「今，Yさんが感じておられることをもう少しお話しいただけますか」

④ 「生きたくても生きられない方が大勢おられるのに，そんなことを言ってはだめです」

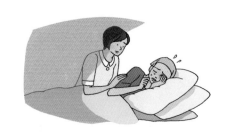

【解答】③

【解説】「死にたい」という患者からの訴えに，医療者は戸惑い，①④のように頭ごなしに患者の言葉を否定したり，②のように安易に励ましたりすることがある. 話し合いを避けようとする医療者の姿勢は，「私の苦しみを理解してくれない」と患者を失望させ，患者の苦悩をさらに深めることにつながる. 医療者は，避けることなく患者の訴えに向き合い，話し合う姿勢を示すことが大事である. そのためには，③のような言葉掛けで，話し合いを続けたい. 患者の苦悩を理解したいと思っていることをまず伝える. そして，非審判的な姿勢で患者の語りに耳を傾ける.

患者からは，さまざまな苦悩が吐露されるかもしれない（表1）.

看護師は，患者が語ってくれたことを自身の中でとどめるのではなく，吐露された苦悩の一つひとつについて，改善する手だてがないかを十分にアセスメントする. 例えば，表2のような手段が考えられる.

医療者にとって「死」について患者と率直に話し合うことは簡単なことではない. しかし，「死にたい」という患者の言葉を表面的に受け止めるのではなく，その言葉の背景にある患者からのメッセージを探索し，患者の「死にたいほどつらい」苦痛を理解し共有しようとする姿勢が医療者には必要である. 同時に，苦痛の原因を的確にアセスメントし，解決策（解決することが難しい場合には，患者の苦痛が最小限になる方法）を講じることも忘れてはならない.

表1 患者の苦悩の例

- 乳癌と診断される数年前から胸のしこりに気づいていたものの，育児と仕事が忙しく受診に至らなかったことへの後悔
- 小学生の一人娘を残して死んでしまうかもしれないという絶望感
- 娘に頑張っている姿を見せたい，見せなくてはという気持ちとは裏腹に，弱っている自分の姿を見せてしまっていることへの自責感
- 闘病生活が長く，母親らしいことを娘にしてやれていない申し訳なさ
- 遺伝性乳癌だとしたら娘も自分と同じ病を発症してしまうのではないかという強い不安
- 一日に何度も襲われる頭が割れるような頭痛への恐怖
- 仕事で責任あるプロジェクトを任されていたにもかかわらず，完遂できなかった悔しさ
- 親より先に命が尽きるかもしれないことへの申し訳なさ
- 自身と年齢の変わらない看護師に排泄介助される情けなさ

表2 患者の苦悩への対応例

- 治療可能な症状に対する治療
  疼痛などの身体症状や抑うつなどの精神症状に対する治療
- 身体機能の喪失の最小化
  リハビリテーションの実施，残存機能を最大限に生かす方法の検討，代替手段の考慮など
- 精神的支援
  傾聴，ライフレビューなど
- ソーシャルサポートの強化
  身内，友人など親しい人たちからのサポート，利用可能な社会資源の導入
- 気分転換や環境調整
- 精神保健の専門家へのコンサルテーション

引用・参考文献

1) Buckman, R. Breaking bad news：why is it still so difficult?. Br Med J（Clin Res Ed）. 1984, 288, p.1597-1599.

2) ホーランド，JC.ほか編. サイコオンコロジー：がん患者のための総合医療. 河野博臣ほか監訳. メディサイエンス社，1993，p.259.

3) Takayama, T. et al. Relationship between outpatients' perceptions of physicians' communication styles and patients' anxiety levels in a Japanese oncology setting. Soc Sci Med. 2001, 53（10）, p.1335-1350.

4) Baile, W.F. et al. Oncologists' Attitudes Toward and Practices in Giving Bad News：An Exploratory Study. J Clin Oncol. 2002, 20（8）, p.2189-2196.

5) Mori, M. et al. A national survey to systematically identify factors associated with oncologists' attitudes toward end-of-life discussions：What determines timing of end-of-life discussions? Oncologist. 2015, 20（11）, p.1304-1311.

6) Otani, H. et al. Burden on Oncologists When Communi- cating the Discontinuation of Anticancer Treatment. J Clin Oncol. 2011, 41（8）, p.999-1006.

7) Fujimori, M. et al. Preferences of cancer patients regarding the disclosure of bad news. Psychooncology. 2007, 16（6）, p.573-581.

8) Kissane, D.W. et al. Psychological morbidity in the families of patients with cancer. Psychooncology. 1994, 3（1）, p.47-56.

9) 日本サイコオンコロジー学会編. コミュニケーション技術地固め研修会資料「患者の怒りへの対応」. 2013.

10) Akechi, T. et al. Psychiatric disorders in cancer patients：descriptive analysis of 1721 psychiatric referrals at two Japanese cancer center hospitals. Jpn J Clin Oncol. 2001, 31（5）. p.188-194.

11) Passik, S.D. et al. Oncologists'recognition of depression in their patients with cancer. J Clin Oncol. 1998, 16（4）, p.1594-1600.

重要用語

言語的コミュニケーション	クローズドクエスチョン	SPIKES
非言語的コミュニケーション	悪い知らせ	共感的な姿勢
オープンクエスチョン	SHARE	

意思決定補助ツール「質問促進パンフレット」

　患者が自分自身の価値観や将来の生活への影響を考慮しながら，納得して治療を選択するためには，医療者と対話し，自分にとって必要な情報を収集，理解し，意思決定することが重要となる．そのために，さまざまな意思決定補助ツールが開発・利用されている．

　意思決定補助ツールの一つ「質問促進パンフレット」は，病状や治療，治療中の生活などに関して，よくある質問例を集めたものである．患者は医療者との面談前にパンフレットに目を通し，質問を準備し，尋ねたい質問に順番をつけたり，記載されていない質問を書き込んだりして面談に臨む．パンフレットは，国内外で無作為化比較試験により有用性が実証され，普及が進められている．

　日本のがん患者対象に作成された質問促進パンフレットは，「診断について」「病状について」「症状について」「検査について」「治療について」「生活について」「家族のこと」「こころのこと」「この先のこと」「その他」の10カテゴリ53項目で構成される[1]（**図**）．質問促進パンフレットを利用した患者や家族からは，「こんなことを聞いていいのだと思えた」「質問項目を見て，自分がこれらを知りたいのかどうかを確認，整理できた」「事前にパンフレットを読んでいたため，医師の説明がだいたいわかった」という声が聞かれた．がん患者・家族にとって，パンフレットは，面談前に目を通すことで心の準備につながり，面談時／面談後の情報の整理に役立つことがうかがえた．

　一方で，患者や家族が事前に質問を準備したとしても，自発的に医療者に質問することは容易ではない．「何か質問はありませんか」「わからないことはないですか」という医療者からの一言が，患者や家族の心配事や不安を引き出すことにつながることを忘れないでほしい．

引用・参考文献

1) Shirai, Y. et al. Patients'perception of the usefulness of a question prompt sheet for advanced cancer patients when deciding the initial treatment：A randomized, controlled trial. Psychooncology. 2012, 21（7），p.706-713.

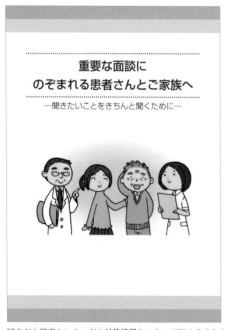
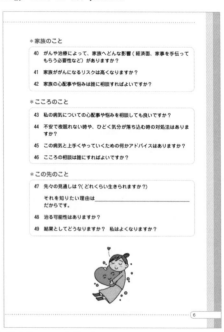

国立がん研究センターがん対策情報センターのWebサイトから無料でダウンロードができる．
https://ganjoho.jp/public/dia_tre/diagnosis/question_prompt_sheet.html.（参照2023-11-15）.

図　質問促進パンフレット

7 地域・在宅緩和ケア

学習目標

◉ 緩和ケアを受ける患者が在宅療養する際に利用できる在宅医療・介護
福祉サービスについて述べることができる.
◉ 在宅緩和ケアを充実させるための条件について述べることができる.
◉ 在宅緩和ケアを受ける患者が介護保険を利用する際の特徴と，介護保
険によるサービスの利用について述べることができる.
◉ 在宅緩和ケアを受ける患者への退院に必要な支援内容や調整方法を理
解できる.

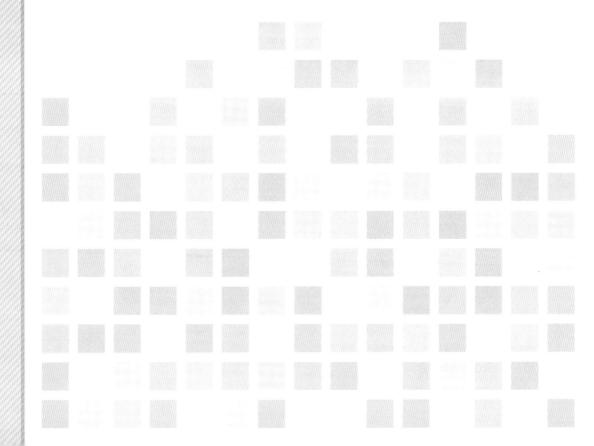

1 地域・在宅緩和ケアの現状と課題

1 行政の対策とその現状

　日本では高齢化が急激に進んでおり，総人口に占める65歳以上の割合である高齢化率は，2022（令和4）年には29.0%を占め，さらに75歳以上の割合は15.5%と高齢人口が急増している．2025年には，戦後のベビーブームといわれた団塊の世代（1940年代後半生まれ）が75歳を超え，65歳以上の高齢者のいる世帯のうち，一人暮らしおよび高齢者夫婦のみの世帯が約7割を占めると予測されている．そして，この高齢化に伴い，死亡者数も増加することが見込まれる．疾患別にみると日本人の死因の第1位はがんであり，罹患率でも2人に1人ががんになるという時代にある．

　がんに対する国の対策として，2007（平成19）年に施行されたがん対策基本法の基本的施策の一つに，「がん患者の在宅療養の質の維持・向上」がうたわれており，近年では国の政策の一つとして，**在宅医療の推進**が図られている．

　緩和ケアに関する国内の調査では，一般市民が望む療養場所は，がんで痛みを伴うと仮定した場合でも，約半数が自宅療養を希望していたとの報告がある[1]．しかし，自宅での看取り割合（在宅死亡率）は全死亡患者の17.4%であり，がん患者でも22.1%と少ない（図7-1）[2]．

　「人生の最終段階における医療に関する意識調査」では，次のような結果が示されている（図7-2）．末期がんで1年以内に徐々にあるいは急に死に至る病状にあると仮定した場合に，「どこで医療・療養を受けたいか」を尋ねた調査では，国民の約半数が自宅を希望した．また，同様の病状の場合に，「最期を迎えたい場所」として，国民の約7割が自宅を希望していた．これらの結果に対して，「医療・療養を受けたい場所」または「最期を迎えたい場所」で

plus α
2040年問題

2040年には現役世代の急減により，介護・福祉における人手不足，社会保障費のさらなる増大が懸念されている．その背景には，第二次ベビーブームに生まれた団塊ジュニア世代（1971～1974年生まれ）が65歳以上になり，高齢人口がピークとなるため，1人の高齢者を1.5人の現役世代で支える状況が生じる．

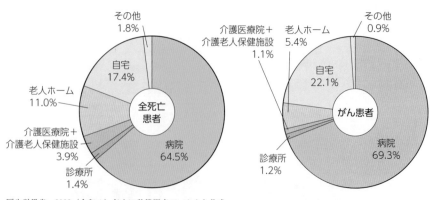

厚生労働省．2022（令和4）年人口動態調査データより作成．

図7-1　死亡場所の割合

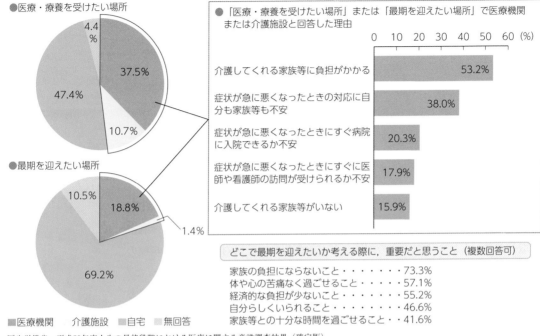

末期がんと診断され，状態は悪化し，今は食事が摂りにくく，呼吸が苦しいが，痛みはなく，意識や判断力は健康な時と同様に保たれている場合，最期を迎えたい場所はどこか

●医療・療養を受けたい場所

4.4%
37.5%
10.7%
47.4%

●最期を迎えたい場所

10.5%
18.8%
1.4%
69.2%

■医療機関　介護施設　自宅　■無回答

●「医療・療養を受けたい場所」または「最期を迎えたい場所」で医療機関または介護施設と回答した理由

	%
介護してくれる家族等に負担がかかる	53.2%
症状が急に悪くなったときの対応に自分も家族等も不安	38.0%
症状が急に悪くなったときにすぐ病院に入院できるか不安	20.3%
症状が急に悪くなったときにすぐに医師や看護師の訪問が受けられるか不安	17.9%
介護してくれる家族等がいない	15.9%

どこで最期を迎えたいか考える際に，重要だと思うこと（複数回答可）

家族の負担にならないこと・・・・・・・73.3%
体や心の苦痛なく過ごせること・・・・57.1%
経済的な負担が少ないこと・・・・・・・55.2%
自分らしくいられること・・・・・・・46.6%
家族等との十分な時間を過ごせること・・41.6%

厚生労働省．平成29年度人生の最終段階における医療に関する意識調査結果（確定版）．
https://www.mhlw.go.jp/toukei/list/saisyuiryo_a.html．（参照2023-11-15）を参考に作成．

図7-2　自宅で最期まで療養することが実現困難な理由

医療機関または介護施設と回答した人にその理由を尋ねた調査結果では，半数以上が「介護してくれる家族に負担がかかる」と回答し，約４割が「症状が急に悪くなった時の対応に自分も家族等も不安」と回答している．さらに，どこで最期を迎えたいかを考える際に，重要だと思うことを調査した結果では，国民の７割以上が「家族等の負担にならないこと」との回答だった．

　これらの結果から人生の最終段階での療養生活について，国民の半数以上が**自宅で療養すること**を希望し，７割以上が最期は自宅で迎えたいと希望している半面，自宅療養での**家族への介護負担**や**急変時の対応**への不安を抱いていることが明らかなった．

　このように，近年日本では在宅療養を推進しているが，現状に対する課題は多く，在宅療養の環境が十分に整っているとは言い難い．そこで政府は，**地域包括ケアシステム***という概念を打ち出し，2011（平成23）年の介護保険法の改正でその具体的な施策を提示した．地域包括ケアシステムとは，利用者のニーズに応じて医療や介護などが適切に提供され，入院・退院・在宅復帰を通じて切れ目なく一体的にサービスが提供される地域社会を指す．

　具体的な国の政策としては，**サービス付き高齢者向け住宅**，**小規模多機能型居宅介護**と**看護小規模多機能型居宅介護**，**定期巡回・随時対応型訪問介護看護**

用語解説*
地域包括ケアシステム

おおむね30分以内に駆けつけられる日常生活圏域において，住まい，生活支援，医療，介護，予防，という五つの取り組みが利用者のニーズに応じて適切に組み合わされて，一体的にサービスが提供される地域社会を指す．

表7-1　地域包括ケアシステムのサービス例

サービスの種類	サービスの内容
サービス付き高齢者向け住宅	高齢者単身・夫婦世帯の居住の安定確保を目的として，バリアフリー構造等を有し，介護・医療と連携を図りながら高齢者の支援サービスを提供する住宅．入居の基本条件は，60歳以上の高齢者または要介護者・要支援者，その同居者である
看護小規模多機能型居宅介護	複数の居宅サービスや地域密着型サービスを組み合わせて，一つの事業所が一体的にサービスを提供する．現在は「小規模多機能型居宅介護」と「訪問看護」の組み合わせが提供可能なサービスとして定められており，介護度が高く医療的なケアを必要とする人が，住み慣れた家や地域で安心して生活することが可能となる
定期巡回・随時対応型訪問介護看護	重度者をはじめとした要介護高齢者の在宅生活を支えるため，日中・夜間を通じて訪問介護と訪問看護が一体的に，またはそれぞれが密接に連携しながら，定期巡回訪問と随時の対応を行う
機能強化型訪問看護ステーション	24時間対応，終末期ケア，重症度の高い患者の受け入れ，居宅介護支援事業所の設置等を要件に，機能の高い訪問看護ステーションを評価する目的で新設された

が創設された[4]．また，2014（平成26）年の診療報酬改定では，**機能強化型訪問看護ステーション**が新設され，常勤の看護師の人数や24時間の対応体制，看取り件数，ケアマネジャーの配置などが診療報酬の評価対象となり，規模の大きい，機能をより強化した訪問看護ステーションの重要性が高まった[5]（**表7-1**）．そして，地域において訪問診療を実施する在宅療養支援診療所においては，複数の医師が在籍し，緊急往診や在宅看取りの実績を有する医療機関を**機能強化型在宅療養支援診療所**（➡p.35 用語解説参照）と定めた．さらに2016（平成28）年の診療報酬改定では，**在宅緩和ケア充実診療所**＊を設置し，地域の緩和ケア医療の充実に重点を置いている．

　それに引き続き2018（平成30）年の診療報酬・介護報酬改定では，地域包括ケアシステムの構築と並行して，長期療養が必要な患者の受け皿として，医療の必要な要介護高齢者が長期療養し生活介護を受けることのできる**介護医療院**＊が創設された．一方で在宅医療をさらに進めるため，複数の疾病をもつ在宅療養者に対し，複数の医療機関による訪問診療が可能となり，在宅で過ごす終末期患者の在宅医療・訪問看護に対する報酬が引き上げられた．さらに訪問診療の主治医とケアマネジャーとの連携や，地域の診療所と連携医療機関との連携も報酬上の評価がなされ，医療と介護の連携強化に注力することで，地域包括ケアシステム構築の枠組みの中で在宅緩和ケアの充実が図られている．

2　地域包括ケアにおける地域緩和ケア

　前述の通り，地域包括ケアシステムとは，高齢者の尊厳の保持と自立生活の支援が目的であり，可能な限り住み慣れた地域で，自分らしい暮らしを人生の最期まで続けることができる，地域の包括的な支援・サービス提供体制をいう[6]．国は，団塊の世代が75歳以上となる2025（令和7）年をめどにこの地域包括ケアシステムを構築することを推進している．この項では，地域包括ケアシステムにおける緩和ケアについて触れていく．

用語解説 ＊

在宅緩和ケア充実診療所

緊急往診が年間15件以上，在宅看取りが年間20件以上の実績をもつ，終末期がん患者の疼痛コントロールにPCA（自己調整鎮痛法）を年間2件以上実施している，緩和ケアの研修を修了した常勤医がいる，などの要件を満たす診療所．

用語解説 ＊

介護医療院

要介護者で長期にわたり療養が必要である者に対し，施設サービス計画に基づいて，療養上の管理，看護，医学的管理下における介護および機能訓練，その他の必要な医療と日常生活上の世話を行うことを目的とする施設．介護療養型病床等の老人保健施設等への転換の経過措置期限を迎え，各地域の特色に応じた柔軟性を確保した上で機能する施設として役割を担う．

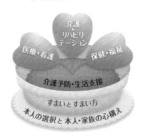

地域包括ケアシステム

葉	…専門職によるサービス
土	…葉に養分を送り，機能を十分に発揮する前提となる
鉢	…地域での生活をする上での基盤
皿	…植木鉢（地域包括ケアシステム）を置くための土台・基礎

地域住民一人ひとりが抱える課題によって，大きさや質が変わる．

介護・医療・保健	・個々人の抱える課題に合わせて「介護・リハビリテーション」「医療・看護」「保健・福祉」が専門職によって提供される．ケアマネジメントに基づき，必要に応じて生活支援と一体的に提供する
介護予防・生活支援	・心身の能力の低下を防ぐことで，介護の必要性をなくす・減らす ・生活支援には，食事の準備など，サービス化できる支援から，近隣住民の声掛けや見守りなどのインフォーマルな支援まで幅広く，担い手もさまざまである
すまいとすまい方	・生活の基盤として必要な住まいが整備され，本人の希望と経済力にかなった住まい方が確保されていることが地域包括ケアシステムの前提となる．患者のプライバシーと尊厳が十分に守られた住環境は必要である
本人・家族の選択と心構え	・単身・高齢者のみの世帯が主流になる中で，在宅生活を選択することの意味を本人とその家族が理解し，そのための心構えをもつことが重要である

厚生労働省．地域包括ケア研究会報告書（平成28年3月）．https://www.mhlw.go.jp/file/06-Seisakujouhou-12400000-Hokenkyoku/0000126435.pdfを参考に作成（参照2023-11-15）．

図7-3　地域包括ケアシステムの五つの構成要素

1 地域包括ケアシステムの構成要件

　地域包括ケアシステムは，保険者である市町村や都道府県が，地域の自主性や主体性に基づき，地域の特性に応じてつくり上げていく必要があり，「**介護**」「**医療**」「**保健**」という専門的なサービスと，その前提にある「**すまい**」「**介護予防・生活支援**」の五つの要素で構成されている（図7-3）．

2 自助・互助・共助・公助

　そして，地域包括ケアシステムが効果的に機能するためには，「自助・互助・共助・公助」の連携によってさまざまな生活課題を解決していく取り組みが必要とされている（図7-4）[6]．

　自助とは，自ら生活課題を解決する力であり，具体的には，介護予防活動に取り組む，健康維持のために健診（検診）を受ける，などを指す．**互助**とは，家族や友人など個人的な関係をもつ者同士がお互いに課題を解決し合う力であり，具体的には，地域住民によるボランティア活動やNPOの支援活動などを指す．**共助**とは，制度化された相互扶助を指し，具体的には，介護保険などの社会保険制度やそのサービスなどを指す．**公助**とは，自助・互助・共助でも支えることができない問題に対して最終的に対応する制度であり，具体的には，生活困窮に対する生活保護などを指す．

3 地域緩和ケアの変遷

　次に，地域包括ケアシステムの構築において，緩和ケアはどのように提供されているかという点について述べていく．

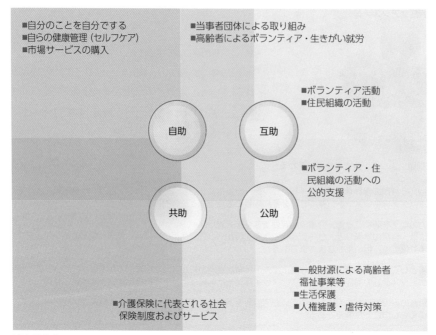

■自分のことを自分でする
■自らの健康管理（セルフケア）
■市場サービスの購入

■当事者団体による取り組み
■高齢者によるボランティア・生きがい就労

自助　　互助

■ボランティア活動
■住民組織の活動

共助　　公助

■ボランティア・住民組織の活動への公的支援

■一般財源による高齢者福祉事業等
■生活保護
■人権擁護・虐待対策

■介護保険に代表される社会保険制度およびサービス

厚生労働省ホームページ. https://www.mhlw.go.jp/seisakunitsuite/bunya/hukushi_kaigo/kaigo_koureisha/chiiki-houkatsu/dl/link1-3.pdf.（参照2023-11-15）.

図7-4　「自助・互助・共助・公助」からみた地域包括ケアシステム

|1| がん対策推進基本計画

　地域における緩和ケアについては，「がん患者の在宅療養の質の維持向上」が地域包括ケアシステムという概念が打ち出される前から，がん対策基本法の基本的施策の一つとしてうたわれ，在宅医療・在宅看護に対する診療報酬がその改定ごとに見直されてきた．具体的には，在宅のがん医療に対する加算（在宅がん医療総合診療料）やターミナルケアに対する加算，そして在宅での看取りに対する加算などがある．そして，2011（平成23）年の介護保険法の改正により地域包括ケアシステムの概念が打ち出されて以降は，地域包括ケアシステムにおける在宅緩和ケアの提供体制を推進するべく，第三期がん対策推進基本計画（2017〜2022年）の中で，その施策が挙げられている[7]．その内容として，がん患者が療養する場所にかかわらず，誰もが質の高いがん医療を受けられるよう，国やがん拠点病院はそれぞれ，拠点病院の地域連携体制についての整備の見直しや医療と介護との連携を図り，地域における緩和ケアの現状を把握し，地域の緩和ケアの提供体制を検討することとされた．

|2| 緩和ケアセンター

　このような流れから2014（平成26）年には，がん診療拠点病院等の整備に関する新たな指針を打ち出している．この新指針では，がん診療拠点病院に新たに**緩和ケアセンター***と呼ばれる院内拠点組織の設置が義務付けられた．そして緩和ケアチームや緩和ケア病棟をもつ医療機関が在宅医療と連携を図り，

用語解説 *
緩和ケアセンター
すべてのがん患者やその家族等に対して，診断時からより迅速かつ適切な緩和ケアを切れ目なく提供するため，これまでの「緩和ケアチーム」「緩和ケア外来」「緩和ケア病棟」等を統括するがん診療拠点病院等の院内組織で，医師・看護師を中心とした多職種が連携した緩和ケアに関するチーム医療を提供する．

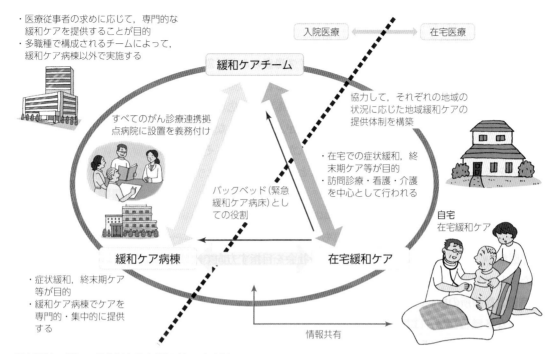

・医療従事者の求めに応じて，専門的な
緩和ケアを提供することが目的
・多職種で構成されるチームによって，
緩和ケア病棟以外で実施する

入院医療 ⟷ 在宅医療

緩和ケアチーム

協力して，それぞれの地域の
状況に応じた地域緩和ケアの
提供体制を構築

すべてのがん診療連携拠
点病院に設置を義務付け

・在宅での症状緩和，終
末期ケア等が目的
・訪問診療・看護・介護
を中心として行われる

バックベッド(緊急
緩和ケア病床)とし
ての役割

自宅
在宅緩和ケア

緩和ケア病棟

在宅緩和ケア

・症状緩和，終末期ケア
等が目的
・緩和ケア病棟でケアを
専門的・集中的に提供
する

情報共有

厚生労働省．緩和ケア提供体制（拠点病院以外の一般病院）について．
https://www.mhlw.go.jp/file/05-Shingikai-10901000-Kenkoukyoku-Soumuka/0000131542.pdf，より一部改変（参照2023-11-15）.

図7-5　在宅緩和ケアを含めた緩和ケアの提供体制

地域緩和ケアに関するネットワークを構築することにより，地域における地域
緩和ケアの提供体制を整備することが推し進められた（図7-5）.

　このように，地域包括ケアシステムの中の地域緩和ケアでは，医療機関が介
護や生活支援・福祉サービスと積極的に連携をとり，在宅の緩和ケアにおける
調整窓口として機能するよう整備されてきている．そして，入院治療が必要に
なったときには病院で，地域に暮らしているときには地域で，患者が安心して
医療・看護・介護を受けられる社会のしくみづくりが地域包括システムの中の
地域緩和ケアの構築につながるといえるだろう.

4　非がん患者への拡充

　緩和ケアにおいては，がんの患者のみならず，非がん患者もそのケアの対象
となる．WHOの緩和ケアの定義では，緩和ケアの対象はがんに限らず，"生
命を脅かす疾患"とされており，アメリカでは，緩和ケアを受けている患者の
うち，がん患者は約1/3，非がん患者は約2/3であり，がん患者よりも非がん
患者のほうが多い．日本でも，2020（令和2）年の人口動態統計によれば，
第10位までの死因順位別の死亡割合において死因第1位である，がんによる
死亡が全死亡の24.6％であるのに対し，心疾患・老衰・脳血管疾患・肺炎・
腎不全等の非がん患者の死亡は46.5％と，不慮の事故を除く第10位までの疾
患に限っても，非がん患者の死亡割合のほうががんによる死亡割合よりも高

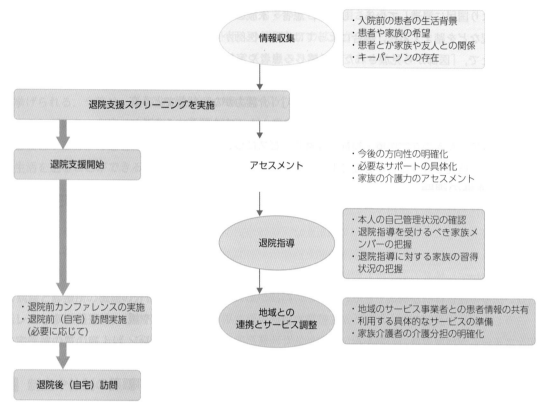

図7-6　在宅移行支援の流れ

の支援を進めていく必要があり，退院支援が必要であると入院早期にスクリーニングされた患者・家族に対して**退院調整看護師**を中心に入院時から退院支援を行う．さらに在宅療養への移行として退院していく予定の患者には，在宅療養支援を行う（図7-6）．

1 情報収集

　まず入院前または入院時に，入院支援センターや患者サポートセンターで退院支援スクリーニングを行う．スクリーニングに該当した患者には，退院支援に向けて患者・家族との話し合いの場をもち，それぞれの意向や思いを聞いていく．また，入院前の患者の生活背景についてさらに掘り下げて情報収集し，患者とその家族や友人との関係性からキーパーソンは誰かを把握することも大切である．情報収集は入院時から行われ，必要に応じて早期に介護保険の申請など社会資源の活用のための手続きを行う．

2 アセスメントによる問題点の抽出

　入院時の退院支援スクリーニングで退院支援が必要と判断された患者には，入院時から退院支援を開始する．退院支援を行うにあたり，患者の退院後の生活で何が問題となるかをアセスメントする．患者の病状を把握し，患者と家族それぞれの意向を確認した上で，医療者と患者・家族の間でずれがないように話し合い，今後の方向性を明確にする．

そして，患者や家族がどのような状況であれば退院できるかを，患者・家族と医療者で話し合い，介護を含めた退院後の生活でサポートが必要となる部分を具体化する．

3 退院指導

自宅へ退院するにあたり，患者の病状や状態によっては退院後も継続して必要な医療・介護が生じることも多い．そのため，主介護者や退院後に患者や主介護者をサポートする家族等に，必要な指導を入院中に行う．具体的には，医療面では在宅での点滴管理，尿道カテーテル管理，ストーマ管理，CVポート管理，麻薬の服用や麻薬の持続注射の管理など，多岐にわたる．介護面では，おむつ交換，褥瘡予防のための体位の工夫，寝衣交換など生活で必要となる介護方法について指導する．

4 地域の在宅医療従事者・介護福祉従事者との連携と
具体的なサービスの調整

患者が入院前から利用していた在宅サービスがある場合は，退院支援開始の早期からケアマネジャーなどの在宅支援者と連絡をとり，患者の状態や今後の見通し等について情報共有を行う．また在宅サービスを入院前に利用していない場合でも，退院後の療養生活に必要と考えられる在宅サービスについては早期にアセスメントを行い，患者・家族とその必要性や利用の希望について話し合い，在宅療養での家族のサポート力も把握した上で退院後に利用する社会資源を調整する必要がある．このように，退院後の療養生活に必要な社会資源の活用や，家族などのインフォーマルサポート*も含めた協力体制を確保し，退院前に患者の療養環境を整える．

退院前には家族（参加できれば患者も同席する）と病院の主治医，看護師，退院調整看護師，利用する地域のサービス事業者（在宅医，訪問看護師，ケアマネジャー，介護福祉士，福祉用具の担当者など）との**退院前カンファレンス***の場を設定し，患者の療養生活のサポート体制や家族の介護状況などについて情報を共有する．

退院前カンファレンスでは，患者や家族が地域のサービス事業者と具体的にサービス内容を話し合うことで，療養生活への不安の軽減を図る．また，インフォーマルサポートに関しては，協力できる家族メンバー全員が患者のサポーターとなれるよう，それぞれの介護分担を明確にすることで，主介護者*に介護の負担がかかりすぎないよう配慮する．カンファレンスの最後には退院の目標日を設定し，その日程に合わせて各サービスの導入日時を決めることで，退院時からのサービスの利用を可能にする．

また，退院前に自宅の環境調整が必要な場合には，退院調整看護師が患者宅へ退院前訪問を行い，ケアマネジャーや必要な在宅支援者と環境調整を行う．具体例として，玄関前の段差の解消やトイレや浴室の手すりの設置等の環境調整のため，退院調整看護師と院内リハビリ担当者がケアマネジャーと福祉用具

用語解説 *
インフォーマル
サポート

インフォーマル (informal) とは，「非公式の」「略式の」といった意味である．専門職による支援ではなく，家族メンバーや友人，地域住民，ボランティアなどといった人々による患者への支援をいう．

用語解説 *
退院前
カンファレンス

患者が退院後に必要となる在宅医療や社会資源を利用しながら，安心して在宅療養ができるよう，退院前に病院の医療従事者と地域の在宅医療従事者や介護福祉従事者（ケアマネジャー，介護福祉士など）が集まり，カンファレンスを行う．このカンファレンスを実施することで，入院中の医療機関，退院後の療養を担う医療機関ともに「退院時共同指導料」の保険点数（診療報酬）を算定できる．

用語解説 *
主介護者

在宅療養で患者を主に介護する人をさす．主介護者は，患者の配偶者や子どもである場合が多い．

業者とともに患者宅へ退院前訪問を行うなどがある．その際，入院中の患者も外出許可を得て退院前訪問時に自宅に戻るのがよい．病院の医療者と在宅支援者が患者を囲んで，患者のADLに合わせたスロープや据え置きの手すりの設置などを具体的に検討し，自宅退院直後から適切な福祉用具を利用できるよう必要な環境調整を行う．

さらに退院後の患者の療養生活について，特に医療依存度の高い患者については，療養生活が円滑に行われているかを確認し，自宅療養の不安を最小限にする目的で退院後に医療機関の看護師が患者宅を訪問する退院後訪問も必要に応じて行う．

2 退院支援・調整プログラムの活用

2016（平成28）年度の診療報酬の改定で退院支援の評価の充実が図られ，近年では各医療機関に退院支援部署を設けて，退院調整看護師や地域連携室の看護師・医療ソーシャルワーカーが，各病棟の看護師や外来の看護師とチームワークをとりながら退院支援を行うことが必須となっている．

退院支援を進めるにあたり，病棟の医師，看護師，退院調整看護師，医療ソーシャルワーカー，退院後に利用する訪問診療の医師，訪問看護師，ケアマネジャー，その他の介護福祉従事者といった多くの職種が患者とその家族に関わる．そのため，医療と介護福祉サービスをつないでスムーズに連携がとれるよう，医療・介護福祉従事者が取り組む**退院支援・調整プログラム**が個々の病院で活用されている．例えば，入院前から在宅サービスを利用している場合，在宅支援者であるケアマネジャーと入院前の生活状況についての情報共有を行う入院時情報連携シート（**図7-7**）の活用や，入院時に退院支援が必要となる患者をスクリーニングした上で活用される退院支援計画書（**図7-8**）がある．また，退院支援を行うにあたり，病院独自のアセスメントシートを活用することもある．さらに，退院後の在宅療養で継続する必要のある医療的な処置や管理に関して，患者・家族への指導を行うための指導シート（**図7-9**）を活用するなど，退院支援における工夫が各医療機関で行われている．

また，2012（平成24）年にがん対策基本法に基づくがん対策推進基本計画およびがん診療連携拠点病院の指定要件の見直しが行われた．それに伴い2014（平成26）年，がん診療における地域医療連携を進め，がん医療の質の保証と安全の確保を得る目的で，胃癌・大腸癌・肝臓癌・肺癌・乳癌の5大がんについて**地域連携クリティカルパス**（**図7-10**）の整備が図られた．

この地域連携クリティカルパスを活用することで，かかりつけ医（連携医）とがん診療連携拠点病院が情報交換・共有を行うことができ，病院と地域の医療従事者（往診医や訪問看護師など）がお互いの連携を密にして，患者や家族の望む医療を提供し，患者が安心して在宅療養できる環境を提供することにつながる．

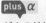

plus α

がんの地域連携クリティカルパス

がん患者が手術など専門的な治療を行った後に使用するもので，患者の5年ないし10年先までの診療の計画を1冊の手帳にまとめたもの．患者がこの手帳を持参することで病院やかかりつけ医，その他の医療機関等の間で患者の治療経過を共有でき，患者が居住地域で療養生活を送りながら，より適切な診療を受けることが可能となる．

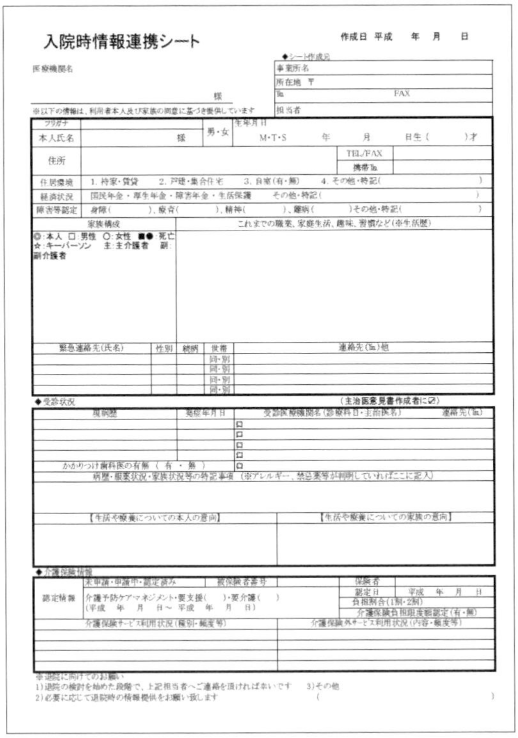

入院時情報連携シート　作成日 平成　年　月　日

医療機関名　　様

◆シート作成元　事業所名／所在地 〒／℡　FAX／担当者

※以下の情報は、利用者本人及び家族の同意に基づき提供しています

フリガナ／本人氏名　様	男・女	生年月日 M・T・S　年　月　日生（　）才	
住所		TEL/FAX／携帯℡	
住居環境	1. 持家・賃貸　2. 戸建・集合住宅　3. 自室（有・無）　4. その他・特記（　）		
経済状況	国民年金・厚生年金・障害年金・生活保護　その他・特記（　）		
障害等認定	身障（　）、療育（　）、精神（　）、難病（　）その他・特記（　）		
家族構成	これまでの職業、家庭生活、趣味、習慣など（≒生活歴）		

◎：本人　□：男性　○：女性　■●：死亡　☆：キーパーソン　主：主介護者　副：副介護者

緊急連絡先（氏名）	性別	続柄	世帯	連絡先（℡）他
			同・別	
			同・別	
			同・別	
			同・別	

◆受診状況　（主治医意見書作成者に☑）

現病歴	発症年月日	受診医療機関名（診療科目・主治医名） 連絡先（℡）
		□
		□
		□
		□
かかりつけ歯科医の有無（有・無）		□

病歴・服薬状況・家族状況等の特記事項（※アレルギー、禁忌薬等が判明していればここに記入）

【生活や療養についての本人の意向】　【生活や療養についての家族の意向】

◆介護保険情報

認定情報	未申請・申請中・認定済み　被保険者番号	保険者	
	介護予防ケアマネジメント・要支援（　）・要介護（　）（平成　年　月　日～平成　年　月　日）	認定日	平成　年　月　日
		負担割合（1割・2割）	
		介護保険負担限度額認定（有・無）	
介護保険サービス利用状況（種別・頻度等）		介護保険外サービス利用状況（内容・頻度等）	

※退院に向けてのお願い
1）退院の検討を始めた段階で、上記担当者へご連絡を頂ければ幸いです
2）必要に応じて退院時の情報提供をお願い致します
3）その他（　）

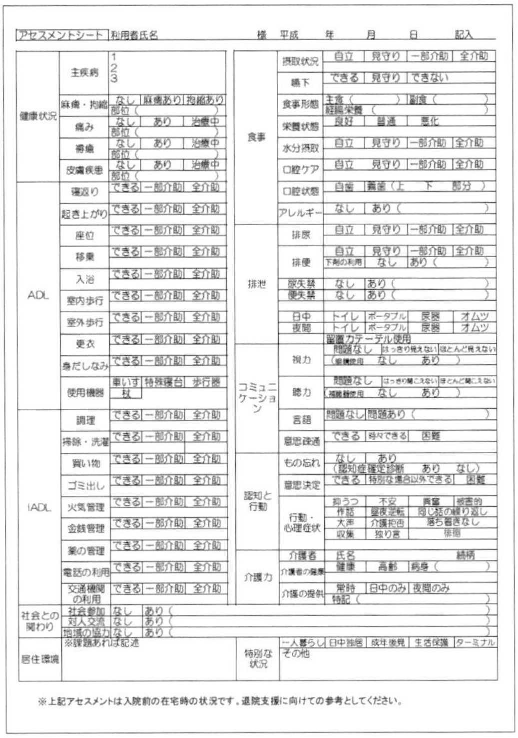

アセスメントシート　利用者氏名　様　平成　年　月　日　記入

区分	項目	内容
健康状況	主疾病	1 2 3
	麻痺・拘縮	なし／麻痺あり／拘縮あり　部位（　）
	痛み	なし／あり／治療中　部位（　）
	褥瘡	なし／あり／治療中　部位（　）
	皮膚疾患	なし／あり／治療中　部位（　）
ADL	寝返り	できる／一部介助／全介助
	起き上がり	できる／一部介助／全介助
	座位	できる／一部介助／全介助
	移乗	できる／一部介助／全介助
	入浴	できる／一部介助／全介助
	室内歩行	できる／一部介助／全介助
	室外歩行	できる／一部介助／全介助
	更衣	できる／一部介助／全介助
	身だしなみ	できる／一部介助／全介助
	使用機器	車いす／特殊寝台／歩行器／杖
IADL	調理	できる／一部介助／全介助
	掃除・洗濯	できる／一部介助／全介助
	買い物	できる／一部介助／全介助
	ゴミ出し	できる／一部介助／全介助
	火気管理	できる／一部介助／全介助
	金銭管理	できる／一部介助／全介助
	薬の管理	できる／一部介助／全介助
	電話の利用	できる／一部介助／全介助
	交通機関の利用	できる／一部介助／全介助
食事	摂取状況	自立／見守り／一部介助／全介助
	嚥下	できる／見守り／できない
	食事形態	主食（　）副食（　）経腸栄養（　）
	栄養状態	良好／普通／悪化
	水分摂取	自立／見守り／一部介助／全介助
	口腔ケア	自立／見守り／一部介助／全介助
	口腔状態	自歯／義歯（上　下　部分）
	アレルギー	なし／あり（　）
排泄	排尿	自立／見守り／一部介助／全介助
	排便	自立／見守り／一部介助／全介助　下剤の利用 なし／あり（　）
	尿失禁	なし／あり（　）
	便失禁	なし／あり（　）
	日中	トイレ／ポータブル／尿器／オムツ
	夜間	トイレ／ポータブル／尿器／オムツ
		留置カテーテル使用
コミュニケーション	視力	問題なし／はっきり見えない／ほとんど見えない（眼鏡使用　なし　あり）
	聴力	問題なし／はっきり聞こえない／ほとんど聞こえない（補聴器使用　なし　あり）
	言語	問題なし／問題あり（　）
	意思疎通	できる／時々できる／困難
認知と行動	もの忘れ	なし／あり（認知症確定診断　あり　なし）
	意思決定	できる／特別な場合以外できる／困難
	行動・心理症状	抑うつ／不安／興奮／被害的／作話／昼夜逆転／同じ話の繰り返し／大声／介護拒否／落ち着きなし／収集／独り言／徘徊
介護力	介護者	氏名　続柄
	介護者の健康	健康／高齢／病身（　）
	介護の提供	常時／日中のみ／夜間のみ　特記（　）
社会との関わり	社会参加	なし／あり（　）
	対人交流	なし／あり（　）
	地域の協力	なし／あり（　）
居住環境		※課題あれば記述
特別な状況		一人暮らし／日中独居／成年後見／生活保護／ターミナル　その他

※上記アセスメントは入院前の在宅時の状況です。退院支援に向けての参考としてください。

東京都福祉保健局．東京都退院支援マニュアル（平成28年3月改訂版）．2016，p.23-24.

図7-7　入院時情報連携シート

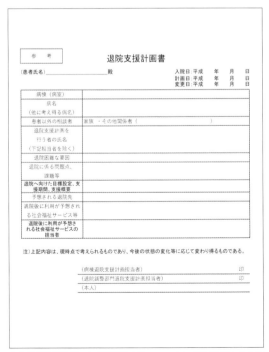

参　考

退院支援計画書

（患者氏名）＿＿＿＿＿＿＿＿殿

入院日：平成　年　月　日
計画日：平成　年　月　日
変更日：平成　年　月　日

病棟（病室）	
病名（他に考え得る病名）	
患者以外の相談者	家族・その他関係者（　）
退院支援計画を行う者の氏名（下記担当者を除く）	
退院困難な要因	
退院に係る問題点、課題等	
退院へ向けた目標設定、支援期間、支援概要	
予想される退院先	
退院後に利用が予想される社会福祉サービス等	
退院後に利用が予想される社会福祉サービスの担当者	

注）上記内容は、現時点で考えられるものであり、今後の状態の変化等に応じて変わり得るものである。

（病棟退院支援計画担当者）　印
（退院調整部門退院支援計画担当者）　印
（本人）

東京都福祉保健局．東京都退院支援マニュアル（平成28年3月改訂版）．2016，p.31.

図7-8　退院支援計画書

④膀胱留置カテーテル

残尿や尿閉など導尿が必要になる疾患や、その他状態や環境的な要因などをアセスメントし、医療処置以外の方法で改善できるか試みておくことが大切です。

1．膀胱留置カテーテル導入にあたり医療者と患者・家族との合意形成
（1）膀胱留置カテーテルの適応を主治医に確認する。
（2）主治医が患者・家族に説明し、膀胱留置カテーテル導入について患者・家族に同意を得る。

2．在宅療養に向け患者・家族へ指導
（1）導入に向けての指導
①目的
②カテーテル留置の構造
（2）日常の管理について
①カテーテル固定方法や蓄尿バッグ保管方法
②尿の破棄方法
③清潔保持の方法
④カテーテルの交換頻度とどこで誰が行うか
⑤医療廃棄物の処理方法
（3）日常生活に関わる指導
①日常の体調管理と観察のポイント
②入浴や外出時のカテーテル、蓄尿バッグの取り扱い
（4）緊急時の対応

布団で寝る場合や認知症でバッグの存在を認識できない場合の対応方法など個別の方法を考えましょう。

夜間に利尿が多い場合など入院中の利尿パターンを伝えて自宅での尿廃棄のタイミングに役立ててみましょう。

区市町村で異なります。訪問看護師等に確認しましょう。

・レッグバック・DIP キャップ
・バッグカバー・カテーテルホルダーなどの工夫も検討してみましょう。

一般的なトラブルのほか、患者の状態から予測されるトラブルについて指導を行い、医療機関や訪問看護ステーションなどが関わる場合は、事前に情報を共有しておきましょう。

（5）災害時に備えた対応
①予期しないトラブルも含め、予備の物品一式を在宅に常備しておく。

3．退院までの準備
（1）必要な支援の介入調整ができている。
（2）退院後の医療機関の受診方法、受診日を確認する。
（3）カテーテルの種類・サイズ・最終交換日などの情報を在宅チームに情報提供する。
※将来を見据えて、早期の段階から訪問診療や訪問看護を導入しての在宅療養について考えておくことは、患者・家族が退院後の在宅療養についてのイメージを持ちやすくすることにつながる。
（4）必要物品の準備をする。（病院が供給する物品と患者の自己購入となる物品を整理）

4．診療報酬上の留意点（平成27年度　時点）
（1）特定保険医療材料：膀胱留置用ディスポーザブルカテーテル
使用したカテーテルが請求でき、種類により点数が決まっている。
（2）①在宅時医学総合管理料　：2,200～5,000点
又は、
②在宅寝たきり患者処置指導管理料　：1,050点

診療報酬上の算定要件を医事課担当者と確認しましょう。

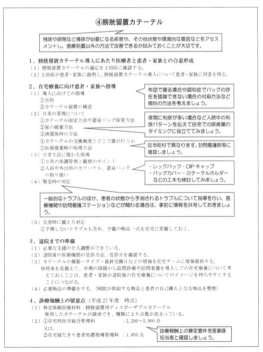

東京福祉保健局．東京都退院支援マニュアル（平成28年3月改訂版）．2016，p.62.

図7-9　指導シート（例）

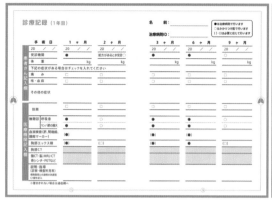
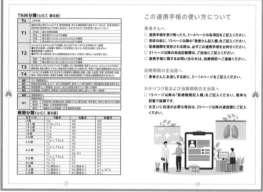

東京都保健医療局．東京都医療連携手帳（がん地域連携クリティカルパス）．https://www.hokeniryo.metro.tokyo.lg.jp/iryo/iryo_hoken/gan_portal/chiryou/critical_path.html．（参照2023-11-15）．

図7-10　がん地域連携クリティカルパスの例（肺癌の医療連携手帳）

3 在宅での緩和ケアの実践

1 在宅緩和ケアの条件

　在宅緩和ケアとは，自宅のみならず居宅（介護施設，グループホーム，ケアハウスなど）も含んだ場所で提供される緩和ケアをいう．在宅緩和ケアには介護支援や生活支援も含まれ，患者を取り巻く環境を整えて，患者や家族が安心して過ごせるような支援を提供することが大切である（図7-11）．

　在宅緩和ケアでは，さまざまな医療・介護福祉従事者が患者や家族と関わり，時にはボランティアや民生委員などの地域住民も関わる．

　患者・家族が安心して過ごせるケアを提供するための在宅緩和ケアの条件は，次の通りである．

1 24時間体制の訪問診療，訪問看護の存在

　在宅では医療スタッフが常駐する病院とは違い，患者は日常生活の中でケアを提供されている．そのため患者や家族が困ったときにすぐに連絡がとれるよう，また急な症状の変化に対応できるように，24時間対応できる訪問診療や訪問看護が必要となる．患者や家族にとって，いつでも連絡でき，必要なときに訪問してもらえるという心構えがあれば，より安心して在宅療養することができる．

2 苦痛症状の緩和

　患者が苦痛を最小限にして安楽に過ごすためには，緩和ケアの知識や経験を備えた医師・看護師の関わりが重要となる．適切な症状コントロールが行われれば，痛みや呼吸困難などの終末期特有の症状が緩和され，在宅療養の継続や在宅における看取りが実現できる．

plus α

在宅緩和ケアに関わる医療・介護福祉従事者

医療従事者：医師，歯科医師，看護師，薬剤師，理学療法士，作業療法士，栄養士など
介護福祉従事者：ケアマネジャー，ホームヘルパー，介護福祉士など

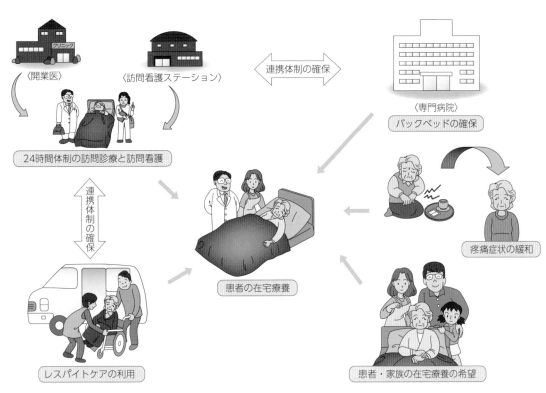

〈開業医〉　〈訪問看護ステーション〉

連携体制の確保

〈専門病院〉

バックベッドの確保

24時間体制の訪問診療と訪問看護

連携体制の確保

疼痛症状の緩和

レスパイトケアの利用

患者の在宅療養

患者・家族の在宅療養の希望

図7-11　在宅緩和ケアの条件

3 患者に提供される医療やケアに関わる医療・介護福祉従事者の連携体制がとれていること

　在宅ケアに関わる医療・介護福祉従事者はそれぞれの所属機関が別である場合が多い．より良いケアを提供するためには患者の状態を共有し，その時々の問題に対して，それぞれの職種が協力して関わる必要がある．そのため，医師・看護師・薬剤師・ケアマネジャー・介護福祉士などの職種が連携を密にとって，患者を中心にしたチーム医療を展開することが大切である．

　また，患者の症状の経過を熟知し，予測に基づいて必要なケアをタイムリーに提供できるよう，在宅サービスをコーディネートする**ケアマネジャー**の存在も重要となる．

4 医療ニーズの高い患者に対応できるレスパイトケアが利用できること

　家族は在宅療養において，患者のケアを担う介護者となる．患者と同居している家族介護者にとっては，身体的・精神的に負担が大きくなり，その限界が訪れると，在宅療養の継続が困難となる場合も少なくない．そのため，家族の介護負担を軽減する目的から，デイサービスやショートステイといった**レスパイトケア***の利用が必要となる．

　また，近年では，通いと泊まりのサービスを組み合わせた小規模多機能型居宅介護に訪問看護の利用を合わせる看護小規模多機能型居宅介護や，常勤の看

用語解説＊
レスパイトケア

在宅ケアを担う家族の心身の疲労を回復し，介護負担を軽減する目的で利用するサービス．ショートステイ，デイサービス，療養通所介護などがある．レスパイト（respite）には，「息抜き」「小休止」などの意味がある．

護師が一定数以上おり，医療依存度が高い患者などにも対応できるなどの条件を併せもった機能強化型訪問看護ステーションが創設され，医療ニーズの高い患者がより安心して利用できるサービスが提供されている．

5 入院可能なバックベッドの確保

在宅療養を望んでいても，不測の事態のために患者や家族が入院を希望することもある．また，在宅療養をしていても，いつでも入院できると保証されていることで，患者や家族は安心して過ごすことができる．そのため，**バックベッド***となる病院を確保することが大切である．

6 患者および家族が在宅療養を希望していること

患者や家族が在宅療養を望む気持ちが強いほど，患者は最期（看取り）まで在宅療養を継続していたとの調査報告もあり[5]，在宅療養をするにあたって，患者や家族が在宅療養を希望していることは，在宅での有意義な療養生活を実現する重要な鍵となる．さらに，**家族介護者**が介護に意欲のある場合には，患者が最期まで自宅で過ごすことを希望した際に，家族介護者は医療・介護福祉従事者と協力して在宅での看取りを実現するための重要な役割を果たすこととなる．

2 在宅緩和ケア患者への医療処置

在宅で緩和ケアを提供する際に行われる，主な医療処置について説明する．

1 在宅高カロリー輸液（ポートの使用）

がんによる**消化管閉塞***の場合，経口摂取が不可能になるため，高カロリー輸液の投与が必要となる．在宅での高カロリー輸液の投与は，病院で**完全皮下埋め込み式カテーテル**（以下，ポート）を設置し，ポートの管理方法を患者や家族に指導した上で行うことが多い（図7-12）．

> **用語解説***
> **バックベッド**
> 緊急時に受け入れが可能な病院のベッドをいう．バックベッドが確保されていることで，在宅療養する患者や家族は「何かあればいつでも入院できる」という安心感を得られる．

コンテンツが視聴できます（p.2参照）

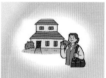
●訪問看護での緩和ケア

> **用語解説***
> **消化管閉塞**
> 悪性腫瘍の進行などの原因によって，腫瘍が腸を圧迫したり神経叢へ浸潤することで，腸の内容物の停滞と逆流を生じ，排ガス・排便が消失した状態．

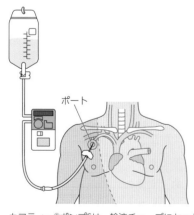
ポート

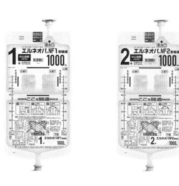
高カロリー輸液

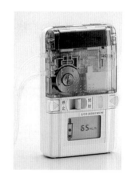
カフティー®ポンプS

カフティー®ポンプSは，輸液チューブにセットして，輸液の滴下を自動的に調整する在宅高カロリー輸液用の機器．
（写真提供：株式会社大塚製薬工場，エア・ウォーター株式会社）

図7-12　在宅高カロリー輸液

2 皮下輸液

　皮下輸液は，中心静脈や末梢静脈からの輸液に比べて重篤な合併症の危険性が少なく，輸液経路の確保が容易であるため，必要に応じて在宅で行われることがある．皮下輸液に適した部位は，胸部・腹部・大腿部・肩甲骨部などの広い皮膚面が得られる場所である（図7-13）．

3 持続皮下注射（PCAポンプの使用）

　痛みの症状緩和には，医療用麻薬の内服や貼付薬，坐薬などの使用があるが，痛みのコントロールが不十分な場合などには，患者が薬剤の投与量を自己調節できる**PCAポンプ**（patient controlled analgesia）を使用して，**持続皮下注射**によるオピオイドなどの追加投与を行い，患者自身が症状マネジメントを行って疼痛の軽減を図る方法もある（図7-14）．

4 在宅酸素療法（HOT）

　肺癌や終末期に胸水が貯留した場合などは，呼吸困難の症状緩和のために酸素の投与が必要となる．酸素濃縮器の使用のほか，携帯の酸素ボンベもあり，**在宅酸素療法**（home oxygen therapy：**HOT**）を行いながらの外出も可能である（図7-15）．

5 在宅での看取り

　在宅で看取るためには，患者の死亡時にその診断を下す在宅医と連携を取りケアを提供する訪問看護師の存在が不可欠となる．在宅療養する患者・家族が自宅で最期を迎えるかどうかは，訪問看護師の日々の関わりが影響すると考えられる．そのため訪問看護師は，患者・家族が看取りの場所を選ぶ際の意思決定の支援に関わることもある．また，家族である患者の死を家族が落ち着いて迎えられるように，看取りが近い時期には，患者に起こり

plus α

完全皮下埋め込み式カテーテル（ポート）

リザーバーと呼ばれる小さな医療器具を皮下に埋め込み，皮膚の上からリザーバーを穿刺して輸液を投与するもの．使用しない間は体に露出部分がなく，入浴が可能で，患者のQOLを維持できる利点がある．長期間留置できるが，輸液ラインの無菌操作が必要である．

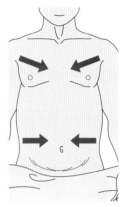

胸部，腹部など広い皮膚面が得られる部位

図7-13　皮下輸液に適した部位

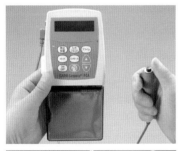

CADD-Legacy® PCAポンプ
（写真提供：スミスメディカル・ジャパン株式会社）

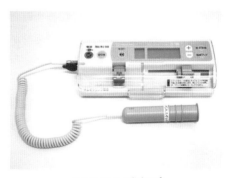

テルモシリンジポンプ

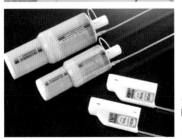

クーデック® シリンジェクター® PCA装置
（写真提供：大研医器株式会社）

図7-14　持続皮下注射のためのPCAポンプ

うる状況について，タイミングを見ながら家族介護者へ情報提供することが求められる．

a 意思決定支援

まず，訪問看護師は，患者・家族の在宅療養に対する意思を確認し，看取りの時期が近づいて症状が悪化したら「病院へ行く」ことを望むのか，それとも症状への対応を在宅医へ依頼しながら「自宅で最期を迎える」ことを望むのかを，患者・家族が意思決定できるように関わる．必要に応じて，在宅医から家族へ今後起こりうる症状や看取りについて説明してもらうよう，訪問看護師が在宅医へ依頼する．

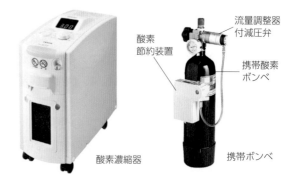

（写真提供：帝人ファーマ株式会社）

図7-15　在宅酸素療法に使用する機器

患者の状態を見ながら看取りが近づいてきた時期には，訪問看護師は家族に在宅看取りの意向を再確認する．そして家族が不安な思いのまま看取りを迎えることのないよう支援を行う．家族への説明においては看取りのパンフレットを使用し，食事量・尿量の減少，活動の低下，傾眠傾向，混乱やせん妄，看取り前の呼吸状態の変化などについて，また，亡くなった後に着用する衣服の準備，葬儀に使用する写真の準備についても説明する．

b 在宅での看取りの実際

死期がいよいよ近づいた時期には，訪問看護を1日1～2回とこまめに行い，患者の苦痛症状に対しては在宅医へ相談しながら対応し，患者が苦痛なく最期を迎えられるよう支援する．家族へは，呼吸が止まったら慌てずに訪問看護師へ連絡をするよう伝え，家族で患者の看取りを迎えられるよう支援する．家族から呼吸が止まったと連絡を受けた訪問看護師は，在宅医に連絡をして患者宅へ向かう．在宅医がすぐに死亡確認に訪問できない場合には，在宅医の了解を得て，死亡確認の前に訪問看護師が家族とともに死後の処置を行う．

在宅看取りの場合，在宅医が患者の死亡診断書を交付することとなる．患者が診療に関わる傷病で死亡したことが予期できる場合，まず診察を行い，その上で生前に診察していた傷病が死因であると判断できれば，死亡前24時間以内に診察していなくても在宅医は死亡診断書を交付でき，司法解剖の対象にはならない．

plus α

看取りのパンフレット

在宅で看取る場合に，死期の近づいた患者の状態の変化に対して，家族があわてたり不安になったりしないよう，事前に説明しておくためのパンフレット（➡p.316参照）．

plus α

在宅での看取り

在宅医の診察後から24時間以内に患者が亡くなった場合には，死亡時に改めて診察をせずに死亡診断書の交付が可能である．最終の診察から24時間以上経過している場合には，在宅医が改めて死亡後の患者を診察することが必要であり，診療中の病気によって亡くなったと認められた場合に死亡診断書の交付が可能となる．在宅医がいない場合や，最後の診察から24時間以上経過しているが在宅医の診察が難しい場合には，警察による検死扱いとなる．

4 在宅療養の充実のための社会資源

1 緩和ケアを必要とする患者の介護保険の利用

在宅緩和ケアを継続していくためには，医療だけでなく，日常生活を援助する介護が必要である．しかし，近年は少子高齢化や核家族化によって子どもと

同居する世帯が減り，高齢者世帯や高齢者の一人暮らしも少なくない．そのため，患者の介護を担う家族が高齢のため介護力が十分でなかったり，家族介護者がいない場合がある．こういった背景からも，**社会資源を十分に利用して**，どんな世帯であっても充実した在宅療養を送れるように支援していくことが大切である．

在宅で社会資源を利用する際に，基本的に必要となるのが**介護保険**である．そこで，緩和ケアを必要とする患者の介護保険の利用について述べる．

2006（平成18）年の介護保険法の改正により，末期がんが**特定疾病**の対象となり，40歳以上であれば，終末期のがん患者は介護保険の利用が可能となった．がん患者の特徴として，亡くなる直前までADLが比較的保たれていることが多い．そのため，トイレに行けなくなるなどのADLの低下を認めた時点で介護保険の申請を行っても，介護度の決定までに約1カ月を要するため，介護保険の認定結果が出る前に患者が亡くなるケースも少なくない．

法律上，介護保険は申請日にさかのぼりサービスを利用できるものの，認定結果が出る前にサービスを利用する場合の利用料は一時的に全額自己負担（10割負担）となり，認定結果が出た後に償還払いとなるシステムである．そのため，タイムリーにサービスを利用しようと思うと，一時的に金銭的負担が生じることになる．また，介護保険を申請しても，市町村からの認定訪問調査を受ける前に患者が亡くなると，介護度の判定が不可能となるため，介護保険の償還を受けられない事態も発生しうる．

このように，がん患者が介護保険を利用するにあたって課題はあるが，上手に利用して在宅療養の充実を図ることが重要となる．そのため，介護保険の申請は在宅療養開始から早期に行い，状態の悪化を予測しつつ，必要に応じて介護度の区分変更を申請しながら，サービスを利用していくことが大切である．

介護保険の申請から**要介護認定**までの過程を，図7-16に示す．

コラム　　特定疾病

介護保険の第2号被保険者は，老化に起因する疾病として定められた16の特定疾病をもつ者に限られる．

1．筋萎縮性側索硬化症
2．後縦靱帯骨化症
3．骨折を伴う骨粗鬆症
4．多系統萎縮症
5．初老期における認知症
6．脊髄小脳変性症
7．脊柱管狭窄症
8．早老症
9．糖尿病性神経障害，糖尿病性腎症および糖尿病性網膜症
10．脳血管疾患
11．進行性核上性麻痺，大脳皮質基底核変性症およびパーキンソン病
12．閉塞性動脈硬化症
13．関節リウマチ
14．慢性閉塞性肺疾患
15．両側の膝関節または股関節に著しい変形を伴う変形性関節症
16．がん（末期がん）

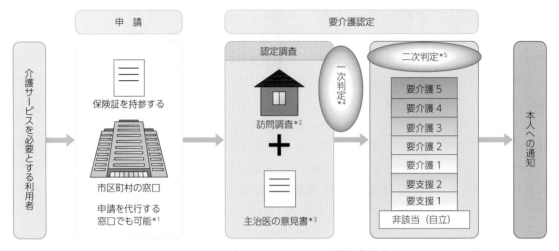

* 1 居宅介護支援事業者，地域包括支援センターなど 　 * 2 　市区町村の職員等が調査員として患者の自宅を訪問
* 3 　主治医が医学的所見から意見書を作成 　 * 4 　一次判定はコンピュータにより行われる
* 5 　二次判定は複数の専門職による介護認定審査会で行われる．認定結果の通知は，原則として申請から30日以内とされている

図7-16　介護保険の申請から認定まで

2 介護保険の活用の実際

　患者のADLの変化に沿った介護保険によるサービスの利用例を挙げて，在宅サービスについて説明する．なお，患者は70代の男性のがん患者とする．

1 退院時の患者のADL

　自力でトイレに行くことができる．しかし，がんによる疼痛があり，ベッドからの寝起きがつらい状況．倦怠感や，労作時に軽度の息切れがある．

介護保険サービスの利用例

　退院前に介護保険を申請する．入院中に介護認定の訪問調査を受け，退院後に必要となる介護サービスや福祉用具をケアマネジャーに準備してもらう．ベッドでの寝起きがつらいため，介助機能のある電動ベッド（レンタル）を使用する．また，労作時の息切れがあるため，入浴時にはシャワーチェア（購入）を使用し，負担の軽減を図る．

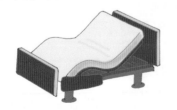

plus α
介護度の区分変更

介護度は必要に応じて変更の申請が可能である．ADLの低下など，介護度に変化が生じたと考えられる場合，残りの有効期間にかかわらず，いつでも要介護状態の区分の変更を申請できる．月の途中に要介護状態の区分に変更があった場合は，申請日にさかのぼり，新しい要介護認定を適用する．

2 在宅療養開始 1 週間後のADL

　倦怠感が強く，ベッドで過ごすことが多い．定期的な外来受診へは家族が運

転する車で通うが，長い距離の歩行は息切れが出現するため，外出が思うようにできない．入浴は同居する妻が一部介助をしているが，妻が最近になり腰痛を訴えている．

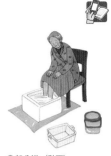

介護保険サービスの利用例

体への負担を軽減するため，外出時には車いす（レンタル）を利用し，活動が制限されないようにする．また，ホームヘルパーによる入浴介助のサービスを導入することで，家族介護者の負担を軽減する．

●部分浴〈動画〉

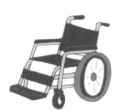

❸ 亡くなる1週間前のADL

日中は起きている時間よりベッドで寝ている時間のほうが長い．トイレまで自力で行こうとするが，ベッドからトイレまでの歩行に介助が必要であり，時に間に合わないことがある．体はやせ細り，自分で体を動かすことをあまりしない．

介護保険サービスの利用例

ベッドで臥床する時間が長く，体もやせて褥瘡が生じやすい状況にあるため，除圧マット（レンタル）を利用する．トイレ歩行が困難となってきたため，体への負担も考慮してポータブルトイレや尿器（購入）を利用する．

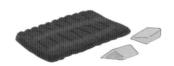

5 事例：中心静脈栄養のポートを留置して自宅へ退院する患者の退院調整

事例

　Kさん（64歳・女性）は，半年前に胃癌と診断された．手術の適応はなく，化学療法を受けて入退院を繰り返している．しかし，ここ1カ月で体力の低下が著しく，化学療法を継続することは難しいと主治医から話があった．また，吐き気・嘔吐が頻繁となり，食事ができなくなってきたため，今回の入院では中心静脈栄養のポートを挿入予定である．

【設問1】

　Kさんは看護師に，「なぜ吐いてしまうのだろう．食べたら吐いてしまう．先生からは口から食べることは難しいから，栄養の点滴を入れられるようにポートを造りましょうと言われた．食事がとれない状態では体が思うように動かないし，家にも帰れない．もう死ぬまで病院のベッドで過ごすのかな」と涙を浮かべて訴えた．
　看護師の声掛けや支援として適切と考えられるものを一つ選びなさい．

① 「吐いてしまうのは，消化管が閉塞してしまって，食べても食べ物が通過していかないからです．点滴で栄養の管理ができるので，大丈夫ですよ」

② 「食べても吐いてしまうのは，つらいですね．栄養がとれないと体力も落ちてしまいますね．でも，ポートからは高カロリーの輸液が点滴できるので，ポートを造って高カロリー輸液の点滴を始められれば，きっと体力は戻ってきますよ」

③ 「吐いてしまうのは，つらいですね．食事がとれなくて，体が思うように動かないと感じているのですね．これからは，ポートからの点滴で栄養を補うかたちになりますが，味を楽しむ程度にお口から食べることはできます．点滴をしながら自宅で過ごされている方もいらっしゃるので，これからのことを一緒に考えていきましょう」

④ 「体が思うように動かないもどかしさがあるのですね．介護サービスや医療サービスがご自宅で受けられる方法があるので，お家で過ごしたいとお考えであれば，介護保険の申請の手続きをされてはいかがですか」

【解答】③

【解説】

　①吐いてしまう理由を身体機能の面から患者に答えているが，患者にとっては吐いてしまう理由が聞きたいというより，吐いてしまうつらさをわかってほしい状況にある．また，食べられない現状から，今後について不安を抱いている場面で，「点滴で栄養の管理ができるので大丈夫ですよ」との声掛けは適切ではない．

　②「つらいですね」と相手の気持ちを受け止める声掛けは必要であるが，ポートを造って，高カロリー輸液の点滴を始めることで体力が戻ってくるという声掛けは適切ではない．患者は胃癌の終末期にあり，食べられないことによってではなく，がんの進行による体力の低下が生じており，高カロリー輸液の実施により体力が戻ることは難しい病状にある．

　③ポートを造っても，口から味わう楽しみは残されていることを患者へ伝えることは必要である．患者が家に帰れないと悲観していることに対して，同じ境遇にある患者が自宅で過ごされているという事実を伝えることで，望みをもつきっかけを提供できる．また，「これからについて一緒に考えていきましょう」といった患者の気持ちを支える声掛けは重要である．

　④患者が家に帰れないと悲観的な思いでいるなかで，介護保険の申請を促すといった支援は不適切であり，まずは患者の気持ちを受け止める声掛けが必要である．

【設問2】

　Kさんはポートの造設が無事に終わり，左鎖骨下のポートから高カロリー輸液の投与が開始されている．輸液はエルネオパ®1号1,000mLを1日量として投与している．「点滴につながった状態で家に帰るにはどうしたらいいのかな．お風呂にだってこれじゃ入れないでしょう．体が思うように動かない上に，家ではお布団で寝ていて病院のベッドのように楽にはいかないし．それに，ここではトイレまでの距離が近いし，夜はポータブルトイレを用意してもらっているから助かるけど，家だとトイレだって間に合う自信がないよ」と看護師に話している．なお，Kさんは現在，夫と次女と3人で暮らしており，夫・次女ともに日中は仕事をしている．

　看護師が，KさんやKさんの家族へ行う支援として，<u>不適切なもの</u>を一つ選びなさい．

①在宅での輸液管理には，携帯用の輸液ポンプ「カフティー®ポンプ」を使用する方法があることを伝え，実際にカフティー®ポンプをKさんに見せて説明する．

②入浴については，ポートの針の刺入部から細菌感染を起こす可能性があるため，週1回の針を交換する日に，針を抜いた後（新しい針を刺す前）であれば可能であることを伝える．また，抜針時でなければ入浴が難しいため，週1回の針の交換にあわせて入浴は週1回に制限されてしまうことについて，Kさんの理解を得ていく．

③介護保険を利用することで，病院で使用しているタイプの電動ベッドが自宅にレンタルできることや，居室にポータブルトイレを置くなどの環境調整が可能であることを伝える．

④在宅療養するにあたっては，輸液の管理方法をKさんだけでなく家族にも習得してもらう必要があることを説明し，家族の来院時に，少しずつ点滴交換を実際に練習してもらうようにしましょうと伝える．

plus α

介護保険の第2号被保険者

40歳以上65歳未満の者で，老化に起因する疾病として定められた特定疾病をもつ者に限られる．がんの末期は特定疾病に指定されている（➡特定疾病については，p.271参照）．

【解答】②

【解説】

①輸液をした状態で家に帰ることに対して，Kさんは「どうしたらいいのかな」と話しており，具体的にイメージできない状況にある．使用する輸液ポンプを実際に見せ，Kさんが在宅での輸液管理をイメージできるように支援することが必要である．

②ポートの針の交換は1週間に1回であるが，ポートの刺入部を覆うように防水可能なフィルム材を貼付するなど保護した上で，ポート部が湯につからない工夫をすれば，入浴は週1回にかぎらず，個々の患者に合わせた入浴が可能である．ポートの針・ルートがつながった状態で入浴する場合，シャワーは刺入部に直接当てないように気を付け，湯船に入る場合は，刺入部の浸水は避けて半身浴にするなどの指導をする．

③Kさんは，体が思うように動かないため在宅療養への不安を抱いている．体が楽に起こせて端座位を取りやすい電動ベッドの必要性や，トイレが居室の近くにあることが望ましいと訴えている．介護保険サービスの利用により，電動ベッドのレンタルやポータブルトイレの購入，手すりの設置などができる．Kさんは介護保険の第2号被保険者にあたる．退院と同時に在宅サービスを利用するには，入院中に介護保険の申請と訪問調査を行えるよう配慮し，介護保険の認定までの手続きをできるだけ進める支援が必要である．

④在宅でポートを使用して輸液管理を行うには，点滴交換を本人または家族が行うことになる．Kさんの場合，エルネオパ®1号1,000mLを1日量としているため，点滴の交換を毎日行う必要がある．Kさん自身による点滴交換は，病状の進行に伴い体力的に困難となってくることが予測されるため，点滴交換の手技を家族に習得してもらう必要がある．具体的には，輸液の開通と清潔操作で新しい輸液にルート先端の針を刺す手技となる．Kさんの夫や次女は仕事をしているため，例えば，毎日の点滴交換の時間を，家族が帰宅した後の21時ごろにするなどして，Kさんとその家族の生活リズムに合わせた指導を行う．なお，カフティー®ポンプの輸液の滴下量の設定や，週1回のポートの針の差し替えは，訪問看護師が行うことで本人や家族の負担の軽減を図る．

【設問3】

　在宅療養に向けて，Kさんの家族は看護師から点滴交換の手技指導を受け，在宅での輸液管理について理解を示している．現在は介護保険の申請を行い，訪問調査を終えたところである．退院調整看護師の支援により退院の準備が進められ，Kさんの担当ケアマネジャーが決定した．また，訪問看護と在宅医の訪問診療を希望され，利用先の訪問看護ステーションと在宅医が決定した．今後は，退院前カンファレンスで在宅療養上の具体的なサポートについて調整をした上で，退院する予定である．

　退院前カンファレンスについて，<u>不適切なもの</u>を一つ選びなさい．

①退院前カンファレンスには，本人，夫，次女と，在宅療養の支援者となる担当ケアマネジャー，福祉用具業者の担当者，訪問看護ステーションの訪問看護師，訪問診療の医師，病院スタッフである病棟の主治医，病棟看護師，退院調整看護師，メディカルソーシャルワーカー，リハビリ担当者などの多職種が参加して話し合いを行う．

②退院前カンファレンスでは，自宅の環境調整についても話し合う．Kさんの場合は介護用ベッド，ポータブルトイレ，点滴スタンド，手すりの設置を準備する必要があり，すべて介護保険の1割負担で利用が可能である．

③退院前カンファレンスで話し合った結果，自宅の廊下やトイレ，浴室などに手すりの設置を希望された．退院前に退院調整看護師とリハビリ担当者，ケアマネジャーと福祉用具担当者と共に自宅を訪問し，手すりの設置箇所の確認など，自宅の環境調整を行うことも必要に応じて検討する．

④退院前カンファレンスでは，話し合いの中で具体的な退院目標日を決め，その日に合わせて準備を進めていく．

【解答】②
【解説】

　①退院前カンファレンスには，本人や主介護者となる同居の家族に参加してもらい，本人・家族の意向を確認しながら話し合いを進めることが必要である．また，在宅療養で利用する医療・介護のサービスに関わる従事者にも参加してもらう．病棟スタッフは主治医や看護師だけでなく，リハビリ担当者にも参加してもらうことで適切な福祉用具の選定などが可能となる．このように，患者を取り巻く多職種が一堂に集まり話し合うことが，安心できる在宅療養を提供するために重要となる．

　②点滴スタンドは医療用具であり介護保険の適用外となるため，必要であれば自費でのレンタルとなる（月額1,000円程度）．また，介護用ベッド，ポータブルトイレ，手すりの設置は介護保険の適用となるが，介護用ベッドは介護認定が要介護2以上でないと介護保険の適用にならないため注意が必要である．Kさんは介護度の認定結果が出ていない段階での暫定的なサービス利用となる．ただし，要介護2以上でなくても「介護用ベッドが必要な状況である」と主治医の判断があり，か

つ書面の手続きを行えば介護保険の適用となる.

③自宅の環境調整を目的に,退院前の自宅訪問は必要に応じて可能である.医師の指示を受けて医療機関の看護師,理学療法士,作業療法士等が訪問し,指導を行った場合には,診療報酬として退院前訪問指導料（580点）が算定できる.

④退院日からサービスの利用ができるよう,必要な福祉用具は退院前に自宅に届くように福祉用具業者の担当者へ依頼する.そのためには,退院前カンファレンスで退院目標日を定めて準備することが望ましい.退院目標日をもとに,在宅医や訪問看護師が初回訪問日を予定する.退院前に自宅の環境が整えられ,利用サービスの予定が明確になることで,患者・家族は安心して退院を迎えられる.

■ 引用・参考文献

1) がん対策のための戦略研究「緩和ケア普及のための地域プロジェクト」. http://gankanwa.umin.jp/,（参照2023-11-15）.
2) 厚生労働省. "主な死因別にみた性・死亡の場所・年齢別死亡数および死亡率". 2019年人口動態統計.
3) 石井容子ほか. 遺族,在宅医療・福祉関係者からみた,終末期がん患者の在宅療養において家族介護者が体験する困難に関する研究. 日本がん看護学会誌. 2011, 25（1）, p.24-36.
4) 東京大学高齢社会総合研究機構編. 地域包括ケアのすすめ：在宅医療推進のための多職種連携の試み. 東京大学出版会, 2014.
5) 永井康徳. たんぽぽ先生の在宅報酬算定マニュアル. 改訂版. 日経BP社, 2014.
6) 厚生労働省. 地域包括ケアシステム. https://www.mhlw.go.jp/stf/seisakunitsuite/bunya/hukushi_kaigo/kaigo_koureisha/chiiki-houkatsu/,（参照2023-11-15）.
7) 厚生労働省. がん対策推進基本計画（第3期）. 2018, https://www.mhlw.go.jp/file/06-Seisakujouhou-10900000-Kenkoukyoku/0000196975.pdf,（参照2023-11-15）.
8) 佐藤智ほか編. 在宅での看取りと緩和ケア. 中央法規出版, 2008.（明日の在宅医療, 3）.
9) 日本緩和医療学会編. 在宅緩和ケアのための実践ガイド. 青海社, 2009.
10) 石井容子ほか. 入院前から始める入退院支援：入退院支援看護師の役割と連携のポイント. 地域連携. 2010. 11-12, p.57-65.

重要用語

在宅医療の推進	レスパイトケア	PCAポンプ
地域包括ケアシステム	バックベッド	在宅酸素療法（HOT）
機能強化型訪問看護ステーション	家族介護者	退院支援
在宅緩和ケア	在宅高カロリー輸液	退院前カンファレンス
緩和ケアセンター	完全皮下埋め込み式カテーテル（ポート）	退院支援・調整プログラム
訪問診療	皮下輸液	退院調整看護師
訪問看護	持続皮下注射	地域連携室
ケアマネジャー		

8 臨死期のケア

学習目標

◉ 臨死期における一般的な経過や特徴的な症状について述べることができる.

◉ 臨死期における治療やケア, 特徴的な症状への対応方法について述べることができる.

◉ 鎮静における倫理と検討事項について述べることができる.

◉ 看取りと死亡後のケア, 家族への対応について述べることができる.

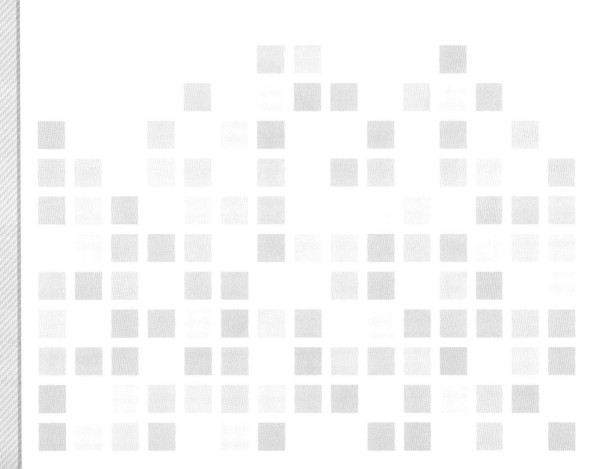

1 がん終末期の症状と全身状態

1 がん終末期（おおよそ死亡前2～3カ月間）の全身状態の変化

　がんの臨死期では死亡前2～3カ月前までは良好なADLを保っており，それ以降急激にADLの低下がみられることが多い．がん患者の全身状態の一般的な経過を図8-1に示す．日常生活に不自由のなかった患者（図8-1-①）が少しずつ介助を必要とするようになり（②），ベッド上で過ごす時間が長くなっていく（③）．次第に食事摂取量は低下し，意識レベルの低下（傾眠）や認知機能の低下（せん妄）を合併する場合もある．だんだんベッドで起き上がる時間が短縮し，やがて終日臥床となり（④），意識レベルがさらに低下して昏睡状態となった（⑤）後に，死を迎える．がん患者に対する終末期から看取り期までのケアを行う際には，このようながん終末期での全身状態の経過を理解しておくことが，より予測的なケアを考える上で役立つ．

2 がん終末期における症状の変化

　がん患者は終末期に限らず症状を抱えており，死が近づくにつれ，さまざまな身体的・精神的症状を有するようになる．死亡前6カ月間で痛みや不安は

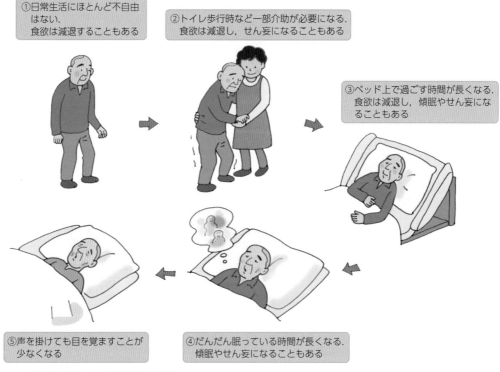

①日常生活にほとんど不自由はない．食欲は減退することもある

②トイレ歩行時など一部介助が必要になる．食欲は減退し，せん妄になることもある

③ベッド上で過ごす時間が長くなる．食欲は減退し，傾眠やせん妄になることもある

④だんだん眠っている時間が長くなる．傾眠やせん妄になることもある

⑤声を掛けても目を覚ますことが少なくなる

図8-1　がん終末期での全身状態の変化

緩やかに増加するが，大きくは変わらずに推移するのに対して，倦怠感，食欲不振，眠気，呼吸困難の頻度は死亡1～2カ月前ごろから増加のペースが速くなる（➡p.59 図2.1-2参照）．また，死亡前1～2週間前から直前には混乱や不穏といったせん妄の症状，**死前喘鳴***などが現れ，ADLや意識レベルの低下も急激となる（➡p.23 図1-3参照）．

用語解説 *
死前喘鳴

死亡数日前～数時間前に気道内分泌物が増加し，のどが「ゴロゴロ」いうような症状．死前喘鳴が生じる段階では，患者は意識が低下し，苦痛を感じていないことが多い．

3 臨死期（おおよそ死亡前数週間以内）に特徴的な症状や問題

死亡前1カ月ごろから亡くなるまでの期間は，患者の病状の変化が目立つようになる．これまで**月単位での変化**（1カ月前と比較して患者の病状が異なる）であったものが，**週単位での変化**と変化のスピードを増し，死亡前1週間以内では**日単位での変化**，さらに死亡前1～2日では**時間単位での変化**となり，死を迎える経過となることが多い．医療者は看取りの時期が近づいたことをアセスメントにより把握し，**時々刻々変化する患者のニーズに対応したケアを予測的に提供する必要がある**．

1 死が近くなる時期（死亡前1～2週間程度）

身体面では倦怠感や疼痛，呼吸困難などといった苦痛症状とともに筋力低下や日常生活自立度の低下，尿・便失禁，食欲不振や食事摂取量・水分摂取量の減少といった生活上の問題が生じてくる．精神面では死への恐怖や不安，気持ちの落ち込みといった精神的な問題や，せん妄症状を示すことが多い．

スピリチュアルペインへの対応も重要である．患者には，近い将来訪れるであろう死や残された時間が少ないこと，他者との関係が切れてしまうこと，自分のことを自分で決定できないことなどによる苦痛がある．そして，社会面では患者の希望に沿った死亡場所の調整，仕事や遺産などの身辺整理，会っておきたい人との面会の調整などが必要となる．また，家族の介護負担や予期悲嘆などの精神的苦痛に対応する家族ケアも必要である．

2 死の直前の時期（死亡前の数時間～1日程度）

死亡の数時間～数日以内に出現することの多い徴候を表8-1に示す．

- 呼吸の変化：呼吸の強弱と無呼吸を繰り返す**チェーンストークス呼吸**や**努力呼吸***の一つである**下顎呼吸***，咽頭部で分泌物がゴロゴロと音のする**死前喘鳴**
- 意識・認知機能の変化：意識レベルが徐々に低下し昏睡に
- 経口摂取の変化：食欲低下に加え，嚥下そのものが困難に
- 皮膚の変化：**血圧低下**に伴う四肢末梢の冷感，低酸素血症に伴うチアノーゼや顔面蒼白
- 情動定期な状態の変化：寝たり起きたりを繰り返すような落ち着きのなさ・身の置き所のなさ
- その他：身体機能の低下や臓器不全といった全体的な全身状態の悪化，医療

用語解説 *
努力呼吸

安静時呼吸では使用されない呼吸筋を動員して行う呼吸のこと．

用語解説 *
下顎呼吸

吸気のたびに下顎を下方に動かし口を開ける呼吸．呼吸補助筋として胸鎖乳突筋が用いられる．

表8-1 死が迫っていることを示す徴候の類型

呼吸の変化	呼吸リズムの変化（チェーンストークス呼吸），下顎呼吸，死前喘鳴
意識・認知機能の変化	意識レベルの低下，昏睡
経口摂取の変化	食事・水分が取れない，嚥下障害
皮膚の変化	チアノーゼ，色調の変化，四肢の冷感，口唇・鼻の蒼白
情動的な状態の変化	落ち着きのなさ，身の置きどころのなさ，精神状態の悪化
全身状態の悪化	身体機能の低下，臓器不全
その他	医療者の直感

者の「死が近い」という直感的な見立てもある程度は目安になる（過信に注意）

これらは緩和ケアの専門家が「一般的な徴候」としてまとめた徴候であり，出現する徴候の有無や出現時期には個人差が大きいことに注意が必要である.

2 臨死期のケア

1 臨死期のケアの概要

臨死期のケアのアルゴリズムを図8-2に示す. ここでの臨死期のケアは，おおむね死亡前数日～1週間程度を想定している.

時々刻々変化する患者のニーズに迅速かつ適切に対応するため，医療者は，アセスメントにより看取りの時期が近いことを医療チーム内で共有し，家族に対して十分な説明を行うとともに，患者・家族の症状や問題を毎日評価し，苦痛緩和のためのケアを適宜提供して，患者・家族ができる限り安楽に過ごせるように支援する.

2 看取りの時期が近いことの評価

正確な生命予後の予測は難しいが，①寝たきり状態，②半昏睡／意識レベル低下，③ごく少量の水分しか摂取できない，などが，生命予後が短いことの一つの目安となる. この目安を参考にしながら，医師を含めた医療者チームが総合的に判断して生命予後が1週間程度と推測される患者に，死が近づいたときのケアのアルゴリズム（図8-2）を適用する. 予後予測は個人差が大きいため，この目安を満たさなくても，医療者が生命予後数日～1週間程度と判断した場合はアルゴリズムを適用してよい. 重要なことは，予後予測やケアの適切性について定期的に再評価し，見直すことである.

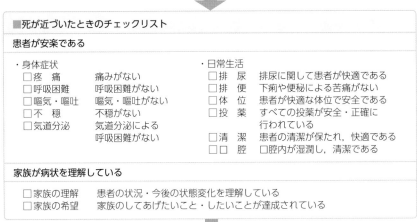

■評価：以下の項目を目安とし，生命予後が1週間前後と予測される

①寝たきり状態
②半昏睡／意識低下
③ごく少量の水分しか口にできない
④錠剤の内服ができない

■治療

①どこで最期を迎えたいかの再確認
②不必要な検査や治療の中止
③苦痛に備え，あらかじめ症状緩和の臨時指示を確認
④「死が近づいたときのチェックリスト」による毎日のアセスメントとケア
⑤家族への説明とケア

■死が近づいたときのチェックリスト

患者が安楽である

・身体症状
□疼痛　　　　痛みがない
□呼吸困難　　呼吸困難がない
□嘔気・嘔吐　嘔気・嘔吐がない
□不穏　　　　不穏がない
□気道分泌　　気道分泌による
　　　　　　　呼吸困難がない

・日常生活
□排尿　　排尿に関して患者が快適である
□排便　　下痢や便秘による苦痛がない
□体位　　患者が快適な体位で安全である
□投薬　　すべての投薬が安全・正確に
　　　　　行われている
□清潔　　患者の清潔が保たれ，快適である
□口腔　　口腔内が湿潤し，清潔である

家族が病状を理解している

□家族の理解　患者の状況・今後の状態変化を理解している
□家族の希望　家族のしてあげたいこと・したいことが達成されている

■治療目標（効果判定期間　1日）

患者・家族の意向に沿ったケアが行われている

森田達也ほか編．3ステップ実践緩和ケア．第2版．青海社．2018より一部改変．

図8-2　臨死期のケアのアルゴリズム

3 臨死期の治療とケアのポイント

1 療養場所の希望の再確認

「望んだ場所で過ごすこと」は，終末期がん患者のQOLで最も重要な要素の一つである．死が近づいた時期の療養場所の移動にはさまざまな困難を伴うが，最期をどこで迎えたいかという希望を確認し，移動によるリスクと療養場所の変更で得られる利益を検討する．

2 不必要な検査や治療の中止

看取りが近い時期には，患者の安楽が何よりも優先される．検査や検温など当たり前と考えられるケアについても，その必要性と行うことによる患者への侵襲や負担を一つひとつ検討し，現在の**治療やケアの見直し**を行う．血糖測定を含む血液検査や画像検査，抗菌薬の投与，輸血，輸液療法，定時の体位変

換，バイタルサインの頻回の測定，心電図モニターの装着などが見直しの候補となる．また，心肺蘇生をしないこと（**DNR/DNAR**）の意思も再確認する．

➡ DNR/DNARについては，11章3節2項参照.

不必要な検査や治療を中止する際には，「医療者に見放された」「もうできることが何もなくなった」など，患者や家族が否定的感情を抱くことがないよう配慮し，十分に説明を行う．

3 苦痛に備えた臨時指示の確認

患者に苦痛が出現・増悪した際の対応方法を事前に確認し，予測のもとに治療・ケアを行う．特に，看取りが近い時期に生じる頻度の高い症状（➡p.59 図2.1-2参照）について，**臨時指示***と薬剤の処方を医師に依頼し，夜間でもすぐに対応できるよう準備しておく．臨時指示は，患者個別の必要性に応じて疼痛，呼吸困難，嘔気・嘔吐，不穏，気道分泌過多などに対する指示を確認する．

4 症状や問題のアセスメントとケア

患者が安楽に過ごせることを目標に，特に看取りが近い時期に生じる症状や問題をアセスメントし，見逃すことなく早期に対応する（図8-2）．症状は疼痛，呼吸困難，嘔気・嘔吐，不穏，気道分泌などについてアセスメントし，症状がある場合はあらかじめ得ていた臨時指示により対応し，その効果を再度アセスメントして今後の対応方法を検討する．また，日常生活の問題についてもアセスメントして対応する．

ここでは，臨死期に特徴的な症状である死前喘鳴などのケアとADLの援助について説明する．

|1| 死前喘鳴のケア

死前喘鳴は，看取りが近い時期に特徴的な症状であり，咽頭部のゴロゴロ音として観察される．ゴロゴロ音には，喀出できない気道内分泌物が上気道に貯留した死前喘鳴による音と，呼吸器感染症や心不全により下気道で聴取される喘鳴がある．死前喘鳴に対しては薬剤投与，体位の工夫などにより対応する．薬剤としては，気道内分泌抑制のための輸液量の減量，肺炎に対する抗菌薬，肺水腫に対する利尿薬といった気道分泌過多の原因に対する治療を行う．**抗コリン薬***の**ブチルスコポラミン臭化物**（ブスコパン®），**スコポラミン臭化物**（ハイスコ®）については，臨床でよく使用されるがエビデンスは確立していない．

体位変換は患者の苦痛に配慮して行い，患者が安楽と感じる体位とする．また，死前喘鳴は付き添う家族にとってもつらい症状である．喘鳴が生じている理由や，患者の意識レベルが低下している場合には患者は死前喘鳴を苦痛と感じていない可能性が高いことなどを説明し，家族の不安の軽減に努める．

|2| 排尿のケア

患者の安楽と尊厳の維持を目標に，排尿による苦痛や負担が軽減できるよう対応する．ADLが低下してトイレまでの移動が困難になっても，トイレでの排泄を希望する患者は多い．自分のできることを奪われるのは，患者にとって

用語解説 *
臨時指示

予定された時間での薬剤投与でなく，疼痛時や呼吸困難時など，ある条件の生じたときに行われる医療指示のこと．苦痛に対する臨時指示は「レスキュー指示」とも呼ばれる．

用語解説 *
抗コリン薬

副交感神経を抑制し，気道内分泌や消化管運動を抑制する作用がある．

plus α
ブチルスコポラミン臭化物

抗コリン薬の一つ．気管・消化管・胆管・尿管・膀胱などの平滑筋の緊張低下や運動抑制による鎮痙作用，分泌抑制作用などがある．スコポラミン臭化物よりせん妄の副作用が少ない．緩和ケア領域では消化管閉塞時の疼痛や死前喘鳴などによく使用される．

plus α
スコポラミン臭化物

抗コリン薬の一つ．分泌抑制作用とともに鎮静作用もある．緩和ケア領域では消化管閉塞時の疼痛や死前喘鳴などによく使用される．剤形は注射薬のみだが，注射薬の舌下投与も可能である．

つらい体験である．患者の希望を最大限に尊重し，自尊心を損ねないよう安全に配慮しながら，患者の負担を軽減する体の支えや姿勢の保持の方法を検討する．トイレ歩行が困難となった際は，ポータブルトイレや尿器の使用を検討し，患者と相談していく．

➡ 失禁がある場合の対応は，2章7節「泌尿器症状の治療と看護」を参照．

|3| 排便のケア

下痢や便秘による患者の苦痛が軽減できるよう対応する．食事摂取量の低下により排便の量や回数が減少するが，腸蠕動低下による便秘の可能性にも留意する．消化液や，女性では帯下の排泄により皮膚トラブルが生じやすいため，陰部や肛門周囲の皮膚の観察と洗浄による清潔保持，必要によりワセリンなどの塗布による予防を心掛ける．

|4| 清潔ケア

患者が快適さを得られるよう清潔ケアを行う．患者の意識レベルが低下し，体動がない場合でも，発汗や分泌物で身体が汚染される．患者の体調や希望を尊重しながら，できるだけ患者に負担の少ない方法で清潔ケアを実施する．洗顔，口腔ケア，陰部洗浄はなるべく毎日行い，全身清拭や洗髪，足浴などの部分浴，シャワー・入浴，ひげ剃りなどは適宜行う．終末期だからといって，入浴やシャワーを必ずしも避ける必要はない．体動によって疼痛や呼吸困難が増強する可能性がある場合は，清潔ケアを行う前にレスキュー・ドーズを予防的に投与する．

また，看取りが近い時期には，輸液量の制限や，気道分泌や消化液の分泌を抑制する薬剤などの影響で脱水となり，口腔内が乾燥するため，**口腔内の清潔**とともに**保湿**も重要となる．**口腔ケア**の際は，誤嚥に注意する．

コンテンツが視聴できます（p.2参照）

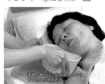

●口腔ケアの一例（座位がとれない療養者の場合）〈動画〉

|5| 体位変換

体位変換は，褥瘡予防のために定時に行うのではなく，同一体位の持続や骨突出部の持続圧迫などによる苦痛軽減のために行う．褥瘡予防については，除圧のための**マットレス変更**や**ドレッシング材（被覆材）***，マッサージで主に対応する．また，疼痛や呼吸困難などに対し，ベッドのギャッチアップ機能やクッションなどを利用して，苦痛を和らげ，患者が安楽と感じられる体位を保持する．

|6| 投 薬

薬剤の必要性の検討と，負担の少ない投与経路の選択を行う．嚥下機能が低下した患者では経口投与が不可能となるため，坐薬や注射薬への変更や中止を行う．

5 家族への説明とケア

家族が安心して患者のそばに寄り添い，残された時間を患者と有意義に過ごすために，患者に生じるつらい症状の緩和とともに，**患者の病状と今後起こり得る症状や変化を理解できるような十分な説明**と，**患者と家族が落ち着いて過ごせるような環境の調整**が必要である．

用語解説 *
ドレッシング材

創や皮膚を保護するための被覆材．褥瘡予防では，フィルム（テガダーム™，オプサイト®ウンドなど），ポリウレタンフォーム（ハイドロサイト®など），ハイドロコロイド（デュオアクティブ®，コムフィール®など）・ドレッシング材などを必要に応じて用いる．

8

臨死期のケア

表8-2　臨死期の患者の家族への主な説明内容

項　目	説明の主な内容
（導　入）	●家族の心配・不安の聴取 ●療養場所の希望，付き添いを行う者の希望の聴取
医療者によるケアについて	●医療者が今後行っていくこと 　定期的なアセスメント，苦痛な症状の緩和 　患者の負担となる検査や治療の見直し 　患者の安楽のための日常生活の援助 　家族の不安の軽減と希望の尊重 ●医療者に連絡したほうがよい病状や症状
死亡までの経過の説明と蘇生について	●看取りが近い段階での患者の変化 　死亡1週間前ごろからの変化，死亡1・2日〜数時間前の変化 　そのほかよく見られる変化（食事摂取量減少，尿量減少，せん妄，死 　前喘鳴，呼吸の変化，四肢のチアノーゼ） ●心臓や呼吸が止まったときの対応，心肺蘇生の希望
苦痛を生じたときの対応と鎮静について	●今後患者に予測される苦痛の経過と鎮静の可能性 ●睡眠薬や鎮痛薬に対する誤解（生命予後の短縮はないこと） ●鎮静について 　鎮静時は患者は苦痛を感じていないと考えられること 　鎮静中は言葉でのコミュニケーションが難しいこと 　鎮静に関する心配や質問はいつでも聞いてよいこと ●鎮静中に家族ができることの相談 　マッサージ，患者の好きな音楽，いつものような家族の会話，口腔ケア
せん妄について	●せん妄の起こる原因・理由 ●せん妄に関する家族の心配，家族のできることや対応の相談
気道分泌過多と死前喘鳴について	●のどが「ゴロゴロ」する原因・理由，対応方法 ●のどの「ゴロゴロ」に関する家族の心配
点滴について	●看取りが近い時期の食事・水分摂取 ●点滴と栄養に関する家族の心配，家族のできることや対応の相談 　少しでも食べさせてあげたい場合の工夫や楽しみとしての食事の意味 　食べることができない場合の口渇をいやすための工夫（氷片など） 　食事以外にできること（マッサージやタッチング，話しかけるなど） ●看取りが近い時期に行う点滴のメリットとデメリット

がん対策のための戦略研究『緩和ケア普及のための地域プロジェクト』．これからの過ごし方について．看取りのパンフレット：医療者向けツール・資料．2008より抜粋・一部改変．http://gankanwa.umin.jp/pdf/mitori01.pdf,（参照2023-11-15）．
森田達也ほか編．"17_死が近づいたときのパンフレット（これからの過ごし方について）"．3ステップ実践緩和ケア．第2版．青海社，2018，ダウンロードコンテンツ．

　家族への説明のポイントを表8-2に示す．心配事や気掛かりを聴取し，対応方法を説明して家族の不安を軽減するとともに，今後の経過をあらかじめ知ることで，患者に変化が生じた際も家族が落ち着いて対応できるよう支援していく．また，家族から患者がもっていた希望を聞くことが，意識レベルが低下した後も患者の希望に沿ったケアを提供することにつながる．家族にとって，患者の死を話題にするのはとてもつらいことである．家族の心身の疲労にも気を配り，十分に配慮して行う．

│1│臨終前後の患者に対する望ましいケアのモデル

　表8-3に挙げられたケア内容は，緩和ケア病棟で死亡した患者の遺族を対象とするアンケート調査によるものである．特に大切なケアとして，○印の四つが抽出された．

　患者の安楽を促進する（苦痛の緩和）では，実際に患者の苦痛を緩和するだ

けではなく，患者に苦痛がないことを家族にフィードバックしていくことが大切である．

家族に対し，患者への接し方やケアのしかたを指導するとは，臨終期にある患者に対して家族がどのように接すればよいか困ったり不安に感じたりしないよう，例えば患者のそばに寄り添うだけでよいこと，さするなどタッチングを促すこと，聴覚は維持されやすいので話し掛けることなどを具体的にコーチし，医療者が家族と一緒にケアを行うことである．

医療者の配慮のない会話を避けるとは，例えば患者の意識レベルが低下しているからといって，ベッドサイドで患者に聞かれたくない話をしたり，病室の外から医療者の関係のない話し声が聞こえてきたりしないようにする配慮である．

家族が十分に悲嘆できる時間を確保するとは，患者が亡くなるまでの過ごし方だけでなく，亡くなった後，家族が患者と共に過ごし，十分に悲嘆し気持ちを整理する時間を確保し，医療者の都合だけで死後の処置などを行わないことである．

そのほか，患者と家族が落ち着いて過ごせる環境の整備として，プライバシーを保てるよう病室を個室にするなどの調整をする．個室への移動の際には，「個室への移動が必要なほど具合が悪く，死が近い」などと否定的にとらえられることがないよう，落ち着いた環境が得られることや気兼ねなく面会できることなど，肯定的な側面を十分に説明する．個室はナースステーションに近い配置となっていることが多いため，ナースステーションや廊下での医療者の会話にも配慮する．

表8-3　遺族からみた臨終前後の患者に対する医療者による望ましいケア

項 目	ケアの内容
医療者の説明	●現在の苦痛がないことを保証する ●予測される経過を説明する ●患者の聴覚が保たれていることを保証する ●苦痛なく亡くなることを保証する ●詳細な説明なく，急変の可能性だけを警告しない
医療者の行為	○患者の安楽を促進する ○家族に対し，患者への接し方やケアのしかたを指導する ●以前と同じように患者と接する ●慌ただしく説明しない ●過度な警告をしない ●患者の傍らで，患者に聞かれたくない会話をしない
臨終前後の状況	●患者の傍らに家族がいられるよう配慮する ●死後の処置や接し方に配慮する ○医療者の配慮のない会話を避ける ●患者の宗教，信仰を尊重する ●家族の労をねぎらう ●家族全員がそろってから死亡確認をする ○家族が十分に悲嘆できる時間を確保する

○は特に大切なケア内容

Shinjo,T. et al. Care for imminently dying cancer patients : family members' experiences and recommendations. J Clin Oncol. 2010, 28 (1), p.144-145.

3　臨死期における輸液療法

臨死期にはほとんどの患者が経口摂取できなくなり，やがて水分の摂取も難しくなる．そのような場合は通常，輸液療法*や高カロリー輸液*が行われるが，臨死期では**かえって症状を悪化させる可能性がある**ため慎重に行う．また，患者の食べたいという気持ちや，家族の食べてもらいたいという気持ちにも十分に配慮する必要がある．

1 臨死期における輸液療法の実際

臨死期における輸液療法*についてのカルテ調査（全国の緩和ケア病棟で死亡したがん患者約2,800名が対象）によると，輸液療法の実施は約55〜70％であり，そのほとんどが**1日1,000mL未満**の輸液で，高カロリー輸液*はほとんど行われていなかった[4]．つまり，食事摂取のできない患者に対して輸液療法は行われているが，輸液量やカロリー量は健常人が必要とする維持輸液量より少ない量であった．

終末期がん患者に対して1日1,000mL以上の輸液を行った場合，浮腫，腹水，胸水といった体液貯留症状の悪化の可能性が，いくつかの研究結果により示されている[5]．

2 輸液療法に対する患者・家族の思い

輸液療法に対する患者・家族の考え方はさまざまである（図8-3）．緩和ケア病棟に入院した患者遺族を対象とした調査では，患者が経口摂取できなくなった際，ほとんどが輸液療法を希望していた．しかし，輸液療法に関する説明を受けた遺族は半数程度で，十分な知識があると回答した遺族は約3割にとどまり，輸液療法に関する意思決定を医療者に頼る現状がある．また，輸液療法に関する遺族の認識は，患者の症状を軽減し，延命効果があり，当たり前の医療であるといった肯定的な認識が約7割である一方で，輸液療法で症状が悪化するという否定的な認識も約半数にみられた[6]．輸液療法に対する認識は個人差があり，さらに同じ個人でも肯定と否定の両方の思いを抱いている場合がある．終末期の輸液療法の意思決定の際には，複雑な思いを抱える患者・家族の意向を確認しながら，患者にとって最善の選択を個別的に検討するとともに，終末期の輸液療法について十分な情報提供を行うことが必要である．

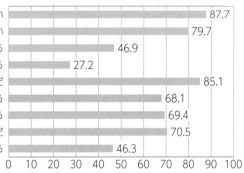

緩和ケア病棟でがん患者を看取った遺族499名のアンケート調査結果から抜粋．
天野晃滋．"㉓進行がん患者が食べられなくなったときの経静脈栄養水分補給に関する家族の信念と認識"．遺族によるホスピス・緩和ケアの質の評価に関する研究4 J-HOPE4．「遺族によるホスピス・緩和ケアの質の評価に検する研究」運営委員会編．日本ホスピス・緩和ケア研究振興財団，2018．p.149を参考に作成．

図8-3　進行がん患者が食べられなくなったときの輸液療法に対する家族の思い

用語解説 *

輸液療法

水・電解質異常の是正・維持，および経口摂取が不可能あるいは不良時のエネルギー代謝・タンパク代謝の維持を目的に，経静脈・皮下的に輸液剤を投与すること．

用語解説 *

高カロリー輸液

中心静脈を利用して糖質濃度10〜50％の輸液剤を投与すること．糖質，アミノ酸，ビタミン・微量元素を含み，栄養価が高いために高浸透圧であり，末梢血管では血管炎を起こす．中心静脈などの太い静脈を輸液ラインとして確保して行う．

3 臨死期における輸液療法と栄養ケアのポイント

死が近づいた時期での輸液療法や栄養に関するケアは，次のようにまとめられる．

1 輸液量の調整と患者の症状・全身状態の評価

輸液量が多すぎると浮腫，腹水，胸水，気管分泌過多など体液貯留症状が悪化し，少なすぎると脱水症状を引き起こす．また，多臓器不全がある場合には，輸液療法により心不全，呼吸不全，高血糖などを合併する場合がある．

適切な輸液量の判断は難しいため，1日1,000 mL未満を一つの目安とし，患者の症状や合併症を注意深く観察しながら輸液量の増減を検討していく．

2 生命予後の予測

輸液療法の制限は，生命予後が1〜2週間と見込まれる場合に行われる．もし生命予後が数カ月以上見込め，全身状態が比較的良好で，がんによる消化管閉塞のため経口摂取ができないような場合は，1日1,000 mL以上の輸液療法や高カロリー輸液療法も十分に選択肢となる．

3 輸液療法の方法の工夫

輸液療法の主な投与経路として，末梢静脈，中心静脈，皮下の三つがある．がん終末期では，末梢静脈からの血管確保が困難な場合が多く，点滴漏れなどによる度重なる静脈穿刺は患者に負担となる．中心静脈ルートは高カロリー輸液や化学療法の際に用いられるが，近年では**完全皮下埋め込み式カテーテル（ポート）**の利用が増加している．ポートを用いた中心静脈からの輸液療法は，適切に管理すれば点滴漏れや感染のリスクが低く，患者の負担も少ない．

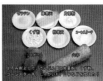

●摂食困難なときの食事
〈動画〉

末梢静脈からの血管確保が困難で，ポートを造設していない患者の場合，**皮下輸液**も考慮できる．20〜24Gの静脈留置針や翼状針などを腹部や大腿部の皮下に固定し，1日200〜1,000 mLの輸液療法が可能である．皮下輸液は末梢静脈からの輸液療法よりも簡便で，患者への負担も少ない方法である．ただし，刺入部に発赤・腫脹・疼痛などの炎症反応を生じることがあるためよく観察し，適宜刺し替えを行う．

輸液療法の投与間隔として，夜間や日中の限られた時間に投与する**間欠的（輸液）方法**と**24時間持続投与**の方法がある．間欠的方法のほうが患者の負担が少ないので，輸液量によって間欠的方法を考慮する．また，患者の生活スタイルや好みに合わせ，夜間や日中など実施時間を調整する．夜間に輸液療法を行う際には，トイレ歩行による転倒のリスクに十分注意する．

4 食事のケア

患者や家族にとって，食事は極めて重要な問題である．食べることは生きるために当たり前の行為であり，患者や家族にとって，「生きていること」の象徴的な意味合いをもつ場合がある．したがって，食事に関するケアの目標を設定する場合には，患者・家族の価値観や希望を十分に把握し，患者・家族と一

289

緒に決定していく必要がある．生命予後が限られている場合には，生命維持の
ために医学的に必要とされる栄養の摂取より，患者や家族の安楽や満足感や，
QOLの向上が目標となる．

　食事は，患者が食べたいものを食べたいときに食べたいだけ摂取し，QOL
が高まるように援助する．量は，食欲に合わせて小盛りや分割食に変更し，食
事に対する負担感を軽減する．

　食事形態は，咀嚼や嚥下機能に応じて**きざみ食***や**とろみ食***などに変更し，
安全に食べられるよう調整する．患者の嗜好に合わせて麺やパン食への変更，
フルーツやヨーグルトを添えるなど，食べやすい工夫をする．ゼリーやヨーグ
ルト，アイスクリーム，氷片や水分は，食欲不振が進みほとんど経口摂取がで
きなくなった後でも，比較的摂取できることが多いので，患者が希望したらす
ぐ対応できるように準備しておく．食事のにおいや温度への配慮，口腔ケアも
重要である．食事形態については，管理栄養士にコンサルテーションして対応
するとよい．食事に対する思いは患者と家族で異なる場合もあるため，食事の
目標を患者・家族・医療者で共有することが大切である．

用語解説*
きざみ食

咀嚼機能が低下した患者
のために，食べ物を小さ
くきざんで食べやすくし
た食事のこと．きざみ食
は誤嚥しやすいので注意
が必要である．

用語解説*
とろみ食

嚥下機能が低下した患者
のための，とろみのあ
る，またはとろみを加え
た食事のこと．嚥下食と
も呼ばれる．

4　苦痛緩和のための鎮静

1　鎮静の定義

　通常の対症療法では緩和できない疼痛や呼吸困難などの耐え難い苦痛に対し
て，**鎮静**（セデーション）という手段がある．苦痛緩和のための鎮静は「**治療
抵抗性の苦痛***を緩和することを目的として鎮静薬を投与すること」と定義さ
れる[7]．したがって，不眠に対する鎮静薬（睡眠薬）の投与は鎮静に含まれ
ず，痛みや呼吸困難に対するオピオイドや，せん妄に対する抗精神病薬による
副次的な意識低下も鎮静に含まれない．

　鎮静は鎮静の様式（薬剤投与間隔）により**間欠的鎮静**と**持続的鎮静**に大別さ
れ，鎮静による意識低下の意図により**調節型鎮静**と**持続的深い鎮静**に分類され
る（**表8-4**）．調節型鎮静は2018年ガイドライン改訂から導入された概念で，
鎮静薬*を少量から開始し患者の苦痛が緩和されるまで増量する方法である．
調節型鎮静では患者の意識水準ではなく苦痛の強さが基準となるため，意識が
維持されたままの場合（浅い鎮静）もあり得る．一方，持続的深い鎮静は，深
い鎮静状態となることを基準として鎮静薬を投与する方法である．いずれの様
式も苦痛緩和が最終目的であることに変わりはない．

用語解説*
治療抵抗性の苦痛

患者が利用できる緩和ケ
アを十分に行っても患者
の満足する程度に緩和す
ることができないと考え
られる苦痛のこと．

用語解説*
鎮静薬

中枢神経系に作用し興奮
を鎮静する薬物のこと．
苦痛緩和のための鎮静で
は，ミダゾラム（注射
薬），フルニトラゼパム
（注射薬），ジアゼパム
（座薬），ブロマゼパム
（座薬），フェノバルビ
タール（注射薬，座薬）
が用いられることが多
い．なお，オピオイドと
抗精神病薬は含まれな
い．

2　鎮静の疫学

　日本の緩和ケア病棟37施設の死亡がん患者2,803名を対象としたカルテ調査
では，持続的／間欠的鎮静のすべてを含めた鎮静の施行率は25％であり，鎮

表8-4 鎮静の分類の定義

間欠的鎮静		鎮静薬によって一定期間（通常は数時間）意識の低下をもたらしたあとに鎮静薬を中止して，意識の低下しない時間を確保しようとする鎮静
持続的鎮静	苦痛に応じて少量から調節する鎮静（調節型鎮静）	苦痛の強さに応じて苦痛が緩和されるように鎮静薬を少量から調節して投与すること
	深い鎮静に導入して維持する鎮静（持続的深い鎮静）	中止する時期をあらかじめ定めずに，深い鎮静状態とするように鎮静薬を調節して投与すること

日本緩和医療学会ガイドライン統括委員会編. がん患者の治療抵抗性の苦痛と鎮静に関する基本的な考え方の手引き. 2018年版. 金原出版, 2018. p.10.

静の期間は1週間以内が78％で，そのうち死亡直前のみ（2日間以内）の鎮静は35％であった．使用される鎮静薬は**ミダゾラム***（ドルミカム®）がほとんどを占め，次いで**フェノバルビタール***（フェノバール®）が多かった[4]．鎮静は決して特別な治療ではなく，ミダゾラムを用いて死亡前の数日程度に行われることが多い．

鎮静の原因となる症状は，身体的症状と精神的症状に大別できる．国内外の文献レビューによると，身体症状では疼痛21％，呼吸困難12％，ミオクローヌス*11％，嘔気・嘔吐3％の順であり，精神症状では不穏26％，混乱14％，精神的苦痛9％であった[9]．身体症状だけではなく，せん妄などの精神症状も鎮静の対象となる．

3 鎮静の倫理

鎮静にはメリットとデメリットがあるため，実施には慎重な判断が必要となる．メリットは，通常の対症療法では緩和できなかった**治療抵抗性の耐え難い苦痛の緩和**である．一方，最大のデメリットは，意識の低下により，コミュニケーションをはじめとする通常の人間的な生活が送れなくなることである．したがって，鎮静を実施する際にはそのメリットとデメリットを慎重に考慮し，倫理的な妥当性を検討することが必要となる．

鎮静に関する倫理的妥当性は，**医療者の意図**（苦痛緩和を目的としているか），**患者・家族の意思**（鎮静を希望する患者の明確な意思表示はあるか），**相応性**（鎮静が苦痛緩和の選択肢として相対的に最善か），**チームによる判断**の4条件についてそれぞれ検討する．そして，鎮静が倫理的に妥当であり相対的に最善な治療と判断される場合でも，苦痛の緩和が達成される範囲内で，**できるだけ負担の少ない方法**が望ましい（持続的鎮静より間欠的鎮静，持続的深い鎮静より調節型鎮静を検討する）．

4 治療抵抗性の苦痛に対する鎮静の実際

治療抵抗性の耐え難い苦痛が疑われた場合の対応を**図8-4**に示す．その手順

用語解説 *
ミダゾラム

ベンゾジアゼピン系の鎮静薬．剤形は注射薬で静脈内投与である．商品名はドルミカム®注射液．舌根沈下や呼吸抑制の副作用に対する注意が必要である．耐性を生じる．

用語解説 *
フェノバルビタール

バルビツール酸系の睡眠薬・抗不安薬・抗てんかん薬．剤形は経口，注射，坐薬がある．商品名はフェノバール®注射薬，ワコビタール®坐薬，ルピアール®坐薬など．呼吸抑制の副作用や肝障害・腎障害時の投与に注意が必要である．

用語解説 *
ミオクローヌス

筋肉に突然起こる不随意運動で，腕，大腿，顔面などの筋肉がピクピクするような症状のこと．

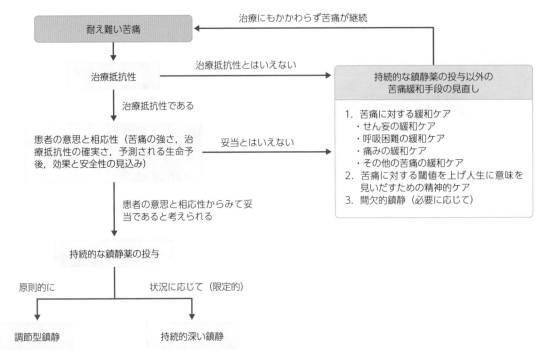

日本緩和医療学会ガイドライン統括委員会編. がん患者の治療抵抗性の苦痛と鎮静に関する基本的な考え方の手引き. 2018年版. 金原出版, 2018. p.19.

図8-4　治療抵抗性の耐え難い苦痛が疑われた場合の対応についての基本的な考え方のフローチャート

は，①**十分な緩和治療が行われたかの再検討→②患者の意思と相応性から最善の選択の検討→③持続的鎮静の開始**（調節型鎮静を優先する）と進めていく．その際に大切なことは，緩和ケアの専門家や経験豊富な医師の助言・指導を受けながら，多職種からなるチームで行うことである．

■ 十分な緩和治療が行われたかの再検討

　治療抵抗性の苦痛が疑われた場合，まず十分な緩和医療の手が尽くされているのかを再検討する．痛み，呼吸困難，せん妄といった苦痛に対する治療が十分に行われているかをチームで再検討し，見直しを行う．あわせて，薬物療法や身体的ケアだけでなく，苦痛の閾値を上げて人生に意味を見いだすための精神的ケアを検討する．また，苦痛が強く一時的な苦痛緩和が必要と考えられる場合には，夜間や日中の**間欠的鎮静**を必要に応じて検討する．十分な治療の見直しを行っても耐え難い苦痛が緩和されない場合は治療抵抗性の苦痛と判断する．

■ 患者の意思と相応性から最善の選択の検討

　治療抵抗性の苦痛と判断された場合，患者の意思と状況の相応性（鎮静が苦痛緩和の選択肢として相対的に最善か）から最善の選択は何かという点から検討する．**相応性は，苦痛の強さ，治療抵抗性の確実さ，予測される患者の生命予後，効果と安全性の見込みから判断する．また，患者の意思決定能力を評価し，患者・家族への説明と意思の確認を行う．**鎮静が必要となる状況では意識

障害や認知機能低下などにより患者の意思決定能力が阻害されていることがあるため，自分の意思を伝えられるか，鎮静に関する情報や鎮静によるコミュニケーション等への影響を理解しているか，選択した理由は合理的か，などから意思決定能力をアセスメントする．

　患者に意思決定能力がある場合は，患者・家族にそれぞれ必要な情報を提供し，患者自身の意思を確認する．明確な意思が確認できない状況でも，患者の希望を反映したものであるか意向を確認することが必要である．

　患者に意思決定能力がない場合は，患者の価値観や以前に表明していた意思に照らし合わせて，現在の状態で患者が何を希望するかについて，家族など患者の価値観を知りうる人と共に検討する．**鎮静の意思決定は家族にとって大きな負担**となるため，家族に期待される役割は患者の意思を推測することであること，鎮静の意思決定は**医療チームが責任を共有する**ことを明確に伝える．

3 持続的鎮静の開始

　患者の意思と相応性から妥当と考えられる場合，**持続的な鎮静薬の投与**を考慮する．鎮静は患者の意識が低下することにより人間らしい生活を遠ざける側面があるため，意識への影響の少ない**調節型鎮静**を優先して考慮する．一方，苦痛の強さが著しい，治療抵抗性が確実である，予測される患者の生命予後が限られる（日から時間の単位），持続的深い鎮静でなければ苦痛緩和困難と考えられる，副作用のリスクを許容しうる場合には，最初から**持続的深い鎮静**を行うことを検討しうる．

　また，持続的鎮静の開始前に行っておくこと（大切な人と会う，話をするなど）について患者と家族の意向を確認し調整を図る．鎮静の薬剤はミダゾラム（ドルミカム®）が第1選択であり，モルヒネなどのオピオイドは鎮静には推奨されない．調節型鎮静では薬剤投与は少量から開始し，15〜30分ごとに苦痛症状や全身状態を評価し，目標（苦痛の緩和）が得られるまで投与量を増やしていく．

4 鎮静開始後のケア

　鎮静開始後は，患者の苦痛や意識レベルなどの評価に加え，**患者に対する看護ケアや家族ケアを提供する**．鎮静開始後の評価は，苦痛の程度，意識の水準，鎮静による有害事象（せん妄，呼吸抑制，舌根沈下，誤嚥，循環抑制など），家族の希望の変化などを定期的に評価し，鎮静のための薬剤の投与量を調整する．意識の水準の評価は**RASS**（richmond agitation-sedation scale）を用いる．苦痛の程度を患者が言葉で訴えられない場合は，表情や体動を観察してアセスメントする．

　また，鎮静開始後も変わらずに患者の尊厳を尊重したケアを提供する．鎮静中の患者はセルフケア能力を大きく損なうため，口腔ケア，整髪，ひげ剃り，ベッド周囲の整頓などを実施し，清潔に安楽な体位で過ごせるよう対応する．清潔ケアや処置を行う際は，**鎮静開始前と同様に声掛けやプライバシーへの配**

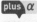

plus α

鎮静レベルの評価尺度RASS

RASSは集中治療領域での鎮静レベルの評価尺度として開発され，緩和ケア用の日本語版も作成されている．過活動せん妄や興奮の程度を＋1（落ち着きがない）〜＋4（好戦的）で評価し，鎮静の程度を−1（傾眠）〜−5（覚醒不可能）で評価する．

慮を必ず行う.

　家族に対しても，心配や不安を傾聴し，悲嘆や身体的・精神的負担への支援を行う．家族は，鎮静中の患者とどう接してよいか戸惑いを感じるため，現状や家族不在時の患者の様子を伝えたり，整髪や清拭など家族が行えるケアへの参加を促す.

　患者が治療抵抗性の耐え難い苦痛を有し，鎮静を行うことは，医療の限界・無力感につながり，医療者への心理的な負担となりうる．医療者間で互いに配慮しながら，必要に応じて情報の共有やカンファレンスを行う.

5 臨終後のケア

1 臨終後の一般的な流れ

　患者が亡くなった後の一般的な流れを，図8-5に示す．患者の死亡は医師によって確認される．まず，家族や親しい人が患者とお別れができるよう医療者はひとまず退室し，プライバシーの保たれた落ち着いた環境を提供できるよう配慮する.

　しばらく時間が経過した後に，**死後のケア**として医療的処置，清拭，着替え・化粧を行う．死後のケアは，家族の希望があれば一緒に行う.

　患者の身支度や帰宅の準備が整ったら，医療者は再度退室してお別れの時間を過ごしてもらった後，病院内の霊安室に移動する．帰宅は葬儀を執り行う葬儀社が担当する.

2 死亡の確認と死亡診断書

　人の死は，肺機能，心臓機能，脳機能の停止の徴候として，呼吸停止，心拍停止，対光反射消失の**死の三徴候**を確認して診断される．死亡確認は主治医が行うことが多い．主治医が臨終の場に立ち会うことや死亡確認を行うという死亡時の対応より，それまでの患者・家族と医師や看護師との関わりが，より重要である．主治医による臨終時の対応が難しい場合でも，それまでに主治医や看護師が頻回に訪室して患者の様子を気遣うことで，家族のつらさが軽減する可能性がある[10].

　死亡確認後，医療者が退室する前には，患者の姿勢や身なりを整え，痛ましい印象が和らぐよう配慮する．また，未到着の家族や死後のケアの意向を確認し，死後のケアを行うタイミングや方法を相談する．**死亡診断書**は役所への提出が必要なため，家族のお別れや悲嘆のタイミングを見ながら，霊安室への移動前に必ず家族に渡しておく.

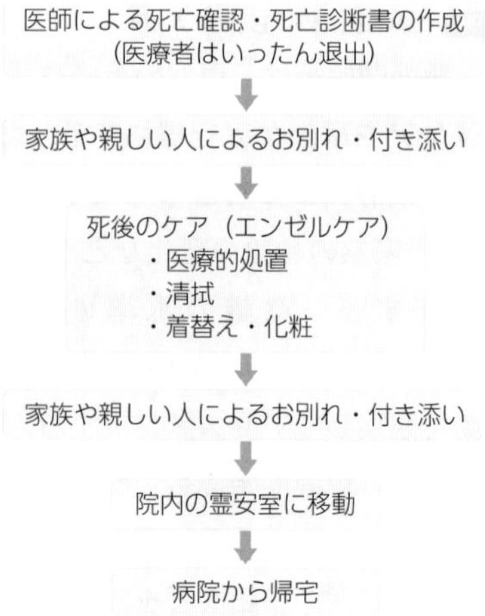

脳　死

脳幹を含む全脳機能の不可逆的な停止によって定義される死．植物状態とは大脳皮質のみの機能停止であり，脳死とは異なる.

死の三徴候

呼吸停止，心拍停止，対光反射消失により脳幹の機能停止をアセスメントしている.

医師による死亡確認・死亡診断書の作成
（医療者はいったん退出）
　↓
家族や親しい人によるお別れ・付き添い
　↓
死後のケア（エンゼルケア）
　　・医療的処置
　　・清拭
　　・着替え・化粧
　↓
家族や親しい人によるお別れ・付き添い
　↓
院内の霊安室に移動
　↓
病院から帰宅

図8-5　臨終後の一般的な流れ

コラム 脳死の判定

　日本では脳死での臓器提供を前提とした場合に限って脳死は人の死とされる．脳死の判定は臓器移植に関係のない医師複数名が6時間の間隔を空けて2回，以下の項目を判定して行う．

- 深い昏睡
- 平坦脳波
- 瞳孔固定（両側4mm以上）
- 自発呼吸の消失
- 脳幹反射の消失

　脳死は脳の不可逆的な障害であり，延命治療を行っても数日以内に心停止に至ると言われている．脳死の場合は臓器移植のためのドナーとなる可能性があるため，臓器提供意思表示カード等から本人の意思を確認し，家族に臓器移植について説明する．家族から詳しい説明の希望がある場合には公益社団法人日本臓器移植ネットワークから臓器移植コーディネーターが派遣される．家族が臓器移植を承諾した場合には臓器の摘出手術が行われ，手術創を目立たないようにした上で遺体が家族のもとに戻される．

3 死後のケア（エンゼルケア）

　死後のケアは，主に**医療的処置**，**清拭**，**着替え・化粧**の三つからなる．緩和ケア病棟での遺族調査から，看護師の行う遺体への死後のケアでは，故人に対して生前と同様の配慮を行い，故人が穏やかな表情であると家族が感じられることの重要性が示唆されている[11]．

1 医療的処置

　点滴ルートや尿路カテーテルの抜去，ストーマや創の処置，血液や体液の漏出予防のケアを行う．

- 点滴ルートの抜去部は絆創膏を貼付する．
- 口腔内と眼内に貯留した汚れが原因で臭いが生じることがあるため，口腔ケア用品やガーゼ等を用いて汚れを拭く．
- 腐敗は消化管から生じるため，胃瘻カテーテルの抜去部は密閉する必要がある．抜去部を消毒して必要なら縫合し，防水のフィルム・ドレッシング材を貼付する．
- ペースメーカーなどは，火葬のため通常は摘出する．もしペースメーカーなどの医療器具が体内に残る場合は，家族から火葬担当者に伝達してもらうよう依頼する．
- 漏出の予防として，これまでは鼻腔，咽頭，外耳道，直腸などへの綿詰めが行われていたが，近年はすぐに固形化するジェルタイプの詰め物の使用や，詰め物を行わない対応が増えている．漏液の主な原因は，腐敗が進んでガスや水分が発生し，体腔内圧が高まることであるが，綿詰めでは防止できないことも多い．腐敗の予防には**冷却**などの方法が有用である．

2 清拭

タオルによる清拭や手浴・足浴，洗髪，シャワー浴などを行って身体を清潔にする．皮膚が脆弱であるため強くこすらず，腐敗を助長しないよう，シャワーはぬるめの温度に設定する．清拭は，家族の希望があれば一緒に行う．また，皮膚が弱くなって止血しにくいため，ひげ剃りは注意して行う．

3 着替え・化粧

患者や家族の好みの服装に着替えさせる．着衣は前もって準備するよう声掛けし，思い出深い服装など，好みに沿った衣服にも対応する．腹水貯留や浮腫などにより体形の変化がある場合には，できるだけ希望を尊重できるよう相談して対応する．

化粧は，顔色を良くし，黄疸や創などを目立たなくして，生前の姿に近づけるように行う．そのほか，口を閉じるために枕を高くしてあごの下に丸めたタオルをはさむ，目を閉じるためにのり（二重まぶたの形成用）を使用する，などの対応を適宜行う．以前行われた，ひもで手や顎を縛るような対応は現在は行わない．着物の**逆さ合わせ**，**タテ結び**，**末期の水**などの葬儀に関する慣習は，家族の希望に合わせて対応する．

plus α
逆さ合わせ，タテ結び

「逆さごと」といわれる．着物の「左前」，襟を足のほうにして着せる「逆さ着物」，帯のこま結びをタテに結ぶ「タテ結び」，枕元の屏風の天地を逆にした「逆さ屏風」などがある．

plus α
末期の水

故人の枕元に寄り，順に故人の口元を水でうるおす．新しい筆や箸先に脱脂綿を巻いて用いる．

6 事例：進行期大腸癌患者の臨死期のケア

事例

Lさん（32歳，男性）は大腸癌の進行期であり，抗がん薬による治療を受けてきた．医師から治癒が望めないことに関する病状説明を受け，理解はしているが，治癒への希望ももち続けている．腫瘍による腸管圧迫のため腸閉塞を生じて入院し，腸閉塞による疼痛とがん性腹膜炎による腹部膨満感の苦痛を対症療法で緩和しながら過ごしてきた．腸閉塞は部分的な閉塞であり，経口摂取は低残渣食を数口程度可能．未婚であり，両親と3人暮らし．職業は会社員であったが退職．ここ数日で，腹部膨満による苦痛，日中の傾眠，倦怠感や筋力低下，下肢浮腫によるADL低下が出現した．

【設問1】

Lさんへの日常生活の援助として最も適切なのはどれか．

①膀胱留置カテーテルを留置する．
②できるだけ仰臥位で過ごすよう指導する．
③安静のため入浴より清拭を勧める．
④経口摂取がない場合も口腔ケアを毎日行う．

【解答】④

【解説】日常生活の援助は，患者の希望を尊重しながら患者の安楽を最大の目標として行う．それぞれのケアのポイントを解説する．

排泄：トイレ歩行が困難になってきたことから，患者の排泄方法の希望と尊厳を尊重しながらより安楽な方法を提案する．排尿方法としては，トイレ，ポータブルトイレ，尿器，おむつ，導尿・膀胱留置カテーテルがある．転倒・転落のリスクも高まっており，ADLの維持と患者の安全のバランスに注意する．「人に迷惑をかけたくない」と考える患者は多く，その思いに対して看護師は負担と感じていないことなどを表情や態度，言葉で示すことも重要である．排尿障害や腎不全のアセスメントのため，排尿回数や排尿時間，尿量を患者に負担にならない範囲内でモニターする．したがって，Lさんは意思決定能力を有していることから排泄方法の希望をアセスメントすることが必要であり，①は適切でない．

体位：腹水貯留による腹部膨満による苦痛が軽減する体位となるよう，ベッドのギャッチアップやナース・パット（特殊繊維構造の褥瘡予防寝具）や枕の挿入により姿勢を整える．特に仰臥位は苦痛が増強することが多いので患者と相談した上で避ける．座位を長時間保持すると仙骨部などの疼痛や褥瘡を合併するため，マットレスを体圧分散タイプや患者が安楽と感じるものに変更する．また，下肢浮腫があるため下肢を挙上した体位も症状緩和に有効である．したがって，②は適切でない．

清潔：倦怠感や筋力低下があるため清潔ケアの援助が必要と考えられる．入浴やシャワー浴は気分転換や温罨法による腹部膨満感の軽減につながる可能性があるので，患者の疲労感や負担感に注意しながらこれまでの清潔セルフケアを無理せずに継続していく．下肢浮腫があるため皮膚が脆弱となっており，強くこすらないよう注意する．また，褥瘡のハイリスクがあるため仙骨部などの観察も注意深く行う．倦怠感などのために入浴を希望しない場合も，洗顔，口腔ケア，陰部洗浄はできるだけ毎日行う．倦怠感などではなく患者の「人に迷惑をかけたくない」という気持ちのために清潔ケアが行われないことがないよう，看護師からケアを提案し，看護師は負担と感じていないことなどを表情や態度，言葉で伝える．家族は「患者のために何かしてあげたいが，どうしてよいかわからない」という思いを抱いていることがある．清潔ケアを家族と協同して行うことが家族のつらい気持ちの軽減につながる可能性がある．したがって，清潔ケアの方法はLさんと話し合って決定するべきであり，③は適切でない．

口腔：経口摂取がない場合も口腔ケアは毎日実施する．特に終末期は輸液量を制限しているため脱水となり口腔内の乾燥が予想される．感染症予防や口内炎などによる疼痛の予防のためにも口腔ケアは重要であり，爽快感が得られるなど患者の安楽にもつながる．口腔ケアの際には誤嚥しないよう注意し，口腔ケアだけでなく保湿も行う．したがって，④は適切である．

【設問2】

Lさんは看取りの時期が数週間以内ではないかと医療者によりアセスメントされた．Lさんの食事・栄養に関して適切なものを二つ選びなさい．

①食事摂取がほとんどできていないので，高カロリー輸液が必要である．

②腸管の安静のため絶飲食とする．

③食事摂取の量より患者の安楽や満足感が大切である．

④輸液量が多すぎると体液貯留症状の悪化が懸念される．

【解答】③・④

【解説】臨死期にはほとんどの患者が経口摂取できなくなる．食事は患者が食べたいものを食べたい時に食べたいだけ摂取し，経口摂取量に応じて輸液療法を併用することが一般的であるが，Lさんは腸閉塞を合併していることが通常と異なる．腸管の完全閉塞ではないので，経口摂取後の疼痛や嘔気・嘔吐の症状に注意しながら，患者の希望に応じて無理のない範囲で食事を楽しめるよう援助する．したがって，必ずしも絶飲食とする必要はなく，患者の安楽や満足感といったQOLが高まることが大切である．例え腸管が完全閉塞であっても患者の食事摂取に対する強い希望があれば，消化液排液のために留置した胃管から経口摂取後に食物を吸引することも可能である．

また，輸液療法では，現在の日本のガイドラインでは予後が1〜2週間以下と見込まれる場合には高カロリー輸液や大量の輸液療法は推奨されていない．Lさんはすでに下肢浮腫，腹水貯留による腹部膨満感，腸閉塞による苦痛症状を有しており，輸液量が多すぎると浮腫の悪化，腹水のさらなる貯留，消化液分泌増加のため腸閉塞による疼痛の悪化など苦痛の悪化につながる可能性がある．以上から，③と④が最も適切である．

7 事例：臨死期の家族ケア

事例

Aさん（89歳，女性）は，息子夫婦と3人暮らし．障害高齢者の日常生活自立度判定基準A-2．腹部膨満感とふらつきを自覚したため受診したところ，原発不明の癌による多臓器への転移と腹水貯留が認められ，入院した．入院時に，医師からAさんと家族に，回復の見込みが低いことが伝えられた．看護師に，Aさんは「もう十分長生きできましたから，自然に最期を迎えたいです」と話した．
身体所見：身長148cm，体重43kg，腹囲80cm．体温36.8℃，血圧128/80mmHg，経皮的動脈血酸素飽和度<SpO₂>97％．意識レベル清明．
検査所見：Hb6.9g/dL，総蛋白4.5g/dL，アルブミン2.9g/dL，AST<GOT>45IU/L<U/L>，ALT<GPT>60IU/L<U/L>，Na130mEq/L，K4.2mEq/L．

【設問】

Aさんは昼間も寝ていることが多くなった．Aさんは「食事はいらないけど冷たいものはほしい」と言い，看護師が準備した氷を少量食べることがある．維持輸液を行っている．医師から家族にAさんの臨終が近いとの説明があった．家族は看護師に「食事をとらないと体力がなくなってしまう．苦痛なく最期を迎えさせてあげたいけれど，少しでも長く生きていてほしい」と言っている．

家族に対する看護師の説明で最も適切なのはどれか．

① 「食事を介助してください」

② 「点滴をしているので大丈夫です」

③ 「食事に栄養補助食品を取り入れます」

④ 「Aさんが食べたい物を持ってきてください」

【解答】④

【解説】Aさんは，医師が死期が近いと予後予測しており，意識レベルの低下や経口摂取の低下がみられている．家族は食べることが患者の活力のために必要と考えているが，臨死期に食事や水分摂取が低下することは自然な経過である．嚥下障害や腸閉塞等がないのであれば経口摂取を継続してよいが，経口摂取の目的は栄養摂取よりも患者の安楽や満足感といったQOLを高めることとなる．家族に対してはそのことを伝え，患者のQOLを高めるための食事の援助となるよう，④のような助言することが適切である．また，食事以外に家族が患者のためにできることを伝え，患者のQOLを高めるとともに，経口摂取が進まないことで家族が無力感を感じないよう配慮する．

■ 引用・参考文献

1) 恒藤暁ほか. 末期がん患者の現状に関する研究. ターミナルケア. 1996, 6（6）, p.486.
2) Seow, H. et al. Trajectory of performance status and symptom scores for patients with cancer during the last six months of life. J Clin Oncol. 2011, 29（9）, p.1151-1158.
3) Morita, T. et al. A prospective study on the dying process in terminally ill cancer patients. Am J Hosp Palliat Care. 1998, 15（4）, p.217-222.
4) Sato, K. et. al. End-of-life medical treatments in the last two weeks of life in palliative care units in Japan, 2005-2006：A nationwide retrospective cohort survey. J Palliat Med. 2016, 19（11）, p.1188-1196.
5) 日本緩和医療学会. 終末期がん患者の輸液療法に関するガイドライン. 2013年版, 金原出版, 2013, https://www.jspm.ne.jp/files/guideline/glhyd2013.pdf, （参照 2023-11-15）.
6) Amano, K, et al. Beliefs and Perceptions About Parenteral Nutrition and Hydration by Family Members of Patients With Advanced Cancer Admitted to Palliative Care Units: A Nationwide Survey of Bereaved Family Members in Japan. Journal of Pain and Symptom Management. 2020, 60（2）, p.355-361.
7) 日本緩和医療学会ガイドライン統括委員会編. がん患者の治療抵抗性の苦痛と鎮静に関する基本的な考え方の手引き. 2018年版.［苦痛緩和のための鎮静に関するガイドライン 2010年版：改訂・改題］. 金原出版.
8) 日本緩和医療学会ガイドライン統括委員会編. がん患者の治療抵抗性の苦痛と鎮静に関する基本的な考え方の手引き. 2023年版. https://www.jspm.ne.jp/publication/guidelines/individual.html?entry_id=1391, （参照2023-11-25）.
9) Cowan, J.D. et al. Terminal sedation in palliative medicine：definition and review of the literature. Support Care in Cancer. 2001, 9, p.403-407.
10) 新城拓也ほか. 主治医による死亡確認や臨終の立ち会いが，家族の心理に及ぼす影響についての調査研究. Palliat Care Res. 2010, 5（2）, p.162-170.
11) 山脇道晴ほか. ホスピス・緩和ケア病棟におけるご遺体へのケアに関する遺族の評価と評価に関する要因. Palliat Care Res. 2015, 10（2）, p.101-107.

重要用語

死前喘鳴	輸液療法の制限	持続的深い鎮静
下顎呼吸	完全皮下埋め込み式カテーテル（ポート）	ミダゾラム
臨死期のケアのアルゴリズム		鎮静の倫理・意思決定
治療やケアの見直し	皮下輸液	治療抵抗性の耐え難い苦痛の緩和
DNR／DNAR	間欠的輸液	鎮静開始後のケア
臨時指示	鎮静（セデーション）	死の三徴候
抗コリン薬	間欠的鎮静	死後のケア（エンゼルケア）
口腔ケア	持続的鎮静	
家族への説明	調節型鎮静	

看取りとコロナ

2019年11月に中国・武漢で新型コロナウイルス（SARS-CoV-2）の感染が確認されて以降，**新型コロナウイルス感染症（COVID-19）**は世界的な流行に至っている．流行を防ぐために，手指衛生やマスク着用等の**感染防止対策の徹底**と共に，**社会的距離の確保および検疫・隔離の徹底**が求められる．そのため，罹患者の看取りだけではなく，通常の看取りのプロセスにも大きく影響している．

● **罹患者の看取り**

COVID-19の罹患者では，隔離措置により家族や親族が看取りの場面に立ち会うことができないこと，遺体に触れることができないこと，症状が急性増悪することで **End-of-Life discussion**（看取りに向けて今後の療養や受ける医療について患者，家族，医療者などでよく話し合うこと）の機会を失うことが問題となっている[1]．アドバンス・ケア・プランニングの話し合いを早めに始める工夫や，孤独な最期を迎える患者にできる限りの全人的ケアを提供することが求められる．COVID-19による死別とそれ以外の疾患による死別を比較して遺族の抑うつや悲嘆への影響を評価した調査はまだないが，面会制限や遺体に触れられないことによる影響が予想される．また，家庭内感染の場合，家族に強い自責の念が生じることがある．そのため，遺族に対する心理面へのサポートは重要な課題であろう．

● **そのほかの看取りの場面への影響**

● **療養場所の選択**

COVID-19以外の死因による看取りの場面においても，社会的距離の確保を目的に，緩和ケア病棟を含む多くの施設において面会制限が設けられている．COVID-19流行以前であれば終末期の療養場所として緩和ケア病棟など施設への入所を希望するような場合にも，面会制限（施設によっては外出制限も）を理由に，在宅療養を希望するケースが増加している．そのため，進行がんのようにある程度経過の予測が可能な場合は，早い段階で在宅療養を含めた療養場所の選択肢を提示して意思決定支援，療養環境の調整をすることが必要である．

● **施設の取り組み**

一方，面会制限がある中で，さまざまな工夫をしている施設もある．特に，情報通信システム（**ICT**）を活用した**テレビ電話面会**は，面会制限がある中でも家族の顔を見ることができるため有効活用されている．日本緩和医療学会のワーキンググループが行った調査では，半数以上の施設で活用されていた[2]．それ以外にも家族の存在を感じられるように，写真や思い出の品，メッセージ等を持ってきてもらって飾ったり，交換日記を用いてやり取りをしたりするなどの工夫がされている．

海外では感染者の爆発的な増加により病床の不足や生命維持に必要な体外式膜型人工肺や人工呼吸器等の危機の不足により『命の選別』の必要性が生じ，センセーショナルな話題となった．本人，家族だけではなく医療者への心理的な影響，負担も計り知れず，そのような状況にならないように日頃の感染対策が重要であろう．

参考文献

1) Strang, P. Dying From COVID-19：Loneliness, End-of-Life Discussions, and Support for Patients and Their Families in Nursing Homes and Hospitals. A National Register Study. J Pain Symptom Manage. 2020, 60（4），p.e2-e13.
2) 日本緩和医療学会．日本緩和医療学会 COVID-19関連特別ワーキンググループ 特設ホームページ．https://www.jspm-covid19.com/?p=1，（参照2023-11-15）．

9 家族ケア

学習目標

◑ 家族看護の目的と，家族が本来もっているセルフケア機能について述べることができる.

◑ 緩和ケアを受ける患者の家族が抱える問題のアセスメントと支援方法について述べることができる.

◑ 大切な人を失った家族の通常の悲嘆の反応と，治療的介入が必要な「複雑性悲嘆」について述べることができる.

◑ 遺族に対するグリーフケアについて述べることができる.

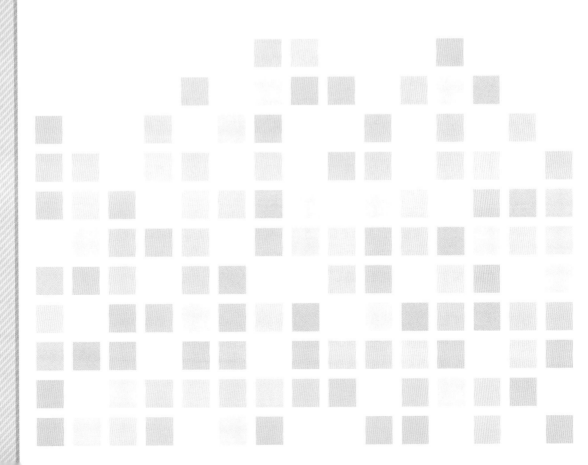

1 看護の対象としての家族

1 ケアの対象者としての家族

　患者の疾患の治療を主目的とした従来の医療では，家族は患者を支えるための資源の一つであり，患者の背景であるという見方が中心であった．しかし，家族自身も，大切な家族の一員である患者の発病・治療により，身体的・心理的・経済的に多くの負担を抱えており，その負担が，家族自身の健康状態にも影響することが示されるようになってきた[1]．患者の闘病中から家族を支援していくことは，終末期の患者を支え，死別後の遺族をも支えることにつながる．

　近年は少子高齢化や**核家族化**，ひとり親家族の増加，非婚化などが進んでいるため，看護師は，現在の家族のあり方が多様であり，複雑化していることを念頭に置く必要がある．したがって，患者の家族を看護の対象とするときは，法律や血縁，地理的な結び付きのみで判断せず，患者と家族の相互関係を理解し，患者が家族と認識している対象は誰なのか，共に過ごしたいと思う対象は誰なのかを考え，援助していくことが大切である．

2 家族のセルフケア機能と看護援助

　家族には，本来，集団としての健康を維持していこうとする**セルフケアの機能**が備わっているが，それが何らかの理由で一時的に機能不全に陥ったとき，援助ニーズが発生するとされている．健康的なライフスタイルが維持できていないようであれば，個人を対象とした相談や援助にとどまらず，**家族全体を視野に入れた相談・援助**が必要であり，**家族として健康問題に対応できる能力**を高めていく関わりが求められる．

　個人が成長する過程でそれぞれの発達課題を達成していくように，家族にも**発達課題**がある．子どもをもつ家族には，新婚期，養育期，教育期，分離期，成熟期，完結期という家族周期に応じた発達課題（**表9-1**）があり，結婚しない人，子のない夫婦，離婚した家族，再婚した家族もそれぞれの発達課題を有している．家族が発達課題を達成していない場合，達成を阻害する要因をアセスメントし，取り除くことが必要である．

　緩和ケアにおける**家族**は，生命を脅かされる疾患にかかった家族成員をもち，その家族成員の苦痛や苦悩を肌で感じる人々である．特に，終末期においては，家族は愛する家族の死を予感し，やがて大切な人が失われるのだという**喪失感**の中で，**悲嘆のプロセス**を歩んでいく．このような家族に対するケアにおいては，まず個々の家族成員に関わり，その家族成員の気持ちや，患者の病状についての理解の程度をアセスメントし，家族の支え合いなどの家族成員間の関係や家族を取り巻く環境を考えながら，家族全体を整えていくことが重要である．

plus α

核家族化

令和4年国民生活基礎調査によると，一つの世帯（住居および生計を共にする者の集まり，または独立して住居を維持するもの）の人数の平均は2.25人と昭和30年代の平均5.0人と比べて大幅に減少している．世帯構造は，多い順に単独世帯（32.9％），夫婦と未婚の子どものみの世帯（25.8％），夫婦のみの世帯（24.5％）と核家族化が進んでいる．

302

表9-1　家族周期に応じた発達課題

家族周期		特　徴	発達課題
新婚期		新しい生活を築く二人が，新しい生活様式を作り上げ，新しい親族との交流によって新たな関係を築く時期	・生活基盤を築く ・夫婦としての相互理解を深めて絆を築く
養育期		育児という親としての新しい役割を自覚し，新しい家族関係を形成する時期	・夫婦間で役割分担を行う ・健全な子どもの発達を助ける養育やしつけを行う ・家族全体の生活行動を拡大する
教育期	前期	子どもの学校を通じて社会とのつながりを深め，家族としての社会的責任が大きくなる時期	・子どもの社会化を円滑に進める ・子どもの自立と依存の欲求をバランスよく満たす
	後期	子どもの進路選択について助言する役割や，経済的な責任の高まりが生じ，親の社会的な地位も高まっている時期	・社会生活と家庭生活を両立させる ・生活習慣病を予防する
分離期		子どもが最終的に自立していく時期	・親離れと子離れを並行して達成する ・老後の生活設計を立て始める ・老親の介護に関する意思決定や体制をつくる ・更年期や初老期の健康問題に対して対策を講じる
成熟期		子どもが完全に独立し，夫婦として成熟する時期	・老後の生きがいを発見する ・安定した家計を維持する ・配偶者を看取る
完結期		配偶者を失った後の人生の完結期	・一人になったときの生活環境を選択する ・公私にわたりソーシャルサポートを受け入れる

鈴木和子ほか．家族看護学：理論と実践．第4版，日本看護協会出版会，2012，p.47-49を参考に作成．

9

家族ケア

2 緩和ケアを受ける患者の家族が体験する問題

1 家族の思い

　家族は，患者の発病から緩和ケアを受けるようになる過程の中で，何度も治療や病状に関する説明を受け，そのたびに動揺し，これでよいのかと葛藤し，不安を抱く．患者の苦痛や苦悩を目の当たりにし，患者のためにもっとできることがあるのではないかと思い悩みながら，医療者との関係を試行錯誤して築いている．また，患者の死が近づいていることを感じて悲しみ，今後の病状悪化に対する恐れや不安を抱える一方で，悪い知らせを認めたくない気持ちや，患者が回復するのではないかという願いをもち続けている．

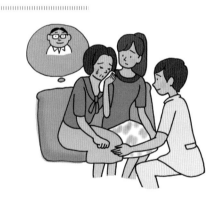

　家族は，**近い将来に患者を亡くすという思いにおびえ，悲しみながらも，患者自身の意思や希望を踏まえ，患者を支えながら，患者と共に，時には患者の代わりに意思決定を行っていくのである．**

2 家族が受ける影響と負担

　家族の苦痛は，患者の状況からだけではなく，家族の状況やその変化からももたらされる．患者が終末期を迎える過程の中で家族が受ける影響を表9-2に

表9-2　患者が終末期を迎える過程で家族が受ける影響

精神的影響	
予期悲嘆	患者の死が近いことを知った家族は，死別後の悲嘆のプロセスと同様の，予期悲嘆の心理過程をたどるといわれる。 感情・思考の麻痺の段階 → 悲しみ・怒り・罪悪感の段階 → 死別が近いという現実への認知的対処の段階
病状告知に関するストレス	患者より先に病状の説明を受けた家族は，まず患者が本当のことを知りたがっているのかどうかについて考える必要がある。知らせる場合には，伝え方に苦悩し，患者の受ける精神的な打撃を分かちあうという課題がある。知らせない場合には，真実を知らせないことに対する罪の意識に悩み，隠し通すエネルギーが必要となる。患者の死後，どちらを選択しても，告知に関して後悔の念を抱くことがある。
無力感	患者の苦痛が完全に緩和されない様子を目の当たりにし，傍らにいることしかできない無力感や，もっとできることはなかったのだろうかと自責の念をもち，面会に行きたくても行けなくなる場合もある。
患者の死後の生活に対する不安	経済的な柱を失うことや，患者の果たしていた役割をこなすことなどについて，漠然とした不安が生じることがある。
人生における希求の断念	患者の看取りにより，介護と自分自身の人生の目標実現との間で悩み，それまで積み重ねてきた人生の希求を断念せざるを得ないこともある。
病院という環境から受けるストレス	他の患者の遺体が運び出される光景や消毒薬のにおい，医療機器の発する音など，日常生活と遠くかけ離れた病院という環境によって，家族死に対する恐怖が引き起こされ，ストレスを感じることもある。
身体的影響	
予期悲嘆としての身体症状	予期悲嘆の各段階では，動悸，胸が締めつけられる感じ，嚥下困難，悪心，めまいなどの激しい症状から，胃部不快感，頭痛，食欲不振，不眠，疲労感，倦怠感など持続的なものまで多様な症状が現れる。
介護による身体的負担	患者が日常生活動作を自力で行えなくなったり，昼夜の逆転が生じると，介護量が増加し，家族は夜間の睡眠確保が困難となる。患者が入院している場合には，付き添いと家族自身の日常生活の両立が難しく，疲労が蓄積する。家族成員がすでに慢性疾患を抱えている場合には，より深刻な問題となる。
家庭生活上の影響	
経済的な負担増	医療費や差額ベッド代，交通費などの支出がかさみ，家庭生活の基盤をなす家計が圧迫される。
家族機能の変化	患者がそれまでの役割を果たせないことで，家庭生活を構成していたさまざまな家族機能が弱体化したり，一時的に失われたりという家庭生活上の変化が生じる。
家族成員間の関係性への影響	
患者と他の家族成員との間の葛藤	患者に本当の病状を告知しないことを選択した家族は，患者と正面から向き合えない苦悩や患者との思いの"ずれ"から，無意識のうちに患者と関わることを避けたいと思うことがある。また，終末期の患者が，痛みや薬の影響で家族にあたるなど，それまでと違う行動をとると，病気の影響だと理解していても，元気だった患者のイメージを無意識に守ろうとし，患者と接するのが苦痛になることがある。
他の家族成員間の関係	主たる介護者と患者との絆が強化される一方，その他の家族成員は，介護者が患者に注意を向けるあまり，自分との関係が希薄になっていくという不安を感じ，心理的な葛藤が生じることがある。
同居家族と別居家族との関係	離れていて不安に駆られた別居家族が，患者と同居し，常に苦労している主介護者に対してさまざまな意見や情報を持ち込んだり，その介護を非難したりと，家族成員間の関係に重大な葛藤を引き起こすことがある。
家族と周辺社会との関係性への影響	
身近な社会との隔絶	家族の生活の中心が看取りに置かれると，友人・知人や近隣との交流の機会をもつことが困難になり，身近な社会との関係が一時的に疎遠になることがある。
医療者との関係の強化	家族は，医療者に治療に関する家族の考えを伝え，話し合う必要があるが，遠慮から十分に話し合えなかったり，医療者の一挙手一投足に敏感になったりすることがある。また，医療者との密接な関係を結ぶプロセスにおいて，心理的な緊張を感じることがある。

鈴木和子ほか．家族看護学：理論と実践．第4版，日本看護協会出版会，2012，p.296-302を参考に作成．

- ●介護のための時間を確保し，細かいことも含めて計画を立てる必要がある
  ・昼夜を問わない介護が必要である
  ・いつまで介護が必要かの見通しがつかない
  ・内服や治療，通院，社会資源の利用などに関して，細かい計画が必要である
- ●身体的に負荷がある
  ・介護者自身が高齢であったり，疾患を抱えながら介護をしている
  ・患者の移動や体位変換を介助・実施する必要がある
  ・患者の移動や体位変換に関する訓練を受けていないため身体を痛めてしまう
- ●経済的な負担がある
  ・介護をする上で直接必要な出費がある
  ・介護をすることで，仕事をやめたり，貯金を切り崩したりする必要がある
- ●精神的な負担がある
  ・悲しみや罪悪感，怒り，恨み，不全感などの感情をもつ
  ・不安，抑うつを抱え，メンタルヘルスに問題が生じる
- ●介護者自身の健康を脅かす
  ・介護者は睡眠不足に陥りやすい
  ・介護者のがん罹患率や死亡率が増加する

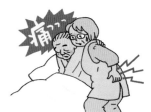
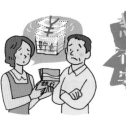
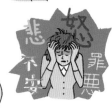

Rabow, M.W. et al. Supporting family caregivers at the end of life : "they don't know what they don't know". JAMA. 2004, 291（4），p.483-491を参考に作成.

図9-1　患者が終末期を迎える過程で経験する家族の負担

まとめた．

　家族は，家族自身の身体的・精神的な苦痛の蓄積，看病疲れ，さらには，患者の病によって生じる，家族の中での人間関係や役割の変化にも対応しなくてはならない．家族は介護に関する適切なトレーニングを受けないまま，介護において多くの役割を担っており，心身の負担ばかりではなく，多くの時間を介護に費やし，その経済的負担も大きい．患者が終末期を迎える過程で経験する家族の負担を図9-1にまとめた．

3 家族ケアにおける看護師の役割

1 家族のアセスメント

　家族看護は，前述のとおり，家族が本来もっているセルフケアの機能を高めていくことが目的である．緩和ケアを受ける患者の家族は，不安や**予期悲嘆**（予期的悲嘆）*，介護疲れや生活上の困難を抱え，周囲で起こっていることへの対処能力や自身の健康管理能力，意思決定能力が通常よりも低下している．そのため，家族の本来の力をまずアセスメントし，現状を把握しながら支援の方針を検討していくことが必要である．

　最初に，家族の状況やその個別性について情報を収集する．家族構成（性別，年齢，職業，居住地，同居別居の状況）や家族成員の健康状態，経済状況，日常生活状況，キーパーソンや患者の病状の理解の程度，家族間の関係性など，家族に関する基礎的データを収集することが重要である．そして，家族成員に起こっている問題状況を明確化し，それぞれの家族成員が直面している

用語解説 *

予期悲嘆

家族や親しい友人など，自分にとって大切な人の死が避けられないことを医師などから告げられたとき，現実の死が訪れる前に喪失感を抱き，悲嘆，抑うつ，心配，死に対する準備，死がもたらす変化への適応などの心理的反応を示すこと．予期悲嘆によって心の準備ができれば，患者の死が現実になったときの悲嘆を軽くすることができるといわれる．

支えてくれる人がいること	患者が穏やかに過ごせること	患者の介護を十分にすること	患者との絆の深まりを感じられること
患者の受けているケアに満足していること	患者と楽しく過ごすこと	病気や介護以外の心配をしないでいられること	患者の死に対する準備をすること
信頼できる医療者がいること	気軽に相談できる医療者がいること	患者と一緒に過ごすこと	誰かの負担にならないこと

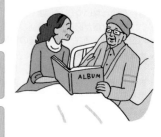

三條真紀子ほか.「終末期がん患者の家族が大事にしたいと思うこと」の概念化：一般集団・遺族1,975名を対象とした全国調査の結果から. をもとに筆者が作成.

図9-2　終末期がん患者の家族が療養生活において大事に思う12の概念

問題とストレス対処の方法を知った上で，家族のニーズを明らかにし，支援の目標と方針を定めていく．

|1| 終末期がん患者の家族のニーズ

終末期がん患者の配偶者のもつニーズとして，ハンペ（Hampe, S.O.）は，①患者の状態を知りたい，②患者のそばにいたい，③患者の役に立ちたい，④感情を表出したい，⑤医療従事者から受容と支持と慰めを得たい，⑥患者の安楽の保証をしてほしい，⑦他の家族成員からの慰めと支持がほしい，⑧患者の死期が近づいたことを知りたい，という八つのニーズを明らかにしている．鈴木はさらに，⑨患者と対話の時間をもちたい，⑩自分自身を保ちたい，という二つのニーズを追加している[2]．

|2| 終末期がん患者の家族が大事にしたい事柄

終末期がん患者の家族が，患者との療養生活において大事にしたいと思う事柄についても，12の要素が挙げられている（図9-2）．ただし，これらのニーズや重視する事柄を，すべての家族が望み，重視するとは限らない．患者と同様に家族も個別性が強く，対象となる家族のニーズや思いを，個別にアセスメントすることが必要である．

アセスメントの枠組みとして，これらの一般的な概念を理解しておくことによって，家族の思いや希望を的確にくみ取り，ケアの目標を定めやすくなる．また，家族に直接関わることが難しく，家族の思いをなかなか確認できない場合にも，これらの事柄が満たされているかどうかに配慮していくことが必要である．

2 家族へのケア

|1| 患者への十分なケアの提供

家族は患者が安楽に過ごせること，患者が穏やかに過ごせることを望んでおり，患者の看取りに際して，十分なケアが提供されたと感じられた場合には，**家族の後悔が少なくなる**ことが報告されている[3]．まずは，患者により良いケ

アを提供し，患者の苦痛が最小限となるよう努めていくことが，家族ケアの根幹となる．

|2| 家族のニーズと役割調整

家族成員へのケアにおいては，支えてくれる人がいるかどうか，特定の人に負担が集中していないかどうかを判断し，患者の世話とその負担について，家族成員自身がどのように感じているかを聞き取ることが大切である．なぜなら，患者のそばを離れるとかえって不安が増すと話す家族や，大変だけれども自分自身が患者の世話をしたいと願う家族も少なくないからである．一方で，他の家族成員への支援を求めること，外部のサポートに関する情報提供や利用の提案，家族成員が安心して患者のもとを離れられるような環境づくりも念頭に置く．また，家族内でのコミュニケーションを促進し，家族成員間の役割調整についても支援する必要がある．

➡ 事例については，p.312 参照．

|3| 患者と家族が良い時期を過ごすための院内での調整

看護師は，家族への関心を示し，患者に関する細やかな情報提供も含め，日ごろからのコミュニケーションを通じて家族と医療者との信頼関係を構築する．患者と家族が共に良い時間を過ごせるように，面会時間の充足や場の設定を行い，家族の疲労を配慮した上で，患者のケアに参加するように促すことも必要であろう．

|4| 家族への意思決定支援

また，終末期においては病状説明，治療方針の決定，生命予後に関する説明，DNR，鎮静などに関する情報が，家族に先に伝えられることが多く，「それらの情報を患者に伝えるか」「治療をどうするか」の意思決定を委ねられた家族は，多くの困難を抱えることになる．

家族への**意思決定支援**は，まず，その家族の**これまでの意思決定方法**，そして**キーパーソン**は誰かを把握することから始めるとよいだろう．看護師は，意思決定に必要な情報を家族に提供しつつ，患者が希望するであろうと推定できること（患者の推定意思）に沿うような意思決定が大切であることを伝える．そして，患者にとって何が最善か，家族の思いを確認しながら話し合い，家族の「決めなくてはいけないつらさ」に対して，家族の意思決定を保証しながら決定を促す．

また，キーパーソンだけでなく，家族成員それぞれが納得した形で合意形成できるように支援する必要がある．そして，社会的・経済的理由で患者の意思を第一に優先できない状況が，家族を苦しめている場合があることも理解しておく．

9

家族ケア

plus α
看取り期の家族ケア

患者の看取りが近くなってきた段階では，患者の死への準備について，家族成員がどのように考えているかを把握する．看取りに関する希望は，特に個別性が高いため，死後の身体的な変化などについても情報を提供し，家族が悔いなく看取ることができるように支援していく．

4 悲嘆と遺族ケア

1 悲嘆とは

悲嘆とは，大切な人との死別を含め，重大な喪失に伴って起こる心身の一連の反応であり，身体的，認知的，行動的，感情的な反応がみられる．ウォーデン（Worden, J.W.）が示した通常の悲嘆の反応を，**表9-3**に抜粋して示す．これらの反応は病的なものではなく，**通常の悲嘆反応**であり，すべての遺族に起こるわけではない．しかし，諸外国の研究によれば，大切な人との死別により，死亡率が上昇する，うつ病に罹患する，自殺の危険性が高まるなどの影響があるといわれている．

多くの研究者や臨床家が悲嘆のプロセスを提唱しているが，そのうちの一人，ボウルビィ（Bowlby, J.）は，**図9-3**のような悲嘆の過程の考え方を提唱している．遺族は，この過程を必ずしも順番にたどるわけではなく，行ったり来たりしながら，悲しみの感情が徐々に形を変えていく．近年では，死者への切望，怒り，抑うつ気分などの死別に関連する負の感情は死別後6カ月をピークに軽減していくという実証的な報告もみられている[4]．

悲嘆に影響を与える要因を，ウォーデンは**表9-4**のようにまとめている．これ以外にも，その死が予期しないものであったり，遺族に罪悪感や自己非難が強かったり，経済的な困難があったりすると，死別後の適応に影響があるとされている．故人の死にこのような要因が関連する場合には，悲嘆反応の程度や期間が通常の範囲を超え，治療的介入が必要な**複雑性悲嘆***につながりやすく，遺族の10％程度に生じるといわれている[5,6]．

plus α

悲嘆の過程に影響する要因

悲嘆の過程は，死別の状況や故人との関係性などによって多様であり，時間の経過によって直線的に軽減していくわけではない．命日や誕生日，記念日といった特別な意味をもつ日や，思い出の場所，四季の情景などをきっかけに故人を思い出し，悲嘆の反応が一時的に強まることもある．

表9-3　心身に生じる通常の悲嘆反応

項　目	悲嘆反応の例
身体的	空腹感，胸部の圧迫感，のどの緊張感，音への過敏，離人感，息切れ，筋力の衰退，身体に力が入らない，口の渇きなどがみられる，これらの感覚が気になり，検査のためによく受診するようになる
認知的（認識）	死の知らせを信じない，考えが混乱して意識を集中するのが難しい，故人についての考えに執拗にとりつかれる，故人がどこかで生きているような実在感をもつ，幻覚・幻聴
行動的	睡眠障害，食欲の障害，ぼんやりした行動をとる，社会的に引きこもる，故人の夢を見る，故人を思い出させるものを避ける，探索行動をとり個人の名を呼ぶ，ため息をつく，落ち着きがなく極端に活動的になる，泣く，故人を思い出す場所を訪問したり思い出の品物を持ち歩いたりする，故人の持ち物を身に着ける
感情的	悲しみ，死を食い止めることができなかったことからの怒り，近親者を亡くした不安からの怒り，〜すればよかった・しなければよかったという罪悪感や自責，故人なしにやっていく不安と自分の死を意識する不安，孤独感，疲労感，無力感，衝撃，故人を思いこがれる思慕の情，故人からの解放感，故人が苦痛から解放されたという安堵感，感覚鈍麻

ウォーデン，J.W. グリーフカウンセリング：悲しみを癒すためのハンドブック. 鳴澤實監訳. 川島書店，1993，p.28-38を参考に作成.

用語解説*

複雑性悲嘆

近親者の死などによる強い悲しみ（悲嘆反応）が長期間続き，社会生活や日常生活に影響を及ぼしている状態を複雑性悲嘆と呼ぶ．2013年，アメリカ精神医学会の新診断基準（DSM-5）では，初期の強い悲嘆が持続する「通常ではない悲嘆」を，持続性複雑死別障害という暫定的な疾患概念として取り上げた．DSM-5で示された症状の項目や頻度，期間などの診断基準が妥当かどうかは，今後の研究で検証されると考えられる．

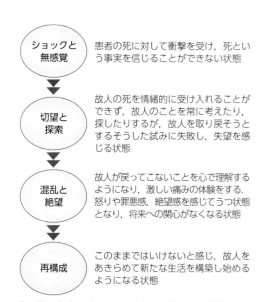

	ショックと無感覚	患者の死に対して衝撃を受け，死という事実を信じることができない状態
	切望と探索	故人の死を情緒的に受け入れることができず，故人のことを常に考えたり，探したりするが，故人を取り戻そうとするそうした試みに失敗し，失望を感じる状態
	混乱と絶望	故人が戻ってこないことを心で理解するようになり，激しい痛みの体験をする．怒りや罪悪感，絶望感を感じうつ状態となり，将来への関心がなくなる状態
	再構成	このままではいけないと感じ，故人をあきらめて新たな生活を構築し始めるようになる状態

Bowlby, J. Attachment and Loss. Volume 3：Loss：Sadness and Depression. Hogarth Press and the Institute of Psycho-Analysis. 1980, 109, p.91-111を参考に作成.

図9-3　Bowlbyの4段階の悲嘆の過程

表9-4　**悲嘆に影響を与える要因**

項　目	悲嘆に影響を与える要因
関係要因	故人と遺族の関係がアンビバレント（両価的）であったり，依存的であったり，自分と故人を同一視している
環境要因	遺体が見つからないなど死亡が不明確，複数の家族の死亡が連続する
歴史的要因	遺族が過去に複雑な悲嘆反応を経験していたり，幼少期に両親を亡くしていたり，過去に精神疾患の既往がある
パーソナリティ要因	遺族の情緒的ストレスへの対処能力が低い，逆に強くあらねばならないという自己概念が強い
社会的要因	自死や中絶など，その死が口にしにくく，社会的に受け入れがたい，遺族を支える社会的な支援組織がない

ウォーデン，J.W.　グリーフカウンセリング：悲しみを癒すためのハンドブック．鳴澤實監訳．川島書店，1993，p.87-93を参考に作成.

2 死別による遺族の生活の変化

　死別は，遺族に心身の悲嘆反応だけでなく，**経済的な変化，地域や社会関係における変化，家族関係の変化**も引き起こす．死に関連したさまざまなストレス要因は二次的ストレッサーと呼ばれ，経済的な問題，周囲との人間関係，死別後の雑事，家族関係の悪化，日常生活上の困難などが知られている．これら二次的ストレッサーの有無は，遺族の心身の健康悪化に関連することが明らかになっている．

a 経済的・社会的変化

　患者が世帯主や経済的な担い手であれば，遺族の収入は減少し，患者が主に家事を担う存在であった場合には，その役割を補うために金銭的支出が増加したり，家族の生活上の負担が増したりする．遺族は，患者と共に築いてきた地域や社会関係に対して近寄りがたさを感じ，自分だけが取り残されたような孤立感を抱き，引きこもりがちになってしまうこともある．また，葬儀や納骨といった死別後の一連の儀式や遺産相続などの手続きが，遺族を疲弊させることもある．

b 家族関係の変化

　家族関係においては，患者がそれまでの役割を果たすことが難しいために一時的に失われていた家族機能が，患者の死によって恒久的に失われ，**家族内での役割の変化や役割移行，家族機能の変化**が必要となる．しかし，ただでさえ心身ともに強いストレスを感じる状況にある遺族が，患者の不在を改めて実感

し，これまで担っていなかった役割を果たすことへの葛藤を生じる機会となるため，役割移行が円滑に進まず，家族関係が悪化することもある．また，それまで患者が担っていた家事や金銭管理，育児，家の修理などを，遺族が初めて担わなければいけない場面が生じ，日常生活上のさまざまな困難を実感することもある．看護師は，遺族の身に起こるこれらの変化を念頭に置きながら，家族や遺族と関わっていくことが大切である．

3 遺族へのケアの必要性

　日本には，地域や親族の中でお互いを支え合うサポートシステムが古くから存在するが，核家族化が進んだことで，そうした関係が希薄になり，サポートシステムが十分機能しているとは言いがたい．故人との思い出を語り合う場であった法要も簡略化されつつあり，周囲から孤立し，通常の生活を取り戻すことが困難な遺族も増えている．

　通常の悲嘆反応を示している遺族の場合は，自然に回復していくことが多く，必ずしもすべての人が**遺族ケア**を求めているわけではない．しかし，緩和ケアにおいて遺族ケアは重要なものとして位置付けられ，遺族ケアに対する遺族のニーズがあることが，臨床現場からも報告されている．

　遺族ケアの効果に関しては，効果が示されたもの，十分には示されなかったもの，と相反する結果がみられ，一定の結論は出ていない．今後は日本においても，遺族ケアのニーズや効果を科学的に検証していくことが必要である．

4 遺族ケアの実際

　ウォーデンは，死別に適応するためには四つの課題（悲嘆の作業，**グリーフワーク***）を完了する必要があると述べ，①喪失の事実を受容する，②悲嘆の**苦痛を乗り越える**，③故人のいない環境に適応する，④故人を情緒的に**再配置する**，を提示した．遺族がこれらの課題を達成できるように支援すること（グリーフケア），そして治療的介入が必要となる「複雑性悲嘆」に陥っている人，陥りそうな人を早期発見することが，遺族ケアの目標となる．

1 医療現場における遺族ケアの実際

　グリーフケアは，大きく四つに分類される．
- 情緒的サポート：遺族の声に耳を傾けて思いを聴き，見守る
- 道具的（手段的）サポート：日常的で現実的な問題に対する直接的な援助
- 情報的サポート：通常の悲嘆反応や過程などの死別や悲嘆に関する情報や，遺族のニーズに対応する各種サポート情報の提供
- 治療的介入：複雑性悲嘆や，日常生活に深刻な影響が生じている状況に際する援助

　実際の援助方法としては，遺族への手紙の送付や電話，遺族会や追悼会，葬儀参列，家庭訪問，カウンセリングやグループ療法，遺族外来などの形がとら

plus α
遺族ケアを必要とする遺族

欧米の研究によると，専門職・非専門職による遺族ケアを受ける遺族の割合は10〜30％であり，配偶者を失った遺族，若年の遺族，うつ病に罹患した遺族，患者の苦痛症状を目撃した遺族，自尊心が低い遺族，対処能力が低い遺族が利用する傾向にあることが知られている．日本でのホスピス・緩和ケア病棟を利用した患者の遺族を対象とした調査においても，抑うつの水準が高い遺族は遺族ケアサービスの利用希望が多いことが示されている[7]．

用語解説＊
グリーフワーク

「喪の仕事（作業）」「悲哀の仕事（作業）」などと訳される．家族など愛する人との死別を体験し，深い悲しみに陥った人が，立ち直るまでに自分の中で行う心の作業．

➡ 事例については，p.313参照．

plus α
遺族の状況のアセスメント

「複雑性悲嘆」に陥りやすい人の特徴を踏まえ，死別前からの予防的な援助アプローチによって，死別後の深刻な状況を避けたり，実際の死別までの状況を加味し，より援助を必要としている遺族を重点的にサポートすることで，限りある人材と時間の中で，効果的な遺族ケアを提供できる可能性がある．リスク要因に関する予備的な研究も進められており，今後の進展が期待されている．

れ，パンフレットなどによる知識の提供も行われている[8,9]．このような機会の中で，遺族は自らの感情を表出し，患者と自分の体験を自分の言葉で振り返り反芻し，自分の状態が異常ではないことを知って安堵していくのである．

2 遺族ケアのポイント

遺族に対するグリーフケアのポイントとして，広瀬は，自らの遺族のためのサポートグループの経験および研究知見から，次のようなスキルを挙げている[10]．

①遺族にとっての真実を尊重し，傾聴する姿勢をもつ

②悲しむこと，泣くこと，亡くなった人へ怒りや罪責感をもつことは自然な反応であると保証する

③語り，泣き，怒るといった遺族の感情表出を支え，受け止める

④気持ちを語ることに抵抗を示す人には，無理に感情に焦点づけないよう配慮して関わる

⑤家事が未経験だった人の生活の苦労など，日常生活の問題にも配慮する

⑥悲嘆に関する知識を提供する

⑦深い共感と支持のもとに，専門家の知見からの有益なアドバイスを行う

⑧必要なときには，遺族に死別への直面化を促す

⑨遺族が，過去の故人のことをさかのぼって語るのではなく，いまの故人に向かって語りかけ，「いま」を生きられるように支援する

⑩遺族の身体と精神症状を把握し，精神医学の専門家への紹介の必要性を判断する

⑪遺族にとってのつらい時期を理解しておく

⑧の「直面化」や，⑨の「いまに焦点づける」といったスキルは専門性が高く，訓練が必要だが，そのほかのスキルは家族や遺族に関わるときに大切な姿勢として，すぐにでも活用できるものである．

このようなポイントを理解しつつ，看護師が遺族の苦悩を推し量りながら遺族と関わっていくことは，遺族の支えとなるであろう．

5 事例：終末期患者の家族へのケア

事例

　Mさん（50歳，女性）は子宮癌が進行し，何度も入退院を繰り返していた．医師からは，MさんとMさんの夫，高校生の娘に「がんに対する積極的な治療を続けることは，Mさんの体力を奪ってしまう可能性が高いです．これからは苦痛を和らげるケアをしていきましょう」との説明がなされている．夫と娘はほぼ毎日，仕事や部活の終わった夜に面会に訪れており，楽しそうに話している姿が見られていた．この10日間ほどMさんの全身倦怠感が強くなり，表情がすぐれず，寝ていることが増え，家族の面会の頻度が少しずつ減ってきている様子であった．ある日，Mさんは看護師に「二人とも忙しいのかしら」とつぶやいた．次の日の夕方，夫が4日ぶりに面会に来た．

【設問】

　夫に対する看護師の声掛けとして，適切なのはどれか．①～④の中から二つ選びなさい．

①面会に来ていない間のMさんの様子について伝え，「お仕事は大変ですか」と最近の家族の状況について尋ねる．

②「慣れない家事などでお疲れではないですか」と声を掛け，疲労をねぎらうとともに，早めにヘルパー派遣の手続きをすることや休息をとることを強く勧める．

③Mさんが家族の面会を楽しみにしていることを伝え，面会の頻度を増やしてMさんを支えてほしいと伝える．

④面会後に声を掛けて，最近のMさんの病状の変化についてどのように感じているか尋ねる．

【解答】①・④

【解説】終末期のケアにおいては，予期悲嘆へのケアが重要であり，本人と家族が共に良い時間をもてるような配慮が望まれる．しかし，③のように一方的に面会を勧める姿勢は，家族の負担になりかねない．患者の病状が変化していく様子を目の当たりにして，家族は無力感を感じたり，死期が近いことを察するなど，心身の負担も増し，面会に来たくても足が遠のく場合もある．

　まずは，①や④のように，家族の現在の状況について把握し，家族の準備状況に合わせて，家族に関わっていくことが重要である．また，②のような家族の疲労への配慮やねぎらい，外部のサポートに関する情報提供も大切なことではあるが，今はMさん家族の面会の頻度が変化している時期であるため，現在の家族の状況を知ることを優先すべきである．

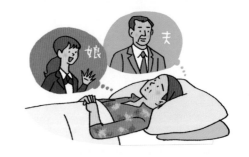

6 事例：死別後の遺族へのケア

事 例

Nさん（65歳，女性）は肺癌を患い，通院治療を試みたが効果はなく，定年退職した夫と共に在宅療養をしていた．Nさんと夫の間には子どもはいなかったが，とても仲が良く，定年退職後，いろいろなところに旅行しようと二人で話していた矢先の肺癌発覚であった．夫は献身的に介護をしていたが，Nさんに下半身麻痺が出現し，痛みも強くなり，在宅では十分に対応できなくなったため入院，1カ月後にNさんは亡くなった．Nさんの死後しばらくして夫が，最後に入院した病棟にあいさつに訪れた．夫は入院中の看護についてお礼を述べた後，「四十九日を過ぎて，心にぽっかり穴が開いているようです．眠れず，食欲もない．私はこのままおかしくなってしまうのでしょうか」と語った．

【設問】

このときの看護師の対応として<u>適切でないもの</u>はどれか．

①大切な家族が亡くなったので，今のような気持ちになるのは当然のことであると伝える．

②Nさんの介護を一生懸命していたことをねぎらい，今の夫の気持ちを傾聴する．

③「Nさんも，旦那さまのことをきっと心配なさっていますよ．少しずつ前向きに考えていきましょう」と元気が出るように励ます．

④Nさんが亡くなった後，毎日の家事や生活などで困っていることがあるかどうかについて尋ねる．

【解答】③

【解説】死別は，遺族に心身の悲嘆反応をはじめ，経済的な変化や人間関係の変化，日常生活上の困難など，さまざまな変化とストレスを引き起こす．死別後すぐの期間は，葬式などの準備に没頭しているものの，四十九日を過ぎると身の回りも落ち着き，大切な人がいないという現実に向き合う時間が増えてくる．

遺族は自分の心身の変化を感じ取り，「自分がおかしくなってしまうのではないか」「このままうつになってしまうのではないか」などの不安を感じることがあるため，①のように，そのような状態が異常ではないと伝えることは重要である．また，②のようないわゆる情緒的な支援だけでなく，④のように日常生活上で現実的に起こっている問題があれば，それに対して相談に乗ることも，遺族にとっては大きな助けとなるだろう．

この時期に，③のように遺族を励ますことは，遺族が自分自身の思いを表出する機会を失うことにつながる．まずは遺族の声に耳を傾け，いま遺族が置かれている状況や思いを聞き取りながら，遺族と関わっていくことが必要である．

■ 引用・参考文献

1) Schulz, R. et al. Caregiving as a risk factor for mortality : the Caregiver Health Effects Study. JAMA. 1999, 282, p.2215-2219.

2) 鈴木志津枝. 終末期の夫をもつ妻への看護：死亡前・死亡後の妻の心理過程を通して援助を考える. 看護研究. 1988, 21（5）, p.23-34.

3) Garrido, M.M. et al. The end-of-life experience : modifiable predictors of caregivers' bereavement adjustment. Cancer. 2014, 120（6）, p.918-925.

4) Maciejewski, P.K. et al. An empirical examination of the stage theory of grief. JAMA. 2007, 297（7）, p.716-723.

5) Aoyama, M. et al. Factors associated with possible complicated grief and major depressive disorders. Psychooncology. 2018, 27（3）, p.915-921.

6) Kersting, A. et al. Prevalence of complicated grief in a representative population-based sample. J Affect Disord. 2011, 131（1-3）, p.339-343.

7) 坂口幸弘ほか. ホスピス・緩和ケア病棟で死亡した患者の遺族における遺族ケアサービスの評価とニーズ. Palliative Care Research. 2013, 8（2）, p.217-222.

8) Miyashita, M. et al. The Japan Hospice and Palliative care Evaluation study（J-HOPE study）：Study design and characteristics of participating institutions. Am J Hosp Palliat Care. 2008, 25（3）, p.223-232.

9) Aoyama, M. et al. The Japan HOspice and Palliative Care Evaluation Study 3：Study Design, Characteristics of Participants and Participating Institutions, and Response Rates. Am J Hosp Palliat Care. 2017, 34（7）, p.654-664.

10) 広瀬寛子. 悲嘆とグリーフケア. 医学書院, 2011, p.52-61.

重要用語

家族ケア	悲嘆	死別による家族の生活の変化
家族のセルフケア機能	予期悲嘆	遺族ケア
家族の発達課題	キーパーソン	グリーフワーク
死別	複雑性悲嘆	

緩和ケア普及のための地域プロジェクト（OPTIM研究）

緩和ケア普及のための地域プロジェクト（OPTIM研究）は，厚生労働科学研究として実施された，地域に広く緩和ケアを普及させるためのプロジェクトである（**図**）．OPTIM研究では2008〜2010年の３年間，①緩和ケアの技術・知識の向上，②がん患者・家族・住民への情報提供，③地域緩和ケアのコーディネーション・連携の促進，④緩和ケア専門家による診療・ケアの提供などの包括的な介入（**表1**）を，日本の４地域（山形県鶴岡市・三川町，千葉県柏市・流山市・我孫子市，静岡県浜松市，長崎県長崎市）で実施した．

図　OPTIM研究の目指すもの

OPTIM研究の成果は，ホームページにOPTIMレポートとして掲載されており，主たる研究成果も出版されている[1]．OPTIM研究では，さまざまなマニュアルやパンフレットなどの緩和ケアに関する臨床ツールを開発しており，現時点では，臨床看護や学生実習などに誰でも活用できる（**表2**）．

表1　OPTIM研究の主な内容

項　目	内　容
緩和ケアの技術・知識の向上	・緩和ケアマニュアル（ステップ緩和ケア）などの配布 ・各種パンフレットの配布 ・医療者向け緩和ケアセミナー開催
がん患者・家族・住民への情報提供	・がん患者・家族向けのリーフレットなどの配布 ・市民対象の講演会開催
地域緩和ケアのコーディネーション・連携の促進	・緩和ケアに関する相談窓口の設置 ・退院支援・調整プログラムの導入 ・地域における多職種連携カンファレンスの実施
緩和ケア専門家による診療・ケアの提供	・地域緩和ケアチームの導入 ・アウトリーチプログラムへの取り組み

表2　OPTIM研究で開発された緩和ケアの臨床ツール

ツールの種類	ツールの例
医療者向け教育ツール	・緩和ケアに関するマニュアル（ステップ緩和ケア） ・映像資料（ステップ緩和ケアムービー）
評価ツール	・生活のしやすさに関する質問票 ・疼痛の評価シート ・痛みの経過シート
患者・家族向け説明用パンフレット	・がんの痛みが心配なとき ・医療用麻薬（モルヒネなど）を初めて使用するとき ・息切れ，息苦しさに困ったとき ・嘔気・嘔吐があるとき ・便が出にくいとき ・おなかがふくれるとき，張るとき ・看取りのパンフレット（これからの過ごし方について）
地域連携ツール	・退院支援・調整プログラム ・わたしのカルテ ・在宅緩和ケアのための地域連携ガイド
専門家の相談・診察のためのツール	・緩和ケアチームへの依頼シート ・緩和ケアチーム初期評価票 ・相談記録シート

緩和ケア普及のための地域プロジェクト（OPTIM研究）のウェブサイトには，各種パンフレットや映像資料などが紹介されている．http://gankanwa.umin.jp，（参照2023-11-15）．

引用・参考文献

1) Morita, T. et al. Evaluating the effects of a regional comprehensive palliative care program for cancer patients on preferred place of death, quality of care, care burden and professional communication : a mixed-methods study. Lancet Oncol. 2013, 14 (7), p.638-646.

9

家族ケア

看取りのケアを考える家族への説明用パンフレット

　家族に対して，看取り期に起こりうることを十分に説明しておくことは重要である．看取りを前にして，家族は不安を感じ，つらい気持ちになる．看取り期の症状，例えば死前喘鳴やせん妄などは，患者にとってはあまり苦痛ではないといわれるが，それに直面する家族にとってはつらいことである．OPTIM研究では，家族への説明用パンフレットとして『これからの過ごし方について』（**図**）を開発した．その中では，看取り期の体の変化や行われる治療・ケア，家族の心配ごとに対する対応などが示されている．このパンフレットは，緩和ケア病棟や在宅で亡くなったがん患者の遺族に対する調査により，有用性が報告されている[1]．

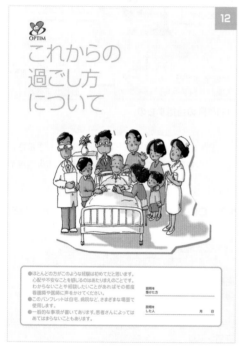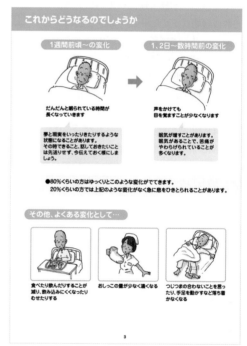

森田達也ほか編．3ステップ実践緩和ケア．第2版，青海社，2018．

図　『これからの過ごし方について』パンフレット

引用・参考文献

1）山本亮ほか．看取りの時期が近づいた患者の家族への説明に用いる『看取りのパンフレット』の有用性：多施設研究．Palliat Care Res．2012，7（2），p.192-201．

10 非がん疾患の緩和ケア

学習目標

◑ 非がん疾患の終末期の特徴を理解し，がんの終末期との違いを述べる
 ことができる.
◑ 神経疾患，慢性心不全，腎不全，慢性閉塞性肺疾患，認知症の終末期
 の特徴と緩和ケアのポイントを述べることができる.

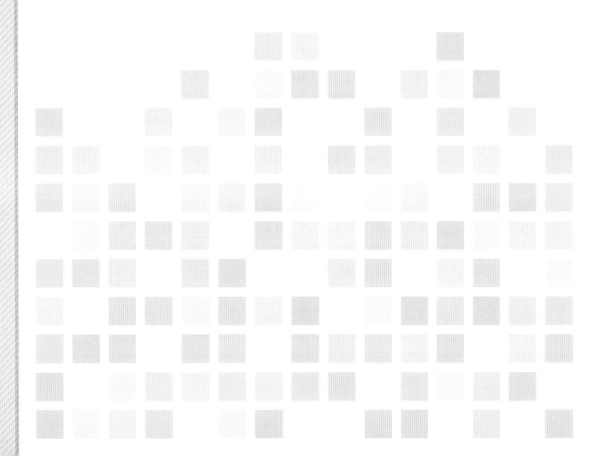

1 非がん疾患の緩和ケアとは

日本では，緩和ケアはがんを中心として発展してきたため，緩和ケア＝がんというイメージがあるが，定義（➡p.25 **表1-1参照**）をみてもわかるように，緩和ケアは，生命を脅かすすべての疾患を有する患者・家族に適応されるべきものである．実際，2015年のアメリカのホスピスケア（ほとんどが在宅ホスピス）の統計では，緩和ケアの適応となった患者のうち，がん患者は28％に過ぎず，残り72％は心疾患，認知症，肺疾患，脳卒中，腎不全など，非がん疾患の患者である[1]．

1 非がん疾患の緩和ケアの特徴

非がん疾患患者の緩和ケアには，次のような特徴がある（**表10-1**）．

❶がんと異なり，経過は比較的ゆっくりだが，時に急速に病態が変化する

図10-1に，がんと非がん疾患の，終末期を迎えるまでの経過を示す[2]．がんは最後の1カ月に急速に身体機能が低下することが多いが，心疾患，肺疾患などの場合は，時に急性の増悪を繰り返しながら，比較的ゆっくり身体機能が低下する．また，認知症や神経変性疾患などは，長い時間をかけてなだらかに身体機能が低下することが多い．

❷生命予後の予測が難しい

がんの場合は月単位，週単位，日単位などで生命予後を予測してケアが行われるが，非がん疾患は，終末期を迎える経過が比較的緩やかであり，ある時突然病態が変化するため，**予後予測**が難しい．心不全や肺炎などの急性増悪により，短期間で死亡する確率が一時的に上昇しても，原疾患の治療によって回復することがある．

❸DNRや延命治療の中止などの判断が難しい

生命予後の予測が難しいため，非がん疾患はDNR/DNAR（➡p.334 用語解説参照）や延命治療の中止などの判断が難しくなる．急性増悪期に入院を余儀なくされ，そのまま病院で亡くなることも少なくない．人工呼吸器の装着や補助人工心臓，血液透析などの治療が功を奏することもあるため，延命治療をどの時点で中止するかも難しい判断になる．

また，認知症，神経変性疾患，脳卒中などでは，経口摂取が困難になった場合に胃瘻による人工栄養を行うかという問題もある．疾患の早期から，今後起こりうる病態について説明し，患者・家族とDNRや延命治療について話し合っておくことが重要である．

表10-1　非がん疾患の緩和ケアの特徴

- 終末期を迎える経過はがんと異なり，比較的ゆっくりだが，時に急速に病態が変化する
- 生命予後の予測が難しい
- DNRや延命治療中止の判断が難しい
- 原疾患への治療が苦痛の緩和につながることがある
- 認知症，神経変性疾患，脳卒中などでは，患者本人による意思決定が困難な場合が多い
- 認知症，神経変性疾患，脳卒中などでは，長期的な介護の負担が大きい

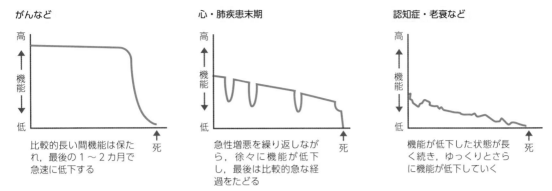

がんなど

高
↑
機能
↓
低

比較的長い間機能は保た
れ，最後の1～2カ月で
急速に低下する

死

心・肺疾患末期

高
↑
機能
↓
低

急性増悪を繰り返しなが
ら，徐々に機能が低下
し，最後は比較的急な経
過をたどる

死

認知症・老衰など

高
↑
機能
↓
低

機能が低下した状態が長
く続き，ゆっくりとさら
に機能が低下していく

死

Lynn, J. Serving patients who may die soon and their families. JAMA. 2001, 285 (7), p.925-932より.

図10-1　がん・非がん疾患の終末期を迎える経過

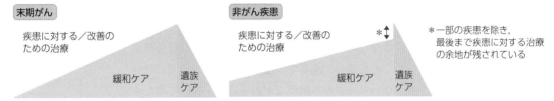

Davies, E. et al. Better Palliative Care for Older People. https://iris.who.int/bitstream/handle/10665/326378/9789289002240-eng.pdf?sequence=1 (参照 2023-11-15).
平原佐斗司. 非がん疾患の緩和ケアとは. チャレンジ！非がん疾患の緩和ケア. 南山堂, 2011, p.14より一部改変.

図10-2　末期がん患者と非がん患者の緩和ケア

❹原疾患への治療が苦痛の緩和につながることがある

　がんの場合，がんに対する治療が苦痛の緩和につながることは比較的少ないが，非がん患者の場合は，原疾患への治療が苦痛の緩和につながることがある．例えば，心不全に対するβ遮断薬*の投与などがそれにあたる（図10-2）.

❺認知症，神経変性疾患，脳卒中などでは患者本人による意思決定が困難である

　認知症，神経変性疾患（パーキンソン病など），脳卒中などでは，患者の認知機能が低下し，本人による意思決定が困難になる場合がある．緩和ケアは，患者の意思をできる限り尊重し，希望に沿ったケアを提供することを目的とするが，患者の希望が不明な場合，ケアの目標設定が難しくなることがある.

❻認知症，神経変性疾患，脳卒中などでは長期的な介護の負担が大きい

　認知症，神経変性疾患（パーキンソン病など），脳卒中などは長期的な経過をたどり，在宅での介護を余儀なくされるため，家族介護者の介護負担の問題は大きい．特に，患者の身体機能が低下すると24時間の介護が必要になるため，家族介護者は疲弊する．既存の介護サービスなどを利用し，介護負担の軽減を図る必要がある.

用語解説 *

β遮断薬

交感神経のβ受容体のみに遮断作用を示す薬剤.
βブロッカーとも呼ばれる．本態性高血圧症，頻脈性不整脈，狭心症などの循環器疾患に用いられる.

2 神経疾患の緩和ケア

本節では，神経疾患のうち，**筋萎縮性側索硬化症（ALS），パーキンソン病，脳卒中（脳血管障害）**の緩和ケアのポイントを解説する[3,4].

1 神経疾患の緩和ケアの特徴

神経疾患の特徴として，**摂食・嚥下障害，呼吸筋の障害，認知機能・コミュニケーションの障害，運動障害**などを呈することが多い．神経疾患の緩和ケアの特徴を，**表10-2**に示す．

筋萎縮性側索硬化症は，比較的急性の経過をたどることがある．認知機能が保たれたまま身体機能のみが低下するため，患者にとって身体的・精神的苦痛が非常に大きい疾患である．家族にとっても，人工呼吸器の使用に伴う痰の吸引など，24時間の介護の負担が大きい．

パーキンソン病は比較的ゆるやかに進行し，終末期に近づくにつれ身体障害が強くなり，寝たきりになることも多い．**脳卒中（脳血管障害）**は急速に発症することが多く，障害を残さないケースから麻痺などの後遺症，そして寝たきり状態まで，さまざまな経過をたどる．

いずれの疾患も，肺炎や呼吸筋の障害，感染症などが最終的な死因になることが多い．

2 神経疾患の緩和ケアのポイント

神経疾患患者の終末期においては，嚥下障害，運動障害などへの適切な対応と，廃用性疼痛や呼吸困難などの症状に対する緩和ケアが重要となる（**表10-3**）．

経口摂取が可能な時期は，食事の工夫や嚥下リハビリテーションなどを行う．**誤嚥性肺炎の予防**は重要であり，経口摂取ができなくなった場合，経管栄

表10-2　神経疾患の緩和ケアの特徴

進行性神経疾患（進行性に身体機能が低下する疾患）	
筋萎縮性側索硬化症	・呼吸筋の障害による呼吸困難，廃用性疼痛，運動障害，嚥下障害，コミュニケーション障害などが問題となる ・人工呼吸器の装着や離脱の可否など，倫理的な問題を生じる場合がある
パーキンソン病	・嚥下障害や呼吸筋の障害などにより，気管切開や経管栄養・胃瘻の造設などの延命治療の判断が必要となる ・終末期には認知障害を呈することも多く，コミュニケーションや意思決定が困難な場合が多い

脳卒中（脳血管障害：突然発症することが多く予後の予測が難しい）
・急性期に死亡を免れた場合，ほぼ完全に回復するケースから遷延性意識障害（いわゆる植物状態）を呈する場合まで，多様な経過をたどる ・嚥下障害，認知機能障害・コミュニケーション障害，運動障害（麻痺）などが多く，気管切開や経管栄養・胃瘻の造設などを行うことがある

表10-3 神経疾患の緩和ケアのポイント

障害や問題点	緩和ケアのポイント
嚥下障害	・食事の工夫，嚥下リハビリテーション，口腔ケア ・誤嚥性肺炎の予防 ・経管栄養や胃瘻の使用
運動障害	・リハビリテーションや装具の使用 ・最終的に寝たきり状態になることも多く，褥瘡予防や四肢の拘縮の予防などが必要
コミュニケーション障害	・文字盤や特殊な機器の使用
疼痛	・WHOの除痛ラダーに沿った適切な治療 ・廃用性疼痛に対する治療
呼吸困難	・ALSによる呼吸困難には，モルヒネの使用や非侵襲的陽圧換気 (NPPV) などが有効
長期的な介護負担	・介護者の健康状態への配慮 ・利用可能なサービスの調整

養や胃瘻の造設が行われることがある．運動障害に関しては，リハビリテーションや装具などを積極的に利用し，寝たきりになった場合は，**褥瘡の予防**や**四肢の拘縮の予防**などを行う．また，呼吸筋の障害により気管切開や人工呼吸器を使用する場合には，**肺炎の予防**に十分配慮する．

そのほか，廃用性疼痛（➡p.62 用語解説）や呼吸困難（➡p.114）などの症状への対応が必要となる．また，神経疾患では長期的な**介護負担**が問題となるため，介護者の健康状態に気を配り，利用可能なサービスの調整を行う．

日本神経学会は，ALSなどの疾患ごとのガイドラインをまとめている．

3 慢性心不全の緩和ケア

慢性心不全は，基礎疾患として虚血性心疾患，高血圧，心筋症，弁膜症をもつことが多い．そして，基礎疾患の悪化や他の生活的な要因によって心不全が増悪することから，再入院率が高い疾患である（図10-3）．

1 慢性心不全の終末期の特徴

一般的には，NYHA分類*がIV度以上でありEF（左室駆出率）が20％以下であること，治療抵抗性の呼吸困難・胸痛・致死性不整脈の発作を繰り返していること，全身状態から生命予後が6カ月以内と見込まれることなどが，慢性心不全患者の終末期の基準となる．終末期にみられる症状としては，疼痛，呼吸困難，抑うつ，不安などが多い．

慢性心不全患者に対し，適応があれば心移植や補助人工心臓の使用が検討されるが，心移植は通常60歳以上では適応とならないため，心移植は拡張型心筋症など一部の患者に限られる．

用語解説*
NYHA分類

ニューヨーク心臓協会 (New York Heart Association：NYHA) が定めた心不全の重症度分類．
I度：心疾患があるが，日常生活は制限されない．通常の労作では疲労・動悸・呼吸困難・狭心痛を生じない．
II度：心疾患患者で日常生活が軽度から中等度に制限される．安静時や軽い労作では無症状．
III度：心疾患患者で日常生活が高度に制限される．安静時は無症状だが，普通以下の軽い労作でも症状が生じる．
IV度：心疾患患者で安静時や非常に軽度の活動でもなんらかの症状を生ずる．

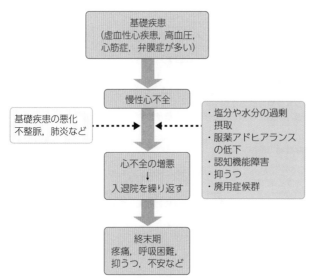

図10-3　慢性心不全の発症・増悪と終末期の特徴

基礎疾患
(虚血性心疾患, 高血圧,
心筋症, 弁膜症が多い)

↓

慢性心不全

基礎疾患の悪化
不整脈, 肺炎など

・塩分や水分の過剰
摂取
・服薬アドヒアランス
の低下
・認知機能障害
・抑うつ
・廃用症候群

↓

心不全の増悪
↓
入退院を繰り返す

↓

終末期
疼痛, 呼吸困難,
抑うつ, 不安など

用語解説*

植え込み型除細動器
(ICD)

implantable cardio-
verter defibrillator.
心室頻拍や心室細動など
致死的な不整脈を止める
ことによって突然死を防
ぎ, 心臓の機能を回復す
る, 体内埋め込み (植え
込み) 式の補助人工臓器.

2 慢性心不全の緩和ケアのポイント

　慢性心不全の緩和ケアのポイントは，まず β 遮断薬，ACE阻害薬，抗アル
ドステロン薬，利尿薬，ジゴキシンなど，それ
までに行ってきた治療を継続することである．
治療を継続し，**心機能を維持**することがケアの
基本となる（**表10-4**）．

　呼吸困難に対しては，胸水，肺水腫，頻拍性
心房細動など，その原因を取り除くことが第一
である．呼吸困難に対する対症療法として，利
尿薬やモルヒネの投与が行われることもある．

　胸痛（狭心痛）に対しては，硝酸エステル薬
（ニトログリセリンなど）による治療を行う．
廃用性疼痛など胸痛以外の疼痛に関しては，
WHOの除痛ラダーに沿った鎮痛薬を投与する
（➡p.73 **図2.2-8**参照）．また，抑うつに対し
ては抗うつ薬の投与やカウンセリングなどを行う．

　死亡が近い場合，**植え込み型除細動器
（ICD）** *の作動が患者の苦痛を増強させること
があるため，ICDを作動させないという選択
を考慮する．

　慢性心不全における緩和ケアに関しては，
2010（平成22）年に日本循環器学会が「循環

表10-4　慢性心不全の緩和ケアのポイント

項　目	緩和ケアのポイント
治療の継続	・β 遮断薬，ACE阻害薬，ARB，抗アルドステロン薬，利尿薬，ジゴキシン，静注強心薬などの使用・継続 ・心臓再同期療法，補助人工心臓，心移植などで改善がみられることもある ・腎不全，肺炎，栄養状態の悪化，ADL低下などの全身的な合併症の予防・管理
呼吸困難への対応	・胸水，肺水腫，頻拍性心房細動など，その原因を取り除く ・モルヒネの投与 ・酸素投与
疼痛への対応	・胸痛への亜硝酸薬，β 遮断薬の投与 ・胸痛以外の疼痛は，WHOのラダーに沿った鎮痛薬の投与（NSAIDsは可能なら避ける） ・オピオイドを使用する場合は低用量から慎重に投与
抑うつへの対応	・抗うつ薬の投与（三環系抗うつ薬は可能なら避ける） ・ベンゾジアゼピン系抗不安薬の投与 ・傾聴，カウンセリング，心理療法　など
終末期の対応	・死亡が近い場合には植え込み型除細動器の使用停止を考慮する

器疾患における末期医療に関する提言」において，循環器疾患の末期医療に関するエビデンスだけでなく看護についてもまとめており，2018（平成30）年には厚生労働省により，今後のあり方を示す「循環器疾患の患者に対する緩和ケア提供体制のあり方に関するワーキンググループ報告書」が提示された．

4 腎不全の緩和ケア

特に高齢者の場合，腎機能が低下し，慢性腎不全の状態を呈する患者が少なくない．また，**糖尿病性腎症**，**慢性糸球体腎炎**などが原因で慢性腎不全となるケースもある．

1 腎不全の緩和ケアの特徴

腎不全が高度になると，**透析療法**が導入されることが多い．透析療法には**血液透析**と**腹膜透析**がある．しかし，透析を導入していても，腎不全の悪化に伴って浮腫，心不全，呼吸困難，悪心・嘔吐，意識障害などの**尿毒症症状**を呈することが多い（**表10-5**）．

末期腎不全の患者の場合，透析療法を中止すると，1週間〜10日程度で死亡することが多い．透析療法中止の理由は，病状の悪化により血液透析が不能か著しく困難である場合が圧倒的であるとされている．透析療法は腎不全患者の生命線であり，その中止は倫理的な問題をはらんでいるため，患者・家族の意思を尊重し，慎重に検討されるべきである．

表10-5　腎不全の特徴

- 高齢に伴う腎機能の低下や糖尿病性腎症，慢性糸球体腎炎などが原因となる
- 透析療法が導入されることが多い
- 腎不全の悪化に伴い，浮腫，心不全，呼吸困難，悪心・嘔吐，意識障害などの尿毒症状を呈する
- 透析療法の中止は倫理的な問題をはらむ

2 腎不全の緩和ケアのポイント

腎機能が低下した患者には，食事療法，血圧管理，腎性貧血の管理など，**腎機能の低下を抑えるための治療やケア**が行われる．血液透析，腹膜透析を行っている患者には，それぞれに沿ったケアを行う．

腎不全患者への緩和ケアのポイントを，**表10-6**にまとめた．**尿毒症による嘔気・嘔吐**は化学受容器引金帯（CTZ）を介する刺激で起こるため，制吐薬としてはドンペリドン，抗ヒスタミン薬，ハロペリドール，非定型抗精神病薬を用いる．また，**呼吸困難**には酸素投与のほか，腎機能に注意してコデインやモルヒネ，抗不安薬の投与を行う．**腎性貧**

表10-6　腎不全の緩和ケアのポイント

項　目	緩和ケアのポイント
悪心・嘔吐への対応	・化学受容器引金帯（CTZ）を介する刺激で起こる ・制吐薬としてドンペリドン（ナウゼリン®など），抗ヒスタミン薬（ドラマミン®など），ハロペリドール（セレネース®），非定型抗精神病薬を用いる
呼吸困難への対応	・酸素投与のほか，コデインや抗不安薬を投与する
腎性貧血への対応	・エリスロポエチン製剤（エポジン®，エスポー®，ネスプ®など）や鉄剤などを投与する
疼痛への対応	・比較的軽度であることが多い ・WHOの除痛ラダーに沿って鎮痛薬の投与を行うが，NSAIDsは腎機能を悪化させるリスクがあるため，アセトアミノフェンが第一選択となる ・オピオイドを投与する場合，モルヒネは避けたほうがよい

表10-7 透析の開始と継続に関する意思決定プロセスについての提言

提言1　医療チームによる患者の意思決定の尊重

患者が意思決定した医療とケアの方針を尊重する

提言2　患者との共同意思決定（shared decision making：SDM）

患者に必要な情報を十分に提供し，患者から十分な情報を収集した上で，話し合いを繰り返して，患者が最良の選択を行えるように支援する

提言3　患者とのアドバンス・ケア・プランニング（advance care planning：ACP）

さまざまな機会に今後の医療とケアについて十分に話し合う．別途用意された意思決定のプロセスのフローに準じて，患者が望む医療とケアについて十分に話し合う

提言4　医療チームによる人生の最終段階における透析見合わせの提案

透析を安全に施行することが困難であり，患者の生命を著しく損なう危険性が高い場合，患者の全身状態が極めて不良であり，かつ透析の見合わせに関して患者自身の意思が明示されている場合，または，家族等が患者の意思を推定できる場合には，透析の見合わせを検討することもできる状態と判断し，別途用意された意思決定プロセスのフローに準じて対応する．保存療法を選択し，透析を見合わせた後も適切に緩和ケアを行う

提言5　意思決定能力を有する患者，または意思決定能力を有さない患者の家族等から医療チームへの透析見合わせの申し出

意思決定能力を有する患者の意思，または意思決定能力を有さない患者の事前指示などに沿い，別途用意された意思決定プロセスのフローに準じて保存療法を選択し，関係者全員が合意した場合には，透析の見合わせの申し出を受け入れる

提言6　患者から家族等への病状説明拒否の申し出

患者が意思決定能力を有する場合には家族等への連絡を原則差し控える．尿毒症症状を認め，保存療法を選択して透析を見合わせる場合には，患者に家族等に連絡することを伝えた上で，病状を家族等に説明する

提言7　医療チームと家族等による，理解力や認知機能が低下した患者の意思決定支援

患者の意思を尊重して，意思決定を支援し，本人が望む最良の医療とケアを提供する．意思決定が可能な段階で，家族等に患者とACPを行うことを促す

日本透析医学会．透析の開始と継続に関する意思決定プロセスについての提言．https://www.jsdt.or.jp/dialysis/2094.html，（参照 2023-11-15）を参考に作成．

血に対しては，エリスロポエチン製剤や鉄剤などを投与する．

　腎不全による疼痛は比較的軽度であることが多く，副作用に注意しながら，WHOの除痛ラダー（➡p.73 **図2.2-8**参照）に沿った鎮痛薬の投与を行う．

　末期腎不全では透析の導入が検討される．高齢者や終末期では一般的な血液透析療法だけでなく，体外循環量を減らす工夫（小児用血液回路の使用，小型ダイアライザーの使用など）や短時間・低頻度透析，血液濾過の実施，腹膜透析の導入などの選択肢もある．透析の導入・非導入は十分な患者・家族への説明ののち，本人の自己決定権の尊重と医学的な意味（透析の導入が患者の苦痛を増すことなど）をもとに決められるものである．2019年には日本透析医学会が「透析の開始と継続に関する意思決定プロセスについての提言」をまとめた（**表10-7**）．これは日本の超高齢社会を反映して，患者に意思決定能力がない場合や終末期の段階の意思決定のプロセスなどにも踏み込んだものである．

5　慢性閉塞性肺疾患の緩和ケア

　慢性閉塞性肺疾患（chronic obstructive pulmonary disease：**COPD**）は，喫煙を主たる原因とした肺の炎症性疾患である．呼吸機能検査で正常に復することのない気流閉塞を示し，進行性で，臨床的には徐々に生じる体動時の

呼吸困難や慢性の咳，痰を特徴とする．

　COPDの患者に，緩和ケアが開始される時期については，①過去1年以内に複数回のCOPD増悪による入院，②ADLの急激な低下（通院困難，あるいは訪問診療への切り替え，要介護状態となったときなど），③在宅酸素療法やNPPVなどの導入，④フォローアップ中に著明な体重減少（10%／6カ月）を認めたときなどが想定される[5]．

1 慢性閉塞性肺疾患の緩和ケアの特徴

　COPD患者の終末期ケアは，**呼吸困難**への対応が中心となる．呼吸困難に関しては，COPDガイドラインに基づいた最適な気管支拡張薬の投与を基本とし，非薬物療法，緩和的薬物療法というステップを踏む．

　COPDでは，急性増悪と終末期の鑑別が難しいことも特徴である．

2 慢性閉塞性肺疾患の緩和ケアのポイント

　治療としてはまずCOPDガイドラインに基づいた最適な**気管支拡張薬**を投与する．標準的治療が最大限に施行されても呼吸困難が持続・悪化する場合には，症状緩和のための非薬物療法を上乗せする．これには**酸素療法，非侵襲的陽圧換気療法（NPPV）***や**呼吸器リハビリテーション**，口すぼめ呼吸，扇風機などによる送風，リラクセーションなどの心理療法が含まれ，看護ケアが非常に重要である．非薬物療法による症状緩和が不十分な場合には緩和的な薬物療法が行われる．

　COPDの終末期における第一選択はモルヒネの全身投与である．そのほかにもCOPDの終末期には倦怠感・食欲不振・便秘・せん妄・不眠・不安・抑うつなどの症状を呈することが多く，これらに関しては，がん患者と同様の症状緩和の手法が用いられる．

　日本呼吸器学会，日本呼吸ケア・リハビリテーション学会は，COPDだけでなく間質性肺炎，気管支拡張症なども含めた「非がん性呼吸器疾患緩和ケア指針2021」を刊行している．

> **用語解説** *
> **非侵襲的陽圧換気療法（NPPV）**
> non-invasive positive pressure ventilation. 気管内挿管や気管切開を行わず，マスクなどを用いて気道に陽圧をかけ，呼吸を補助する方法．患者にとって，会話や食事が可能であり，合併症が少ないという利点がある．

6 認知症の緩和ケア

　認知症の原因となる主な疾患は**脳卒中，アルツハイマー病**などである．発症から緩やかに認知機能や身体機能が低下し，平均5～10年程度で死に至ることが多い．認知症の場合，長期的なケアの延長上に緩和ケアがあり，患者と家族を全人的・生活的な視点でとらえることが求められる．

　長期的な**介護負担**が問題となるため，介護者の健康状態に気を配り，利用可能なサービスの調整を行うとともに，早期から患者・家族と，DNRや延命治療を含めた意思決定について相談しておく必要がある．

1 認知症の緩和ケアの特徴

認知症の症状は神経疾患と似ており，**認知障害，嚥下障害，摂食障害，呼吸器障害**などがみられ，経管栄養，胃瘻の造設など，延命治療を行うかどうかという判断が必要となることもある．

重度の認知症では認知機能の低下に加え，転倒・骨折，嚥下障害，肺炎などを合併しやすい．重度の認知症患者が半年以内に死亡する確率は25％程度であり，肺炎，発熱，摂食障害を起こした患者の半年以内の死亡率はそれぞれ47％，45％，37％という報告がある[10]．認知症の終末期には，嚥下障害，肺炎に伴う呼吸困難，咳・痰，発熱，褥瘡などが問題となる（**表10-8**）．

表10-8 認知症の特徴

項 目	特 徴
認知症の原因	・脳卒中，アルツハイマー病などが原因となることが多い
認知症の症状	・認知障害，嚥下障害，摂食障害，呼吸器の障害など ・重度の認知症では認知機能の低下に加え，転倒・骨折，嚥下障害，肺炎などを合併しやすい
認知症の終末期	・発症から緩やかに認知機能や身体機能が低下し，10年程度で死に至ることが多い[3] ・嚥下障害，肺炎に伴う呼吸困難，咳・痰，発熱，褥瘡などの苦痛症状が現れる

2 認知症の緩和ケアのポイント

認知症の緩和ケアにおいては，患者・家族を一つの個体（切り離せない関係性にあるケアの対象）としてとらえ，全人的・生活的な視点をもち，患者・家族が生きてきたこれまでの人生を考慮しながら，**患者の尊厳**を尊重したケアを行う必要がある（**表10-9**）．

認知症患者は，神経疾患患者と同様，嚥下障害や摂食障害を呈することが多い．したがって，食事の工夫，嚥下リハビリテーション，口腔ケアなどに加え，誤嚥性肺炎の予防，経管栄養や胃瘻造設の検討が必要となる．また，運動障害に対してはリハビリテーションや装具の使用を勧めるが，最終的に寝たきり状態になることも多く，褥瘡予防や四肢の拘縮予防などが必要となる．

特に高齢者の場合，低栄養は生命予後の短縮だけでなく，感染症，肺炎，寝

表10-9 認知症の緩和ケアのポイント

項 目	緩和ケアのポイント
患者の尊厳の尊重	・DNRや延命治療を含めた意思決定について，早期から患者や家族と相談しておく
嚥下障害や摂食障害への対応	・食事の工夫，嚥下リハビリテーション，口腔ケア ・誤嚥性肺炎の予防 ・経管栄養や胃瘻の使用 ・低栄養は生命予後の短縮だけでなく，感染症，肺炎，寝たきり，褥瘡，脱水などにつながる
運動障害への対応	・リハビリテーションや装具の使用 ・褥瘡予防，四肢の拘縮予防
苦痛の緩和	・病態に応じ，肺炎に対する抗菌薬の使用，脱水に対する輸液療法，呼吸困難に対する酸素療法などを行う ・苦痛を自分で訴えられない患者の表情や動作の観察による苦痛の判断 ・BPSDをスピリチュアルペインとしてとらえる考え方がある
長期的な介護負担への配慮	・介護者の健康状態に気を配り，利用可能なサービスの調整を行う

たきり，褥瘡，脱水などにつながる．しかし近年，経口摂取ができなくなった際の胃瘻などの人工栄養の使用については，倫理的な観点から是非が議論されている．

苦痛の緩和には，病態に応じて肺炎に対する抗菌薬の使用，脱水に対する輸液療法，呼吸困難に対する酸素療法などが行われる．認知症の患者は，苦痛を自分で訴えられないこともあるため，表情や動作などの観察から患者の苦痛を判断することが看護師に求められる．

認知症患者の不安・焦燥感，易刺激性，興奮・攻撃性，幻覚・妄想，徘徊などの**行動・心理症状**（behavioral and psychological symptoms of dementia：**BPSD**）に対しては，「患者のそばにいる」「患者を認める」「患者の声に耳を傾ける」「患者の感覚や喜びを大切にする」「リラクセーションを促す」などの全人的なケアが有効になる場合もある．

認知症患者の緩和ケアに関しては，2013年，「欧州緩和ケア学会（EAPC）による認知症の緩和ケア白書（アルツハイマー病その他の進行性の認知症をもつ高齢者への緩和ケアと治療に関する提言）」に詳しい提案がなされており，日本語への翻訳もされている．日本神経学会の「認知症疾患治療ガイドライン2017」で，若干ではあるが終末期医療について触れられている．

■ 引用・参考文献

1) NHPCO. National Hospice and Palliative Care Organization. Facts and Figures：Hospice care in America. 2016 edition. https://www.nhpco.org/，（参照2023-11-15）．
2) Lynn, J. Serving patients who may die soon and their families. JAMA. 2001, 285 (7)，p.925-932.
3) 平原佐斗司編著. チャレンジ！ 非がん疾患の緩和ケア. 南山堂，2011.
4) 葛原茂樹ほか監訳. 神経内科の緩和ケア. メディカルレビュー社，2007.
5) 日本呼吸器学会・日本呼吸ケア・リハビリテーション学会合同非がん性呼吸器疾患緩和ケア指針2021作成委員会編. 非がん性呼吸器疾患緩和ケア指針2021. メディカルレビュー社. http://www.jsrcr.jp/modules/publish/index.php?content_id=2，（参照2023-11-15）．
6) Mitchell, S.L. et al. The clinical course of advanced dementia. N Engl J Med. 2009, 361 (16)，p.1529-1538.

重要用語

非がん患者の緩和ケア	慢性心不全	気管支拡張薬
筋萎縮性側索硬化症（ALS）	呼吸困難	酸素療法
パーキンソン病	胸痛（狭心痛）	非侵襲的陽圧換気療法（NPPV）
脳卒中（脳血管障害）	植え込み型除細動器（ICD）	呼吸リハビリテーション
誤嚥性肺炎の予防	腎不全	認知症
褥瘡・四肢拘縮の予防	透析療法	
介護負担	慢性閉塞性肺疾患（COPD）	

小児の緩和ケア

　日本における小児の緩和ケアは，まだ発展途上である．小児は認知や言語が未発達で，痛みや不安などを伝えることが困難であり，親やきょうだいなど家族への配慮が必要であるなど特徴的な面がある．小児の緩和ケアの特徴を**表**に示す[1,2].

　近年では，小児科医に対する緩和ケア教育プログラム（care for life-threatening illnesses in childhood：CLIC）などが開催され，注目されつつある領域である．

表　小児の緩和ケアの特徴

- 小児がんだけでなく，神経筋疾患，代謝性疾患など広い疾患が対象となる．
- 子どもであっても，一人の人として尊重して接する．
- 疼痛や不安などを看護師にうまく伝えることができない場合がある．表情や行動などと合わせてアセスメントする必要がある．
- 病気や治療による痛みや苦痛だけでなく，検査や処置による痛みも恐怖につながりやすい．
- 鎮痛治療の原則は，成人と同様である．
- 子どもの苦痛や死は両親やきょうだい，祖父母などにも大きな影響を及ぼすため，家族ケアが重要である．
- 両親は子どもの死によって自分を責めることがある．子どもの死は未来の喪失である．
- 子どもの病気により家族関係に変化が起こることがある．
- きょうだいは，両親の気持ちが患児に集中することにより，心理的葛藤を抱くことがある．
- 終末期では子どもと家族のコミュニケーションがより重要となる．子どもが終末期であることを家族に伝え，どのように過ごしたいか，家族の希望を話し合う必要がある．
- 子どもが死や病気について表現したときには，正直かつ誠実に子どもに向かい合うべきである．
- 子どもを亡くした親やきょうだいのケアも重要である．サポートグループとして，「財団法人 がんの子どもを守る会」などの組織が有名である．
- 日本でも子どものホスピスが設立されつつある．

引用・参考文献
1）梅田恵ほか編. 緩和ケア. 南江堂, 2011.
2）林章敏ほか編. 死をみとる1週間. 柏木哲夫ほか監修. 医学書院, 2002.

緩和ケアと生命倫理

学習目標

◉ 緩和ケアにおける倫理的問題について述べることができる.

◉ 看護師としての道徳規則と権利について述べることができる.

◉ 生命倫理の4原則を理解し,具体的事例に当てはめて述べることができる.

◉ がん医療における患者・家族の意思決定の場面,時期,内容を述べることができる.

◉ 患者の意思決定のプロセスにおける支援について述べることができる.

◉ インフォームドコンセント,シェアード・ディシジョン・メイキング,アドバンス・ケア・プランニングについて理解し,具体的事例にあてはめて述べることができる.

◉ 安楽死に関する倫理について述べることができる.

1 生命倫理とは

1 生命倫理の概念

生命倫理とは生命に関する倫理である．生命に関する**倫理的問題**には，人工妊娠中絶や代理母などの生殖医療，ヒトのクローン個体の作製，脳死は人の死であるのか，といったことなどがある．緩和ケア，特に終末期ケアでは，患者の意思決定能力の喪失や，治療のメリットとデメリットのバランス等による倫理的問題が重要なテーマとなる．倫理的問題について合理的な判断を行うために，生命倫理が必要となる．

倫理的問題に関する議論は，三つのレベルに分けて考えるとわかりやすい（**図11-1**）．倫理的問題の判断基準である規範として，**生命倫理の4原則**がある（➡p.332 **表11-3**

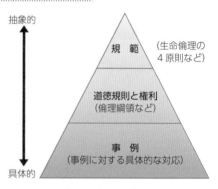

図11-1　倫理的問題を議論する際の三つのレベル

参照）．その4原則をより具体的に示したものが，患者の**権利***や医療者の行うべき**道徳規則***（義務）である．個々の事例に対して，生命倫理の4原則を基本としながら権利や道徳規則をあてはめて整理するとよい．権利や道徳規則を集めたものを**倫理綱領**と呼び，医師や看護師など職能ごとにまとめられている．

2 世界の倫理綱領の変遷

❶ ヒポクラテスの誓い

ヒポクラテスの誓いは医の倫理綱領として最も古く，紀元前数世紀の成立である．この誓いでは「患者のためになる治療をせよ」という道徳規則がある一方で，患者の知る権利や自己決定権は認められていなかった．医師や看護師の倫理綱領は，20世紀後半まで，ヒポクラテスの誓いの流れをくんだ**パターナリズム***的な医療を示してきた．

❷ ニュルンベルク綱領

ニュルンベルク綱領は，第二次世界大戦中にナチス・ドイツが行った非倫理的な人体実験の反省に立ち，1947年に成立した，ヒトにかかわる研究に関する綱領である．研究の対象となる被験者から同意を得なければならないといったインフォームドコンセントの概念が初めて言及された．つまり，医師の提案について患者や被験者は情報を知る権利があり，同意や拒否する権利があるという考え方である．

ニュルンベルク綱領を受けて，インフォームドコンセントの概念が他の倫理綱領でも含まれるようになった．研究面では1964年の世界医師会による**ヘルシンキ宣言***（ヒトを対象とする医学研究の倫理的原則），臨床面では1973年のアメリカ病院協会による**患者の権利章典***がその初期のものである．

用語解説*
権利
資格や自由を求める道徳的あるいは法的な正当化された主張．

用語解説*
道徳規則
道徳的に正しい行為のパターンを特定して具体的に述べたもの．

用語解説*
パターナリズム
相手の利益のために，本人の意向にかかわりなく生活や行動に制限を加えるべきという考え方．医学的知識のある医療者が，患者の利益となる医療・ケアを，患者の意向にかかわりなく提供するような医療モデルのこと．

用語解説*
ヘルシンキ宣言
1964年に世界医師会により採択された医学研究に関する倫理規範．被験者の利益の尊重，インフォームドコンセントの必要性，倫理委員会の設置などが提唱され，今日の臨床試験の倫理的基盤となっている．

3 日本の倫理綱領

1 医師の倫理綱領

　日本医師会は，1951（昭和26）年に定めた「医師の倫理」を2000（平成12）年に「**医の倫理綱領**」として改定した（**表11-1**）．綱領には，医学知識と技術の習得，教養と人格，患者の尊重と説明，医療関係者との協力などの6項目が明記され，具体的事例について「医師の職業倫理指針」（2004年発表，2016年改訂第3版）で注釈が付記されている．

2 看護師の倫理綱領

　日本看護協会は，1988年に定めた「看護師の倫理規定」を看護を取り巻く環境や社会情勢の変化に応じて改訂し，2003年「**看護者の倫理綱領**」を経て，2021（令和3）年に「**看護職の倫理綱領**」として公表した．（**表11-2**）．

　看護職の倫理綱領は，病院，地域，学校，教育・研究機関，行政機関など，あらゆる場で実践を行う看護職を対象とした行動指針である．また，看護の実践について専門職として引き受ける責任の範囲を，社会に対して明示するものである．綱領には，患者の尊厳や権利の尊重，信頼関係の構築，守秘義務の遵守と個人情報の保護，能力の維持・開発，医療者との協働，自身の健康の保持増進など16項目が明記されている．

用語解説 *

患者の権利章典

1973年にアメリカ病院協会により編纂された患者の権利を示した文書で，インフォームドコンセントや患者の知る権利を含む．患者の権利章典の後に，アメリカ医師会の医の倫理綱領（1981年版～）や各国の医師会の倫理綱領で，同意や秘密の保持，その他の患者の権利が明示されるようになった．

表11-1　医の倫理綱領（日本医師会 2000年）

1. 医師は生涯学習の精神を保ち，つねに医学の知識と技術の習得に努めるとともに，その進歩・発展に尽くす
2. 医師はこの職業の尊厳と責任を自覚し，教養を深め，人格を高めるように心掛ける
3. 医師は医療を受ける人びとの人格を尊重し，やさしい心で接するとともに，医療内容についてよく説明し，信頼を得るように努める
4. 医師は互いに尊敬し，医療関係者と協力して医療に尽くす
5. 医師は医療の公共性を重んじ，医療を通じて社会の発展に尽くすとともに，法規範の遵守および法秩序の形成に努める
6. 医師は医業にあたって営利を目的としない

表11-2　看護職の倫理綱領（日本看護協会2021年）

1. 看護職は，人間の生命，人間としての尊厳及び権利を尊重する
2. 看護職は，対象となる人々に平等に看護を提供する
3. 看護職は，対象となる人々との間に信頼関係を築き，その信頼関係に基づいて看護を提供する
4. 看護職は，人々の権利を尊重し，人々が自らの意向や価値観にそった選択ができるよう支援する
5. 看護職は，対象となる人々の秘密を保持し，取得した個人情報は適正に取り扱う
6. 看護職は，対象となる人々に不利益や危害が生じているときは，人々を保護し安全を確保する
7. 看護職は，自己の責任と能力を的確に把握し，実施した看護について個人としての責任をもつ
8. 看護職は，常に，個人の責任として継続学習による能力の開発・維持・向上に努める
9. 看護職は，多職種で協働し，よりよい保健・医療・福祉を実現する
10. 看護職は，より質の高い看護を行うために，自らの職務に関する行動基準を設定し，それに基づき行動する
11. 看護職は，研究や実践を通して，専門的知識・技術の創造と開発に努め，看護学の発展に寄与する
12. 看護職は，より質の高い看護を行うため，看護職自身のウェルビーイングの向上に努める
13. 看護職は，常に品位を保持し，看護職に対する社会の人々の信頼を高めるよう努める
14. 看護職は，人々の生命と健康をまもるため，さまざまな問題について，社会正義の考え方をもって社会と責任を共有する
15. 看護職は，専門職組織に所属し，看護の質を高めるための活動に参画し，よりよい社会づくりに貢献する
16. 看護職は，様々な災害支援の担い手と協働し，災害によって影響を受けたすべての人々の生命，健康，生活をまもることに最善を尽くす

2 生命倫理の4原則

1 生命倫理の4原則とは

　生命倫理の4原則は，自律尊重の原則，善行の原則，無危害の原則，正義の原則（公平の原則）から成る．倫理的問題について判断を行う際に基礎となる四つの行動基準であり（表11-3），1979（昭和54）年に提唱された．4原則は簡潔で臨床でも用いやすく，倫理的問題について共通の枠組みで議論できる．

表11-3　生命倫理の4原則

自律尊重の原則	患者の意思決定を尊重する
善行の原則	患者に利益をもたらす
無危害の原則	患者に危害を及ぼすことを避ける
正義の原則（公平の原則）	患者を公平に扱う

2 自律尊重の原則

　自律尊重の原則は，「患者の自律*的な意思決定を尊重せよ」という行動基準である．患者は自身の価値観に合致した自律的な意思決定を尊重される権利を有し，医療者は患者の自律的な意思決定を尊重しなければならない．自律尊重の権利には，他人から干渉されずに自律的に行動する権利だけでなく，自律的に行動するために必要な手段を手に入れる権利も含まれる．

　したがって医療者は，患者の自律的な意思決定を尊重する義務だけでなく，**必要な情報の開示や疑問への説明などの援助により，患者の自律的な意思決定を促進する義務**も有する．

　自律尊重の原則に関する道徳規則には，①真実を語れ，②他人のプライバシーを尊重せよ，③個人情報を保護せよ，④侵襲のための同意を得よ，⑤依頼を受けた場合は他人が重要な決定を下す援助をせよ，などがある．

3 善行の原則

　善行の原則は，「**他人の利益のために行為するべき**」という行動基準である．他人の利益のために行動するにあたっては，次の四つに注意が必要である．

- 医療者個人の主観的評価より，医療者間で合意の得られた客観的評価を尊重する．
- 抗腫瘍効果などの医学的利益だけでなく，患者のQOLの全体的な利益を考慮する．
- 医療にはさまざまな目標があることを容認する（がん医療の目標の例：根治，延命，苦痛の軽減）．
- 利益と害とのバランスをとる．

　善行の原則に関する道徳規則には，①他人の権利を保護・擁護せよ，②他人に危害が及ぶのを防げ，③障害者を援助せよ，④危機に瀕した人を救助せよ，などがある．

plus α

看護の倫理原則と倫理概念

看護の倫理原則では，生命倫理の4原則に加え患者に適切な情報提供を行う「誠実の原則」や信頼関係に忠実である「忠誠の原則」（守秘義務など）が提唱されている．

用語解説 *

自律

「自由かつ独立して考え決定する能力」また「そのような考えや決定に基づいて行為する能力」のこと．

4 無危害の原則

無危害の原則は，「**危害を引き起こすことを避けるべき**」という行動基準である．無危害の義務には，医療者が患者に危害を加えない義務だけでなく，危害のリスクを負わせない義務も含まれる．危害を避けるために次の三つに注意する必要がある．

- 危害を加える行為（**作為***）だけでなく，必要な行為を行わないこと（**不作為***）も危害に含まれる．
- 利益を意図した行為によって意図しない危害が生じる可能性がある場合（例：治療の副作用），意図しない危害が起こることは道徳的に寛容される（**二重結果説***）．
- 医療者に**注意義務***がある場合にのみ，患者に危害のリスクを負わせない義務がある．

無危害の原則に関する道徳規則には，①殺すな，②苦痛や苦悩を引き起こすな，③能力を奪うな，④他人の人生から良いものを奪うな，などがある．

5 正義の原則

正義の原則は，「**似たような状況にある人びとは等しく扱われるべき**」という行動基準である．正義の原則は，限られた医療資源の公平な配分に関する原則である．国の医療費や医療者の人数には限りがあり，ある個人の人権を無制限に尊重すると，第三者に対する義務を果たせなくなる．自律尊重，善行，無危害の3原則は患者個人の人権の尊重を目指していたが，正義の原則は**社会レベル**での人権の尊重といえる．

用語解説*
作為と不作為

作為は自らの意思に基づき周囲に変動を及ぼす行為，不作為は自らの意思に基づき，あえて周囲に変動を及ぼさない行為である．例えば，重症不整脈で意識不明となった患者に対し，あえて心臓マッサージや電気的除細動を行わず死ぬに任せることは不作為である．

用語解説*
二重結果説

ある行為の結果を意図された結果と予見される結果とに区別し，行為者は意図された結果（例えば鎮静薬による症状緩和）のみに責任を有し，予見された結果（例えば鎮静薬による意識障害）の責任は有さないとする説．

用語解説*
注意義務

当該の状況が危害を及ぼすことを避けるために，臨床実践の医療水準を基準として，十分で適切な注意を払うこと．

11

緩和ケアと生命倫理

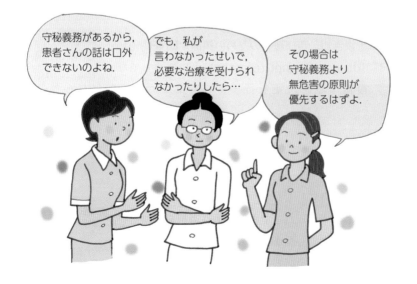

plus α
看護実践上の倫理的概念

看護実践の倫理的基盤となる概念として「アドボカシー」「責務」「協力」「ケアリング」が提唱されている．倫理的課題に対して，患者の権利擁護，看護職の倫理綱領や看護業務基準，他職種との協働，患者を尊重する態度といった側面から考えや行動を整理すると良い．

3 がん医療における意思決定

1 意思決定とは

意思決定とは，複数の選択肢の中から一つあるいはいくつかを選ぶことである．日ごろから意識しているかどうかにかかわらず，人は何らかの決定を必要としたり，不確実なことに直面したりした場合，その人なりの方法を用いてその選択をしている．

医療が関わる場面においても，検診を受けるかどうか，体の不調を感じたときに医療機関を受診するかどうか，どこの医療機関を受診するか，どのような治療を受けるか，その際に仕事をどうするかなど，多くの意思決定を積み重ねながら，治療・療養が行われる．

2 がん医療における意思決定場面

患者と家族は，がんの診断や治療経過の中で，治療の選択，社会復帰の時期や方法，治療の中止など，難しい意思決定を重ねていく．治癒が望めなくなり，病状が悪化していくにつれて，その意思決定は生命に関わるような重要な問題をはらみ，複雑かつ困難なものになる．

例えば，難治がんの診断時や再発時，がんに対する治療の効果がなくなってきていると医師から説明を受けたときに，治癒や延命を目指した治療を受けるか，緩和ケアを受けながら自分のやりたいことをするかといった，がんに対する治療の中断や中止に関する意思決定（**ギアチェンジ***）が生じる．近年は治療を選んでも，並行して緩和ケアを受ける必要があるという認識が高まっており，緩和ケアとの両立を目指すとそれまでがんに対する治療を受けていた病院に継続して入院や通院ができなくなる場合は，どこで療養するかといった意思決定も生じる．

そのほかにも，経口摂取ができなくなったときやADLが低下してきたとき，外出や外泊のタイミング，生命予後告知，苦痛緩和のための鎮静やDNR*（do not resuscitate）／DNAR*（do not attempt resuscitation）に関してなど，特に終末期になると，複雑な意思決定を行っていく必要がある（表11-4）．

3 意思決定のスタイル

意思決定を行う場合，患者・家族には，人それぞれ異なった意思決定スタイルがある．医師や他人からの情報を参考にしながら，自分が最終選択を行いたいのか，自分の意見を十分に考慮してもらった上で医師に最終選択を委ねたいのか，医療者の意見を踏まえた上で，相談しながら決めていきたいのか，それぞれの患者・家族の好むスタイルを把握する必要がある．

用語解説 *
ギアチェンジ

1997年にイギリスの全国ホスピス・緩和ケア協会により，死を前にした患者におけるケアのあり方を変えていくことを示す言葉として用いられたChanging Gearが始まりである．後に日本のがん医療において，がんの消滅または減少を目的とした集学的医療を中止し，緩和ケア中心の終末期医療への「転換」を示す言葉として用いられるようになった．近年はギアチェンジをどのように行うかではなく，継続性のあるがん医療，緩和ケアをどのように提供するかということが検討されている．

用語解説 *
DNR/DNAR

DNRとは「尊厳死の概念に相通じるもので，がんの末期，老衰，救命の可能性がない患者などで，本人または家族の希望で心肺蘇生法（CPR）を行わないこと」（日本救急医学会救命救急法検討委員会，1995年）．また，アメリカ心臓協会（AHA）のガイドライン（2000年）では，attempt（〜を試みる）を加え，蘇生の見込みが少ない中で蘇生のための処置を試みないという意味のDNARが使用されている．

表11-4　複雑な意思決定の例

意思決定場面	生じうる時期	意思決定の内容
がん治療の中止・中断	難治がんの診断時や再発時，がんに対する治療の効果がなくなってきたとき	治癒や延命を目指した治療を受けるかどうか
療養場所の移行	がんに対する治療を受けていた病院に継続して入院・通院できなくなったときや，患者・家族が違う場所での療養を望んだとき	在宅で療養するか，他の病院や施設に入院・通院するか，緩和ケア病棟を利用するか
水分や栄養補給	経口摂取ができなくなったとき	口から食べたいかどうか．点滴や経管栄養を用いるかどうか
ADLの制限	ADLが低下してきたとき	歩行や排泄時に看護師の力を借りるかどうか．ポータブルトイレ，尿器，尿路カテーテルを使用するかどうか
外出・外泊	外出・外泊のタイミングを考えるとき	いま外出・外泊するか，もう少し良くなってから外出・外泊するか
生命予後告知	生命予後を伝えるとき	患者が聞きたいかどうか．家族が患者に伝えるかどうか
苦痛緩和のための鎮静	緩和できない苦痛があるとき	薬剤を用いて鎮静を行うかどうか
DNR／DNARの方針	死が免れられないと考えられるとき	心臓あるいは呼吸が停止し，蘇生の見込みが少ないときに，蘇生のための処置を試みないことを前もって話し合い，決めておくかどうか

4　意思決定のプロセス

■1　インフォームドコンセント

　従来，意思決定のプロセスにおいては，**インフォームドコンセント**，つまり「医師からの情報と説明（information）に基づく同意・承諾（consent）」という形で，患者と医療者が合意形成を行ってきた．患者に対して治療やケアを行う際には，その行為についてあらかじめ説明し，患者から同意を得る必要があるとするこの考え方は，第二次世界大戦以後の比較的新しい概念である．かつて患者への説明を**ムンテラ***と呼ぶことがあったが，インフォームドコンセントは，一方通行的に説明を行うムンテラとは異なり，医師と患者の間で，説明と同意が双方向的に行われるプロセスである．インフォームドコンセントにより，患者の治療の理解が高まり，不適切な治療の実施を防ぐことができる．

　インフォームドコンセントの倫理は，患者の意思決定を尊重する**自律尊重の原則**が基礎となる．また，患者に利益をもたらす**善行の原則**や，患者に危害を及ぼすことを避ける**無危害の原則**によっても支持される．インフォームドコンセントが成立するためには，①患者に同意能力があること，②患者に十分な説明がなされること，③患者がその説明を理解すること，④患者が自律的に同意するもしくは拒否することの4要件を満たす必要がある．

■2　シェアード・ディシジョン・メイキング

　一方，近年では，**シェアード・ディシジョン・メイキング**（shared decision making：**SDM**）という概念が注目されている[1]（**図11-2**）．SDMは，「共有（shared）意思決定（decision making）」と訳されることもある

11

緩和ケアと生命倫理

用語解説*
ムンテラ

医療者から患者に病状や治療に関する説明を行うこと．語源は「口での治療」（Mund＋Therapie）を意味する和製ドイツ語である．説明することに主眼がある用語で，医療者主導のパターナリズム的な説明の仕方と言える．

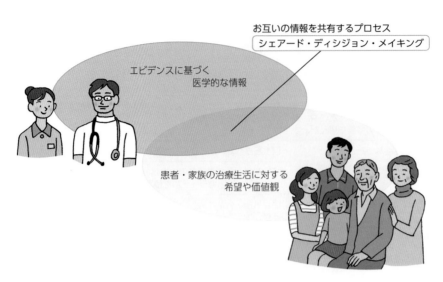

お互いの情報を共有するプロセス
シェアード・ディシジョン・メイキング

エビデンスに基づく
医学的な情報

患者・家族の治療生活に対する
希望や価値観

図11-2　シェアード・ディシジョン・メイキングの概念図

が，決まった日本語はまだない．SDMは，医療者と患者が，お互いのもっている情報，つまりエビデンスに基づく医学的な情報と，患者・家族の治療生活に対する希望や価値観についての情報を共有しながら，一緒に治療方針を決めていくプロセスである[2]．特に，最善の治療法が確立していないような不確実性の高い状況では，最適な患者ケアを提供するためには，EBMだけではなく，SDMによって，対話を通じて治療に対する方針や目標を決定していくことが重要であると考えられている[3,4]．

5　意思決定のプロセスにおける支援

1　適切な情報を伝える

　意思決定のためには，判断の根拠となる病気や治療に関する情報を獲得し，正確に理解することが必要である．可能な限り，選択肢の各々について，メリットとデメリットの両方を吟味して決定に至るのが望ましい．適切な情報が伝えられなければ，患者に害を与え，患者との信頼関係や日常ケアにまで大きな影響を及ぼす．

　また，終末期の意思決定においては，「患者の希望を奪ってしまうのではないか」という恐れから，患者に病状などの真実が伝えられずに患者の意思決定の機会が奪われてしまうという問題や，病状が悪化しているために患者自身による判断が難しく，意思決定が家族に委ねられるなどの問題も生ずるため，家族を含めた支援も重要である．

2　患者の価値観や希望を聞き取る

　多くの重要な意思決定は，長い時間軸の中で相互に関連し合う．そのため，医療者はエビデンスに基づく医学的な情報を伝えるだけではなく，患者の過去の経験，現在の認識や価値観，そして今後の生活への希望を聞き取り，共有し

ながら，何が最善なのかを共に考え，患者と家族の意思決定を支えていくことが必要である．

3 患者の意思決定能力を評価する

a 意思決定能力を確認する

未成年者や認知機能が低下した患者などでは，意思決定能力が十分でない場合があるが，それだけで意思決定する力を判断してはいけない[5]．

患者の意思決定する力を構成する要素は四つあると言われている．一つ目は，意思決定のために必要な事項を**理解する力**，二つ目は病気や治療，意思決定を自分自身の問題としてとらえる**認識する力**，三つ目は決定した内容が，選択肢を比較して判断する，自分自身の価値判断に基づいて判断するなどの**論理的に考える力**，最後の四つ目が，自分の考えや結論を伝える**選択を表明する力**である．患者との話し合いを通して，これらの四つの要素について，医療チーム全体で注意深く観察し，評価していく必要がある[6]．

b 意思決定能力を高める

患者の意思決定能力を評価する前に，意思決定する力を高めることも重要である[5]．

患者の意思決定能力を高めるためには，情報が伝わりやすくなる工夫が重要である．例えば，一度の説明で終わらせずに複数回説明する，医師からの説明の後に疑問点を確認し，再度の説明の機会をつくる，絵や図を含んだパンフレットを活用するなどが考えられる．また，家族や友人に同伴してもらうなど，患者自身が安心できる環境を整えることも支援につながる[5]．

6 患者の意思決定の自由を実現するために重要なこと

1 患者による早期からの意思表示

人生の最終段階の医療・ケアについて，本人が家族等や医療・ケアチームと事前に繰り返し話し合うプロセスのことを**アドバンス・ケア・プランニング**（advance care planning：**ACP**）という[7]．患者の意思決定能力の低下などを含めた将来の変化に備え，早い段階から，患者本人の価値観や目標なども含めて，今後の治療・療養に関する意向を繰り返し話し合うことが重要である．

ACPと似た概念として，下記のアドバンスディレクティブ（AD）とリビングウィルがあるが，ACPはその双方を包含する考え方である．近年では，ADやリビングウイルの作成だけでなく，患者・家族と医療者が話し合うプロセスを重視している．

a アドバンスディレクティブ（事前指示）

アドバンスディレクティブ（advance directive：**AD**）とは，患者の意思決定能力がなくなったときに，延命治療をどうするかなどを患者が事前に選択し，文書あるいは口頭で医師に指示しておくことであり，①代理決定者（患者の意識が低下した際に，患者に代わって意思決定をする人）の指名，②延

命治療をはじめとした個々の治療の選択に関する内容が含まれる.

ⓑ リビングウイル

アドバンスディレクティブのうち，特に上記の②を文書で指示したものを**リビングウイル**（living will）という．ただし，日本では法制化されておらず，法的拘束力はない．また，患者が将来を正確に予測することが困難であるなどの問題もある．日本尊厳死協会におけるリビングウイル（**尊厳死の宣言書***）が広く知られている．

2 患者の推定意思の尊重

急激な状態の悪化により，患者の意思や希望がわからず，事前の意思表示もない場合には，**代理の意思決定**を行う必要がある．代理の意思決定については，代理人自らの意思ではなく，患者が何を希望するか（**推定意思**）を確認し，推定される意思を尊重することが重要である．患者にとって何が最善か，患者であれば何を希望するかについて検討し，家族の思いを確認しながら，話し合い，決定する．家族がいない，または家族が判断を医療者に委ねる場合には，患者にとっての最善の治療方針を医療者間で検討する．

3 患者と家族の間の調整

患者と家族の意向が異なるときには，話し合いの機会を設ける必要がある．倫理的には患者の意思決定が最優先であるが，家族の気持ちにも心を傾けて，家族の意向を確認する．医療者は，患者の意向を患者に代わって家族に伝えるなど，両者の橋渡しを行う．

用語解説 *
尊厳死の宣言書

①不治かつ末期である場合，死期を延ばすためだけの延命措置を拒否，②苦痛を和らげるために十分な緩和医療を要望，③植物状態に陥ったときの生命維持装置の装着拒否，が宣言されている.

4 安楽死に関する倫理的問題

1 安楽死に関する倫理的問題とは

医療技術の向上により，心肺蘇生術，人工呼吸器，人工透析，輸液・人工栄養等の生命維持治療が開発され，多くの患者が救命された．一方で，死に瀕した患者にはその病態による身体的・精神的な苦痛に加え，生命維持治療による苦痛も伴う．その苦痛からの解放のため，安楽死は古くから世界中で行われてきた．

安楽死には，患者の命を奪わないこと（無危害の原則）と苦痛から解放すること（善行の原則）や患者の希望を尊重すること（自律尊重の原則）の間で倫理原則間の対立がある．耐え難い苦痛を抱えた患者が，医療者に命を終わらせてほしいと依頼したとき，医療者が患者に致死性の薬剤を投与することは一般的な法律では処罰対象となる．では，患者が望まない，行っても利益のない生命維持治療を中止することや最初から行わないことは倫理的に問題になるであろうか．これら終末期医療や安楽死に関する倫理的問題を整理する．

2 安楽死に関する概念

　安楽死は，患者の死につながる行為を行う**積極的安楽死**と，治療を行わないことで患者を死ぬにまかせる**消極的安楽死**に分けられる（表11-5）．消極的安楽死は倫理的に許容されるが積極的安楽死は許されない，という考え方が多くの国で主流である．積極的安楽死に近い行為として**医師による自殺幇助***がある．

　積極的安楽死は，患者の依頼により致死的薬物や行為で死なせることであり，オランダ，ベルギー，ルクセンブルク，近年ではコロンビア，カナダ，スペイン，オーストラリアのビクトリア州でも合法である．その他の国で積極的安楽死を行った医療者は殺人罪など刑事罰に問われる．積極的安楽死への批判は，健康や疾患にかかわらず生命は守られるべきであること，重度の障害者や昏睡状態の患者などに適用が拡大する懸念（**すべり坂論法***），患者の希望があっても第三者を殺害する権利を人は有していないこと，などである．

　また，医師による自殺幇助は，致死的薬物を医師が患者に渡し，患者自ら服薬するなどの介助自殺であり，2021年現在，オランダ，ベルギー，ルクセンブルク，カナダ，スペイン，オーストラリアのビクトリア州に加えてアメリカ9州とスイスで合法である．**積極的安楽死**や医師による自殺幇助は，患者の予後予測や意思の確認を複数の医師で行うなどといった厳格な基準が定められている．しかし，スイスでは医師以外による自殺幇助も合法である．自殺支援団体が設立され，外国人が自殺のためにスイスに訪れる自殺渡航が近年問題となっている．

　消極的安楽死は，生命維持のための治療を開始しないこと（**差し控え**）と，行っている治療を**中止**することの二つが含まれる．積極的安楽死は結果として死を生じる特定の意図があるのに対し，消極的安楽死は意味のない治療を希望しないという治療方針の選択である．治療拒否の結果として死が予見されるかもしれないが，死を意図したものでない．認知機能や意識レベルの低下した患者の治療の自己決定権を支えるためには，リビングウイルや代理意思決定者の指名といった事前指示が重要となる．また，治療の差し控えと中止は直感的には異なる（差し控えより中止のほうが重く感じる）と感じられるが，患者側からみると「治療をされない」という点で同じである．

用語解説 *
医師による自殺幇助

医師が自死用の薬物や方策を提供し，患者自身が命を絶つこと．

用語解説 *
すべり坂論法

ある事例Aを認めれば類似の事例Bも行われるようになり，Bが許容できなければAも認めるべきでないという論法．

表11-5　安楽死の定義（ホープ, T. による定義）

分　類	定　義
安楽死	医療者が患者の利益のために死に至らしめる，または，患者の死を許容すること
積極的安楽死	医療者が，結果として患者が死ぬことになる行為を遂行すること
消極的安楽死	医療者が，生命維持治療の差し控えや中止で患者を死ぬにまかせること

3 欧米での安楽死の法的判断

1 アメリカ

　アメリカでは，1976年に「カリフォルニア州自然死法」が成立し，リビングウイルに法的効力が与えられた．その後，多くの州でリビングウイルや代理意思決定者指名が立法化され，1990年の「患者の自己決定権法」や1993年の「ヘルスケア意思決定統一法」により，事前指示の実行に伴う問題の解決や事前指示の普及率を上げるための法整備がなされた．医師による自殺幇助は，1993年に「オレゴン州尊厳死*法」によりオレゴン州で初めて合法化された．18歳以上の成人に対し，医師2名が余命6カ月以内と診断し，患者の意思を書面や口頭で複数回確認することで致死量の薬物を処方することが可能である．反対意見も多かったが，最終的に2006年に連邦最高裁が支持する判決を示した．2008年に「ワシントン州尊厳死法」が成立し，2009年にモンタナ州で判例法というかたちで医師による自殺幇助が合法となった．その後，慎重な議論を繰り返しながら，少しずつ他の州にも合法化が広がっている．

用語解説 *
尊厳死
患者の意思により延命治療を差し控えまたは中止し，人間としての尊厳を保ちながら死を迎えること．尊厳の定義があいまいであり，消極的安楽死とは必ずしも一致しない．

2 ヨーロッパ諸国

　オランダでは，2001年に「要請に基づいた生命終結及び自殺援助（審査手続）法」が成立し，積極的安楽死と医師による自殺幇助が合法化された．医師は，患者の意思確認，永続的な耐え難い苦痛の診断，病状や予後の説明，他の解決方法がないことの確認について別の医師と相談し，積極的安楽死または自殺幇助を行うことができる．報告書は地域審査委員会で審査され，積極的安楽死や自殺幇助の濫用を防止するしくみとなっている．2010年の統計では，積極的安楽死は全死亡の2.8％であり，2001年の2.6％から大きな変化はない．積極的安楽死は2002年にベルギーで，2009年にルクセンブルクでも合法化された．スイスの刑法では利己的な動機のない自殺幇助は不可罰であり，医師以外も含めて利己的な動機でなければ自殺幇助は元来合法である．これらの国々での特徴は，積極的安楽死を認めると同時に緩和ケアも推進され，積極的安楽死を必要とする患者を減少させる努力がなされていることである．

　積極的安楽死や自殺幇助の合法化は多くの国で是非が議論され，ほとんどの国では成立に至っていないが，カナダ，スペイン，オーストラリア，コロンビアなど容認する国が少しずつ増加している．また近年では対象疾患の拡大も議論されている．ベルギーでは安楽死の対象を**未成年**に拡大し，オランダでは**認知症患者**の安楽死が過去の意思表示で容認されるようになった．カナダでは安楽死の対象疾患が**精神疾患**に拡大し「死が予期できる」という安楽死の要件が撤廃された．安楽死について多くの国が異なる立場をとっている現状である．

4 日本での安楽死の法的判断

　日本では，積極的安楽死や自殺幇助は認められていない．消極的安楽死は，

欧米と異なり治療の差し控えと中止が異なって扱われ，治療の差し控えは容認されるが，一度開始した生命維持治療の中止は容認されないという認識がある．厚生労働省は2007（平成19）年に「終末期医療の決定のプロセスに関するガイドライン」を公表し，2018年に「人生の最終段階における医療・ケアの決定プロセスに関するガイドライン」（表11-6）として改訂した．改訂のポイントは，①本人の意思は変化しうるものであり繰り返し話し合うこと，②本人が自らの意思を伝えられない場合の代理の意思決定者についても話し合うこと，③病院だけでなく介護施設・在宅でも活用できることであった．このガイドラインでは日ごろからの話し合いの取り組み（アドバンス・ケア・プランニング）の重要性を強調しているが，法的効力を与えるものではない．

　治療の中止を含めた消極的安楽死の法制化が，超党派の国会議員により検討されているが，まだ立法化に至っていない．日本での代表的な司法判断の事例を紹介する．

plus α

アドバンス・ケア・プランニング（ACP）

人生の最終段階の医療・ケアについて，本人が家族等や医療・ケアチームと事前に繰り返し話し合うプロセスのこと．話し合いには治療や療養の意向だけでなく，本人の価値観や目標なども含まれる．単に延命治療の意向や代理意思決定者を決めることではなく，繰り返し話し合うことに主眼がおかれる概念である．

表11-6　人生の最終段階における医療・ケアの決定プロセスに関するガイドラインの概要

項目	ガイドラインの内容
人生の最終段階における医療・ケアのあり方	①医師等の医療従事者から適切な情報の提供と説明がなされ，それに基づいて医療・ケアを受ける患者が多専門職種の医療・介護従事者から構成される医療・ケアチームと十分な話し合いを行い，患者による意思決定を基本とした上で，人生の最終段階における医療・ケアを進めることが最も重要な原則である． ②人生の最終段階における医療・ケアについて，医療・ケア行為の開始・不開始，医療・ケア内容の変更，医療・ケア行為の中止などは，医療・ケアチームによって，医学的妥当性と適切性を基に慎重に判断すべきである． ③医療・ケアチームにより，可能な限り疼痛やその他の不快な症状を十分に緩和し，患者・家族等の精神的・社会的な援助も含めた総合的な医療・ケアを行うことが必要である． ④生命を短縮させる意図をもつ積極的安楽死は，本ガイドラインでは対象としない．
人生の最終段階における医療・ケアの方針の決定手続き	**（1）患者の意思の確認ができる場合** ①方針の決定は，患者の状態に応じた専門的な医学的検討を経て，医師等の医療従事者から適切な情報の提供と説明がなされることが必要である．その上で，患者と医療・ケアチームとの合意形成に向けた十分な話し合いを踏まえた患者による意思決定を基本とし，多専門職種から構成される医療・ケアチームとして方針の決定を行う． ②時間の経過，心身の状態の変化，医学的評価の変更に応じ患者の意思が変化しうるものであることから，医療・ケアチームにより適切な情報提供と説明がなされ，患者が自らの意思をその都度示し，伝えることができるような支援が行われる必要がある．この際，患者が自らの意思を伝えられない状態になる可能性があることから，家族等も含め話し合いが繰り返し行われる必要がある． ③このプロセスにおいて話し合った内容は，その都度，文書にまとめておくものとする． **（2）患者の意思の確認ができない場合** 次のような手順により，医療・ケアチームの中で慎重な判断を行う必要がある． ①家族等が患者の意思を推定できる場合には，その推定意思を尊重し，患者にとっての最善の方針をとることを基本とする． ②家族等が患者の意思を推定できない場合には，患者にとって何が最善であるかについて，本人に代わる者として家族等と十分に話し合い，患者にとっての最善の方針をとることを基本とする．時間の経過，心身の状態の変化，医学的評価の変更に応じて，このプロセスを繰り返し行う． ③家族等がいない場合や家族等が判断を医療・ケアチームに委ねる場合，患者にとっての最善の方針をとることを基本とする． ④このプロセスにおいて話し合った内容は，その都度，文書にまとめておくものとする． **（3）複数の専門家からなる話し合いの場の設置** 上記（1）および（2）の場合において，方針の決定に際し， ・医療・ケアチームの中で心身の状態などにより医療・ケアの内容の決定が困難な場合 ・患者と医療・ケアチームとの話し合いの中で，妥当で適切な医療・ケアの内容についての合意が得られない場合 ・家族の中で意見がまとまらない場合や，医療・ケアチームとの話し合いの中で，妥当で適切な医療・ケアの内容についての合意が得られない場合，などについては，複数の専門家からなる話し合いの場を別途設置し，医療・ケアチーム以外の者を加えて，方針などについての検討や助言を行うことが必要である．

表11-7　東海大学安楽死事件判決での安楽死の要件

項　目	許容の要件
積極的安楽死の許容	①患者が耐え難い苦痛に苦しんでいること ②患者は死が避けられず，その死期が迫っていること ③患者の肉体的苦痛を除去・緩和するために方法を尽くし他に代替手段がないこと ④生命の短縮を承諾する患者の明示の意思表示があること
治療行為の中止の許容	①患者が治癒不可能な病気に冒され，回復の見込みがなく死が避けられない末期状態にあること ②治療行為の中止を求める患者の意思表示が存在し，それは治療行為の中止を行う時点で存在すること 　（中止を検討する段階で患者の明確な意思表示が存在しないときには，患者の推定的意思によることを是認してよい） ③治療行為の中止の対象となる措置は，薬物投与，化学療法，人工透析，人工呼吸器，輸血，栄養・水分補給など，疾病を治療するための治療措置および対症療法である治療措置，さらには生命維持のための治療措置など，すべてが対象となってよい

1 東海大学安楽死事件

　東海大学安楽死事件は，多発性骨髄腫のため入院していた終末期がん患者（男性，58歳）の主治医が，家族の求めにより苦痛の緩和や死に至らしめることを意図し，昏睡状態の続く患者にワソラン®や塩化カリウムを静注し，患者を死亡させた積極的安楽死に関する1991（平成3）年の事件である．この事件の判決は横浜地方裁判所により1995（平成7）年に出され，その中で積極的安楽死や治療行為の中止の要件が示された（**表11-7**）．ただし，地方裁判所での判決であるため安楽死の要件を結論するものではない．

2 川崎協同病院事件

　川崎協同病院事件は，終末期医療での安楽死に関する最高裁の判断が初めて示された事件である．1998（平成10）年，気管支喘息重責発作により心停止の状態で救急搬送され入院した男性患者（58歳）が，入院後に脳死状態となり気道確保のため気管チューブが挿管されていた．主治医は家族に脳死状態であることを説明し，気管チューブを抜くことの同意を得て抜管した．予想外に抜管後に患者に苦痛表情がみられたため，鎮静薬や筋弛緩薬を投与する指示を出し，患者を死に至らしめた事件である．この事件では，筋弛緩薬などの投与は，気管チューブを抜くための一連の医療行為の一つとして扱われ，治療の中止について問われた．医師は殺人罪で告訴されたが，終末期である患者の意思を推定できる家族からの要請に基づいた治療の中止であり，法律上許容されると主張した．最高裁より2009（平成21）年に出された判決では，検査が不十分で患者の回復可能性や余命を適切に判断できる状況でなかったこと，家族への病状説明が不十分で患者の推定意思に基づく行為とみなされないことから，法律上許容される治療中止にあたらないとされた．この裁判では，患者の死に直結し得る治療中止は，患者の自己決定権の尊重と，医学的判断に基づく治療義務の限界を根拠として許容されることがあるとしたが，一般的な治療中止の許容される要件については，明確には示されなかった．

3 射水市民病院事件

　富山県射水市民病院事件は，治療中止による消極的安楽死が問題とされた事

件である．2000〜2005年に，医師が50〜90歳代の回復が見込めない男女7名の人工呼吸器を家族の希望により取り外し，死に至らせたことが院内で問題となり，院長が公表して明らかになった．医師は殺人容疑で書類送検されたが不起訴となった．この事件が終末期医療のガイドライン作成の動きを活発化させる一つのきっかけとなった．

5 事例：医師の指示による消極的安楽死

事 例

　2000〜2005年に，富山県射水市民病院外科病棟の入院患者7名が，医師の指示により人工呼吸器による治療を中止され，死亡した．2005年に内科病棟の看護師の報告から内部調査が開始され，警察から書類送検されたが，結果は不起訴処分であった．

　患者は50〜90歳代の男性4名，女性3名の計7名．いずれも意識がなく，回復の見込みのない末期状態で，5名は末期がん患者であった．医師は家族の希望により人工呼吸器による治療を中止し，家族2名以上が立ち会って患者の死を看取った．1名の診療記録には家族を通じた患者の治療中止の同意が，6名の診療記録には家族の治療中止の同意が記載されていた．

【設問1】

　この事件をもとに，生命倫理の4原則を用いて消極的安楽死について論じなさい．

【解答・解説】

　設問1：この設問には明確な解答が存在しないため，議論の一例を示す．

a 自律尊重の原則

　医療者は，患者の自律的な意思決定を尊重する義務がある．しかし，末期状態で延命治療の中止が問題となる場合，患者の意識レベルが低下し，自律的な意思決定ができないことが多い．そのような場合には，患者の事前指示による対応と，家族などが患者の意思を推定することによる対応が考えられる．

　アメリカなどいくつかの国では事前指示が法律により制度化され，心肺蘇生や人工呼吸器，医療的な水分・栄養補給の治療，入院などの希望についての内容的指示や，意思決定ができなくなった場合の代理の意思決定者を指名する代理人指示が実施されている．しかし，日本では法律により制度化されていないため，事前指示を遵守する根拠があいまいである．また，末期状態を予測した治療の希望の表明が困難なことや，患者の希望は変化することから，事前指示そのものにも限界がある．

日本でもDNARなど，延命治療を差し控える事前指示は一般的に用いられているが，その指示が患者の意思決定によるものかを慎重に確認する必要がある．また，本事例の「家族を通じた患者の治療中止の同意」は，延命治療の中止に関する事前指示として一般的でない．

患者が自律的に意思決定できない場合，特に日本では，家族に治療の意思決定を依頼することが多い．家族による治療の意思決定で重要なことは，「患者だったらこう考えるであろうと推定し，患者の価値観や信念に基づいて家族が代理で意思決定すること」という概念枠組みである．医療者は，現在の病状と将来の見込みや治療の効果を十分に説明し，家族が，家族の希望ではなく患者の視点で意思決定するように支援する必要がある．

b 善行の原則

回復の見込みがない末期状態では，残された人生の量（生命予後延長）だけではなく，質（患者・家族のQOL）の維持・向上も医療の目標となる．したがって，病状や延命治療に伴う苦痛の予防・軽減は重要な医療であり，鎮痛薬・鎮静薬などによる治療で十分に苦痛が軽減されない場合には，延命治療の中止や差し控えの検討が必要かもしれない．

患者・家族が重要だと考えるQOLの要素には，個別性がある．終末期がんでの望ましい死に関する日本人の意識調査では，「苦痛がないこと」「望んだ場所で死を迎えること」など，日本人が共通して重要と回答した10の要素のほかに，「最期まで病気とたたかうこと」など個別性の高い八つの要素が抽出された（➡p.24参照）．患者と家族のQOL維持・向上のための医療は，個別性に配慮し，十分に患者や家族の意思を確認して行う必要がある．

c 無危害の原則

「患者を殺さない」．これは，医療の最も基本的な原則の一つである．しかし，現在の医療では「積極的に患者を殺すこと」と「患者を死ぬにまかせること」を区別する考え方が一般的である．本事例は，薬剤投与などにより患者を死に至らしめる**積極的安楽死**ではなく，苦痛の緩和のために延命治療を中止した後に患者が死に至る**消極的安楽死**に該当する．

延命治療の中止で死に至ることが明らかであれば，それは積極的安楽死に該当するという主張がある．この主張は，延命治療を中止することと開始しないこと（差し控え）の区別とともに論じられることが多い．人工呼吸器による延命治療の「中止」と「差し控え」は，得られる結果はいずれも呼吸不全による死亡であり，患者が死に至る過程は同様に思える．医療者にとっては，人工呼吸器のスイッチを入れないことより，切ることのほうが感情的な負担は大きいかもしれないが，実質的には同じだと考えることもできる．

延命治療の中止の目標は，あくまで患者の苦痛の軽減であり，患者の死を意図したものではない．したがって，二重結果説では，延命治療の中止による患者の死が予測されていたとしても，医療者により意図されていなければ道徳的

に許容される．この考え方は一般的に受け入れられており，これを支持する立場をとれば延命治療の中止は許容される．

d 正義（公平）の原則

似たような状況にある患者は等しく扱われるべきであるが，延命治療の中止に関する状況は個別性が大きく，また，医療者による判断も困難であることが多い．したがって，判断の公平性・妥当性を確保するために，複数の医療者による判断，特に，医師，看護師，法律家など複数の職種で構成された倫理委員会により検討する倫理コンサルテーション*を受けることが望ましい．

消極的安楽死を社会として認め，制度化することへの批判として，健康で生産的なものにより高い価値を置く優生主義や，延命治療抑制による医療費削減などといった社会的な圧力により，末期状態の患者の生きる権利が損なわれる可能性が指摘される．限られた医療資源の公平な分配は重要であるが，患者の視点で，個人の生存権が損なわれないよう，個別の事例に対する慎重な議論が必要である．

用語解説 *
倫理コンサルテーション
医療に生じる倫理的問題を患者や家族，医療者等が解決することを助けるために多職種により提供されるサービス（臨床倫理サポート）．

【設問2】

生命倫理の4原則のうち，「正義の原則」はどれか．

①患者に利益をもたらす医療を提供する．
②患者が自己決定した内容を尊重する．
③すべての人々に平等に医療を提供する．
④患者に身体的損傷を与えない．

【設問3】

患者に意思決定能力がない場合のインフォームドコンセントについて適切なものを二つ選びなさい．

①事前指示は，法制化や将来を正確に予測できない問題がある．
②家族に十分に情報を提供し，家族にとって最良の医療を選択する．
③医療者が患者にとって最良の医療を決定する．
④代理判断は，患者の希望を推定して判断する．

【解答・解説】
● 設問2：③（解説はp.333を参照）
● 設問3：①・④
　②は，家族が「患者の意思を推定して判断する」ことが書かれていない．
　③は，医療者主体のパターナリズムの考え方である．

■ 引用・参考文献

1) Kon, A.A. The shared decision-making continuum. JAMA. 2010, 304 (8), p.903-904.
2) 中山健夫. これから始める！シェアード・ディシジョンメイキング：新しい医療のコミュニケーション. 日本医事新報社, 2017.
3) Hoffmann, T.C. et al. The connection between evidence-based medicine and shared decision making. JAMA. 2014, 312 (13), p.1295-1296.
4) McNutt, R.A. Shared Medical Decision Making Problems, Process, Progress. JAMA. 2004, 292 (20), p.2516-2518.
5) 神戸大学大学院医学研究科内科系講座先端緩和医療学分野. "STEP1 本人の意思決定する力を考える". 厚生労働省委託事業「人生の最終段階における医療体制整備事業」患者の意向を尊重した意思決定のための相談員研修会. 2019. https://www.med.kobe-u.ac.jp/jinsei/acp_kobe-u/acp_kobe-u/acp02/medical-staff.html, (参照2023-11-15).
6) トマス・グリッソほか. 治療に同意する能力を測定する：医療・看護・介護・福祉のためのガイドライン. 北村總子

ほか訳. 日本評論社, 2000.
7) 厚生労働省. 人生の最終段階における医療・ケアの決定プロセスに関するガイドライン 解説編. 2018. https://www.mhlw.go.jp/stf/houdou/0000197665.html, (参照2023-11-15).
8) ヴィーチ, R. M. 生命倫理学の基礎. 品川哲彦ほか訳. メディカ出版, 2003.
9) 稲葉一人ほか. 入門・医療倫理〈1〉. 赤林朗編. 改訂版, 勁草書房, 2017.
10) サラ T. フライほか. 看護実践の倫理. 片田範子ほか訳. 第3版, 2010.
11) 横浜地方裁判所平成7年3月28日判決. 判例時報. 1995, 1530, p.28.
12) 最高裁判所第三小法廷平成21年12月7日判決. 判例時報. 2010, 2066, p.159.
13) シリーズ生命倫理学編集委員会編. シリーズ生命倫理学. 第5巻. 安楽死・尊厳死. 丸善出版, 2012.

重要用語

生命倫理	自律尊重の原則	シェアード・ディシジョン・メイキング
権利	善行の原則	アドバンス・ケア・プランニング
道徳規則	無危害の原則	
倫理綱領	作為と不作為	同意能力
パターナリズム	二重結果説	積極的安楽死
医の倫理綱領	正義の原則	消極的安楽死
看護職の倫理綱領	インフォームドコンセント	差し控えと中止
生命倫理の4原則		

がんゲノム医療と看護

● がんゲノム医療

　ゲノムとは，細胞内の染色体に含まれるすべての遺伝子と遺伝情報のことであり，がん組織のゲノム情報を分析し，明らかになった遺伝子変異に合わせて治療を行う医療のことを**がんゲノム医療**という．遺伝子情報に基づく個別化治療の一つとされている．

● 遺伝子パネル検査

　次世代シークエンサーという解析装置を用い，がん組織の染色体中のゲノム情報から同時に多数の遺伝子を調べ，遺伝子変異の有無を明らかにする検査を遺伝子パネル検査（がんゲノムプロファイリング検査）という．**遺伝子パネル検査**によって特定の遺伝子変異が明らかになった場合，その遺伝子変異に対して効果の期待される薬物療法を実施することができる．

　しかし，がんゲノム医療は2019年から始まったばかりであり，検査で明らかになった遺伝子変異に合わせて薬物療法を実施した場合の実際の効果は明らかにされていない．そのため，あくまで治験や臨床試験，患者申出療養制度を用いた試験的な治療であり，治療法として確立していないのが2021年時点での現状である．遺伝子パネル検査で保険承認されているのは，標準治療を一通り終えた後のケースである．

● 遺伝子パネル検査の利点と懸念

　標準治療によって効果が得られなかった場合や標準治療がないようながん種の場合，遺伝子パネル検査で遺伝子変異が明らかになれば，**治療の選択肢を増やす**ことにつながるため，治療の選択肢のない患者の受け皿の役割を果たしている．治療の選択肢が増えることは，患者や家族にとって精神的安寧にもつながる．

　一方で，遺伝子パネル検査による経済的負担が生じること，遺伝子パネル検査で遺伝子変異が判明しても治療を受けられる施設が現時点では限られおり，場合によっては自宅から遠く離れたところで治療を受けることになること，検査をしても治療の選択肢がないこともあることなど，デメリットもある．患者・家族への**意思決定支援**が重要となる．そのため，がんゲノム医療拠点病院や連携病院では**がんゲノム医療コーディネーター**が設置され，その任に当たっている．

　また，治療の選択肢が増えることで，病状がより進行した状況になるまで積極的ながん治療を実施することとなり，治療を終えてから在宅療養調整や緩和ケア病棟の選定をしていたのでは調整が間に合わないリスクがある．早い段階から，あらかじめ今後を見越した**療養環境の調整**をすることが必要となる．

　遺伝子パネル検査によって判明した遺伝子変異の中には，両親から受け継いだ遺伝性の変異が含まれることがある．遺伝性腫瘍であった場合，患者だけの問題ではなく，血縁者にも遺伝している可能性があり，誰にどこまで伝えるのか等，十分な配慮が必要である．

参考文献

国立がん研究センター．がんゲノム医療とがん遺伝子検査．がん情報サービス．https://ganjoho.jp/public/dia_tre/treatment/genomic_medicine/index.html，（参照2023-11-15）．

11

緩和ケアと生命倫理

◆ 学習参考文献

❶ 柏木哲夫. 死を看取る医学：ホスピスの現場から. 日本放送出版協会，1997，（NHKライブラリー）.

体験に基づく事例を取り上げながら，ホスピス・緩和ケアに関して平易に解説している.

❷ キューブラー＝ロス，E. 死ぬ瞬間：死とその過程について. 鈴木晶訳. 中央公論新社，2001.

末期患者のインタビューをもとに，迫りくる死を意識してからの不安，恐怖，希望，死の受容までの心の動きを研究した名著.

❸ 大津秀一. Dr. 大津の世界イチ簡単な緩和医療の本：がん患者を苦痛から救う10ステップ. 第2版，総合医学社，2015.

緩和ケアの考え方を治療のステップごとにわかりやすく解説.

❹ 淀川キリスト教病院ホスピス編. 緩和ケアマニュアル. 第5版，最新医学社，2007.

がん看護学全般に関する包括的なテキスト.

❺ 日本緩和医療学会. 専門家をめざす人のための緩和医療学. 南江堂，2014.

日本緩和医療学会が作成した緩和ケアの専門家になるための標準的なテキスト.

❻ 的場元弘. Q&Aでわかるがん疼痛緩和ケア. じほう，2014.

がん疼痛の治療・ケアについて最新の情報を平易に解説.

❼ 角田直枝・濱本千春編. がん疼痛ケアガイド. 中山書店，2012，（ベスト・プラクティスコレクション）.

がん疼痛の治療・ケアを部位別，疾患別，セルフケア，スピリチュアルペインなど多様な看護の視点から解説.

❽ 木澤義之ほか編. 3ステップ実践緩和ケア. 青海社，2013.

OPTIMプロジェクトから生まれた本. 標準的な緩和治療を3ステップでわかりやすく説明している.

❾ 森田達也ほか. 緩和治療薬の考え方，使い方. 中外医学社，2014.

緩和治療薬の使い方，考え方を専門的見地からわかりやすく解説.

❿ 大津秀一. 間違いだらけの緩和薬選びVer．2　世界一簡単な緩和薬の本. 中外医学社，2015.

進歩が著しい緩和治療薬の使い方を，臨床ですぐに活用できるよう平易に解説.

⓫ トワイクロス，R．G．ほか. トワイクロス先生のがん患者の症状マネジメント. 第2版，武田文和監訳. 医学書院，2010.

がん疼痛や抑うつなど，がんによるさまざまな症状への対応方法を解説した書.

⓬ 恒藤暁. 系統緩和医療学講座：身体症状のマネジメント. 最新医学社，2013.

緩和医療における身体症状のマネジメントについて，豊富な参考文献とともに解説している.

⓭ 田村恵子・河正子・森田達也編. 看護に活かすスピリチュアルケアの手引き. 青海社，2012.

ケア計画から実践まで，臨床に役立つ知見をまとめたスピリチュアルケアのテキスト.

⓮ 森田達也ほか編. エビデンスで解決！緩和医療ケースファイル. 南江堂，2011.

緩和医療の臨床でよく遭遇する疑問について，エビデンスから解説.

⓯ 森田達也ほか. 秘伝臨床が変わる緩和ケアのちょっとしたコツ. 青海社，2010.

緩和医療の臨床でよく遭遇する疑問について，経験に基づくコツや秘伝を伝授.

⓰ 明智龍男. がんとこころのケア. NHK出版，2003，（NHKブックス）.

がん患者と家族，医療者の心理・社会・行動的側面を研究する学問，サイコオンコロジー（精神腫瘍学）の入門書.

⓱ 清水研. がん診療に携わるすべての医師のための心のケアガイド，真興交易医書出版部，2011.

サイコオンコロジーの最新知見に基づき，家族ケア，抑うつなどの精神症状の緩和などについて解説した書.

⓲ 藤森麻衣子・内富庸介編. 続・がん医療におけるコミュニケーション・スキル. 医学書院，2009.

さまざまながんにおけるコミュニケーションの事例を紹介し，実践に結びつけるための具体的な方法を示している.

⓳ 濱口恵子ほか編. がん患者の在宅療養サポートブック：退院指導や訪問看護に役立つケアのポイント. 日本看護協会出版会，2007.

臨床で退院指導に携わる看護師たちの要望から生まれた，退院指導や訪問看護に役立つポイントをまとめた本.

⑳ 小林光恵. 説明できるエンゼルケア：40の声かけ・説明例. 医学書院, 2011, (看護ワンテーマBOOK).

エンゼルケアについて最新のエビデンスに基づき, 具体的な方法や家族への声かけや説明などをわかりやすく解説.

㉑ 伊藤茂. ご遺体の変化と管理："死後の処置"に活かす. 照林社, 2009.

死後の遺体の変化に関して科学的根拠を提供する書.

㉒ とても大切な人ががんになったときに開く本：知っていますか？子供のこと, 親のこと. 緩和ケア増刊. 青海社, 2014.

がん患者の子どもへのケア, 子どもががんになった親のケアについてまとめた書.

㉓ 坂口幸弘. 悲嘆学入門. 昭和堂, 2010.

悲嘆学について豊富なエビデンスとともに平易に解説.

㉔ 平原佐斗司. チャレンジ！非がん疾患の緩和ケア. 南山堂, 2011, (在宅医療の技とこころ).

㉕ 医療情報科学研究所. 看護師・看護学生のためのなぜ？どうして？9 がんと緩和ケア. 第4版, メディックメディア, 2011. (専門Ⅱ成人看護).

がん看護・緩和ケアのエッセンス. 国家試験前の総復習に.

●強オピオイド鎮痛薬（p.77）

分　類	成分名	商品名	効能・効果	主な副作用	薬物動態	特記事項
麻薬（オピオイド）	モルヒネ塩酸塩（速放製剤）	モルヒネ塩酸塩末・錠・注射液／オプソ内服液／アンペック注・坐剤	疼痛時における鎮痛／各種呼吸疾患における鎮咳	便秘，嘔気・嘔吐眠気，せん妄呼吸抑制麻痺性イレウス排尿障害	効果発現時間速放製剤：15～30分12時間作用製剤：1～2時間24時間作用製剤：1～2時間作用時間速放製剤：3～5時間12時間作用製剤：8～12時間24時間作用製剤：24時間Tmax*速放製剤：30～60分12時間作用製剤：2～4時間24時間作用製剤：6～8時間半減期速放製剤：2～4時間12時間作用製剤：2～4時間24時間作用製剤：8～10時間	経口薬，注射剤，坐薬と豊富に剤形がそろっている他のオピオイドの鎮痛効力比の基準となる代謝産物のM6Gには薬理活性があり，腎機能低下の患者では体内に蓄積し，眠気や鎮静が生じやすくなる
	モルヒネ硫酸塩（徐放製剤）モルヒネ塩酸塩（徐放製剤）	12時間作用製剤MSコンチン錠モルペス細粒MSツワイスロンカプセル24時間作用製剤パシーフカプセル	激しい疼痛を伴う各種癌における鎮痛	便秘，嘔気・嘔吐眠気，せん妄呼吸抑制麻痺性イレウス排尿障害		
	フェンタニル（クエン酸塩）	デュロテップMTパッチ／ワンデュロパッチ／フェントステープ／フェンタニル注射液	中等度～高度の疼痛を伴う各種癌における鎮痛中等度～高度の慢性疼痛における鎮痛（デュロテップMTパッチ）全身麻酔，全身麻酔における鎮痛（注）鎮痛作用	眠気，嘔気・嘔吐せん妄，呼吸抑制	3日貼付型製剤効果発現時間：12時間作用時間：72時間Tmax：30～40時間半減期：20～30時間1日貼付型製剤Tmax：20時間半減期：20～40時間注射剤作用時間：30～45分半減期：3.6時間	モルヒネやオキシコドンと比較して，便秘や嘔気・嘔吐の発現率が低く程度も軽い
		イーフェンバッカル錠／アブストラル舌下錠	持続痛がコントロールされた突出痛の鎮痛	眠気，嘔気・嘔吐せん妄，呼吸抑制		レスキューの投与量は1日の投与量からではなく，別の方法で至適用量を決定する必要がある．イーフェンバッカル錠は上顎臼歯の歯茎と頬の間で溶解させる
	オキシコドン塩酸塩水和物	オキシコンチンTR錠／オキノーム散／オキファスト注	中等度～高度の疼痛を伴う各種癌における鎮痛	便秘，嘔気・嘔吐眠気，せん妄呼吸抑制麻痺性イレウス排尿障害	効果発現時間速放製剤：15～30分徐放製剤：1～2時間作用時間速放製剤：4～6時間徐放製剤：12時間Tmax速放製剤：1～2時間徐放製剤：3～5時間半減期速放製剤：3～6時間徐放製剤：6～10時間	鎮痛効力比はモルヒネの1.5～2倍である腎機能障害のある患者においても代謝産物に薬理活性がないため，安全に使用できるオキシコンチンはすべてTR錠に移行され，容易に砕けず，水を含むとゲル化する

＊Tmax：血中濃度が最も高くなるまでの時間

分類	成分名	商品名	効能・効果	主な副作用	薬物動態	特記事項
麻薬（オピオイド）	ヒドロモルフォン塩酸塩	ナルサス錠 ナルラピド錠 ナルベイン注	中等度～高度の疼痛を伴う各種癌における疼痛	便秘，嘔気・嘔吐 眠気，せん妄 麻痺性イレウス 排尿障害	効果発現時間 速放製剤：20～60分 徐放製剤：1～2時間 作用時間 速放製剤：3～4時間 徐放製剤：24時間 Tmax 速放製剤：30～60分 徐放製剤：3～5時間 半減期 速放製剤：2～8時間 徐放製剤：8～11時間	効果や副作用はオキシコドンなどとほぼ同様．グルクロン酸抱合のため薬物相互作用が少ない．代謝物の薬理活性が低いため，腎機能低下の患者でも安全に使用できる
	タペンタドール塩酸塩	タペンタ錠	中等度～高度の疼痛を伴う各種癌における鎮痛	便秘，嘔気・嘔吐 眠気，呼吸抑制	Tmax：約5時間 半減期：約5～6時間	製剤は非常に固く，噛む，すりつぶす，水に溶かすことができない
	メサドン塩酸塩	メサペイン錠	他の強オピオイド鎮痛薬で治療困難な中等度から高度の疼痛を伴う各種癌における鎮痛	眠気，嘔気・嘔吐 便秘，不整脈（QT延長，心室頻拍）呼吸抑制	作用時間：4～12時間 半減期：30±16時間（範囲7～65時間）	他の強オピオイド鎮痛薬から切り替えて使用する．薬物動態の個人差が大きい．NMDA受容体拮抗作用をもつため神経障害性疼痛に対する効果も期待される．登録された処方可能医師のみが処方する

● 弱オピオイド鎮痛薬（p.75）

分類	成分名	商品名	効能・効果	主な副作用	薬物動態	特記事項
非麻薬 弱オピオイド 鎮痛薬 がん疼痛治療薬	トラマドール塩酸塩	トラマールOD錠・注	軽度～中等度の疼痛を伴う各種癌における鎮痛	便秘，嘔気・嘔吐 眠気，せん妄	作用時間：4～9時間 Tmax：2時間 半減期：5～7時間	鎮痛効力比はモルヒネの1/5 医療用麻薬には指定されていない
非麻薬 弱オピオイド 鎮痛薬 慢性疼痛治療薬	トラマドール塩酸塩/アセトアミノフェン	トラムセット配合錠	非がん性慢性疼痛 抜歯後の疼痛	嘔気・嘔吐 傾眠，活動性めまい 便秘	Tmax：1～2時間 半減期：3時間	非がん性慢性疼痛に使用可 トラマドールとアセトアミノフェンの配合剤であり，双方の副作用出現の可能性あり
20mg錠，10%散，原末：麻薬 1%散，5mg錠：劇薬 弱オピオイド 鎮痛薬 鎮咳薬	コデインリン酸塩水和物	コデインリン酸塩末・散・錠	各種呼吸器疾患における鎮咳・鎮静 疼痛時における鎮痛 激しい下痢症状の改善	呼吸抑制，錯乱 せん妄 嘔気・嘔吐，便秘	作用時間：4～6時間 Tmax：1～2時間 半減期：2.5～3.5時間	1%散と5mg錠は劇薬，10%散と20mg錠は麻薬．鎮痛作用はモルヒネの1/6～1/10. 300mg/日程度で有効限界（鎮痛）がある
麻薬 弱オピオイド 鎮痛薬 鎮咳薬	ジヒドロコデインリン酸塩	ジヒドロコデインリン酸塩末・散	各種呼吸器疾患における鎮咳・鎮静 疼痛時における鎮痛 激しい下痢症状の改善	呼吸抑制，錯乱 せん妄 嘔気・嘔吐，便秘	Tmax：1.6時間 半減期：3.68時間	リン酸コデインより強い鎮咳・鎮痛作用をもつ．鎮咳作用は約2倍強力である
	ペンタゾシン（ペンタゾシン塩酸塩）	ソセゴン錠・注	各種における鎮痛（錠）各種癌，術後，心筋梗塞，胃・十二指腸潰瘍，腎・尿路結石等の鎮痛（注）	依存性 嘔気・嘔吐	Tmax：10分 半減期：1.28時間	ナロキソンが添加されている（錠）
向精神薬 習慣性医薬品 非麻薬性鎮痛薬	ブプレノルフィン塩酸塩	レペタン注・坐剤 ノルスパンテープ	術後，各種癌，心筋梗塞症における鎮痛（注）術後，各種癌における鎮痛（坐剤）変形性関節症，腰痛症における鎮痛（テープ）	便秘，嘔気・嘔吐 眠気，せん妄 呼吸抑制	作用時間（坐薬）6～9時間 Tmax：（坐薬）2時間 半減期（注）2～3時間	持続静注・皮下注では2mg/日以上で天井効果がみられる 貼付剤は7日ごとに張りかえる．貼付場所は，前胸部・上背部・上腕外側・側胸部．なお，日本ではがん性疼痛の鎮痛に対する適応を有していない

●非オピオイド鎮痛薬（p.74）

分 類	成分名	商品名	効能・効果	主な副作用	薬物動態	特記事項
非オピオイド性鎮痛・抗炎症薬	ジクロフェナクナトリウム	ボルタレン錠・坐剤（サポ）	各種疾患ならびに症状の鎮痛・消炎 手術ならびに抜歯後の鎮痛・消炎 急性上気道炎の解熱・鎮痛作用	消化性潰瘍 血圧低下	Tmax （坐薬）0.5〜1時間 半減期：1.3時間	消化管障害が比較的強い．作用は強いが副作用も強い
	ナプロキセン	ナイキサン錠	関節リウマチ，変形性関節症，痛風発作，強直性脊椎炎，腰痛症，肩関節周囲炎，頸肩腕症候群，腱・腱鞘炎，月経困難症，帯状疱疹の消炎・鎮痛・解熱 外傷後ならびに手術後の消炎，鎮痛	消化性潰瘍	Tmax：2〜4時間 半減期：8〜16時間	腫瘍熱にも有効
非オピオイド性鎮痛・抗炎症・解熱薬	ロキソプロフェンナトリウム水和物	ロキソニン錠・細粒	関節リウマチ，変形性関節症，腰痛症，肩関節周囲炎，頸肩腕症候群，歯痛の消炎・鎮痛	消化性潰瘍	Tmax：30分 半減期：1.3時間	プロドラッグ
非オピオイド性鎮痛・消炎・解熱薬	メフェナム酸	ポンタール細粒・カプセル・散・シロップ	手術後および外傷後の炎症および腫脹の緩解 変形性関節症，腰痛症，症候性神経痛，頭痛（他剤が無効な場合），副鼻腔炎，月経痛，分娩後疼痛，歯痛の消炎，鎮痛，解熱	消化性潰瘍	Tmax：（経口）2時間	シロップ製剤は放射線性粘膜炎の疼痛に使用．比較的強い鎮痛作用を有する
非オピオイド性解熱・鎮痛薬	アセトアミノフェン	カロナール錠・細粒・坐剤 アセトアミノフェン末	頭痛，耳痛，症候性神経痛，腰痛症，筋肉痛，打撲痛，捻挫痛，月経痛，分娩後痛，がんによる疼痛，歯痛，歯科治療後の疼痛，変形性関節症の鎮痛 急性上気道炎の解熱・鎮痛 小児科領域における解熱・鎮痛	嘔気・嘔吐 食欲不振 肝機能障害 顆粒球減少症	Tmax：0.46時間 半減期：2.36時間	NSAIDsとの併用で鎮痛効果の増強を期待できる
非ステロイド性鎮痛薬	フルルビプロフェンアキセチル	ロピオン静注	術後，各種癌における鎮痛	嘔気・嘔吐，下痢 肝機能障害 注射部位の疼痛	Tmax：6.7分 半減期：5.8時間	NSAIDs唯一の注射剤 ニューキノロン系抗菌薬との併用で痙攣の危険性
非ステロイド性消炎・鎮痛薬（COX-2選択的阻害）	メロキシカム	モービック錠	関節リウマチ，変形性関節症，腰痛症，肩関節周囲炎，頸肩腕症候群の消炎・鎮痛	消化性潰瘍	Tmax：5時間 半減期：約24時間	COX-2阻害選択性が高い
非ステロイド性鎮痛・抗炎症薬（COX-2選択的阻害）	エトドラク	ハイペン錠	関節リウマチ，変形性関節症，腰痛症，頸腕症候群，腱鞘炎 手術後ならびに外傷後の消炎・鎮痛	腹痛，嘔気・嘔吐 食欲不振	Tmax：1〜2時間 半減期：6〜7時間	COX-2阻害選択性が高く，胃腸障害の頻度が低い
非ステロイド性消炎・鎮痛薬（COX-2選択的阻害）	セレコキシブ	セレコックス錠	関節リウマチの消炎・鎮痛	高血圧，腹痛，咳	Tmax：2時間 半減期：7時間	致命的な心血管系血栓塞栓性事象（心筋梗塞・脳卒中など）の危険性
抗炎症・鎮痛・解熱薬	イブプロフェン	ブルフェン錠・顆粒	関節リウマチ，関節痛および関節炎，神経痛および神経炎，背腰痛，頸腕症候群，子宮付属器炎，月経困難症，紅斑（結節性紅斑，多形滲出性紅斑，遠心性環状紅斑）の消炎・鎮痛 手術ならびに外傷後の消炎・鎮痛 急性上気道炎の解熱・鎮痛	胃部不快感，腹痛 嘔気・嘔吐 食欲不振	Tmax：2.1時間 半減期：1.8時間	粉砕すると苦味あり

●鎮痛補助薬　(p.79)

分類	成分名	商品名	効能・効果	主な副作用	薬物動態	特記事項
抗てんかん薬	ガバペンチン	ガバペン錠・シロップ	他の抗てんかん薬で十分な効果が認められないてんかん患者の部分発作（二次性全般化発作を含む）に対する抗てんかん薬との併用療法	眠気 活動性めまい 頭痛	Tmax：2～4時間 半減期：5～7時間	腎障害では減量投与 モルヒネとの併用で血中濃度上昇20～40%上昇
	クロナゼパム	ランドセン錠・細粒 リボトリール錠・細粒	小型（運動）発作［ミオクロニー発作，失立（無動）発作，点頭てんかん（幼児けい縮発作，BNSけいれん等）］，精神運動発作，自律神経発作	眠気，ふらつき 喘鳴	Tmax：2時間 半減期：25時間	ベンゾジアゼピン系抗てんかん薬であり，オピオイド投与時のミオクローヌスの治療にも有効
	フェニトイン　ホスフェニトインナトリウム水和物	アレビアチン散・錠・注　ホストイン静注	てんかんのけいれん発作 自律神経発作 精神運動発作 ＜ホストイン静注＞ てんかん重積状態 脳外科手術または意識障害（頭部外傷等）時のてんかん発作の発現抑制 フェニトインを経口投与しているてんかん患者における一時的な代替療法	眠気 肝機能障害	Tmax（経口）：4.2時間 半減期：（経口）16時間	
抗てんかん薬，躁病・躁状態治療薬，片頭痛治療薬	バルプロ酸ナトリウム	デパケン錠・細粒・シロップ　デパケンR徐放錠	各種てんかん（小発作・焦点発作・精神運動発作ならびに混合発作）およびてんかんに伴う性格行動障害（不機嫌・易怒性等）の治療 躁病および躁うつ病の躁状態の治療 片頭痛発作の発症抑制	眠気，ふらつき，嘔気・嘔吐 体重増加	Tmax：1～3.5時間 徐放8～12時間 半減期：8～9時間 徐放12～13時間	副作用が軽度で，臨床的にも安全性が高い
向精神作用性てんかん治療薬・躁状態治療薬	カルバマゼピン	テグレトール錠・細粒	精神運動発作，てんかんに伴う精神障害，てんかんの痙攣発作：強直間代発作 躁病，躁うつ病の躁状態，統合失調症の興奮状態 三叉神経痛	眠気，めまい ふらつき	Tmax：4～24時間 半減期：17時間	抗てんかん薬の中で鎮痛作用が強く，三叉神経痛にも有効
疼痛治療薬（末梢性神経障害性疼痛・線維筋痛症）	プレガバリン	リリカカプセル	末梢性神経障害性疼痛，線維筋痛症に伴う疼痛	活動性めまい 眠気	作用時間：12時間以上 Tmax：1時間 半減期：6時間	開始初期は鎮静作用が発現するため少量（1回25mg 1日1回）より開始
不整脈治療薬 糖尿病性神経障害治療薬	メキシレチン塩酸塩	メキシチールカプセル・点滴静注	頻脈性不整脈（心室性） 糖尿病性神経障害に伴う自覚症状（自発痛，しびれ感）の改善	嘔気・嘔吐 めまい	Tmax：3時間 半減期：10時間	糖尿病性神経障害に伴う自覚症状（自発痛，しびれ感）の改善にも有効
局所麻酔薬	リドカイン塩酸塩	キシロカイン注射液	硬膜外麻酔，伝達麻酔，浸潤麻酔，表面麻酔	眠気，めまい 多幸感	半減期：2時間	がん性胸膜炎による痛みや腹部不快にも有効
抗痙縮薬	バクロフェン	リオレサール錠	脳血管障害，脳性（小児）麻痺，痙性脊髄麻痺，脊髄血管障害，頸部脊椎症，後縦靱帯骨化症，多発性硬化症，筋萎縮性側索硬化症，脊髄小脳変性症，外傷後遺症（脊髄損傷，頭部外傷），術後後遺症（脳・脊髄腫瘍を含む），その他の脳性疾患，その他のミエロパチーによる痙性麻痺	眠気，頭痛，頭重	半減期：3.6時間	
注射用全身麻酔薬 NMDA受容体拮抗薬	ケタミン塩酸塩	ケタラール静注用・筋注用	手術，検査および処置時の全身麻酔および吸入麻酔の導入	眠気，めまい ふらつき 悪夢，せん妄	効果発現時間（静注）速やかに（筋注）5分 半減期：4時間	2007年に麻薬指定

353

●抗うつ薬・抗不安薬 (p.174, 178)

分類	成分名	商品名	効能・効果	主な副作用	薬物動態	特記事項
三環系抗うつ薬	アミトリプチリン塩酸塩	トリプタノール錠	精神科領域におけるうつ病・うつ状態，夜尿症	口渇，眠気 ふらつき	Tmax：4時間 半減期：10〜30時間	抗コリン作用あり 鎮静作用が強い
	ノルトリプチリン塩酸塩	ノリトレン錠	精神科領域におけるうつ病・うつ状態	口渇，めまい ふらつき	作用時間：6〜8時間 Tmax：6時間 半減期：27時間	意欲の欠如や抑制，無感動を主とした抑うつ患者に有効
	クロミプラミン塩酸塩	アナフラニール錠・点滴静注液	精神科領域におけるうつ病・うつ状態 遺尿症（錠のみ）	口渇，眠気 ふらつき	Tmax：2〜4時間 半減期：21時間	抗コリン作用あり
	イミプラミン塩酸塩	トフラニール錠	精神科領域におけるうつ病・うつ状態 遺尿症	口渇，眠気 めまい	Tmax：4時間 半減期：未変化体 9〜20時間	抗コリン作用や鎮静作用はアミノトリプチンに比して弱い
	アモキサピン	アモキサン細粒・カプセル	うつ病・うつ状態	口渇，嘔気 食欲不振	Tmax：1.5時間 半減期：8時間	抗ヒスタミン作用，抗コリン作用による眠気，口渇，便秘などがトリプタノールより少ない
四環系抗うつ薬	ミアンセリン塩酸塩	テトラミド錠	うつ病・うつ状態	眠気，口渇，便秘	Tmax：2時間 半減期：30時間	眠気強く，睡眠薬としても使用可能
セロトニン遮断再取り込み阻害薬（SARI）	トラゾドン塩酸塩	レスリン錠 デジレル錠	うつ病・うつ状態	眠気，めまい 口渇	Tmax：3〜4時間 半減期：6〜7時間	効果発現に2〜3週間以上を要する．抗コリン作用なし
選択的セロトニン再取り込み阻害薬（SSRI）	フルボキサミンマレイン酸塩	デプロメール錠 ルボックス錠	うつ病・うつ状態，強迫性障害，社会不安障害	嘔気・嘔吐，便秘 口渇	Tmax：4〜6時間 半減期：9〜14時間	効果発現に数週間を要する
	パロキセチン塩酸塩水和物	パキシル錠・徐放錠	うつ病・うつ状態，パニック障害，強迫性障害，社会不安障害	口渇，便秘	Tmax：4〜6時間 半減期：18時間	効果発現に2週間ほど要する
	セルトラリン塩酸塩	ジェイゾロフト錠	うつ病・うつ状態，パニック障害	嘔気，頭痛，下痢	半減期：24時間	
セロトニン・ノルアドレナリン再取り込み阻害薬（SNRI）	ミルナシプラン塩酸塩	トレドミン錠	うつ病・うつ状態	口渇，排尿障害	Tmax：2〜3時間 半減期：8時間	24歳以下の患者で自殺企図のリスクが増加
	デュロキセチン塩酸塩	サインバルタカプセル	うつ病・うつ状態 糖尿病性神経障害に伴う疼痛	嘔気，傾眠，口渇 頭痛，便秘，下痢	Tmax：6.9時間 半減期：10時間	24歳以下の患者で自殺念慮，自殺企図のリスクが増加
ノルアドレナリン作動性・特異的セロトニン作動性抗うつ薬（NaSSA）	ミルタザピン	リフレックス錠	うつ病・うつ状態	眠気，口渇 倦怠感 便秘 めまい	Tmax：1.5時間 半減期：23時間	
ベンゾジアゼピン系抗不安薬 マイナートランキライザー	アルプラゾラム	ソラナックス錠 コンスタン錠	心身症における身体症候ならびに不安・緊張・抑うつ・睡眠障害	持ち越し効果 傾眠，めまい 倦怠感 肝機能障害	Tmax：2時間 半減期：14時間	抗うつ作用も有し，がん患者における軽症うつ病の第1選択薬 抗がん薬治療時の予期性嘔吐に有効
	ジアゼパム	セルシン錠・散・シロップ・注 ホリゾン錠・散・注	神経症における不安・緊張・抑うつ うつ病における不安・緊張・抑うつ 心身症における身体症候ならびに不安・緊張・抑うつ 脳脊髄疾患に伴う筋痙攣・疼痛における筋緊張の軽減 麻酔前投薬	眠気，めまい ふらつき	作用時間：3〜30時間 Tmax：2時間 半減期：34.9時間	坐剤は内服できないときの抗不安薬として有用 筋痙攣による痛みなどの症状に有効
	ロラゼパム	ワイパックス錠	神経症における不安・緊張・抑うつ 心身症における身体症候ならびに不安・緊張・抑うつ	傾眠，めまい 倦怠感	作用時間：6〜72時間 Tmax：2時間 半減期：12時間	緩和ケアにおいては難治性嘔吐，予測性嘔吐や呼吸困難にも使用される
ベンゾジアゼピン系抗不安薬 精神神経用剤	ブロマゼパム	レキソタン錠・細粒 ブロマゼパム坐剤	神経症における不安・緊張・抑うつおよび強迫・恐怖	眠気，めまい ふらつき 疲労感	作用時間：12〜24時間 Tmax：（経口）2時間 （坐剤）3時間 半減期：（経口）20時間 （坐剤）22.7時間	抑うつおよび強迫，恐怖が強い場合に効果的である

分類	成分名	商品名	効能・効果	主な副作用	薬物動態	特記事項
ベンゾジアゼピン系 精神安定薬	エチゾラム	デパス錠・細粒	神経症における不安・緊張・抑うつ・神経衰弱症状・睡眠障害 うつ病における不安・緊張・睡眠障害 心身症における身体症候ならびに不安・緊張・抑うつ・睡眠障害 統合失調症における睡眠障害 頸椎症，腰痛症，筋収縮性頭痛における不安・緊張・抑うつおよび筋緊張	眠気 注意力・集中力等低下 頭重感 ふらつき，めまい 倦怠感	Tmax：3.3時間 半減期：6時間	安全性が高く，耐性や依存も少ない．睡眠作用も強く，短時間作用型睡眠薬としても使用

●抗精神病薬 (p.183, 184)

分類	成分名	商品名	効能・効果	主な副作用	薬物動態	特記事項
フェノチアジン系 抗精神病薬	クロルプロマジン塩酸塩 クロルプロマジンフェノールフタリン酸塩（細粒）	ウインタミン細粒 コントミン糖衣錠・筋注	統合失調症，躁病，神経症における不安・緊張・抑うつ，嘔気・嘔吐，吃逆，破傷風に伴う痙攣，麻酔前投薬，人工冬眠，催眠・鎮静・鎮痛薬の効力増強	悪性症候群 立ちくらみ 動悸，嘔気 食欲不振	Tmax：3.2時間 半減期：約12時間	血管拡張作用があるため，血圧が低下することがある．鎮静作用が強い
フェノチアジン系 精神神経用剤	レボメプロマジンマレイン酸塩（塩酸塩）	ヒルナミン散・細粒・錠・筋注 レボトミン散・顆粒・錠・筋注	統合失調症，躁病，うつ病における不安・緊張	嘔気・嘔吐，下痢，便秘 パーキンソン症候群	Tmax：1～3時間 半減期：15～30時間	鎮静作用が強く催眠効果もあり，少量で睡眠薬としても使用
ブチロフェノン系 抗精神病薬	ハロペリドール	セレネース錠・細粒・内服液・注	統合失調症，躁病，せん妄，嘔気・嘔吐 （難治性）吃逆	振戦，パーキンソン症候群 アカシジア	Tmax：5時間 半減期：(経口) 24時間 (静注) 14時間	投与1～3日でジストニア発作，数日～数週でアカシジアなどの錐体外路系副作用を起こしやすい
抗精神病薬・双極性障害治療薬 非定型抗精神病薬（MARTA）	オランザピン	ジプレキサ錠・細粒・筋注 ジプレキサザイディス錠	統合失調症 双極性障害における躁症状およびうつ症状の改善	高血糖，眠気 不眠 めまい ふらつき 体重増加	作用時間：12～48時間 Tmax：3～4時間 半減期：30～32時間	著しい血糖値の上昇あり．糖尿病の患者，糖尿病の既往のある患者は禁忌．血糖測定を行う
非定型抗精神病薬（MARTA）	クエチアピンフマル酸塩	セロクエル錠・細粒	せん妄，睡眠障害 統合失調症	眠気，倦怠感 高血糖，アカシジア	Tmax：2.6時間 半減期：3.5時間	錐体外路症状の発現は低い 糖尿病の患者，糖尿病の既往のある患者は禁忌． 血糖測定を行う
非定型抗精神病薬	リスペリドン	リスパダール錠・細粒・内用液・OD錠 リスパダールコンスタ筋注用	せん妄，嘔気・嘔吐 統合失調症	眠気，不安，焦燥 アカシジア	作用時間：12～48時間 Tmax：2.85時間 錠（代謝物） 半減期：21.8時間 錠（代謝物）	統合失調症急性期の第1選択薬
	ペロスピロン塩酸塩水和物	ルーラン錠	せん妄 抗不安効果 統合失調症 制吐作用	眠気，不安 食欲減退 めまい，アカシジア	Tmax：0.5～4時間 半減期：5～8時間	
	アリピプラゾール	エビリファイ錠・散・内用液・OD錠	統合失調症 双極性障害における躁症状の改善 せん妄	不眠，神経過敏 不安 アカシジア	Tmax：3時間 半減期：60時間	鎮静は弱いが，投与早期の不安，焦燥，アカシジアに注意 2012年6月に口腔内崩壊錠が発売

●睡眠薬・鎮静薬 （p.191, 290ほか）

分　類	成分名	商品名	効能・効果	主な副作用	薬物動態	特記事項
ベンゾジアゼピン受容体作動性睡眠導入剤	フルニトラゼパム	サイレース錠・静注	不眠症 麻酔前投薬	昼間の眠気 ふらつき 倦怠感	効果発現時間 ：15〜45分 Tmax：0.5〜2時間 半減期：7〜24時間	経口薬での効果持続は6〜8時間. 中間型
	プロチゾラム	レンドルミン錠・D錠	不眠症 麻酔前投薬	残眠感, 眠気 ふらつき	効果発現時間 ：15〜30分 Tmax：1.5時間 半減期：7時間	効果持続は7〜8時間. 短時間作用型睡眠薬
	リルマザホン塩酸塩水和物	リスミー錠	不眠症 麻酔前投薬	眠気, 残眠感 倦怠感, ふらつき	効果発現時間 ：15〜30分 Tmax：3時間 半減期：活性代謝物 10.5時間	短時間作用型睡眠薬
	トリアゾラム	ハルシオン錠	不眠症 麻酔前投薬	めまい, ふらつき	効果発現時間：15分 Tmax：1.2時間 半減期：2.9時間	超短時間作用型睡眠薬
ベンゾジアゼピン系催眠鎮静剤	ミダゾラム	ドルミカム注射液	麻酔前投薬 鎮静作用 抗不安作用	無呼吸, 呼吸抑制 血圧低下	作用時間：2〜3分 Tmax：1時間（筋注） 半減期：1.8〜6.4時間	ベンゾジアゼピン受容体拮抗体のフルマゼニルが本剤の作用を拮抗させる
ベンゾジアゼピン受容体作動性睡眠剤	エスタゾラム	ユーロジン錠・散	不眠症 麻酔前投薬	ふらつき, 眠気 倦怠感 残眠感	効果発現時間 ：15〜45分 Tmax：5時間 半減期：24時間	中間型睡眠薬
ベンゾジアゼピン受容体作動性睡眠誘導剤	ニトラゼパム	ベンザリン錠・細粒	不眠症 麻酔前投薬 異型小発作群	ふらつき, 眠気 倦怠感 残眠感	効果発現時間 ：15〜45分 Tmax：2時間 半減期：27時間	肺気腫, 気管支喘息および脳血管障害の急性期等で呼吸機能が高度に低下している場合, CO_2ナルコーシスを起こしやすい
シクロプロロン系睡眠障害改善剤	ゾピクロン	アモバン錠	不眠症 麻酔前投薬	にがみ, ふらつき 眠気 口渇, 倦怠感	効果発現時間：15分 Tmax：0.8〜1.2時間 半減期：約4時間	
シクロプロロン系入眠剤	ゾルピデム酒石酸塩	マイスリー錠	不眠症	ふらつき, 眠気 倦怠感 残眠感	効果発現時間：15分 Tmax：0.8時間 半減期：2時間	超短時間作用型睡眠薬
催眠・鎮静・抗てんかん薬	フェノバルビタール	フェノバール原末・散・錠・エリキシル・注射液 ノーベルバール静注用ワコビタール坐剤	不眠症 不安緊張状態の鎮静 てんかんのけいれん発作	皮膚粘膜眼症候群 中毒性表皮壊死症	Tmax：1〜2.4時間 半減期：50〜140時間	フェノバール注射液は静脈内注射はできない. 静脈内注射をする際は, ノーベルバール静注用を使用する
全身麻酔・鎮静用剤	プロポフォール	ディプリバン注・キットプロポフォール注	全身麻酔の導入および維持 集中治療における人工呼吸中の鎮静	注射部位の疼痛 低血圧, 徐脈	作用時間：3〜10分 Tmax：4〜8分 半減期：β相30〜60分 　　　　γ相200分	調節性に優れ, 鎮静効果の発現および投与中止後の覚醒が速やかである

●下剤・緩下剤など（p.108）

分　類	成分名	商品名	効能・効果	主な副作用	薬物動態	特記事項
制酸剤，緩下剤	酸化マグネシウム	酸化マグネシウム原末・細粒・錠	制酸作用 便秘症	腹痛 高マグネシウム血症 下痢	効果発現時間 ：4〜8時間	作用は緩やか．水分を多くとるようにする 習慣性がなく長期の投与が可能
緩下剤	センノシド	プルゼニド錠	便秘症	腹痛，腹鳴 嘔気・嘔吐	効果発現時間 ：6〜12時間	長期連用で耐性増大 禁忌：蠕動運動亢進作用により腹痛等の症状を増悪するおそれがあるため，急性腹症が疑われる患者，痙攣性便秘の患者には投与しない
	センナ	アローゼン顆粒	便秘（ただし，痙攣性便秘は除く） 駆虫剤投与後の下剤	腹痛，腹鳴 嘔気・嘔吐	効果発現時間 ：8〜12時間	
	ピコスルファートナトリウム水和物	ラキソベロン錠・内用液	各種便秘症 術後排便補助 造影剤（硫酸バリウム）投与後の排便促進	腹痛，腹鳴，下痢 腹部膨満感 嘔気・嘔吐	効果発現時間 ：7〜12時間	
生理的腸管機能改善・高アンモニア血症用剤	ラクツロース	モニラックシロップ・原末 ラクツロース経口ゼリー・シロップ	高アンモニア血症に伴う精神神経障害，手指振戦，脳波異常 産婦人科術後の排ガス・排便の促進 小児における便秘の改善	下痢，腹痛 嘔気・嘔吐	効果発現時間 ：4〜8時間 Tmax：4時間	ガラクトース，乳糖を含有しているため糖尿病患者への投与は慎重に行う
ディスポーザブル浣腸	グリセリン	50％グリセリン浣腸液	便秘，腸疾患時の排便	腹痛，直腸不快感 肛門部違和感	効果発現時間 ：注入後直ちに	腹部炎症，頭蓋内圧亢進，心疾患患者には禁忌
乳酸菌整腸剤	ラクトミン製剤	ビオフェルミン錠・配合散	腸内菌叢の異常による諸症状の改善			抗菌薬や抗がん薬投与中の腸内細菌叢を改善する

●その他（p.79，94，101，119ほか）

分　類	成分名	商品名	効能・効果	主な副作用	薬物動態	特記事項
麻薬拮抗薬	ナロキソン塩酸塩	ナロキソン塩酸塩静注	麻薬による呼吸抑制ならびに覚醒遅延の改善	血圧上昇 嘔気・嘔吐，頻脈	半減期：約1時間	本剤が過量となった場合には，疼痛出現の可能性があるため観察を十分に行い，慎重に投与すること
鎮痙薬	ブチルスコポラミン臭化物	ブスコパン錠・注	胃・十二指腸潰瘍，食道痙攣，幽門痙攣，胃炎，腸炎，腸疝痛，痙攣性便秘，機能性下痢，胆のう・胆管炎，胆石症，胆道ジスキネジー，胆のう切除後の後遺症，尿路結石症，膀胱炎，月経困難症における痙攣ならびに運動機能亢進	口渇，便秘 視力調節障害 鼓腸，排尿障害	作用時間：2〜6時間 Tmax：1〜2時間 半減期：5〜6時間	注射剤は消化管X線および内視鏡検査の前処置に保険適用あり
鎮静薬 抗コリン薬	スコポラミン臭化水素酸塩水和物	ハイスコ皮下注	麻酔の前投薬，特発性および脳炎後パーキンソニズム	視力調節障害 口渇，眠気 心悸亢進	Tmax 皮下注 3.3〜3.8時間 半減期 皮下注 11〜18時間	解毒剤：ネオスチグミン 鎮静作用があるため，意識低下がある患者には使用しない

※以下に掲載のない出題基準項目は，他巻にて対応しています．

🔲 必修問題

目標Ⅰ．健康および看護における社会的・倫理的側面について基本的な知識を問う．

大 項 目	中項目（出題範囲）	小項目（キーワード）	本書該当ページ
4．看護における倫理	A．基本的人権の擁護	患者の権利	p.330
		自己決定権と患者の意思	p.334, 337
		インフォームド・コンセント	p.335
	B．倫理原則	自律尊重	p.332, 343
		善行	p.332, 344
		公正，正義	p.333, 345
		無危害	p.333, 344

目標Ⅱ．看護の対象および看護活動の場と看護の機能について基本的な知識を問う．

大 項 目	中項目（出題範囲）	小項目（キーワード）	本書該当ページ
6．人間の特性	B．対象の特性	QOL	p.22
		疾病・障害・死の受容	p.168, 169
8．看護の対象としての患者と家族	A．家族の機能	家族関係	p.302
		疾病が患者・家族に与える心理・社会的影響	p.203, 303
	B．家族形態の変化	家族の多様性	p.302
		構成員の変化	p.302
9．主な看護活動の場と看護の機能	A．看護活動の場と機能・役割	訪問看護ステーション	p.30, 35
		チーム医療	p.15, 33, 48
		退院調整	p.261

目標Ⅲ．看護に必要な人体の構造と機能および健康障害と回復について基本的な知識を問う．

大 項 目	中項目（出題範囲）	小項目（キーワード）	本書該当ページ
10．人体の構造と機能	B．人間の死	死の三徴候	p.294
		死亡判定	p.294
11．徴候と疾患	A．主要な症状と徴候	嚥下障害	p.103
		呼吸困難	p.114
		悪心，嘔吐	p.96
		便秘	p.105
		乏尿，無尿，頻尿，多尿	p.131, 137
		浮腫	p.123
		睡眠障害	p.187
	B．主要な疾患による健康障害	がん	p.58, 62, 72, 85, 139
12．薬物の作用とその管理	A．主な薬物の効果と副作用（有害事象）	抗がん薬	p.139
		副腎皮質ステロイド薬	p.94
		麻薬	p.74, 75, 77, 82
		消炎鎮痛薬	p.74

目標Ⅳ．看護技術に関する基本的な知識を問う．

大 項 目	中項目（出題範囲）	小項目（キーワード）	本書該当ページ
13．看護における基本技術	A．コミュニケーション	言語的コミュニケーション	p.235
		非言語的コミュニケーション	p.235
		面接技法	p.236

成人看護学

目標Ⅱ．急性期にある患者と家族の特徴を理解し看護を展開するための基本的な理解を問う．

大 項 目	中項目（出題範囲）	小項目（キーワード）	本書該当ページ
5．周術期にある患者と家族の看護	C．術後の看護	術後の鎮痛・鎮静管理	p.154

目標Ⅴ．がん患者と家族の特徴を理解し看護を展開するための基本的な理解を問う．

大 項 目	中項目（出題範囲）	小項目（キーワード）	本書該当ページ
8．がん患者と家族への看護	A．がん患者の抱える苦痛	転移・浸潤に伴う身体的苦痛，身体症状に伴う活動制限	p.58, 156, 160
		がんの診断や再発・転移による心理的苦痛	p.171, 175, 194
		社会的苦痛	p.202
		スピリチュアルな苦痛	p.222
	B．がん患者の集学的治療と看護	手術療法と看護	p.154
		薬物療法と看護	p.139
		放射線療法と看護	p.146
		造血幹細胞移植と看護	p.149
		免疫療法と看護	p.139
	C．がん患者の社会参加への支援	就労条件・環境の調整	p.206, 207, 209
		社会参加を促す要素と阻害要因	p.203, 204
		がんサバイバー，がんサバイバーシップ	p.148
		社会資源の活用（ピアサポートを含む）	p.205
	D．がん患者の家族の特徴と看護	家族が直面する課題	p.303
		家族への支援	p.305

目標Ⅵ．終末期にある患者，および緩和ケアを必要とする患者と家族の特徴を理解し看護を展開するための基本的な理解を問う．

大 項 目	中項目（出題範囲）	小項目（キーワード）	本書該当ページ
9．終末期にある患者および緩和ケアを必要とする患者と家族への看護	A．緩和ケアを必要とする患者と家族への看護	がん患者	p.20
		慢性心不全患者	p.321
		慢性呼吸不全患者	p.324
		難病患者	p.320
	B．エンド・オブ・ライフ・ケア〈end-of-life care〉	症状アセスメントとマネジメント	p.59, 85
		全人的苦痛のアセスメントとマネジメント	p.21, 223, 226, 290
		治療中止や療養の場の移行に対する意思決定支援	p.290, 334
		予期的悲嘆に対するアセスメントとケア	p.305
		アドバンス・ケア・プランニング〈ACP〉	p.337
		家族への支援	p.285, 305
	C．臨死期の看護	身体的特徴とケア	p.283, 287, 290
		精神的特徴とケア	p.283
		家族の悲嘆へのケア，代理意思決定支援	p.298, 337

緩和ケア

表紙デザイン：株式会社金木犀舎

●

本文デザイン：クニメディア株式会社

図版・イラスト：有限会社デザインスタジオEX
清水みどり

ナーシング・グラフィカの内容に関する「更新情報・正誤表」「看護師国家試験出題基準対照表」は下記のウェブページでご覧いただくことができます。

更新情報・正誤表
https://store.medica.co.jp/n-graphicus.html
教科書のタイトルをクリックするとご覧いただけます。

看護師国家試験出題基準対照表
https://ml.medica.co.jp/rapport/#tests

● 本書の複製及び公衆送信は、「著作権者の利益を不当に害すること」となり、著作権法第35条（学校その他の教育機関における複製等）で禁じられています。
● 学校教育上におかれましても、弊社の許可なく、著作権法上必要と認められる範囲を超えた複製や公衆送信は、ご遠慮願います。
● 授業目的公衆送信補償金制度における公衆送信も、医学系・看護系教育機関においては、対象外となります。

ナーシング・グラフィカ 成人看護学⑥

緩和ケア

2013年1月20日発行	第1版第1刷
2016年1月15日発行	第2版第1刷
2022年1月20日発行	第3版第1刷©
2024年1月20日発行	第3版第3刷

編　者　宮下　光令

発行者　長谷川　翔

発行所　株式会社メディカ出版
〒532-8588
大阪市淀川区宮原3-4-30
ニッセイ新大阪ビル16F
電話　06-6398-5045（編集）
　　　0120-276-115（お客様センター）
https://store.medica.co.jp/n-graphicus.html

印刷・製本　株式会社広済堂ネクスト

本書の複製権・翻訳権・翻案権・上映権・譲渡権・公衆送信権（送信可能化権を含む）は、（株）メディカ出版が保有します。

落丁・乱丁はお取り替えいたします。　　　　　　　　Printed and bound in Japan
ISBN978-4-8404-7540-2

「ナーシング・グラフィカ」で学ぶ、自信

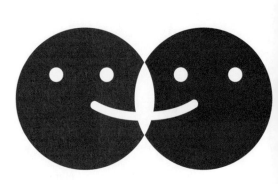

看護学の新スタンダード
NURSINGRAPHICUS

独自の視点で構成する「これからの看護師」を育てるテキスト

グラフィカ編集部SNS
@nsgraphicus_mc
ぜひチェックしてみてください！

X(旧Twitter)

Instagram

最新情報はこちら▶▶▶●「ナーシング・グラフィカ」オフィシャルサイト●
https://store.medica.co.jp/n-graphicus.html